U0010847

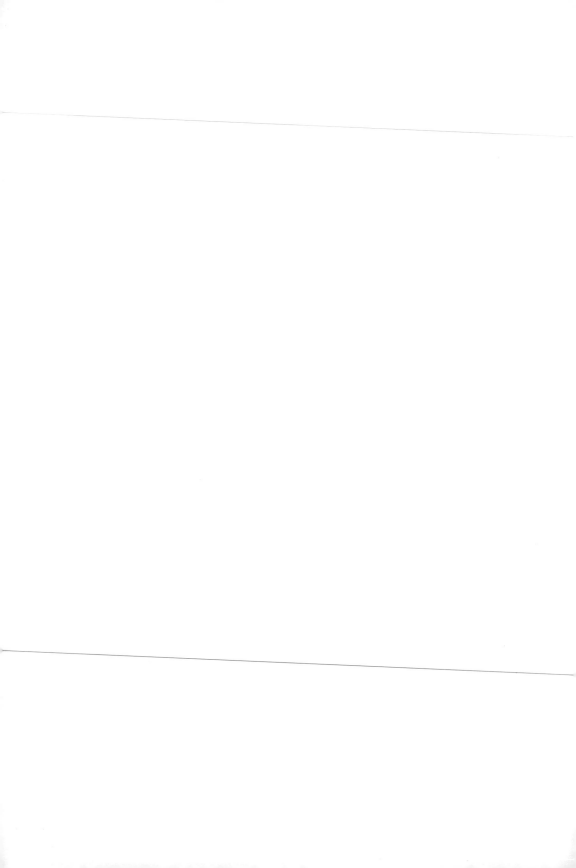

生酮

飲食聖經

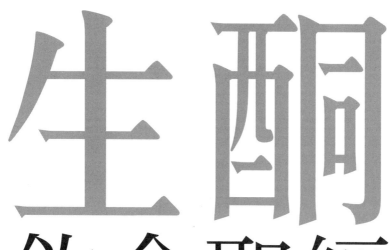

THE KETOGENIC BIBLE

實踐篇+食譜篇合訂版

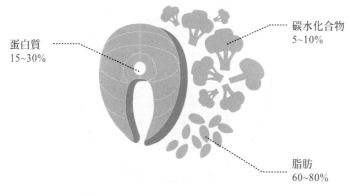

蛋白質
15~30%

碳水化合物
5~10%

脂肪
60~80%

雅各‧威爾森 Jacob Wilson
萊恩‧羅力 Ryan Lowery —— 合著

郭珍琪 —— 譯

晨星出版

目錄

作者序

雅各的故事 | 8
羅力的願景 | 9
轉捩點 | 11
關於這本書 | 12

第一章

入酮的基本概論 | 13
其他的燃料 | 15
飲食誘導入酮和生酮飲食的定義 | 16
飲食誘導入酮的生理學 | 19
不吃脂肪讓人發胖？| 20
生酮適應 | 23
糖尿病酮酸血症與糖質新生作用 | 25
生酮飲食只是另一種低碳水化合物飲食
嗎？| 28

第二章

生酮飲食的過去、現在和未來 | 30
一切的緣起 | 31
聞名於世的研究 | 39
不同的見解 | 46
生酮飲食的復甦 | 47
最後一次機會 | 51
外源性酮體：一個新興的研究領域 | 52

第三章

打造完善的生酮飲食 | 55
促酮生成力和生酮比 | 56
碳水化合物 | 58
脂肪 | 65
蛋白質 | 71
微量營養素和電解質 | 72
進食頻率和間歇性進食 | 74

第四章

補充酮體 | 77
酮體：第四大營養素 | 78
酮體化謝與吸收 | 80
中鏈三酸甘油脂（MCTs）| 82
外源性酮體的效益：一種獨特的超級「燃料」| 85
酮鹽與酮酯 | 86
酮體異構物：有區別嗎？| 90

第五章

潛在應用的領域 | 95
第一節：控制食慾和減重 | 96
飢餓問題 | 97
最大化減重法：低脂或生酮飲食？| 101
減重多少？操之在己 | 104

生酮飲食能否維持減重？ | 107

循環式生酮飲食：你可以來塊蛋糕大口吃掉它嗎？ | 109

針對減重的外源性酮體 | 112

第二節：糖尿病、膽固醇和心臟健康 | 118

糖尿病 | 119

膽固醇和三酸甘油脂 | 130

第三節：神經退化性疾病 | 137

帕金森氏症 | 138

癲癇 | 143

阿茲海默症 | 149

創傷性腦損傷 | 159

第四節：癌症 | 167

癌症簡史 | 168

何謂癌症 | 171

細胞如何癌變？ | 175

究竟是什麼助長癌症 | 180

飲食療法 | 181

生酮飲食與癌症的研究 | 186

外源性酮體 | 193

未來方向 | 196

第五節：運動和體能 | 199

切換油箱：為何無法在短短幾天內達到酮體的效益 | 200

對耐力體能的影響 | 202

對體力、體能和無氧運動表現的影響 | 211

外源性酮體和體能表現 | 217

第六節：新興研究的領域 | 222

克隆氏症 | 222

多發性硬化症 | 225

自閉症 | 229

抑鬱、焦慮 | 232

躁鬱症 | 234

偏頭痛、頭痛 | 236

創傷後壓力症候群（PTSD） | 237

精神分裂症 | 239

亨丁頓氏舞蹈症 | 240

多囊性卵巢症候群（PCOS） | 241

肌萎縮性脊髓側索硬化症（ALS）／魯蓋瑞氏症 | 242

注意力不足過動症（ADHD） | 244

Glut1 缺陷症候群 | 246

肝醣儲積症（GSD） | 248

發炎和傷口 | 251

老化和長壽 | 253

第六章

啟動生酮 | 264

量身規劃你的生酮飲食 | 265

生酮入門：可行與不可行之大原則 | 272

適應生酮飲食 | 284
生酮外食 | 286
如果來到高原期該怎麼辦？ | 288
生酮飲食的健身鍛鍊 | 289
速成入門指南 | 292

適合與避免的食物 | 447
訓練和運動表現 | 448
斷食 | 449
健康的問題 | 451
日常問題 | 452

第七章

烹飪科學 | 294

營養素 | 295
食材及其功能 | 296
烹調術語 | 306

參考資料 | 454

第八章

食譜 | 309

早餐 | 312
開胃菜／小菜 | 334
主餐／配菜 | 362
甜點 | 398
基本 | 428

第九章

常見問題 | 436

一般 | 437
營養素和補充品 | 441
生酮適應 | 445

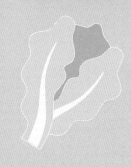

作者序

有人說，人生一眨眼就過了。每分每秒，你可以任它流逝，也可以用來創造對全球有益的事，我們選擇後者，我們相信這是我們的使命，正如我們所知，生酮飲食是鼓舞他人和改變世界的媒介。

雅各的故事

我的故事要從加州列治文（Richmond）說起，我的父母是弗洛伊德和安妮塔‧威爾森（Floyd & Anita Wilson），他們可說是最佳的父母，我從小在舊金山長大，小時候生活拮据。為了照顧我們，他們有時候要身兼三、四個工作。我的父親認為孩子需要良好的教育，我記得只要是從學校帶回的，不論是一張圖畫、一首詩或一張紙，他們都非常看重。這讓我感覺到，即使是我畫的潦草肖像，畢卡索本人也會為之驕傲！在我第一次為萬聖節變裝那天，大概是五歲左右，我的父母幫我買了一個科學家工具包，其中有一件實驗室白袍、滑稽的眼鏡和一組化學裝置。當時我一穿上實驗室白袍，我意識到內心的呼喚：我會成為一名科學家！這可不是一時興起的念頭。

我在家排行老二，上面還有一個哥哥，你可以想像，我媽肯定是聖人才能搞定這麼多男性荷爾蒙！我的父親對運動很著迷，這驅使我們開始打曲棍球。我很喜歡曲棍球，並且記住 NHL（國家冰球聯盟）歷史上每一位關鍵運動員的名字。高中畢業兩年半後，我知道我想大幹一場，於是我父親鼓勵我去曲棍球的聖地：加拿大。

加拿大冰棍球小聯盟（CJHL）相當於美國的大學生足球隊，實際上這是一個全國性的休閒活動，整個國家對這項運動感到非常自豪。在那裡競爭極為激烈，我只有 5 呎 8 吋（173 公分），即使全身溼透體重也才 150 磅（68公斤），在這種困境下我開始研究營養、心理和訓練對體能表現和身體結構的影響，力求增加體重以提高表現。不久，我深深著迷於這些主題，並且決定投入一生去研究。經過幾年的曲棍球時光，我全心投入學業，這份熱情持續引領我拿到博士學位，過程中，我學到一種名為 β- 羥基 - β- 甲基丁酸（HMB）的物質與酮體 β- 羥基丁酸（BHB）非常相似。我們發現，當給予人們 HMB 時，可以加快恢復速度，減緩與年齡相關的肌肉質量下降，並且提高蛋白質合成，這是建構肌肉的重要過程。

2008 年，在我的博士研究即將結束時，我在一個實驗性生物學會議上遇到了多米尼克·達戈斯蒂諾（Dominic D'Agostino），我留意到達戈斯蒂諾博士攝取的碳水化合物極低，事實上，他的飲食主要是沙丁魚和椰子油！我對此很感興趣，且發現他正在研究 BHB。他進行每天只吃兩餐的嚴格生酮飲食卻沒有讓他體力不支，這種飲食非常吸引我。在 2010 年從佛羅里達州立大學畢業，獲得骨骼肌生理學博士學位後，我在坦帕大學創立實驗室，致力研究營養與人類各種行為表現的主題。

在坦帕，我與達戈斯蒂諾博士保持聯繫，並與他的實驗室建立友好的關係。此外，我也很幸運在這條路上能與至今我見過最聰明的年輕新秀科學家同行，他的名字是萊恩·羅力（Ryan Lowery）。真正的天才很少見，但是萊恩肯定就是其中之一。2010 年認識彼此後不久，我們一同參加美國肌力與體能訓練協會（NSCA）的全國會議，這個會議為我們開啟了全新的研究世界。從那時起，我們共同發表了一百多篇論文、書籍章節和摘要。

羅力的願景

有人說，要瘋狂到堅信他們可以改變世界的人才能真正做到改變世界。對我來說幸運的是，我被雅各和一個瘋狂的團隊包圍，他們有著共同的願景：透過科學和創新來激發與改變生活。我從未想過要做到這一點，但是在人生早期，我知道我有一個更大的使命，而且在天時地利人和之際，任何事情都是有可能的。

對我而言，這一切都始於新澤西州巴特勒（Butler），一個距離紐約市車程一個小時的小郊區。巴特勒有電視影集《勝利之光》（Friday Night Lights）的氛圍，在那裡足球是主角，而且你認識同年級的每個人。長大後，我幸運擁有一群好友，他們和我一樣熱愛運動。這些朋友們再加上我的老師和教練，都督促我在學業和運動場上更努力。讓人慶幸的是，我的堅持不懈和擁有強大無比的後盾，讓我獲得不凡的成就，促使我踏上當前的道路。我要感謝我的父母，他們從小灌輸給我哥哥史蒂芬（Steven）和我這些原則。我的父親格倫（Galen）和我的母親瓊（Joan）是我最大的支持者和最偉大的導師，他們教導我們三個核心價值觀：

(1) 尊重
(2) 熱情
(3) 樂觀

　　他們灌輸我們追求卓越和謙遜的精神。和大多數的青少年一樣，當時我們認為這簡直是矯枉過正，但是當我坐在這裡寫下這篇文章時，我非常感激他們教給我的原則。最重要的是，我的父母強調教育、個人發展和協助他人的重要性。

　　在我升初中的那個夏天，不小心玩到胳臂骨折，經過一年多的物理治療後，我決定以物理治療為志業。我一直都知道自己樂於助人，並希望投入體育界，但是總是搞不清楚自己具體想做些什麼，然而這個願景已經成形，現在我可以看到：羅力物理治療師。在成為一名青少年之前，我就有這個願景，目前仍然持續努力中，總有一天，我會達到目標，透過一條稍微不同的路徑。有時生命會發生一些讓人無法理解的事情而重創我們的信心，對我來說，這個重大的打擊是在初中，當時我經歷了生命中第一次重大的失落。

　　敗血症、成人呼吸窘迫症候群、嚴重冠狀動脈心臟病、多器官功能衰竭、糖尿病和肥胖症，我很難從官方驗屍報告中輸入這些診斷，我的 62 歲祖母瑪蘭・馬柯維（Marlayne Makovec）的生命太早結束了，而且非常突然。報告中說明：「她是一位中度至重度呼吸窘迫症候群的肥胖女性，陷入昏迷。」但這無法定義我的祖母，報告中沒有提到她是我見過最慈祥、體貼和熱情的人；沒有提到她是團結家族的核心人物；沒有提到她留下一個慈愛的丈夫，良善的孩子和眾多的孫輩，所有人對她的愛超乎想像。然而報告中只寫上她離世的原因，我的祖母走了，這是我初次看到我的家人承受的天人永隔。但這是如何發生的？可以預防嗎？

失去奶奶的傷痛和她死亡所引發的疑問，在我生命中有好幾年一直揮之不去。我是典型高中生運動員，成績在班上名列前茅，同時也擔任棒球隊和足球隊的隊長。儘管距離我的家人和朋友有數百英哩之遠，最終我還是去佛羅里達州坦帕（Tampa）的坦帕大學打棒球並攻讀學士學位。我決心要找出一種方法以協助改善人們的生活，好讓他們不必重蹈祖母的覆轍。

入學第一年的第一堂健康科學課程時，我意識到上帝對我有更大的願景，坦帕正是我實現這個願景最好的地方。而且令我吃驚的是，我遇到一位教授，他在我所感興趣的議題上授課時總是神采飛揚。看來我找到了和我有共同理想與熱情，想要影響整個世界的同伴。那位教授就是雅各·威爾森（Jacob Wilson）。對我來說很幸運的是，他也發現了我的內在與他有著相同的熱情。雅各把我帶在身邊，將我介紹給研究界。從此以後，他一直是我的導師，我們勇往直前不退縮。一路走來，雅各和我，再加上另一位讓人打從心底佩服的導師和朋友尚恩·威爾斯（Shawn Wells）出席了一個全國性會議，最終促成我們今日出版這本書。

轉捩點

在 2011 年美國肌力與體能訓練協會的全國會議上，我們參加了現在已是我們好友兼同事的傑夫·沃利克（Jeff Volek）博士和史帝夫·菲尼（Steve Phinney）博士的演講，他們是生酮飲食領域的先驅，並在生酮飲食和效益方面做了驚人的介紹，最後，一位聽眾站起來發問：「關於運動員在生酮飲食和阻力訓練方面有哪些數據呢？」沃勒克博士回應：「我們目前沒有關於這個主題的任何對照研究。」幾乎同時間，我們互看對方並說了完全一樣的話：「我們還有很多研究要做！」

從那時起，我們一頭栽進研究生酮飲食、外源性酮體，以及其對人體結構、分子信號傳導和行為表現的影響。我們不僅在生酮飲食和阻力訓練方面進行廣泛的研究，而且還針對生酮飲食和外源性酮體對老化、線粒體健康和認知功能的影響進行深入的探討。最近，我們跳脫傳統學術界，在佛羅里達州坦帕創建全世界最先進的實驗室「應用科學與行為表現研究所」（ASPI），以研究人體行為表現。我們的使命是協助人們以全新的角度看待世界，重新界定科學的極限——透過科學和創新確實改變生命，並且讓生命更加活躍。我們每天致力於協助人們改善生活，教育人們，以及創造恆遠的影響。

關於這本書

　　這本書是這幾十年來的研究精華，我們以簡單、令人信服的方式呈現。《生酮飲食聖經》主要是針對初入生酮的人，但也適用於那些尋找更多關於生酮科學訊息如何應用在特定情況下的人。不管你對生酮一無所知，或者你早已精通這個領域，這本書都可作為你的生酮飲食資訊來源。

　　因為我們是科學家，所以在本書中，我們引用數百篇，甚至數千篇文獻，不過，千萬不要被這些文獻嚇倒，你可以將這些看作是確認書中提及資訊的文獻，而不只是我們的觀點而已。

　　如果你想瞭解更多生酮方面的知識，這本書可以提供你相關訊息以回答你的任何問題，又或者是別人對你的提問。《生酮飲食聖經》的特點：

· 生酮飲食的詳細歷史
· 生酮狀態和生酮飲食的指南
· 受惠於生酮飲食的領域
· 先進、快速和簡單的生酮食譜
· 首次在書中發表的外源性酮體物質及其在生酮狀態的作用

　　你可以隨意翻閱本書，特別是如果你對生酮飲食或外源性酮體補充品的某個方面特別感興趣。讓這本書成為你進一步探索和全面瞭解入酮的指引。

　　這是我們投注無數實驗室的時間，以及與世上這方面精英交流的心血結晶。我們打從心底希望你享受閱讀這本書，就如我們享受創造它的旅程。

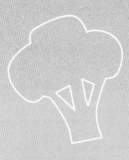
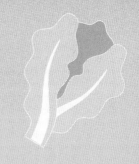

第一章：

入酮狀態的
基本概論

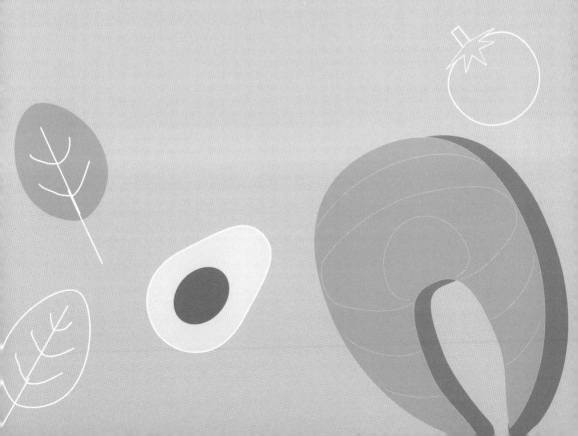

由於你選擇這本書，相信你很有興趣瞭解更多關於生酮的生活型態，以及何謂入酮。

我們一輩子都被告知，身體主要的能量來源是碳水化合物與葡萄糖。但其實有一種替代燃料可以讓身體在各種條件下使用，這種燃料效率更好，但往往沒有被充分利用，它就是酮體。

當身體代謝或分解脂肪時會產生酮體，體內的細胞能夠利用這些酮體作為燃料來執行日常作業。酮體可分為三種：

· 乙醯乙酸（AcAc）

· β - 羥基丁酸（BHB）

· 丙酮（丙酮實際上是透過分解乙醯乙酸而來，可算是一種副產物，但基於我們的目的，它也可以視為一種酮體）

圖表 1.1. 各種不同程度的入酮

一般碳水化合物飲食
· 酮體值 0~0.4 mmol/L
· 血糖值 80~120
· 血液酸鹼值沒有任何變化

長期斷食／生酮飲食
· 酮體值 0.5~7 mmol/L
· 血糖值 60~120
· 血液酸鹼值沒有任何變化
· 整體健康獲得改善

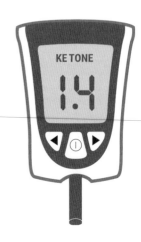

糖尿病酮酸血症
· 酮體值 >15~25 mmol/L
· 血糖值 >200
· 血液酸鹼值呈強酸
· 可能致命

每種酮體都具有獨特的功能，而且可以測量得知。例如，BHB 可用指尖採血器測試，AcAc 可用尿液試紙測量，丙酮可用呼吸計測量。

所有人在每天生活中的某些時刻，血液中都有一些酮體，只是我們往往沒有意識到。例如，如果你在下午 5 點吃晚餐，之後直到第二天上午 10 點才再次吃東西，由於你沒有吃東西，而且已經斷食 17 個小時，這時你可能會處於輕微的入酮狀態。在這種情況下，我們的身體自然會製造酮體，然而，由於飲食中碳水化合物的持續供應，大多數人從未達到持續的生酮狀態。因此，我們的身體不是分解和代謝脂肪，而是代謝碳水化合物或葡萄糖。換句話說，當血液中有葡萄糖時，人體就會用它來製造能量，而不是利用膳食中的脂肪或儲存的體內脂肪。然而，當葡萄糖不易獲得時（葡萄糖仍然存在，但數量不高），身體會轉向分解脂肪，這時酮體則成為身體主要的燃料來源。

入酮基本上是指體內酮體值升高的狀態，通常會高於 0.5mmol / L。如何誘發生酮狀態、個人的血酮值有多高，以及入酮後受惠的程度，每個人的情況大不相同。

其他的燃料

幾個世紀以來，科學家已經知道人體細胞是以葡萄糖作為燃料；直到 1950 年代，科學家才發現我們的身體還可以利用另一種完全獨特的能量酮體來運作。在 100 多年前的 1915 年，法蘭西斯・班尼迪克特（Francis Benedict）博士發表了一篇關於斷食和燃料利用的劃時代論文。他發現身體只能保存少量的糖原（葡萄糖的儲存形式）——大約 2000 卡路里。當時人們認為，在糖原耗盡之後，補充燃料的唯一方法就是加速分解肌肉和身體組織以提供葡萄糖（Cahill, 2006）。（肝臟可以透過一種名為「糖質新生作用」的過程將蛋白質轉化為葡萄糖；更多訊息請參閱第 26 頁。）結果為了持續供給大腦葡萄糖而犧牲人體其他重要的組織，這當然不是一個理想的過程。

長久以來，酮體甚至被認為有毒。這種誤解可以追溯到 1920 年代和胰島素的發現。當時醫生開始使用它來治療糖尿病，他們發現過多的胰島素會導致血糖下降到危急的狀態，這種低血糖狀態會造成無意識、昏迷，甚至死亡。然而，當低血糖患者獲得碳水化合物時，就可立即改善。（我們都經歷過某種形式的低血糖，有些人稱之為「餓到發火」〔hangry〕），這使得科學家們相信大腦和中樞神經系統完全是靠葡萄糖供給能量（Owen, 2005）。由於糖尿病失控的患者血液中含有酮體，研究人員便認為酮體是該疾病的有毒副產物。直到 1960 年代喬治‧卡希爾（George Cahill）質疑這個理論時，人們才認識到葡萄糖並不是大腦唯一的燃料，而以前認為的「有毒副產品」很可能是身體的替代燃料（Cahill 等人, 1966）。

大約在 1950 年代中期，研究人員開始考慮用斷食來治療肥胖（Cahill 等人, 1966），並且開始研究斷食對大腦和其他組織內燃料利用的影響。卡希爾博士和他的同事，兩位學識淵博的科學家開始質疑大腦只靠葡萄糖來獲取能量的論點，特別是在斷食狀態下。卡希爾認為，由於身體只能保存有限的糖原，如果葡萄糖是人體唯一的燃料（蛋白質是一種代價極高的應急備用燃料，會損害身體組織），那麼斷食在 8 至 18 天內則會導致死亡。由於相信身體還有其他替代燃料的觀點，他必須找出另一種解釋。卡希爾決定冒險一博，讓 6 名學生斷食 8 天。（像這樣的研究如今絕不會被批准，但它提供了令人難以置信的發現。）這個實驗可能發生兩種情況：學生們死亡，或者存活下來——由於喬治‧卡希爾是歷史上的傳奇人物，而不是州監獄的囚犯，所以你可想而知實驗的結果。他發現，學生們的血糖值從第一天的 80 mg / dL 降到了第 3 天的 65 mg / dL，並且在接下來的 5 天都保持在這個水平。在第 3 天，他們的血酮值從 0 上升到 1.6 mmol / L，到了第 8 天，血酮值上升到 4.2 mmol / L，而且血液酸鹼值沒有任何負面的影響。此外，他們的空腹胰島素值減少了一半。卡希爾的研究提供了第一個實證，即大腦可以使用葡萄糖以外的燃料：酮體。

飲食誘導入酮和生酮飲食的定義

幸運的是，科學家們很快發現，在有進食但不攝取碳水化合物的情況下

（即生酮飲食的起源），也可以模擬這種斷食狀態。也就是說生酮的狀態可經由改變飲食來誘導。此後不久，研究人員開始專注於研究哪種飲食法可以誘導入酮，引發酮體生成，並稱之為「生酮飲食」。

　　非飢餓性飲食誘導的入酮（營養性生酮狀態）不同於飢餓性誘導的入酮，因為前者有攝取食物，所以產生的酮體通常較低。儘管每個人不一樣，但一個規劃完善的生酮飲食通常含有高脂肪（超過 65％）和極低碳水化合物（5 ～ 10％）（Veech 等人, 2004）。研究指出，在飲食誘導的入酮期間，血酮值往往不會超過 7mmol／L，而且通常遠低於這個水平。例如，傑夫·沃利克（Jeff Volek）博士的實驗室發現，在進行生酮飲食長達 3 週和 6 週後，體重正常的男性血液中的 BHB 平均濃度接近 0.5 mmol（Sharman 等人, 2002）。這些結果在具有心血管危險因素的個體研究上得到證實，該研究發現，經過 6 週的卡路里限制性生酮飲食後，受試者的 BHB 值平均上升到 0.5 mmol（Ballard 等人, 2013）。此外，我們的實驗室發現，即使是高度訓練體能活躍健康的男性，在進行嚴格的生酮飲食和阻力運動的情況下，血酮值在 8 週後通常不會超過 1.5mmol。

　　那麼究竟什麼是生酮飲食呢？目前有許多不同的解釋，但其中都有一個基本的特點：極低的碳水化合物。以下是已發表研究的一些定義：

- 每日少於 50 公克碳水化合物（或占每日總熱量的 5 ～ 10%），以及膳食脂肪高達每日總熱量攝取量的 90%（Paoli 等人, 2013）。

- 不管脂肪、蛋白質或熱量攝取量多少，碳水化合物每日攝取量不超過 50 公克（Westman 等人, 2003）。

- 脂肪攝取量是碳水化合物的 4 倍，再搭配蛋白質調節，以達到 90% 的熱量是來自於脂肪（Swink 等人, 1977）。

- 每天攝取 50 公克以下的碳水化合物，或者碳水化合物的攝取量大約在每日總熱量的 10%（即每日 2000 大卡飲食中的 200 大卡）（Accurso 等人, 2008）。

- 高脂肪、低蛋白質、低碳水化合物（Freeman, 1998）。

- 每日碳水化合物少於 50 公克的無限量飲食（Gregory 等人, 2017）。

　　所有這些定義的重點在於脂肪、蛋白質和碳水化合物的攝取量。這是可以理解的，因為攝取碳水化合物和太多蛋白質，以及脂肪太少時，體內酮體便無法生成（我們將在第三章詳細探討最佳營養素的比例）。然而，我們想要一個更普遍的定義，不要求特定數量的營養素，而是將焦點放在生酮飲食的總體目標——**將葡萄糖基質食物（非纖維性碳水化合物和生糖胺基酸）降低至足以迫使身體主要依靠脂肪作為燃料並增加酮體生成。**

　　為何不指定營養素的比例？你可能聽過人們推薦的生酮飲食脂肪含量為 80%、蛋白質含量為 15%、碳水化合物含量為 5%。然而，在不知其他個體化的變數下，如身體活動水平、總熱量攝取量和健康狀況，我們很難判斷某人是否能夠單靠營養素的比例而進入生酮狀態。例如，我們有一位朋友試圖用生酮飲食來塑身，他每天的卡路里攝取量大約是 4500 大卡。如果他按照以上的建議 5 ～ 10% 的卡路里應來自碳水化合物，那麼每天他要攝取 56 到 113 公克的碳水化合物和 225 到 282 公克的蛋白質，但這似乎無法生成酮體，特別是如果他沒有運動。設定營養素的目標可能對剛開始生酮飲食的人有幫助（我們在第 266 頁提供一些建議），但請牢記，必須考量個人狀況設定不同的個人目標（例如，治療專用與增強運動表現和體重減輕）。生酮飲食沒有適用全體的方法，因此關於比例，每種營養素的數量可能會因人而異，取決於個人目標和健康指數，例如胰島素敏感性、身體結構、性別和活動量等。

生酮飲食為將葡萄糖基質食物（非纖維性碳水化合物和生糖胺基酸）降低至足以迫使身體主要依靠脂肪作為燃料並增加酮體生成的飲食法。

飲食誘導入酮的生理學

　　為什麼降低碳水化合物對入酮如此重要？因為這有助於創造兩個必要的條件。首先，血糖值必須降低，而透過生酮飲食減少碳水化合物可以降低空腹血糖（Brehm 等人, 2003；Samaha 等人, 2003）。其次，身體的糖原儲存量需要耗盡。在生酮飲食中，儲存在肝臟中的糖原大約在 48 小時內可以耗盡（Adam-Perrott 等人, 2006）。

　　降低血糖和消耗糖原儲存量對入酮極為重要，因為這樣才能迫使身體使用非葡萄糖的燃料。在自然情況下，身體會優先使用葡萄糖，無論它是來自血液（我們吃的食物）或分解自儲存的糖原。因此，透過降低攝取飲食中的葡萄糖量和減少以糖原儲存的葡萄糖量，身體便能夠開始燃燒脂肪或酮體。

　　血糖降低有助於進入生酮狀態還有另一個原因。碳水化合物是釋放胰島素的主要觸發因子，它會促使血液中的葡萄糖進入細胞。胰島素也會抑制身體以脂肪作為燃料，並且促進脂肪儲存；所以體內胰島素濃度高時，脂肪難以燃燒，胰島素濃度低時，身體則可以分解三酸甘油脂（儲存脂肪的形式）作為燃料。燃燒脂肪變可產生酮體。

　　總而言之，飲食誘導入酮的生理學涉及降低血糖、糖原儲存量和胰島素值。其結果是增強脂肪釋放和依賴脂肪作為燃料。最後，這些脂肪被轉化為酮體，提供身體一種替代且更有效的燃料來源。

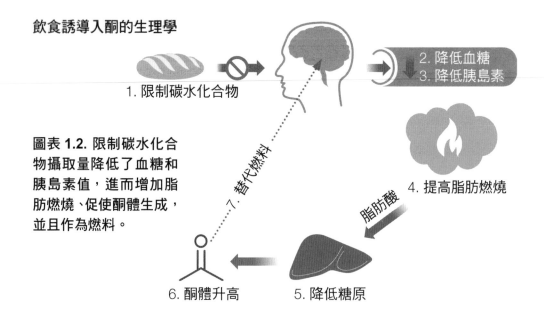

飲食誘導入酮的生理學

1. 限制碳水化合物

2. 降低血糖
3. 降低胰島素

7. 替代燃料

脂肪酸

4. 提高脂肪燃燒

圖表 1.2. 限制碳水化合物攝取量降低了血糖和胰島素值，進而增加脂肪燃燒、促使酮體生成，並且作為燃料。

6. 酮體升高

5. 降低糖原

不吃脂肪讓人發胖？

俗話說：「人如其食」，營養學家簡單用這句話來表達，如果你吃「壞」的食物，你的健康將受到影響。大多數人將這句話斷章取義，解讀為「如果我不吃油脂，我就不會發胖」。如果真是這樣，那麼有人每天喝 15 瓶汽水，每餐都吃麥片粥，身材應該還是一如往常的苗條，這可能嗎？或許對胰島素極其敏感的人來說是絕對不可能。

我們先從脂肪不是罪魁禍首談起，如前所述，如果你大幅減少碳水化合物的攝取量，那你一定要透過另外一種或兩種的營養素（脂肪和蛋白質）來彌補能量的不足。通常人們寧願採取安全的作法也不願犯錯，於是採用過時的阿特金斯飲食法（Atkins），攝取低碳水化合物，但吃超高量的蛋白質和少量的脂肪。不幸的是，這種方法可能不會產生適用脂肪作為燃料的能力（稱為生酮適應期），因為肝臟可以透過糖質新生作用的過程從某些胺基酸或蛋白質中產生葡萄糖。因此，採用生酮飲食的個體不是攝取「低碳水化合物」和高蛋白質，而是攝取極低碳水化合物，並且增加其脂肪攝取量，同時維持或略微增加其蛋白質的攝取量，然後身體自然會調整到以利用脂肪作為其主要的燃料來源。

　　從小到大我們被告知，大量的膳食脂肪是導致心臟病、糖尿病、高膽固醇，甚至是肥胖的元兇。可以理解的是，人們不太能接受培根和奶油反而沒有那麼糟糕的生活型態，認為是脂肪讓我們變胖，對吧？大錯特錯。如果我們看看美國歷史上的肥胖率，我們就會發現一個值得探討的現象。

　　在1980年代，營養指南和食品市場行銷策略說服人們相信，**攝取脂肪會導致嚴重的併發症，包括肥胖**（我們會在第二章深入探討）。從此以後所到之處，低脂食物如雨後春筍，彷彿脂肪是瘟疫，我們一定要避開。然而，在此同時，肥胖率開始急劇上升（見圖1.3）。透過遵循低脂的建議，同時在運動量減少的情況下，**攝取更多標籤為「低脂」的速食和包裝食品**（這些產品幾乎總是添加糖來彌補因減脂而味道欠佳的不足），實際上，我們的社會反而變得更胖，怎麼會這樣呢？

　　幾十年來，科學家們為了這個現象絞盡腦汁，究竟是脂肪、碳水化合物，還是兩者的結合導致肥胖與其他代謝問題？一個劃時代的實驗可能使答案呼之欲出。

1961–2009 美國肥胖率

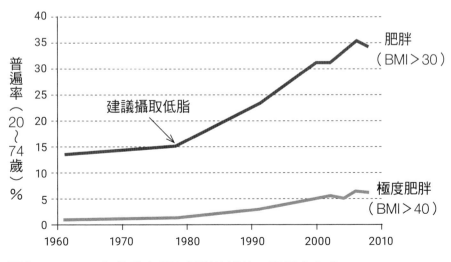

圖表 **1.3.** 1980年代發布攝取低脂建議後，肥胖率上升

羅伯特・沃爾夫（Robert Wolfe）博士是新陳代謝方面的權威，他的實驗室進行了一項研究，將脂肪注入受試者的血液中；結果顯示單單注入脂肪時，它會被當作燃料利用，並不會出現早期的肥胖指標，例如胰島素和葡萄糖值升高（Klein 等人, 1992）。在下一階段的研究中，研究人員將脂肪和碳水化合物一起注入受試者的血液中。這一次，脂肪不但沒有當作燃料，脂肪和碳水化合物的利用率還相對減少。這個實驗清楚顯示，脂肪本身並不是讓我們變胖的原因，反而大量的脂肪和大量的碳水化合物組合才是主因。（這也難怪，95％的速食組合正是如此！）正如我們在本書中探討的論點，當碳水化合物（和胰島素）攝取量極低而脂肪攝取量提高時，一般的結果是體脂肪降低，胰島素、葡萄糖和膽固醇值獲得改善，以及整體的健康有所提升。

生酮概念

高脂飲食或速食飲食？

在科學研究中，如果你想誘發動物肥胖、疾病和嚴重的健康併發症，你可以餵它們「高脂肪」飲食。然而，這些研究中有99％實際上是一種高脂肪、高碳水化合物、速食類的飲食，例如大多數涉及餵食老鼠的實驗中，老鼠攝取的營養素中有40～60％大卡的脂肪，其餘大部分則是碳水化合物。通常，個人和新聞頭條會引用動物研究數據來表示「高脂肪」飲食對我們不利，但他們也可能會說，培根起士漢堡配薯條和汽水對我們有害。我想大家都知道這是不爭的事實！不過，請記住要看飲食的實際成分，而不是單靠數值標題來定論。

圖1.4 以生菜包覆的起司漢堡是簡單，可以避免一般漢堡中存在的高脂肪和高碳水化合物的好方法。

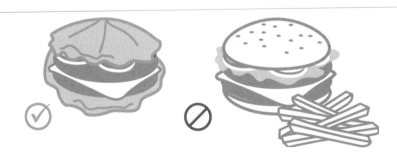

生酮適應

我們大多數人從小到大都在吃碳水化合物飲食，雖然斷食或生酮飲食可以協助你開始生產酮體，但你的身體需要時間來轉換以燃燒脂肪作為其主要的燃料來源。想像一下，今天你接到一通電話，告訴你明天必須搬到另一個國家生活 6 個月，你知道自己需要花時間學習語言和適應文化，你也明白自己終究會融入當地，但是你待在那裡的時間愈長，你就愈能如魚得水，生活也會變得愈自在。同樣的道理，當你採取生酮生活型態時，你需要時間來真正適應，不過別忘了這對健康的影響，從改善肥胖和糖尿病，提高運動能力和延長壽命等方面來看，影響可說是極為深遠的。

花一點時間想像一位你的苗條朋友，就像我們大多數人一樣，這個人體內很可能儲存了 1600 到 2000 大卡糖原形式的熱量。那麼，你認為這個人的體內儲存多少脂肪呢？答案可能讓你大吃一驚，即使是一個精瘦的個體，體內也可能儲存 30000 到 60000 大卡脂肪形式的熱量！而在身材普通的個體身上，這個數字可能高達 100000 大卡，那些身材肥胖的人更可能高達 200000 大卡。由此可見，我們根本不缺能量，我們都有體脂肪，但是我們通常缺乏利用體脂肪的能力。

預估燃料儲存量

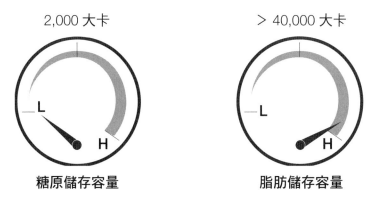

圖 **1.5.** 身體儲存糖原的容量有限，卻擁有幾乎無限的脂肪儲存空間。

研究顯示，嬰兒和兒童有絕佳利用儲存脂肪作為燃料的能力（Coggan 等人，2000；Martinez 等人，1992），但隨著年齡增長，我們變得更加依賴於儲存量相對極少的碳水化合物（Martinez 等人，1992）。事實上，嬰兒出生時處於生酮狀態，能夠以比成年人高至 5 到 40 倍的速度利用酮體（Platt & Deshpande, 2005）。我們大膽假設，身體利用脂肪作為燃料的能力下降是受到飲食選擇的影響，也就是強調穀物和其他碳水化合物。研究指出，高碳水化合物飲食開始「固定」我們的代謝偏好以碳水化合物作為燃料（Volek 等人，2015）。你經常會聽到人們說葡萄糖是人體首選的能量來源，然而，另一種解釋可能是我們生來的狀態是處於入酮，但被飲食習慣打斷這個過程，並且發展成以碳水化合物為主的新陳代謝。

有沒有什麼方法可以讓我們回到利用能量更充足的燃料儲備庫？答案是有的，但它涉及一個稱為生酮適應的過程。

生酮適應是身體對限制碳水化合物的反應。當我們處於生酮適應時，我們已經從主要依靠碳水化合物作為燃料的需求轉移到主要依靠脂肪（也就是酮體）（Volek 等人，2015）。進行生酮飲食一週後，研究顯示體能通常會顯著下降，然而大約 6 週後便能恢復，儘管有時需要更長的時間（Phinney 等人，1983；Volek 等人，2015）。從這個角度來看，一般認為生酮適應可能需要幾個星期到幾個月的時間。然而，根據從採取非常低碳水化合物飲食的精英運動員收集的長期數據看來，我們認為即使在開始生酮飲食後一年，還是有可能仍處於生酮適應期（Volek 等人，2016）（我們將在第五章深入探討這個主題）。生酮飲食後產生的一連串適應過程非常廣泛，沒有人有明確的界線可以表示自己已度過適應期的所有變化，這其中涉及過去的飲食和運動習慣、胰島素敏感性等許多因素。研究表明，生酮適應包括細胞中的線粒體（燃燒脂肪的機器）的數量增加、血酮值升高，並增強身體細胞吸收和利用酮體的能力（Volek 等人，2015；Volek 等人，2016）。

從葡萄糖能量到脂肪和酮體能量的轉換

你有沒有試過生酮或低碳水化合物飲食？剛開始幾天是否感到痛苦不堪？你可能會感到無精打采或無法集中精神，甚至還會頭痛。這種「生酮不適症」往往是從依賴葡萄糖轉換為依賴脂肪過程中的一部分，隨著完成這個轉換過程後，症狀會開始消失。有些人經常說他們嘗試了生酮飲食，卻發現發揮不了作用，不過許多時候，他們其實是在過渡期就放棄了。然而，諸如運動強度、電解質輔助、膳食脂肪類型、進食頻率（即斷食），以及外源性酮體等變數都可能使生酮適應期的轉換變得更容易和更平順。在第六章中我們會詳細探討所有的這些變數。

糖尿病酮酸血症與糖質新生作用

提到「ketosis」（酮症、入酮）這個詞，不可避免地有人會提出疑問：「你難道不擔心會酮酸中毒嗎？」這時瞭解生酮飲食「ketogenic diet」、生酮狀態、入酮的生理影響與酮酸血症「ketoacidosis」之間的區別非常重要。

酮酸血症發生在不受控制的酮體生成情況下，通常伴有高濃度的血糖（即糖尿病）。在酮酸血症時，血酮值達到 15 ～ 25 mmol / L，血液的酸度也會增加（Cartwright 等人 , 2012），其造成傷害的潛在原因來自驚人的酸度或血液中酸鹼值降低。

健康人體的血液酸鹼度受到嚴密地控制，如果血液 pH 值低於 7，是為酸性；如果 pH 值高於 7，則是鹼性。人體血液通常呈弱鹼性，pH 範圍在 7.35 ～ 7.45。任何偏離這個標準的情況，即使差距微小都可能致命（見圖 1.6）。

酮酸中毒最常見的形式是糖尿病酮酸血症，這通常發生在第一型糖尿病患者中，但也可能發生在第二型糖尿病患者。這其中有何不同呢？在第一型糖尿病患者中，胰腺無法分泌胰島素，而在第二型糖尿病患者中，身體的細胞對胰島素具有抗性或胰腺的胰島素分泌不足。（我們將在第五章詳細討論這些問題）。

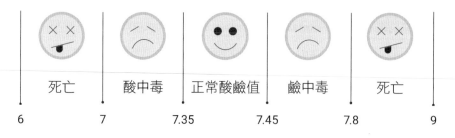

死亡	酸中毒	正常酸鹼值	鹼中毒	死亡

| 6 | 7 | 7.35 | 7.45 | 7.8 | 9 |

圖表 1.6. 血液酸鹼值（pH）範圍

顯然胰島素是兩種類型糖尿病的關鍵因素，它的主要作用為：

(1) 將葡萄糖帶入細胞作為能量之用

(2) 抑制脂肪代謝

在斷食期間或低碳水化合物飲食中，胰島素值下降且胰島素敏感性（胰島素與細胞交互作用效率的能力）提高。對於胰島素敏感的人來說，他們只需要較少量的胰島素就能夠將大量的葡萄糖轉移到細胞中。

然而，當胰島素缺乏（如第一型糖尿病患者）或者細胞對其產生抗性（如第二型糖尿病患者），葡萄糖無法有效進入細胞，因此不能作為能量利用。在這些情況下，攝取碳水化合物會導致血糖值從正常值 80 至 100 mg／dL（空腹時）飆升至 300 mg／dL 以上！許多科學家把這種現象稱為「看得到卻吃不到的飢餓」（圖 1.7），能量（葡萄糖）就在那裡，不斷敲細胞的門，但無法進入，因此在血液中漂浮，進而可能造成傷害。

當細胞感覺到葡萄糖和胰島素都很低時（或者細胞對胰島素沒有反應），肝臟會增加糖質新生作用的過程。從糖質新生作用「gluconeogenesis」字面上來看，意旨「從新的物質生成葡萄糖」，也就是從非碳水化合物基質形成葡萄糖。為了製造這種葡萄糖，身體會使用胺基酸（無論是來自飲食還是肌肉組織）、脂肪分子的甘油基質或肌肉產生的乳酸。同時，由於沒有能量進入，細胞感覺到飢餓，於是脂肪酸的分解量會增加以產生酮體。

胰島素阻抗：「看得到卻吃不到的飢餓」

我們發現用這個愚蠢卻又簡單，描述一個名為「抗性」的小鎮，是解釋胰島素阻抗和「看得到卻吃不到的飢餓」最好的方法。在抗性小鎮中，一旦下雨（即某人吃下碳水化合物），地上的綠色污泥（即葡萄糖）便開始氾濫（即血液），於是這個城市呼叫清潔大隊（即胰島素）清理街道。清潔大隊則是透過將污泥掃入屋內（即細胞）來完成這項工作。清潔人員敲門，人們打開門，清潔人員將污泥掃進屋內，然後回家。人們並不介意，反正污泥也不多，而且他們知道，清除街道上的污泥，這對城鎮是有好處的。但是，如果雨一直下不停（即頻繁攝取碳水化合物和不斷升高的血糖），那麼鎮民們會漸漸厭倦家裡的所有污泥。最後，當清潔人員出現要把污泥掃入屋內時，開門的人會愈來愈少，這就是胰島素阻抗：**細胞停止回應胰島素的訊號**。於是街上的污泥不斷增加，鎮上要求更多的清潔人員（更多的胰島素）來迫使污泥掃入屋內。但隨後污泥開始從窗戶湧出，因為屋內（細胞）已經堆積太多的污泥，再也無法承受，所以無論清潔人員多麼努力，都不能再把污泥掃入屋內，於是污泥只能留在街上（血液裡）。隨著這些可用的葡萄糖滯留在血液中，身體會關閉一個名為脂肪分解的過程，不再燃燒脂肪，而是將脂肪儲存起來。

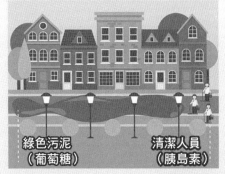
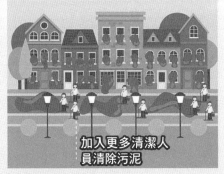

綠色污泥（葡萄糖）　清潔人員（胰島素）　　加入更多清潔人員清除污泥

圖表 1.7. 胰島素阻抗

然而，在酮酸血症的情況下，血液中有大量的葡萄糖，細胞只是無法吸收（例如細胞對葡萄糖產生抗性）。當血糖過高時，腎臟無法過濾並完全再吸收，因此導致葡萄糖從尿液排出。由於葡萄糖沒有過濾完全，葡萄糖排出時會連同血液中的液體一起排出，導致血液容積減少，於是血糖與血酮濃度也因而上升。在這種情況下，這些極端升高的酮體，其本質上是微酸性，會增加血液的酸度，因此必須立即進行治療，這種情況即是酮酸血症。

重點是，酮酸血症通常在採取生酮飲食或補充外源性酮體的健康個體身上很罕見，因為這兩者都是在控制之下的過程，血酮值最多升高到 5 至 7mmol／L。另一方面，酮酸血症則是不受控制的，血酮值可飆升至 15 到 25 mmol／L。

生酮飲食只是另一種低碳水化合物飲食嗎？

不幸的是，由於低碳水化合物飲食沒有每日最低建議攝取量，所以人們往往搞不清楚。有一個廣被接受的定義是，低碳水化合物飲食的碳水化合物供給量應少於總熱量的 50%（Feinman 等人, 2003）。這與極低碳水化合物生酮飲食中每日建議 50 公克以下形成鮮明對比。想想那位每天吃大約 4500 大卡的朋友，如果他採取 50% 的定義，那麼他即使每天吃 550 公克碳水化合物也符合「低碳」！我們都清楚這絕不是低碳水化合物飲食。

如前所述，生酮飲食是一種生糖基質低到足以迫使身體從代謝葡萄糖轉換為燃燒脂肪，並且隨後生成酮體的飲食法。因此，雖然生酮飲食的碳水化合物含量低，但低碳飲食不一定是生酮飲食。

一項經典的研究（Young 等人, 1971）指出低碳和生酮飲食間的明顯差異。科學家把超重的年輕人分成每天攝取 30、60 或 100 公克碳水化合物的「低碳水化合物」飲食組別。他們發現，9 週後，100 公克組的人完全沒有進入生酮狀態，而 30 公克組已經達到高生酮狀態。而且，儘管總熱量和蛋白質攝取量沒有差異，但 30 公克組比 60 公克組和 100 公克組減少了更多的脂肪。這項研究清楚顯示，並非所有的低碳水化合物飲食都是相同的，當然更不能全稱為生酮飲食。你必須理解這個概念才能從本書獲得最大的效益。

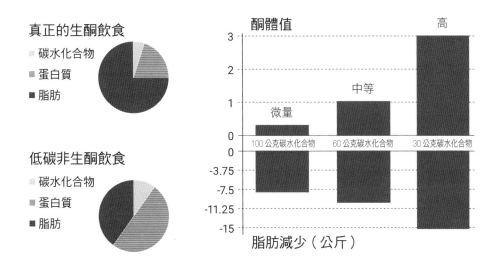

圖 1.8. 低碳水化合物飲食和生酮飲食的差異。　　　　資料來源：改編自 Young 等人 , 1971

總　結

從葡萄糖能量到脂肪和酮體能量的轉換

　　本章為認識生酮狀態打下堅實的基礎，這是閱讀本書接下來必備的知識。我們解釋入酮的特徵是血酮值濃度高於 0.3 mmol／L。一般來說，生酮飲食是一種生糖基質（非纖維性碳水化合物和生糖胺基酸）低到足以迫使身體主要依靠脂肪提供能量，並且增加酮體生成的飲食法。這種飲食策略會使個體進入生酮適應狀態，其中他們主要的燃料來源從碳水化合物轉換為脂肪和酮體。生酮適應過程會隨著持續的時間產生變化，而且採取生酮飲食的時間愈長，得到的好處也相對增長。脂肪本身並不會使你發胖，相反的，含有大量膳食脂肪的碳水化合物（標準的西方飲食）會 使你發胖和產生胰島素阻抗。

　　糖尿病早期的研究發現，該疾病未經治療時，血酮值會升至15 mmol／L以上，爆發酮酸血症─即使擁有大量的葡萄糖，酮體仍不受控地升高而導致血液酸鹼值降低。這使得研究人員認為酮體是代謝功能障礙和疾病的有毒副產物。然而，從飢餓研究和生酮飲食的研究中我們得知，酮體是一種高效能的能量，可以取代葡萄糖成為人體的主要燃料。

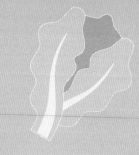

第二章：

生酮飲食的過去、
現在和未來

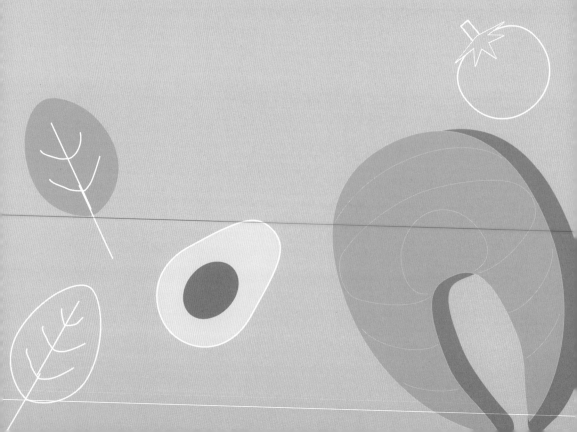

每個人的內在都有一位醫生，我們只需要協助他運作。

個人內在的自然療癒力就是痊癒最好的力量……

生病時進食就是在餵養你的疾病。

—— 希波克拉底

想像一下，如果亞歷山大‧弗萊明（Alexander Fleming）在 1928 年夏天去度假時沒有將骯髒的培養皿留在實驗室的水槽裡，那我們可能就沒有青黴素；想像一下，當佩里‧斯賓塞（Perry Spencer）站在一個磁電管（一個為雷達系統產生微波的系統）旁邊時，口袋裡若沒有一根巧克力棒就此融化，我們可能就沒有微波爐；想像一下，如果約翰‧彭伯頓（John Pemberton）沒有把古柯葉、糖漿和可樂堅果與碳酸水混合在一起製成他的「頭痛和成癮藥」，那我們可能就沒有可口可樂。

你可能不知道他們的名字，但這些人以某種方式影響了你的生活。同樣的，有些不為人知的關鍵角色對生酮飲食的發展有著重大影響。在本章中，我們將回顧與重點介紹生酮飲食在歷史上的重要人物和事件，包括第一位低碳飲食倡導者、生酮飲食崛起、從衰退到盛行、低脂建議的來龍去脈，以及外源性酮體的發展。

一切的緣起

限制碳水化合物以減重和改善健康的概念可以追溯到 18 世紀中期。「低碳水化合物飲食之父」讓‧安泰爾姆‧布里亞 - 薩瓦蘭（Jean Anthelme Brillat-Savarin）是一位法國律師和政治家，他是第一位將肥胖與碳水化合物聯想在一起的人。他在 1825 年《味覺生理學》（The Physiology of Taste）一書中指出，肥胖的一個主要原因「是日常營養主要成分的粉狀和澱粉物質……所有靠含澱粉食物唯生的動物都會發胖，這是宇宙的定律，人類也不例外。」

生酮飲食時間軸

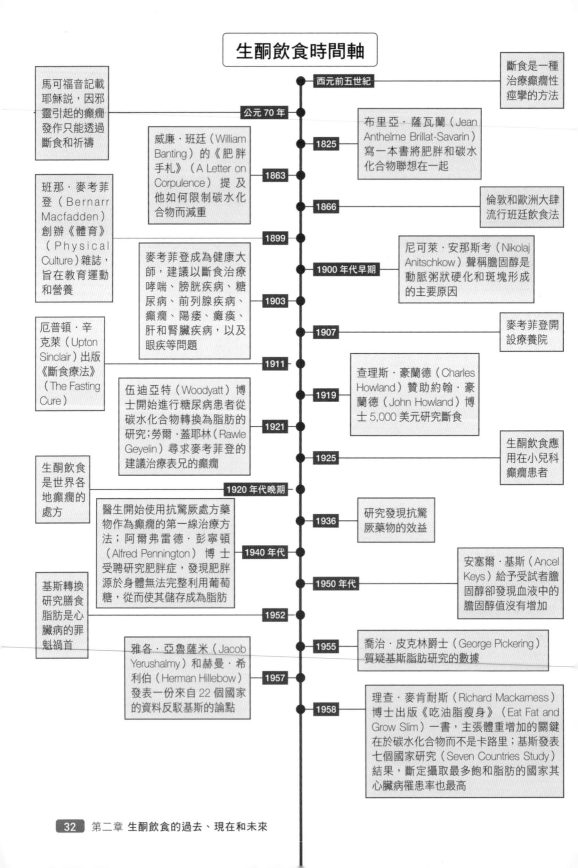

西元前五世紀 — 斷食是一種治療癲癇性痙攣的方法

馬可福音記載耶穌說，因邪靈引起的癲癇發作只能透過斷食和祈禱 — **公元 70 年**

1825 — 布里亞‧薩瓦蘭（Jean Anthelme Brillat-Savarin）寫一本書將肥胖和碳水化合物聯想在一起

威廉‧班廷（William Banting）的《肥胖手札》（A Letter on Corpulence）提及他如何限制碳水化合物而減重 — **1863**

1866 — 倫敦和歐洲大肆流行班廷飲食法

班那‧麥考菲登（Bernarr Macfadden）創辦《體育》（Physical Culture）雜誌，旨在教育運動和營養 — **1899**

1900 年代早期 — 尼可萊‧安那斯考（Nikolaj Anitschkow）聲稱膽固醇是動脈粥狀硬化和斑塊形成的主要原因

麥考菲登成為健康大師，建議以斷食治療哮喘、膀胱疾病、糖尿病、前列腺疾病、癲癇、陽痿、癱瘓、肝和腎臟疾病，以及眼疾等問題 — **1903**

1907 — 麥考菲登開設療養院

厄普頓‧辛克萊（Upton Sinclair）出版《斷食療法》（The Fasting Cure） — **1911**

1919 — 查理斯‧豪蘭德（Charles Howland）贊助約翰‧豪蘭德（John Howland）博士 5,000 美元研究斷食

伍迪亞特（Woodyatt）博士開始進行糖尿病患者從碳水化合物轉換為脂肪的研究；勞爾‧蓋耶林（Rawle Geyelin）尋求麥考菲登的建議治療表兄的癲癇 — **1921**

1925 — 生酮飲食應用在小兒科癲癇患者

生酮飲食是世界各地癲癇的處方 — **1920 年代晚期**

醫生開始使用抗驚厥處方藥物作為癲癇的第一線治療方法；阿爾弗雷德‧彭寧頓（Alfred Pennington）博士受聘研究肥胖症，發現肥胖源於身體無法完整利用葡萄糖，從而使其儲存成為脂肪 — **1936** — 研究發現抗驚厥藥物的效益

1940 年代

1950 年代 — 安塞爾‧基斯（Ancel Keys）給予受試者膽固醇卻發現血液中的膽固醇值沒有增加

基斯轉換研究膳食脂肪是心臟病的罪魁禍首 — **1952**

1955 — 喬治‧皮克林爵士（George Pickering）質疑基斯脂肪研究的數據

雅各‧亞魯薩米（Jacob Yerushalmy）和赫曼‧希利伯（Herman Hillebow）發表一份來自 22 個國家的資料反駁基斯的論點 — **1957**

1958 — 理查‧麥肯耐斯（Richard Mackarness）博士出版《吃油脂瘦身》（Eat Fat and Grow Slim）一書，主張體重增加的關鍵在於碳水化合物而不是卡路里；基斯發表七個國家研究（Seven Countries Study）結果，斷定攝取最多飽和脂肪的國家其心臟病罹患率也最高

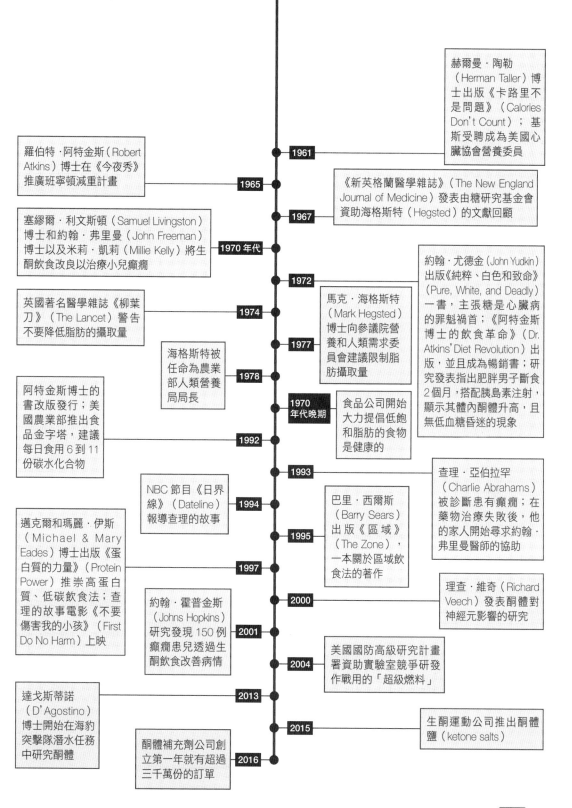

羅伯特·阿特金斯（Robert Atkins）博士在《今夜秀》推廣班寧頓減重計畫

1961

赫爾曼·陶勒（Herman Taller）博士出版《卡路里不是問題》（Calories Don't Count）；基斯受聘成為美國心臟協會營養委員

1965

塞繆爾·利文斯頓（Samuel Livingston）博士和約翰·弗里曼（John Freeman）博士以及米莉·凱莉（Millie Kelly）將生酮飲食改良以治療小兒癲癇

1967

《新英格蘭醫學雜誌》（The New England Journal of Medicine）發表由糖研究基金會資助海格斯特（Hegsted）的文獻回顧

1970年代

1972

約翰·尤德金（John Yudkin）出版《純粹、白色和致命》（Pure, White, and Deadly）一書，主張糖是心臟病的罪魁禍首；《阿特金斯博士的飲食革命》（Dr. Atkins' Diet Revolution）出版，並且成為暢銷書；研究發表指出肥胖男子斷食2個月，搭配胰島素注射，顯示其體內酮體升高，且無低血糖昏迷的現象

英國著名醫學雜誌《柳葉刀》（The Lancet）警告不要降低脂肪的攝取量

1974

馬克·海格斯特（Mark Hegsted）博士向參議院營養和人類需求委員會建議限制脂肪攝取量

1977

海格斯特被任命為農業部人類營養局局長

1978

阿特金斯博士的書改版發行；美國農業部推出食品金字塔，建議每日食用6到11份碳水化合物

1970年代晚期

食品公司開始大力提倡低飽和脂肪的食物是健康的

1992

1993

查理·亞伯拉罕（Charlie Abrahams）被診斷患有癲癇；在藥物治療失敗後，他的家人開始尋求約翰·弗里曼醫師的協助

NBC節目《日界線》（Dateline）報導查理的故事

1994

1995

巴里·西爾斯（Barry Sears）出版《區域》（The Zone），一本關於區域飲食法的著作

邁克爾和瑪麗·伊斯（Michael & Mary Eades）博士出版《蛋白質的力量》（Protein Power）推崇高蛋白質、低碳飲食法；查理的故事電影《不要傷害我的小孩》（First Do No Harm）上映

1997

2000

理查·維奇（Richard Veech）發表酮體對神經元影響的研究

約翰·霍普金斯（Johns Hopkins）研究發現150例癲癇患兒透過生酮飲食改善病情

2001

2004

美國國防高級研究計畫署資助實驗室競爭研發作戰用的「超級燃料」

達戈斯蒂諾（D'Agostino）博士開始在海豹突擊隊潛水任務中研究酮體

2013

2015

生酮運動公司推出酮體鹽（ketone salts）

酮體補充劑公司創立第一年就有超過三千萬份的訂單

2016

不久之後，英國殯儀員威廉‧班廷（William Banting）開始在威廉‧哈維（William Harvey）醫師的建議下採取低碳水化合物飲食。在歷經多次醫學治療、飢餓飲食法和極限運動等方法後，並沒有讓這位身高 5 呎 5、體重 225 磅（約 165 公分、102 公斤）的 65 歲男子減重，但是透過限制碳水化合物，在飲食中減少麵包、糖、馬鈴薯、牛奶和啤酒，他體驗到難以置信的轉變，他欣喜若狂。在 1863 年，他發表的一封《肥胖手札》（A Letter on Corpulence）賣了數千份。 到了 1866 年，倫敦和歐洲的大部分地區掀起一股班廷狂熱潮，雖然與生酮飲食不全然相同，但是班廷飲食為後來的碳水化合物限制策略鋪路，並且至今在南非仍然非常盛行，擁有許多倡導者，如《真正餐飲革命》（The Real Meal Revolution）一書的合著作者提姆‧諾克斯（Tim Noakes）博士。

儘管有班廷飲食的趨勢，但為了充分瞭解生酮飲食的起源，我們必須從斷食開始。其為健康帶來的益處，最終帶領研究人員和醫生深入瞭解生酮飲食，就像我們現在看到的光景。

在古代，斷食被作為一種神聖的營養療法來治療各種疾病（包括癲癇）。早在西元前 5 世紀，大量的文獻記載以斷食來治療癲癇性驚厥有效（Temkin, 1994）。在欽定版（詹姆士王譯本）《聖經》中描述了耶穌治療一位癲癇發作的男孩，他說：「這種（邪靈）只能藉由禱告和斷食來治癒。」（馬可福音 9：17-29）。在現代，醫生和科學家認識到斷食對各種健康症狀有益，因此試圖深入探索，發掘究竟為何有這些作用。於是最終這個問題變成：是否有可能在攝取卡路里的同時得到斷食的好處？

故事從一個出人意料的英雄開始：班那‧麥考菲登（Bernarr Macfadden）。在今天這個社交媒體時代，你可以在每個平台上找到健康愛好者，從 Instagram 到 Facebook 到 Snapchat。所到之處，他們健美的體魄、熟悉的面孔充滿我們的螢幕，炫耀他們在健身房、廚房，有時甚至在影像處理軟體中所做的非凡鍛鍊。然而，在 20 世紀初，麥考菲登是健身和醫療界的健康和健身大師。《時代雜誌》為他取一個綽號「Body Love」，他為我們目前對斷食和入酮的認識奠定了基礎（Hunt, 1989）。

在成長過程中，麥考菲登家中面臨許多困境。他的父親是一個酗酒成性的酒鬼，母親患有抑鬱症。在他 11 歲那年，父母雙亡。麥考菲登沒有其他家人，所以他在孤兒院待了一年，在那裡，他被用一種不健全的方法接種疫苗，當時差一點就回天乏術，進而造成他終身對主流醫學界的不信任。麥考菲登是一個體弱多病的孩子，但在他十幾歲的時候，他開始舉啞鈴，每天步行 3 到 6 英哩（約 4 至 10 公里），並用自然療法來照顧他的身體。儘管命運波折，最終他得以以自己的名字作為一個巨大健身產業的開始。

> 體弱是一種罪過，千萬別讓自己成為一位罪犯！
>
> ——班那・麥考菲登

麥考菲登不認同主流醫學的作法，並且抗議醫生對斷食等自然療法缺乏瞭解，基於這一點，再加上他對健美和健身的痴迷，促使麥克菲登在 1899 年發行雜誌《體育》，其目的是教育讀者體育活動、健康飲食，以及限制菸草、酒精，甚至白色食物如麵包（麥考菲登稱之為「死神的員工」）的重要性。到 1903 年，該雜誌每月的發行量已經超過 10 萬份，並且最終使麥考菲登成為美國第一位健康大師。

在廣受好評後不久，麥考菲登開始作出令人難以置信的承諾：可以治癒任何疾病，並讓人們活到百歲以上。他的方法很簡單：運動、曬太陽、避免飲酒和吸菸、控制飲食、定期進行為期 3 天到 3 週不等的斷食。他認為遵循這些規則，幾乎可以緩解和治癒哮喘、膀胱疾病、糖尿病、前列腺疾病、癲癇、陽痿、癱瘓、肝腎疾病，甚至眼疾等問題（Hunt, 1989）。

由於對自己的能力感到無比自信，麥考菲特在 1907 年於密西根州的

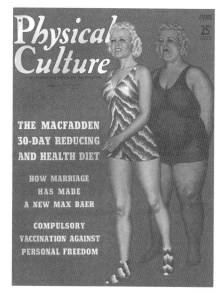

圖 2.1.《體育》雜誌封面對健康與美的訴求

巴特爾克里克開設班那·麥考菲特安養院（後來搬到芝加哥，改名為班那·麥考菲特健養院）。它運營了幾十年，為超過 30 萬人提供服務以改善他們的健康。（有趣的是，麥克菲登的療養院與同樣位在巴特爾克里克的哈維·凱洛格〔Harvey Kellogg〕著名的療養院互相競爭，最終被凱洛格買下。不意外的是，凱洛格的療養院鼓勵低脂低蛋白飲食，強調全穀類食物。）這個療養院有別於其他療養院，其中包含閱覽室，最先進的健身器材，甚至還有一個 60 英呎的游泳池。

麥考菲登和他的骨科醫生休·康克林（Hugh Conklin）以「我們會接受你們放棄的患者並且治癒他們」為口號向主流醫生宣示而聞名於世。儘管他們因為大膽宣稱其治療人們疾病的能力而受到許多負面報導（他甚至因為在《體育》中討論性傳染病和體育界的婚前性行為而被指控猥褻並遭逮捕），麥考菲登知名度的上升要感謝一些客戶如厄普頓·辛克萊（Upton Sinclair），他大力推崇麥考菲登，並且在 1911 年出版《斷食療法》（The Fasting Cure）。最重要的是，麥考菲登引發人們對這類研究的需求，以加強我們對斷食、性和身體活動對整體健康影響的理解（Bennett, 2013）。

時光流逝來到 1921 年，麥考菲登與來自紐約的著名內科醫生勞爾·蓋耶林（Rawle Geyelin）見面，他個人對斷食很感興趣。當時他的年輕表弟已持續治療癲癇長達四年，他看過該領域權威醫生推薦的每一種治療方法，如溴化物和苯巴比妥（phenobarbital，又稱 Luminal，是當時最受歡迎的癲癇藥物），但都不見起色。於是蓋耶林醫師和他表弟的家人徵求兩位自稱擁有所有答案的人的建議：班那·麥考菲登和休·康克林醫師。

當體認到體育文化的重要性時，它就會進入人生的每一個階段……
生活中所有問題幾乎都與體育文化有關。

——班那·麥考菲登

蓋耶林醫師的表弟在康克林醫師的照護下，在接下來的幾個月裡讓他多天斷食。正當家人認為永遠找不到解決辦法時，該男孩在斷食後第二天癲癇就停止發作，之後在沒有服用藥物的情況下，他的癲癇長達兩年都沒有再發作過。這個結果讓人震驚，於是蓋耶林開始應用相同的斷食療法來治療他的一組癲癇患者，以證實其療效。在讓 30 名患者斷食 20 天後，他發現有百分之八十七的人癲癇沒有發作。隨後蓋耶林發表：「當一個人想把混沌的心智變得清明時，斷食幾乎總是可以讓人如願。」（Geyelin, 1929）。

由於對自己的發現感到異常新奇和激動，蓋耶林醫師在美國醫學協會大會上與觀眾分享他的成果。你可以想像觀眾席上的醫生們看到科學數據支持這位備受嘲諷、自稱為治療師的班那‧麥考菲登時發出的驚嘆聲。在蓋耶林公佈數據之前，當時有許多荒謬，甚至野蠻的方法被用來治療可說是不治之症的癲癇，例如放血、鑽孔進入顱骨、去除卵巢和腎上腺，以及無數藥草和藥物。即使斷食已經降低蓋耶林 87% 的患者癲癇發作，還有康克林博士指出他的「水飲食」斷食法已治癒 90% 小於十歲兒童的癲癇症（10 至 15 歲的青少年中有 80%；15 至 25 歲的青年中有 65%；25 至 40 歲的成年中有 50%；40 歲以上的百分比則非常低。），限制飲食這麼簡單的治療法還是遭到質疑和挫敗（Wheless, 2008）。

儘管康克林和蓋耶林的成功案例無數，但仍無法完美證明「斷食可作為一種治療癲癇的方法，是在於它可以清除體內的有害毒素」。由於對一些權威醫生卻忽視這種治療方式大感震驚，在 1919 年蓋耶林表弟的父親查爾斯‧豪蘭德（Charles Howland）贊助他在約翰‧霍普金斯（Johns Hopkins）兒科當教授的兄弟，約翰‧豪蘭德（John Howland）醫師 5000 美元，以確定是否有一個科學理論，可以說明「飢餓」治療為何成功治癒他的兒子（Wheless, 2004）。有了這筆創始資金，豪蘭德建立自己的實驗室，而且正如任何一位可敬的研究人員都會說的，你的成就取決於你的團隊，於是他招募臨床化學家詹姆斯‧甘伯（James Gamble）博士協助他觀察代謝和生化方面對斷食的反應。

甘伯建立一系列研究以檢查各種血液和組織標誌物對短期斷食的反應。他指出，斷食患者在電解質和酸鹼值平衡方面有一些差異，但他無法直接解釋為何斷食對癲癇有益。這扇門開始打開，然而沒有人能確定其機制究竟為何，不過，這可能是未來幾十年解開關鍵的大門（Wheless, 2004）。

1921 年，芝加哥一名內分泌學家羅林・伍迪亞特（Rollin Woodyatt）博士對斷食可以使葡萄糖從血液中清除，甚至糖尿病患者也一樣的實證感到著迷。他試圖查出將糖尿病患者的大部分營養從碳水化合物轉移到脂肪的影響。他的理論是這種方法（如斷食）可以讓身體的胰腺「休息」（因為胰腺分泌胰島素處理來自碳水化合物的葡萄糖），並且使用脂肪作為燃料。為此，他發現，即使在非糖尿病健康的受試者中，體內也存在酮體，如 β-羥基丁酸（BHB）和丙酮。

　　與此同時，在北方 300 多英哩處，梅奧診所的羅素・懷爾德（Russel Wilder）醫師也將脂肪視為可獲得斷食益處，同時還可以攝取卡路里的關鍵。當身體代謝脂肪時，體內會產生一種微粒稱為酮體，這些酮體可作為身體的燃料。懷爾德提出，康克林在病人身上看到的好處很可能是由於酮血（ketonemia）或血酮值含量高。有鑑於此，懷爾德認為這種狀態（ketosis 最終稱為入酮或生酮狀態）可以透過斷食以外的方式來達成，例如減少碳水化合物和提高脂肪的攝取量。於是懷爾德立刻讓他的癲癇患者採取一種產生酮體的飲食，並且創造了今天我們所知的術語：「生酮飲食」（ketogenic diet）。

　　當科學界殷切期待懷爾德生酮飲食結果的數據時，梅奧診所的兒科醫生曼尼・彼得曼（Mynie Peterman）於 1925 年對他的幾個小兒癲癇患者進行生酮飲食實驗。若說結果令人難以置信只是輕描淡寫的說法，採取生酮飲食的兒童癲癇發作的次數顯著下降，有些甚至完全沒有發作。更引人注目的是，他們似乎睡得更好，煩躁現象減少，警覺性更高（Peterman, 1925）。彼得曼的試驗結果迅速傳開，到 1920 年代後期，全國各地的醫生都以生酮飲食作為治療癲癇的處方。對於家庭和醫生來說，這個選擇很簡單：採取生酮飲食或給予鎮靜劑（苯巴比妥），然而鎮靜劑會帶來殘酷的副作用。

　　隨著 1930 年代的經濟大蕭條和科學贊助瓦解，在研究資金短缺下，以動物為對象的研究愈來愈普遍，因為它們更容易控制，研究人員更能多方面觀察複雜的病症，例如發生癲癇的情況。這時生酮飲食仍然是治療癲癇的首選，直到神經外科醫生特雷西・派特南（Tracy Putnam）和神經學家休斯頓・

梅里特（Houston Merritt）這個卓越團隊開始尋求替代苯巴比妥的藥物。這種替代藥物是由苯巴比妥所衍生，名為苯妥英（phenytoin），有輕微鎮靜作用，但對治療癲癇發作具有巨大的效果。到了 1940 年，醫生開始將其作為一線治療癲癇的藥物，從此苯妥英成為第一個真正的抗驚厥藥物。這一項科學發現在歷史上可能是一個好壞參半的突破：雖然它促使研究人員找到新的有效抗驚厥藥物，但也造成生酮飲食的應用日漸衰退（Wheless, 2004）。

生酮概念

意想不到的安眠作用

苯巴比妥（Luminal）除了是抗癲癇的藥物，也是一種普遍的安眠藥。值得注意的是，一位名叫阿爾弗雷德・豪普普曼（Alfred Hauptman）的年輕醫學生，他在進入癲癇病房當住院醫師實習期間無意中發現這種療法，在這之前他不斷尋找讓病人入睡的方法。他發現在服用苯巴比特魯錠後，患者睡得很好。這是引發後來幾十年製藥業研發可能有助於癲癇發作和癲癇發作時相關副作用藥物的開端。

在接下來的十年內，人們發現數十種抗驚厥化合物，於是製藥公司爭相開發最佳的「治癒藥丸」。然而，派特南和梅里特很快意識到，儘管他們的發現很重要，但卻變成研究癲癇根源和找出為何生酮飲食治療方法有效的障礙。（醫生開始著迷於用藥物粉飾問題，因而不再對確定和解決根源問題那麼積極主動。）多年來，採取生酮飲食的兒童愈來愈少，他們被給予各種藥物的組合。從此，幾乎沒有醫生、營養學家或研究人員關注生酮飲食——直到一位改變我們食品工業的人所做的研究之後，他的名字是安塞爾・基斯（Ancel Keys）。

聞名於世的研究

如果你熟悉安塞爾・基斯這個名字，那很可能是來自主觀唯心主義的

「英雄史觀」，也就是歷史是由「強勢的少數人運用個人的魅力、智慧或機靈主導事件」而因此改變（Teicholz, 2014）。到目前為止，在營養史上的這位「英雄人物」非安塞爾·基斯莫屬。

基斯是一位有影響力的營養科學家，他的職業生涯非常有趣：一開始他研究魚類生理學，之後發展了著名的《七國研究》（Seven Countries Study），他壓根不知道他的研究在未來幾十年會產生什麼影響。

直到 1950 年代初期基斯的研究之前，關於動脈斑塊（心臟病的一個主要危險因素）的主導理論是基於 1900 年代初期，由俄羅斯病理學家尼奇茲·安藍斯考（Nikitsk Anitschkow）所做的研究。這些研究指出，攝取大量膽固醇可能誘發動脈粥狀硬化和斑塊形成（Bailey, 1916）。儘管在研究設計上有幾個限制，但是他們為多年的研究鋪好路，導致人們對膳食膽固醇存有負面的看法。但在 1950 年代初期，基斯懷疑這個理論：他每天給予受試者高達 3000 毫克的膽固醇（約相當於 16 顆蛋），結果發現這對血液膽固醇值並沒有顯著的影響（Keys, 1950）。許多其他研究也有類似的結果，顯示高膳食膽固醇（飲食中的膽固醇）並不一定會造成血液膽固醇值過高，因此對膳食膽固醇的關注逐漸消退。

然而，心臟病的發病率不斷上升，科學家們爭先恐後地尋找解決方法以制止這種流行病。他們在找一隻代罪羔羊，而這隻黑羊就是脂肪。基斯主導這項工作：1952 年，他把注意力從膳食膽固醇轉變為膳食脂肪，從而開始發展他的「膳食與心臟假說」，最終將膳食脂肪和心臟疾病劃上等號且深植於無數人的心中，掀起一股持續幾十年而不墜的低脂熱潮。

安塞爾·基斯開始採取大動作。1953 年，他發表一篇名為《動脈粥狀硬化：新公共衛生問題》（Atherosclerosis : A Problem in Newer Public Health）的論文，開始將攝取脂肪與心臟病死亡率連結起來。1955 年，在世界衛生組織中，基斯受到英國醫生喬治·皮克林（George Pickering）爵士的質疑，要求基斯為他的假設提供證據，以說明攝取膳食脂肪與心臟病有關。基斯在他的《動脈粥狀硬化》論文中提及一個圖表，圖中他比較 6 個國家（美國、加拿大、澳大利亞、英國、義大利和日本）的脂肪攝取量和心臟病的死亡率

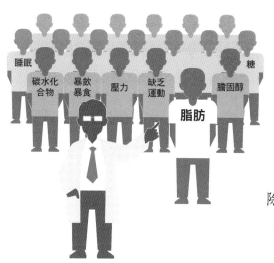

除了脂肪之外，生活中沒有其他變數
顯示與冠狀心臟病或退化性心臟病
死亡率之間的關聯性。

——安塞爾·基斯，1954

（Keys, 1953）。他認為，結果顯而易見：美國人攝取最多膳食脂肪，其心臟病死亡的人數也最多，而日本人攝取最少，其心臟病的死亡人數也最少，所以膳食脂肪是引起心臟病的主因。（圖表 2.2）由於這種關聯性受到多次質疑，於是基斯帶著挫敗離開會議，並開始想方設法以證明自己的觀點。他心想，只要能搞出一個更大的研究，或許就可以證明給他們看。

與此同時，艾森豪總統首次心臟病發作，使關注營養與心臟健康的議題的人數呈倍數增長。愈來愈多的研究人員投入這個領域，尋找有助於我們總統和我們國家，以及我們自己的心臟的仙丹妙法。1957 年，世界衛生組織會議的兩位參與者雅各·亞魯薩米（Jacob Yerushalmy）和赫曼·希利伯（Herman Hillebow）發表一篇論文，題目為《膳食脂肪和心臟病的死亡率：方法論注解》（Fat in the Diet and Mortality from Heart Disease: A Methodological Note）來反駁基斯的論點。這篇論文收錄來自 22 個國家的數據，而不只是基斯提及的 6 個國家。（圖表 2.3）亞魯薩米和希利伯還發現脂肪的熱量與心臟病發病率之間存在著正相關，不過他們的發現與基斯迥然不同。例如，芬蘭和墨西哥的脂肪攝取量不相上下，但芬蘭的心臟病死亡率是墨西哥的 20 多倍。當研究人員從各種原因觀察死亡率而不單是心臟病時，他們發現死亡率與脂

退化性心臟疾病（男性, 1948-49）

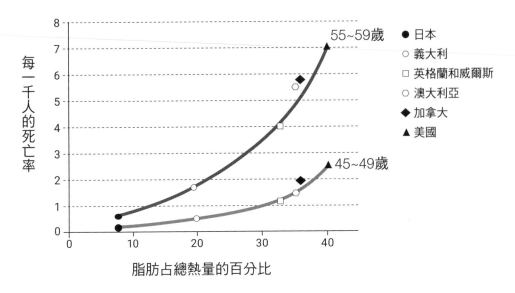

圖例：
- ● 日本
- ○ 義大利
- □ 英格蘭和威爾斯
- ○ 澳大利亞
- ◆ 加拿大
- ▲ 美國

圖表 2.2. 安塞爾‧基斯的相關研究指出，高脂肪攝取量與死亡率有關。

動脈硬化和退化性心臟病的死亡率與脂肪總熱量的百分比

（55-59 歲男性，1950）

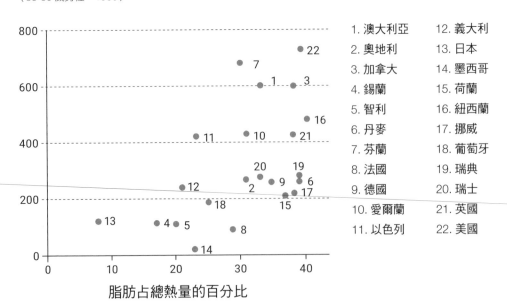

1. 澳大利亞
2. 奧地利
3. 加拿大
4. 錫蘭
5. 智利
6. 丹麥
7. 芬蘭
8. 法國
9. 德國
10. 愛爾蘭
11. 以色列
12. 義大利
13. 日本
14. 墨西哥
15. 荷蘭
16. 紐西蘭
17. 挪威
18. 葡萄牙
19. 瑞典
20. 瑞士
21. 英國
22. 美國

圖表 2.3. 二十二個國家脂肪熱量與心臟病的關係。

肪攝取量呈負相關：脂肪攝取量高的國家，實際上人口的壽命更長。當所有數據呈現時，唯一與死亡率呈正相關的是碳水化合物的攝取量（Yerushalmy and Hilleboe, 1957）。

> 眾所周知，間接方法只能顯示研究的特徵與死亡率之間存有關聯⋯⋯
> 但這本身並不是一種因果關係的證據。
>
> ——亞魯薩米和希利伯，1957

這些研究真正的重點應在於瞭解相關性並不等於因果關係。我們喜歡用謀殺率與冰淇淋的銷售量的關係來舉例。有些人可能會和基斯一樣，指出吃冰淇淋會導致人們變成殺人犯。但顯然事實並非如此，不過這個例子說明了瞭解相關性和因果關係的區別很重要。在夏季，冰淇淋的銷售量往往會上升；在這段期間，基於種種原因，犯罪率也會增加。然而，巧克力曲奇餅聖代不會使某人變成凶手（除非聖代上沒有灑上巧克力碎片，這就另當別論了）。

> 收集者帶著眼罩走路；他什麼都看不到，只看到獎賞。
>
> ——安妮·莫羅·林德伯格（Anne Morrow Lindbergh）

1958 年，基斯和來自世界各地的同事著手進行《七國研究》（Seven Countries Study），他們調查飲食（尤其是飽和脂肪攝取量）與心血管疾病之間的關係，比較了將近 1 萬 3 千名美國、日本和歐洲中年男性的健康和飲食。基斯斷定，那些攝取大量來自肉類和乳製品中的飽和脂肪的國家比那些攝取較多穀物、魚類、堅果和蔬菜的國家，其心臟病的比率較高（Keys. 1980），因此產生了所謂的「膳食與心臟假說」：也就是攝取飽和脂肪會引起血膽固醇升高，進而增加心臟病的風險。在基斯的眼中，自己彷彿（不合時宜的比喻）是洛基第二集的英雄，被同事打趴在拳擊場上，但他的堅持讓他成為這場戰鬥最後一位站著的男人。

不過，過程中有一個很大的問題：洛基擊敗阿波羅是公平與光明正大，但在基斯的情況下，他操縱了這場戰鬥。身為一名擅長謀略的戰士，基斯的作法是研究人員所謂的「選擇性偏見」：選擇對他有利的優勢。他不是隨機選擇國家，而是選擇那些可能支持他的報告和討論，包括南斯拉夫、芬蘭和義大利。他排除像法國、瑞士、瑞典和西德這些國家，因為他們攝取大量的脂肪，但心臟病的發病率並不高。無論如何，記住，《七國研究》的重點在於相關性，而不是因果關係，從中無法確定攝取脂肪會導致心臟病，該研究只是單純尋找心臟病發生率與攝取飽和脂肪之間的相關性。

　　儘管存在這些重大問題，但傷害已經造成。根據《七國研究》，美國人開始相信攝取脂肪會增加心臟病的風險。安塞爾·基斯可能沒料到他的研究會對營養學產生何種衝擊，但這個影響非常巨大深遠：**導致美國政府制定飲食指導指南、政策和食品標籤程序，將脂肪，特別是飽和脂肪妖魔化，並且至今仍然存在……至少現在還是如此。**

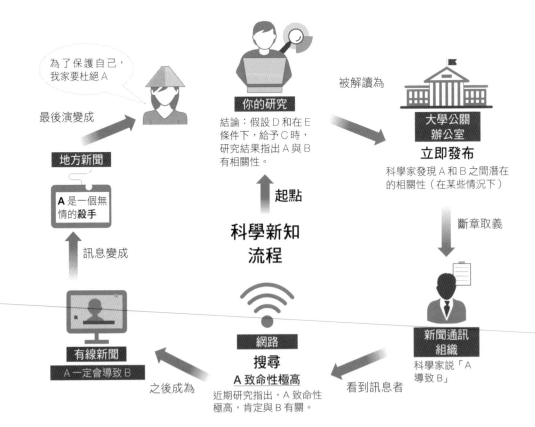

圖表 2.4. 關聯性研究如何被誤讀、誤解

狩獵採集者算是生酮飲食嗎？

　　最大的爭議點是我們以狩獵採集維生的祖先們是否採取生酮飲食？如果當時有食物追蹤應用程式的話，就可以深入研究了。不過，我們確實知道肉、球莖類、蔬菜和水果是普遍的食物，而且在飢荒期間肯定會進入一定程度的生酮狀態（Milton, 2000）。關於狩獵採集者是否採取我們今日所謂的生酮飲食（依靠脂肪作為主要燃料而不是糖），雖然這個話題超出了本書的範圍，但我們可以告訴你一件事情：我們的祖先可不會整天吃著糖果、餅乾和薯片。

　　1961 年是營養史上最重要的一年。基斯成為美國心臟協會營養委員會的一員，並且制定美國有史以來第一份營養指南，建議限制攝取飽和脂肪，從此決定飽和脂肪日後的命運。他在《時代雜誌》封面上發表他的哲學與解決健康危機的發現，因此攝取脂肪與健康不佳有關的論點迅速傳開。在 1977 年，一位極度擁護基斯結論的營養研究員馬克‧海格斯特（Mark Hegsted）博士，協助說服參議院營養與人類需求委員會主席喬治‧麥戈文（George McGovern）提出一項建議，限制脂肪攝取量成為該年的美國飲食目標。即使這些基於觀察性研究、「片面」科學家和有問題的方法論指南有嚴重的侷限性，不過，海格斯特在 1978 年被任命為農業部人類營養局局長，他聲稱：「遵循低脂建議可以帶來重大的好處，這其中有風險嗎？絕對沒有。」──如果他能預知未來，我相信他肯定會把這些話收回去的。

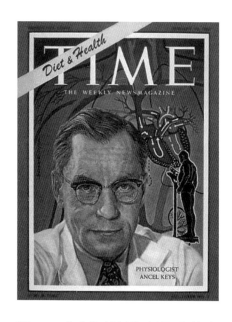

圖 2.5.《時代雜誌》封面上的安塞爾‧基斯博士

不同的見解

　　並不是所有的科學家都認同脂肪是心臟病的罪魁禍首，尤其一位英國科學家大聲疾呼，另一種營養素才是真正的主因，但沒有人在意。在 1972 年，約翰‧尤德金（John Yudkin）在他的著作《純粹、白色和致命》（Pure, White, and Deadly）一書中主張：「如果我們已知作為各種食品添加劑物料的糖對健康影響的一小部分被揭露，那麼這個物質可能會被立即禁用」（Yudkin, 1972）。尤德金不斷試圖強調人們都忽略糖對健康的影響，一種缺乏纖維和營養的純碳水化合物，在僅僅幾百年間，已成為西方飲食的一部分。

　　儘管大多數衛生當局都將飽和脂肪標記為代罪羔羊，但是尤德金推測可能是最近引進的糖導致人們生病。他認為低脂飲食的建議和鼓勵人們攝取更多的糖都是非常危險的行為。1974 年，英國醫學雜誌《柳葉刀》（The Lancet）警告：「不要大幅降低膳食脂肪。」並強調治療不該比疾病更糟糕的觀念。這些科學家都知道，如果飲食中的脂肪大幅減少，那麼其他營養素的攝取量勢必大幅增加，而且通常不會是蛋白質。因為蛋白質明顯比較昂貴，其次，糖可以使最劣質最差的碳水化合物味道變得美味。但是每當尤德金試圖提出新證據，指出糖才是心臟病的罪魁禍首而不是脂肪時，往往被基斯和各種政府機構打壓（Yudkin, 1964）。

　　這是以小博大之戰，尤德金和他的同事遠遠不敵基斯研究的眾多信徒。在 1960 至 70 年代，那些反駁基斯研究的研究人員往往會失去支持和贊助金，這將嚴重破壞他們的研究計畫。當時反對基斯研究的人等於是自毀科學贊助金。

　　在 1900 年代中期，根據集結大量數據的結果，理應可以擺脫飽和脂肪是罪魁禍首的看法，然而，不幸的是，聲音較大者贏，也就是基斯。

糖門醜聞（The Sugargate Scandal）

在 1950 到 60 年代，營養辯論達到頂峰。其中一方是安塞爾‧基斯，他把脂肪作為心臟病的原因，另一方則是尤德等人，他們主張糖才是問題所在。著名的哈佛營養學家馬克‧海格斯特（Mark Hegsted）支持基斯，除了敦促政府倡導降低脂肪攝取量的官方建議之外，一個名為糖研究基金會（Sugar Research Foundation）的貿易組織還支付海格斯特相當於 48000 美元的資金請他撰寫一篇文獻回顧（對單一主題進行多項研究的分析），旨在反駁早期將糖與冠狀心臟病聯繫起來的研究。

正如所有刑事辯護律師都知道，一個好的辯護關鍵在於提供另一種犯罪理論；一種具有一定連貫性和可能性的敘述，把責任歸咎於被告以外的人。海格斯特當然明白這一點，為了反駁糖與心臟病有關的說法，他把焦點轉向攝取膳食脂肪和膽固醇。他的研究發表於 1967 年的《新英格蘭醫學雜誌》（McGandy 等人，1967）。當時研究人員不必披露其中的利益衝突，所以沒有人知道海格斯特的巨額酬金。他與製糖業的付費協議是一個典型的例子，說明一個道德上不負責任的決定如何對後代產生影響。

生酮飲食的復甦

> 對一個病入膏肓的社會而言，已經找不到治癒的良藥。
>
> ——吉度‧克裡希那穆提克（Jiddu Krishnamurti）

儘管抗驚厥藥物的發展和脂肪的妖魔化，仍有少數地方從未讓生酮飲食沒落。約翰霍普金斯醫院在 1970 年代於神經病學家塞繆爾‧利文斯頓（Samuel Livingston）博士和約翰‧弗里曼（John Freeman）博士及營養學家米莉‧凱利（Millie Kelly）的領導下，他們共同改良生酮飲食，以專門用來治療兒童癲癇症為由而展開新的研究，目標在揭開斷食、生酮飲食和血酮值升高對各種健康指標的影響。

其中有一項研究（Drenick 等人, 1972）集結一組肥胖但血酮值不明顯的男性，接著給他們注射胰島素以觀察低血糖的臨床症狀。之後這些受試者連續斷食長達 2 個月，結果平均減重 33 公斤（72.6 英磅），他們的血酮值升高到 8mmol / L 左右。研究人員繼續重複胰島素注射，並預期看到類似低血糖的症狀，甚至可能造成昏迷。不過，令人驚訝的是，即使胰島素導致他們的血糖值「降低至危險的程度」，受試者也沒有不良的反應。這項研究指出，當酮體升高到顯著的程度時，它們可以提供大腦替代性燃料來避免低血糖。於是科學家們對酮體、斷食療法的益處，以及透過營養素來提高酮體的好處愈來愈著迷，而後者最終促使生酮飲食的復甦。

如果你問某人是否嘗試過低碳水化合物飲食，你通常會收到「有啊，我之前試過阿特金斯。」的回答。羅伯特‧阿特金斯是美國一名醫生和心臟病專家，因受肥胖所苦而決定嘗試阿爾弗雷德‧彭寧頓（Alfred Pennington）博士倡導的飲食。在第二次世界大戰後的幾年裡，彭寧頓受聘於美國一家大型化學公司杜邦，以找出其員工迅速增胖問題背後的原因。他的結論是，肥胖不只是因為暴飲暴食，還因為**身體無法完全利用葡萄糖**。他建議不要把它看作是一個能量平衡的問題，而是把重點放在身體如何處理我們吃下肚的食物：燃燒掉或儲存起來成為脂肪。彭寧頓的飲食成為杜邦飲食而聞名，並於1950 年代由《假日雜誌》（Holiday）發表。彭寧頓於 1953 年在《新英格蘭醫學雜誌》上發表一篇社論，討論碳水化合物對肥胖症的影響。

阿特金斯在彭寧頓的飲食中發現立即且持久的減肥效果，並且開始以類似的方法協助那些努力減肥的患者。1965 年，他在《今夜秀》上宣傳他的減肥計畫，並於 1972 年出版暢銷書《阿特金斯博士的飲食革命》（Dr. Atkins' Diet Revolution）。這種飲食未必是生酮（雖然兩者部分重疊），阿特金斯的方法著重在高蛋白，包含脂肪和低碳水化合物。於是低碳熱潮席捲世界，且其減肥理念並未嚴格限制卡路里，因此大受歡迎。阿特金斯當然不是第一個推薦這種飲食的人，但他在營養界留下深刻的印象，而且持續多年，為科學家和研究人員研究低碳水化合物的影響鋪好一條路，最終生酮飲食再次崛起。

阿特金斯革命是否有前身？

在 1950 年代，彭寧頓並不是唯一提倡低碳水化合物飲食的醫生。1958年，一間在英國的肥胖和食物過敏診所中的醫生理查‧麥肯耐斯（Richard Mackarness）出版《吃油脂瘦身》（Eat Fat and Grow Slim）一書，他認為碳水化合物才是體重增加的罪魁禍首，而不是熱量。幾年之後，赫爾曼‧陶勒（Herman Taller）博士出版《卡路里不是問題》（Calories Don't Count）一書，他是第一個提出飲食需要因人而異的人。他指出：「問題的關鍵不是我們攝取多少卡路里，而是我們身體如何處理這些卡路里。」因為每個人對碳水化合物的耐受度不盡相同，所以我們需要個別化的營養。這兩本書很受歡迎，但是比起十年後羅伯特‧阿特金斯（Robert Atkins）的書，其大受歡迎的程度仍相差甚遠。

雖然阿特金斯提倡高脂肪、高蛋白飲食，但他的主張很快就被海格斯特和麥戈文的呼聲淹沒，他們隨後發表新的低脂肪建議飲食指南，就在阿特金斯出版他的著作幾年後。隨著政府將心血管疾病的責任歸咎於攝取脂肪，幾家大型食品企業趁機宣稱自己的產品很健康，透過改變配方來宣傳他們是「低脂」（Wartella 等人, 2010）。從 1970 年代後期開始到今天，食品公司都試圖以明顯的標籤聲稱他們的產品「飽和脂肪含量低」且有益於健康來吸引消費者的目光。

在接下來的 20 年中，生酮飲食的研究因為阿特金斯的流行和對癲癇的益處再次受到重視而激增。同時，政府的飲食建議似乎沒有解決問題，肥胖率持續以穩定的速度上升。（圖 2.7）1992 年，阿特金斯出版《阿特金斯博士的飲食新

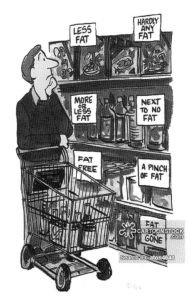

圖 2.6 貨架上擺滿「低脂」的行銷口號，以吸引顧客對「健康」產品的訴求

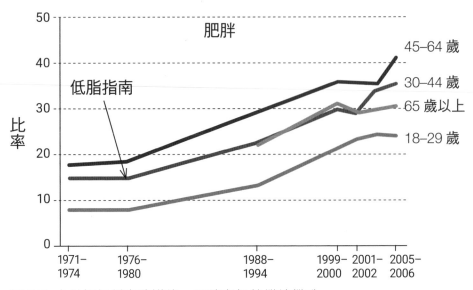

圖 2.7. 自從提倡低脂建議後，肥胖率仍然繼續攀升

資料來源：美國國家衛生統計中心。Health, United State, 2008: With Special Feature on the Health of Young Adults. Hyattsville (MD): National Center for Health Statistics (US); 2009 Mar. Chartbook.

圖 2.8. 美國農業部飲食金字塔

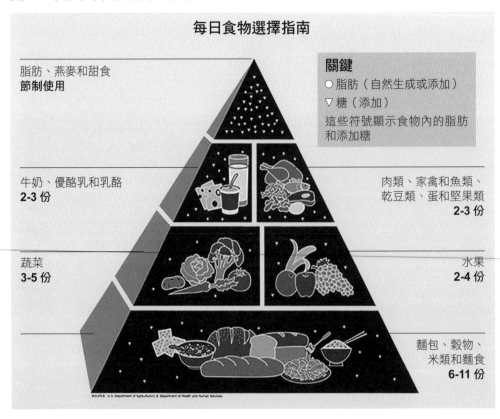

革命》（Dr. Atkins' New Diet Revolution），是 1972 年那本暢銷書的更新版。不久，巴里・西爾斯（Barry Sears）出版《區域》（The Zone），這是一本非常受歡迎的飲食書，區分好的和壞的碳水化合物；還有邁克爾和瑪麗・丹伊斯（Michael & Mary Dan Eades）博士出版《蛋白質的力量》（Protein Power），主張高蛋白質、低碳水化合物飲食。這兩本書都提到攝取低脂食品的建議並不理想，而且加工碳水化合物引起社會許多的健康問題。但在1992 年，美國農業部推出了「飲食金字塔」，建議美國人每天食用 6 到 11份麵包、穀物、米類、義大利麵和其他穀物，同時「節制」使用油脂，然而我們真正需要的是一百八十度翻轉的飲食金字塔。

最後一次機會

1993 年，好萊塢電影製片人吉姆・亞伯拉罕（Jim Abrahams）與妻子南希（Nancy）以及他們的孩子查理・亞伯拉罕（Charlie Abrahams）面臨一個難以置信的挑戰：一歲的查理被診斷患有癲癇症。隨著時間的推移，他的病情持續惡化，以至於在 20 個月大的時候，他每天癲癇的發作次數高達上百次。查理接受一種又一種的藥物，但毫無起色。吉姆・亞伯拉罕（Jim Abrahams）日後接受《日界線》節目的採訪時表示：「儘管內心有股聲音說：『等一下，這是不對的！』，但你還是會忍不住將藥物灌入孩子口中。」亞伯拉罕一家人堅持不懈地尋找解決方案，卻一次又一次的絕望，但放棄絕對不是他們的選項。

在閱讀數百本關於癲癇症的書籍以尋找解決之道後，亞伯拉罕偶爾發現約翰・霍普金斯大學兒科神經病學家約翰・弗里曼（John Freeman）醫師的著作《幼兒癲癇：父母指南》（Seizures and Epilepsy in Childhood: A Guide for Parents）。在這本書中，弗里曼醫師簡短提到他曾經用生酮飲食來治療癲癇。當時查理已看過世上無數名醫，服用最強效的藥物，進行了手術，甚至還看了靈修治療師和藥草師，但都無效。在別無選擇下，亞伯拉罕一家人收拾行李，飛往巴爾的摩與弗里曼醫師會面，以瞭解他曾經成功治療癲癇症的方法：生酮飲食。

　　查理立即嚴格進行生酮飲食，在 48 小時之內，他的癲癇完全停止。隨後幾天、幾星期，甚至幾個月過去，查理依然沒有發作，而且他迅速的成長發育（Wheless, 2004）。生酮飲食就是亞伯拉罕家人一直在尋找的答案，為了將這個訊息傳播給其他癲癇症的家庭，吉姆·亞伯拉罕成立查理基金會（Charlie Foundation），該基金會推出影片和其他內容以提高用生酮飲食治療癲癇症的意識，並且贊助應用生酮飲食治療各種疾病的研究。

　　在 1994 年 10 月，生酮飲食得到巨大的回響，當廣受歡迎的節目《日界線》報導查理非凡的故事時，不僅使大眾更認識生酮飲食，同時也激發研究界深入探索。之後，在 1997 年，亞伯拉罕製作一部電視電影《不要傷害我的孩子》（First Do No Harm），故事為查理·亞伯拉罕的生酮經歷。超過 8 百萬名觀眾在首播當晚看了這部電影，於是來自世界各地的父母和孩子蜂擁而至，來到約翰霍普金斯大學嘗試生酮飲食，並且在 2001 年的一項研究結論指出，有超過 150 名患有癲癇症的兒童在進行生酮飲食後情況大獲改善。

　　亞伯拉罕的宣導正是生酮領域的科學家和研究人員所需要的，不只帶來希望，還強調生酮飲食對健康的重大影響。在 1990 年代和 2000 年代初期，有數以千計的生酮飲食研究，從癲癇到癌症、阿茲海默症到身體結構和體能表現等無所不包。在本書中，我們將深入探究這些領域，並且討論生酮飲食的最新發現。

外源性酮體：一個新興的研究領域

　　在生酮飲食的歷史過程中，科學家們發現酮體生成提高會引起一些特殊的生理反應，從而為健康帶來益處。然而透過改變飲食來增加體內的酮體值未必容易，不過，如果我們能夠採用存在食物或補充劑中的外源性酮體（即那些經由口服而不是人體自然生成）來升高酮體呢？為了找到第一個研究這方面的例子，我們追溯到了 70 多年前公牛精子活動力的研究（是的，你沒有看錯，確實是公牛精子）。拉迪（Lardy）和菲利蒲斯 Phillips（1945）發現，

β-羥基丁酸（BHB）和乙醯乙酸（AcAc）這兩種酮體可以增加公牛精子的活動力，同時減少細胞內的耗氧量。這個有趣的發現一直得不到解釋，直到傳奇德國醫生和生物化學家漢斯・克雷布斯（Hans Krebs）決定帶領一位學生進一步研究酮體如何提高細胞的代謝效率。

克雷布斯發現細胞內產生能量的代謝反應之關鍵程序，現在命名為克雷布斯循環（Krebs cycle），他還因此於 1953 年獲得諾貝爾獎。在 1950 年代後期，克雷布斯和一位名叫理查・維奇（Richard Veech）的科學家合作，以確定細胞的氧化還原狀態：有多少能量被利用和浪費，以及細胞的效率是否如預期。這項研究為如何透過採用酮體來提高細胞的效率，進而影響人體健康奠定了基礎。在 1990 年代早期，維奇和他的同事們開始發表更多的研究，指出酮體對心臟的效率和改善線粒體（細胞的發電站）內的能量生成有正面的作用（Kashiwaya 等人, 1997）。大約在同一時間，其他研究顯示 BHB 不僅可減少食物攝取量和體重，還可以改善胰島素敏感性（Arase 等人, 1988；Amiel 等人, 1991）。然而，即使不採取嚴格生酮飲食的人，是否還有可能獲得酮體的健康益處？

在 2000 年，維奇和他的同事發表一篇關於一種酮體對阿茲海默症和帕金森氏症神經元的影響研究（Kashiwaya 等人, 2000）。不久之後，在 2004 年，美國國防部高級研究計畫署（DARPA）提供包括維奇博士和他的實驗室在內的幾個團體每年 2 百萬美元，作為競爭研究經費的一部分，以尋找美國特種部隊在作戰中可以使用的「超級燃料」。維奇和他的研究夥伴基蘭・克拉克（Kieran Clarke）贏得競賽，並且獲得 DARPA 進一步的資金，以深入研究使用酮體對體能的影響，最終促使美國食品藥品管理局（FDA）批准食品：酮酯的研發。

幾年之後，多米尼克・達戈斯蒂諾（Dominic D'Agostino）博士開始研究生酮飲食對模擬海軍海豹突擊隊潛水任務的影響。這些潛水員似乎容易產生與呼吸器相關的癲癇發作，因為他們潛到極深的水域，並且不斷從氧氣筒吸入過量的氧氣。達戈斯蒂諾博士正在尋找預防癲癇發作的方法。其中一個方案是研發一種在深潛過程中可以協助穩定大腦的東西。達戈斯蒂諾研究各種酮酯在動物研究中的作用，模擬海軍海豹突擊隊員用氧氣呼吸器進行深度潛水（D'Agostino 等人, 2013），最終結果指出，只要一劑酮酯就可以大幅延遲癲癇的發作。

科學家一生中很少有「啊哈！」的時刻，然而這次肯定是個例外。顯然，大腦能量代謝和外源性酮體化合物之間必定具有某種作用。達戈斯蒂諾與其團隊繼續進行大量研究，以找出外源性酮體對各種疾病的影響。（在第四章和第五章中，我們將深入探究這些研究、不同形式的外源性酮體，如酯類、鹽類等，以及有關劑量、時間和應用的最新數據。）

不幸的是，酮酯存在兩個缺點：一是它們目前仍非常昂貴，二是味道像飛機燃料。為了向大眾銷售外源性酮體，這其中需要一些改變。化學家帕特里克・阿諾德（Patrick Arnold）向市場推出一種更可口的酮體礦物鹽溶液（BHB 鈉、BHB 鈣、BHB 鎂和 BHB 鉀）。儘管已經上市，但許多人不知道什麼是酮體，有什麼作用，以及使用它們的長期影響是什麼。但不久之後，一家名為「Pruvit」的網絡行銷公司開始將酮體推廣到大眾市場，如今 Pruvit 已經有超過 3000 萬份外源性酮體的訂單，同時也開始對其產品進行更深入的研究和試驗。

其他網絡行銷公司，連同傳統的實體商店，現在也開始銷售含有外源性酮體的產品。外源性酮體成為主流只是時間早晚的問題，如果在不久的將來，你在當地的健康食品商店或超市看不到它們，我們才會大感驚訝呢！更多關於酮體礦物鹽、酮酯和其他生酮類物質對健康和人類體能的影響如雨後春筍般興起，我們敢打包票，這只是前奏而已。

總　結

在這一章中，我們追溯一個多世紀前，回顧 1900 年代早期斷食的起源、如何應用，以及脂肪如何被妖魔化。我們討論了生酮飲食的復甦，甚至介紹目前的熱門新議題：外源性酮體。我們希望你理解為何我們處於這種情況，以及為何目前的飲食指南是如此。

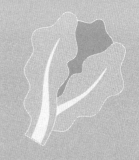

第三章：

打造完善的
生酮飲食

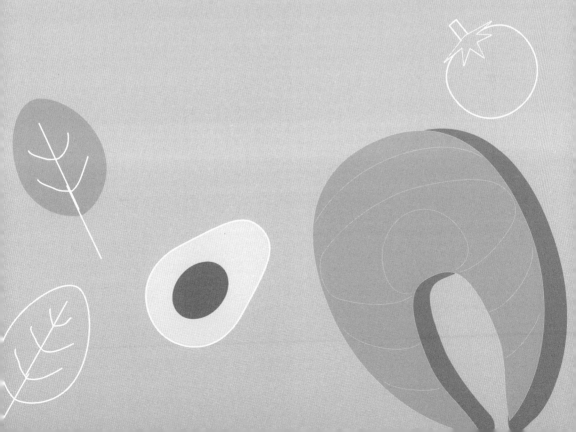

看著人們目瞪口呆地盯著正在享受生酮餐點的食客時，這真的很滑稽。不過，更搞笑的是，這些人在吃完生酮餐點後，還會拿出他們的血酮機測試他們飯後的血酮值。從開始這種飲食後，人們就好像把酮體當成寶可夢遊戲，當記錄為 0.3 mmol／L 時，就好像你抓到了波波（Pidgey，很容易抓到的神奇寶貝）；超過 2.0 mmol／L 時，則好似你捕獲一隻快龍（Dragonite，非常難捕獲）。然而，最大的挑戰來自於結果因人而異。舉例來說，最近我們和兩位同事一起吃午餐，其中一人吃培根和奶油起司，另一個人吃鮭魚、一大盤蔬菜沙拉和用椰子油及奶油烹調的青花椰菜。之後當大家拿出血酮機，這家餐廳立即搖身一變為寶可夢體育館，戰鬥號角響起。

結果他們都抓到一隻皮卡丘（中度困難），記錄在 0.8mmol／L 左右。這怎麼可能呢？他們的膳食成分差異甚大，但他們的血酮值卻不相上下。這是否代表這兩種餐點都是很好的組合？在這一章我們將探討這個問題。

誘導營養性入酮有許多方法，你可以完全不吃東西（例如斷食），或者攝取 70%到 100%脂肪形式的熱量。生酮飲食本質上是低碳水化合物飲食；然而，低碳水化合物飲食未必是生酮飲食。接下來的問題就在於你應該攝取多少和哪些類型的碳水化合物。蛋白質又該攝取多少，身體也可以將之轉換為葡萄糖？這些營養素的比例要如何拿捏？哪些是生酮營養素？哪些是非生酮營養素？這一切都要歸結於這些基本問題：

瞭解每種營養素的作用，以及它們在一個完整生酮飲食配方中的功能，可以讓你處於營養性生酮狀態，不只提升你的健康和飽腹感還能幫助你持續進行生酮飲食。

促酮生成力和生酮比

膳食的促酮生成力（ketogenicity）是其誘發體內生酮（產生酮體），並因提高血酮值的能力。為了理解促酮生成力，科學家們發展一種名為生酮比（Ketogenic Ratio）的方程式（Cohen 等人, 2009）：

$$生酮比 = \frac{生酮因子}{抗生酮因子}$$

生酮因子是有助於身體誘發生酮能力的食物，抗生酮因子則相反。生酮因子的一個例子是 MCT 油（中鏈三酸甘油脂油），可快速被消化，有助於酮體生成（關於 MCT 油，請參考第 82 頁）。麵包則是抗生酮因子，因為它主要是碳水化合物，會使血糖和胰島素升高，從而抑制酮體產生。脂肪大多是生酮因子，而碳水化合物則是抗生酮因子。由於蛋白質既是生酮又是抗生酮，所以有點棘手。（有些蛋白質中的胺基酸，如亮胺酸和賴胺酸，可算是生酮因子，而其它胺基酸如丙胺酸，則是抗生酮因子。）就生酮比來說，蛋白質和碳水化合物被歸類為抗生酮因子，脂肪則是屬於生酮因子。因此，我們可以說：

$$生酮比 = \frac{脂肪（g）}{蛋白質＋碳水化合物（g）}$$

生酮比 3：1 意味著每 1 公克的蛋白質和碳水化合物有 3 公克的脂肪。因此，如果一份點心含有 21 公克脂肪和 7 公克碳水化合物和蛋白質，那麼它的比例就是 3：1。另一個例子，假設你吃一顆雞蛋（裡面有 6 公克蛋白質和 5 公克脂肪），然後你用 7 公克椰子油烹調，這時你大約會攝取 12 公克脂肪，6 公克蛋白質和 0 公克碳水化合物，或生酮比為 2：1。

大多數人傾向於採取調整過的比例「2：1」，也就是每 1 公克的蛋白質和碳水化合物（抗生酮）搭配 2 公克的脂肪（生酮）。這個比例更符合 75％到 80％的脂肪；15％到 20％的蛋白質和 5％的碳水化合物為基礎的飲食。當作為癲癇等治療方式時，通常是採用 4：1 的比例。在這種情況下，有將近 90％的膳食脂肪，10％是蛋白質和碳水化合物的組合。

這個公式為基本的臨床應用，因為它提供一個開始和建立的基礎。然而，這種方法有侷限性，因為：

(1) 此公式假設蛋白質完全抗生酮，而且

(2) 計算方式為百分比，而非明確的數值。

研究指出，只有當個體在熱量平衡時，這種方法才能真正預測促酮生成力，這意味著卡路里攝取量等於卡路里消耗量（Cohen 等人，2009）。正如之前提及，在生酮適應期脂肪的利用率會增加；因此，這個公式沒有計算到儲存在體內被燃燒的脂肪。這就是為何一個人可能是 2：1 甚至 1：1 的比例，但仍然處於生酮的狀態（Heilbronn 等人，2005)。

最後，生酮比沒有考慮到並非所有的碳水化合物都會以同樣的方式影響身體。正如我們在本書後將討論的，綠色蔬菜（纖維性碳水化合物）可能是生酮因子，而義大利麵（非纖維性碳水化合物）則不是。由於纖維性碳水化合物不具有葡萄糖或胰島素反應，也無法完全被消化，所以它們不像糖或含糖食物會抑制酮體生成。因此，雖然生酮比是簡單好用的基本指標，但當你在設計個人的生酮計畫時，你必須謹慎考慮其他的因素，例如總卡路里的攝取量；脂肪、碳水化合物和蛋白質的來源。

碳水化合物

碳水化合物基本上是含有水分（水合物）的含碳物質，可分為單醣、雙醣或多醣類：

· 單醣或單一碳水化合物是碳水化合物的基本結構，單醣包括葡萄糖（形式最簡單的糖）、果糖（水果的糖）和半乳糖（存在於牛奶中的糖）。

· 兩個單醣結合在一起稱為雙醣，例如果糖和葡萄糖結合的蔗糖（白糖）；半乳糖和葡萄糖結合的乳糖（牛奶中的另一種糖）。

· 超過 10 個單位的單醣結合在一起則稱為多醣。多醣包括澱粉（麵包和穀物）、纖維素（粗糧）、糊精（烤馬鈴薯）和果膠（果醬）。

在生酮飲食中，保持低碳水化合物水平可以預防因血糖升高而造成的胰島素升高。

升糖指數和升糖負荷

直到二十年前，人們用單一和複合的碳水化合物來形容它們被消化、以及促使血糖升高的速度。單一的碳水化合物用來描述單醣和雙醣，它可使血糖快速上升；而複合的碳水化合物則用來描述多醣，它使血糖升高的速度較慢。這種分類是有道理的，因為分子愈簡單愈容易分解，而需要被分解的鏈（即多醣）愈多，吸收的時間也愈長。但是我們已知營養素的消化及代謝過程更加複雜，所幸科學家已研發出兩種可以更詳細衡量的方法：升糖指數（GI）和升糖負荷（GL）。

圖表 3.1 高升糖指數（高 GI）和低升糖指數（低 GI）食物對血糖值的影響。

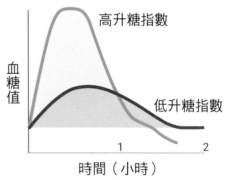

生酮概念

血糖值

我們的身體使用葡萄糖作為細胞的燃料，所以當我們提到血糖時，我們討論的正是血液中的葡萄糖含量。一般以碳水化合物為主食的人來說，空腹的血糖值在 80 到 120 mg／dL。若一個人的空腹血糖值為 125 mg／dL、進食後超過 200 mg／dL，代表該個體患有糖尿病前期或糖尿病。追蹤血糖的一種方法是用血糖儀測量。早晨醒來後，使用血糖儀檢查空腹的血糖值，看看你的指數在哪裡。若想進一步瞭解，你可以在餐前或吃零食之前先測量一次，吃完這些餐點或零食後的 30 分鐘、60 分鐘和 90 分鐘再測量一次，以觀察這些食物對你的影響。在餐後 2 小時內，你的血糖值應恢復到正常範圍（80 至 120 mg／dL）；然而處在胰島素阻抗或糖尿病前期的個體中，這些數字在攝取富含碳水化合物的餐點後仍然可以維持數小時之久。血糖值因人而異，所以為自己測試觀察是很重要的。在生酮飲食中，你的血糖值應比採取碳水化合物飲食還低，所以，如果你在實行生酮飲食的空腹血糖值降至 80 mg／dL 以下，請不要驚慌，因為這是正常的，你只要隨時留意就行了。

升糖指數是一個從 1 到 100 的等級，代表攝取食物後血糖升高的速度。純葡萄糖被設定為 100，而其他的食物則是對照這個指數。例如，一片白麵包的 GI 約為 75；花生的 GI 則是 14。

升糖負荷也是衡量碳水化合物如何影響血糖的指標，但它考慮到另外一個變數：食物中碳水化合物的總量與這些碳水化合物如何影響血糖值。要確定升糖負荷，你需要計算每份食物的碳水化合物含量，然後乘以其升糖指數後除以 100。

升糖負荷 ＝（每份碳水化合物的總量 ×GI）/ 100

因此，一片白麵包的升糖負荷計算如下

（15×75）/ 100 ＝ 11.25

從升糖指數中，我們看不出一種食物的碳水化合物含量，但對食物的升糖負荷卻有極大的影響。例如，胡蘿蔔的升糖指數為 47，範圍在低升糖指數中的偏高，每份含有 5 公克的碳水化合物。但是，當你計算它們的升糖負荷時會發現數值為 2.4，範圍在低升糖負荷中的偏低位置。相較之下，全麥麵食的升糖指數為 48（低升糖指數中的偏高），但每份含有 40 公克的碳水化合物，所以它的升糖負荷相當高，數值高達 19.2。

升糖指數（GI）	
低	0-55
中	56-69
高	≥70

升糖負荷（GL）	
低	0-10
中	11-19
高	≥20

這裡的重點是，只使用升糖指數來評估碳水化合物來源，可能會限制我們研發包含低升糖負荷碳水化合物來源的完善生酮飲食的能力。雖然有許多因素會影響碳水化合物的吸收（無論是吸收速度或吸收量），然而，經常被忽視的兩個因素是纖維和水分的含量。

纖維和總碳水化合物與淨碳水化合物

　　許多人在生酮飲食中試圖避免所有的碳水化合物，但是，這也會忽略對健康有益的纖維，尤其是對腸道。膳食纖維是碳水化合物，不會在小腸中分解，反而會進入大腸再被細菌分解。纖維已被證實可以降低體脂肪、有助於控制糖尿病、改善胰島素敏感性、降低心臟病風險、增加飽腹感、培養腸道內的有益菌（Slavin, 2013；見圖表 3.2）。此外，腸道中發酵後的纖維會產生短鏈脂肪酸（SCFA），例如醋酸鹽（acetate）、丁酸（butyrate）和丙酸（propionate），這些也都是生酮脂肪酸。

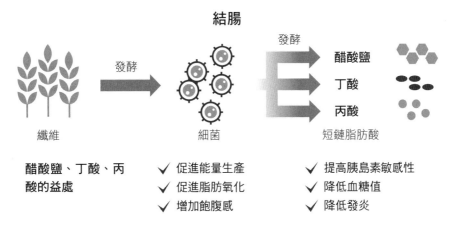

圖表 3.2. 纖維餵養腸道內的細菌，最終產生短鏈脂肪酸如丁酸。這些短鏈脂肪酸有廣泛的潛在益處。

生酮概念

抗性澱粉和丁酸

　　抗性澱粉正如其名，有抵抗消化的作用。這類型的澱粉已被證實可改善胰島素敏感性並減少食慾。然而，太多的抗性澱粉可能導致腹脹或胃腸不適，因為它難以消化。不過，當它透過腸道中的細菌發酵後，就會產生一種名為丁酸的短鏈脂肪酸。丁酸實際上是結腸內細胞的首選燃料，且有大量數據顯示其對人體健康和功能的效益。想辦法增加丁酸含量，同時降低生酮飲食中的碳水化合物，可以大幅改善腸道細菌，並使生酮飲食達到長期的成效。

研究指出，大多數從一般碳水化合物飲食轉為生酮飲食的人，其纖維的攝取量也大幅降低。事實上，一項研究發現，每天將碳水化合物從 400 公克降低到 23 公克時，纖維的攝取量則會從 28 公克降低到 6 公克（Duncan 等人，2007）。因此，受試者體內的健康細菌和健康短鏈脂肪酸的產量都會降低。所以，我們認為在採取生酮飲食的同時，纖維攝取量極為重要（透過食用綠葉蔬菜和纖維食物），並且著重在減少淨碳水化合物（總碳水化合物減掉纖維，參考下列圖表）。

有一些證據支持生酮飲食的關鍵在於淨碳水化合物而不是總碳水化合物，但我們只關注以下兩種。首先是纖維，即使它被歸類為碳水化合物，但因其難以消化，所以不會增加血糖或胰島素值，甚至還能降低（Slavin 等人，2013）。其次，研究指出，高纖維食物可以容許飲食中的碳水化合物從 4%增加到 10%，而不會使癲癇患者的癲癇控制受阻（Pfeifer 等人，2005）。因此，我們建議你在飲食中計算淨碳水化合物，並且納入高纖維食物，綠色和十字花科蔬菜是增加纖維和容量的好方法。

飲食中碳水化合物的總量因人而異。然而，一項典型的研究發現，在體重超重但健康的大學生中，當受試者每天攝取 30 公克碳水化合物時，其血酮值最高；當攝取 60 公克時，其血酮值為中等；當攝取 100 公克時，其血酮值接近零（Young 等人，1971）。對於長期採取生酮飲食的人是否需要攝取纖維目前仍然沒有明確的答案，酮體（β- 羥基丁酸）和脂肪酸中的丁酸有助於維持腸道健康和功能，因此有一說為不需要膳食纖維。但是，在開始採取生酮飲食之際，我們建議你加入纖維蔬菜，以協助提升短鏈脂肪酸的產生，並且保持飽腹感以免飢餓。

蔬菜	脂肪	碳水化合物	纖維	淨碳水化合物	蛋白質	熱量	份量
蘆筍	0.4 公克	7 公克	4 公克	3 公克	4 公克	40	一杯生的
甜菜	0.2 公克	13 公克	4 公克	9 公克	2 公克	58	一杯生的
綠色青椒	0.3 公克	7 公克	3 公克	4 公克	1 公克	30	一杯生的
紅色青椒	0.4 公克	9 公克	3 公克	6 公克	1 公克	39	一杯生的
綠色花椰菜	0.6 公克	11 公克	5 公克	6 公克	4 公克	55	一杯生的
球芽甘藍	0.8 公克	11 公克	4 公克	7 公克	4 公克	56	一杯生的
紅甘藍菜	0.11 公克	5.16 公克	1.5 公克	3.66 公克	1 公克	22	一杯生的
大白菜	0.1 公克	7 公克	2 公克	5 公克	1 公克	28	一杯生的
胡蘿蔔	0.3 公克	12 公克	4 公克	8 公克	1 公克	52	一杯生的
白色花椰菜	0.1 公克	5 公克	2 公克	3 公克	2 公克	25	一杯生的
芹菜	0.1 公克	5 公克	2 公克	3 公克	2 公克	25	一杯生的
綠葉甘藍	0.2 公克	2 公克	1 公克	1 公克	1 公克	11	一杯生的
黃玉米	1.38 公克	19.07 公克	2 公克	17.07 公克	3.34 公克	88	一杯生的
小黃瓜	0.2 公克	3 公克	1 公克	2 公克	1 公克	14	一杯生的
茄子	0.2 公克	5 公克	3 公克	2 公克	1 公克	20	一杯生的
茴香	0.1 公克	6.3 公克	2.7 公克	3.6 公克	1 公克	27	一杯生的
四季豆	0.1 公克	8 公克	4 公克	4 公克	2 公克	34	一杯生的
青豆	0.6 公克	21 公克	7 公克	14 公克	8 公克	117	一杯生的
羽衣甘藍	0.5 公克	7.3 公克	2.6 公克	4.7 公克	2.5 公克	36	一杯生的
韭菜	0.3 公克	13 公克	2 公克	11 公克	1 公克	54	一杯生的
白色蘑菇	0.2 公克	2 公克	1 公克	1 公克	2 公克	15	一杯生的
棕色蘑菇	0.07 公克	3.1 公克	1.4 公克	1.7 公克	1.8 公克	16	一杯生的
波特菇	0.29 公克	3.3 公克	0.29 公克	3.01 公克	2 公克	18	一朵
香菇	0.49 公克	6.8 公克	2.5 公克	4.3 公克	2 公克	34	一杯
黑橄欖	1.9 公克	1 公克	1 公克	0 公克	0 公克	21	五顆中等橄欖
綠橄欖	2.6 公克	1 公克	1 公克	0 公克	0 公克	25	五顆中等橄欖
洋蔥	0.1 公克	16 公克	2 公克	14 公克	1 公克	67	一杯生的
蘿蔓萵苣	0.1 公克	1 公克	1 公克	0 公克	1 公克	6	一杯生的
捲心萵苣	0.08 公克	1.69 公克	0.7 公克	0.99 公克	0.51 公克	8	一杯生的
菠菜	0.1 公克	1 公克	1 公克	0 公克	1 公克	7	一杯生的
西葫蘆	0.2 公克	4 公克	1 公克	3 公克	1 公克	18	一杯生的
冬季南瓜	0.07 公克	8.18 公克	1.4 公克	6.78 公克	0.7 公克	32	½ 杯
蕃茄	0.4 公克	7 公克	2 公克	5 公克	2 公克	32	一杯生的
芥藍菜	0.17 公克	3.92 公克	1.8 公克	2.12 公克	0.82 公克	18	一杯生的
櫛瓜	0.2 公克	4 公克	1 公克	3 公克	1 公克	18	一杯生的

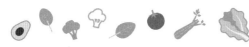

食物量

人們在採取低纖維生酮飲食時經常抱怨食物量不足以使他們感到飽足。回想你上一次吃麥片或水果點心，就個人而言，我們都可以輕鬆吃掉四碗麥片和一整包軟糖，而不會感到飽足。然而，上一次你吃「過量」青花椰菜或芽球甘藍是什麼時候？當進行生酮飲食時，製作低纖維食物或零食很容易但不容易飽。例如，幾年前我們第一次嘗試生酮飲食時，我們迷上了一種叫做生酮慕斯的東西，這是一種動物性鮮奶油、椰子奶油、蛋白質和澳洲堅果的美味組合。一份的量只是一杯，但它的熱量密集（將近 750 大卡），你可以想像，這樣的食物是多麼容易讓人過度放縱。

要解決這種飽足感問題的一個可能解決辦法是包含低熱量、高纖維食物，如綠色和十字花科蔬菜。例如，與其用生酮慕斯，你可以用沙拉配培根、藍紋起司和脆豬皮丁，然後再加上青花椰菜加碎牛肉。隨著食物量增加，纖維量也跟著增加的情況可能讓你更有飽足感，且不久後你不會想吃零食。所以一定要包含低熱量、高纖維的蔬菜（如上表），特別是當你在生酮飲食適應期，這樣你才會感到飽腹。

淨值真的就是淨值嗎？

拿起一個蛋白質棒或「無糖」的零食，標籤上可能會説「低淨碳水化合物」，甚至是「零淨碳水化合物」。不幸的是，由於營養標籤的規定，這個數字未必代表這種蛋白質棒是生酮飲食的好選擇。首先，在這些產品中使用的一些「纖維」實際上會增加血糖和胰島素值，因此它們不算是纖維。FDA目前正深入研究這些偽纖維，以要求食品公司調整其產品的標示。

其次，食品公司有時使用糖醇來增加食品的甜味。有鑑於目前的營養標籤規定，這些糖醇可以從總碳水化合物的計數中扣掉；也就是即使一個產品有 20 公克的碳水化合物和 15 公克的糖醇，其標織上可以標記「5 淨碳水化合物」。類似於標記不實的「纖維」，其中一些糖醇（例如無糖小熊軟糖中的麥芽糖醇）可能會影響血糖，更糟糕的是，如果大量食用，你的胃肯定會受不了。食用這類型的食物要謹慎，特別是在開始實行生酮飲食之際。小心行銷的噱頭如淨碳水化合物，以及要研究產品中使用的纖維或糖醇，以確保它不會提高你的血糖值或讓你狂跑廁所。如果你想深入研究，你可以嘗試各種食物或零食，並使用你的血糖儀來測量它們如何影響你的血糖。想要瞭解更多訊息，你可以參考網站 www.ketogenic.com/nutrition/ guidetofiber 以瞭解何謂「真正」的纖維。

脂肪

讓我們面對現實：脂肪已被抹黑數十年。我們寫一本推薦攝取大量脂肪的書，這對營養界來說無疑是一個顛覆性的概念。然而，我們想要做的是讓你從零開始認識脂肪。

首先，我們會概述為何脂肪在分子層面上是首選的入酮營養素。脂肪以三酸甘油脂的形式存在於我們的飲食中，並且以三酸甘油脂的形式儲存在體內。三酸甘油脂是一種包含一個甘油主鏈連接三個脂肪酸組成的分子，在糖質新生作用過程中，肝臟可以利用甘油主鏈產生葡萄糖，但其餘的分子幾乎全是生酮物質，將之分解可以產生酮體。基於這個原因，脂肪應該成為飲食中的主要部分，占總熱量的 60％到 90％。

飽和與不飽和脂肪

為了解釋飽和脂肪和不飽和脂肪，首先我們要探討脂肪的分子結構。碳水化合物如葡萄糖的分子含有 6 個碳原子。但是一個脂肪分子則有 2 到 80 個碳原子！每一個碳原子可以與其他 4 個原子形成一個鍵，其中兩個鍵會與鏈中的下一個碳連接，而剩下的兩個鍵如果與氫原子連接，那這個脂肪則稱為飽和脂肪；如果它們不與氫原子連接，那這個脂肪則是不飽和脂肪。

想像一下，一排人伸直手臂和雙腿，每個肢體代表一個潛在的鍵，每個人都與他們兩旁的人手拉手，所以還可以多兩個鍵（他們的雙腿）。而那些雙腿被其他人抓著的人被認為是飽和脂肪，因為四肢都與他人相連；同時，那些雙腿沒有被抓著的人被視為不飽和脂肪。

不飽和脂肪可進一步分為單元不飽和脂肪和多元不飽和脂肪。單元不飽和脂肪只有一個雙鍵（即一條腿被抓住），而多元不飽和脂肪為不只一個雙鍵（即雙腿都沒被抓住）。

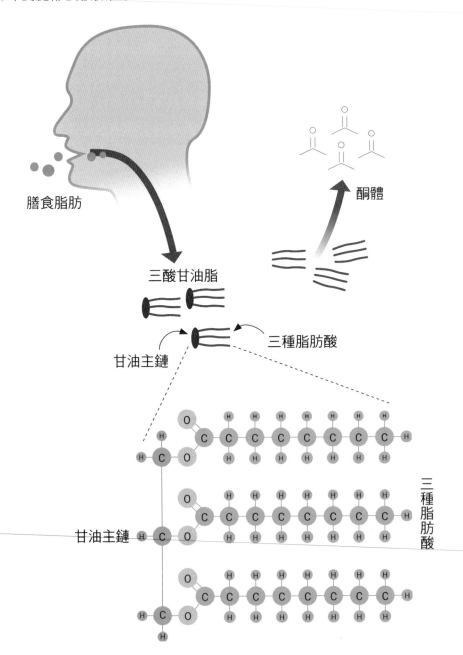

膳食脂肪

酮體

三酸甘油脂

甘油主鏈

三種脂肪酸

甘油主鏈

三種脂肪酸

圖表 3.3. 膳食脂肪被分解成三酸甘油脂和最終脂肪酸和酮體的過程。

大多數人可以很容易辨識飽和脂肪，它們在室溫下呈固體狀，包括豬油等動物性脂肪，奶油等乳類脂肪，椰子油等椰子油脂。相反，不飽和脂肪在室溫下呈液體狀，通常是植物性；單元不飽和脂肪包括橄欖油、堅果油和酪梨油；多元不飽和脂肪包括芥花油和魚油。研究顯示，單元不飽和與多元不飽和脂肪酸的攝取量增加會提高血酮值（Fuehrlein 等人, 2004）和降低心臟病風險因素之一的三酸甘油脂值（Volek 等人, 2000）。正如本書之前提及的相關性研究，飽和脂肪往往令人生畏。然而，飽和脂肪對健康有許多益處，包括提高高密度膽固醇值（好的膽固醇）和增加低密度膽固醇（壞的膽固醇）的大小（這是一件好事，我們希望大的低密度膽固醇，而不是可能卡在血管，進而導致斑塊形成和積聚的小顆粒）。在低碳水化合物飲食下，飽和脂肪很容易被代謝和分解（Mensink 等人, 2003；Forsynthe 等人, 2010）。

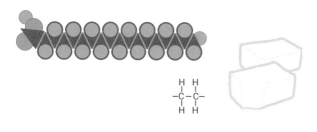

（A）固體狀脂肪（飽和）：
在所有碳原子之間具有單鍵的脂肪酸

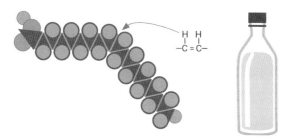

（B）液體狀脂肪（不飽和）
在一對或多對碳原子之間具有雙鍵的脂肪酸

圖表 3.4. 飽和與不飽和脂肪酸的差異。

最後還有反式脂肪，當製造商透過在植物油中添加氫，使其在室溫下變成固體，將不飽和脂肪轉化為飽和脂肪。像人造奶油這種產品的反式脂肪含量很高，務必遠離這些！反式脂肪是我們建議不要碰的一種脂肪，因為它們對健康有負面的影響，例如提高總膽固醇和低密度膽固醇值，以及降低高密度膽固醇值。快餐連鎖店通常會使用反式脂肪，因為它們可以重複用於油炸，然而，美國食品藥物管理局最近發表聲明指出，反式脂肪不再被「普遍視為是安全的」，並且要求食品公司在不久的將來將其從生產和食品製造過程中刪除。

我們建議攝取各種來源的脂肪，試圖避免特定的脂肪可能會對其他健康領域產生影響。例如研究指出，為了減少飽和脂肪攝取量而避免雞蛋的效益，遠不如採取富含雞蛋的飲食以提高好的膽固醇（Mutungi 等人，2008）。

必需脂肪酸

必需脂肪酸是那些無法在體內合成的脂肪酸，因此必須從食物中獲得。根據第一個雙鍵（在第三、第六或第九個碳）的位置，它們被分類為多元不飽和 omega-3、omega-6 和 omega-9 脂肪酸。omega-3 必需脂肪酸包括在植物中發現的 α- 亞麻酸（ALA），以及存在動物食品，特別是魚類的二十碳五烯酸（EPA）和二十二碳六烯酸（DHA）（Swanson 等人, 2012）。

ALA 具有潛在的生酮屬性。近期研究顯示，每天攝入 2 公克亞麻籽形式的 ALA，餐後的血酮值提高了 26％（Hennebelle 等人, 2016）；每日補充 2.5 公克來自魚油的 omega-3 脂肪酸（1.8 公克 EPA 和 0.7 公克 DHA）對受試者的血脂有正面的影響（Volek 等人, 2000）。 血脂（膽固醇、三酸甘油脂、脂肪酸等）很重要，因為它們可以預測心血管疾病的風險，而身體對Omega-6 脂肪酸的需求量，似乎透過正常的生酮飲食就可以滿足，無需額外的補充。

根據所有這些數據，我們建議攝取鮭魚、鯖魚，甚至是達戈斯蒂諾博士最愛的沙丁魚，因為這些魚類富含 omega-3 脂肪酸和 ALA。此外，我們建議將亞麻籽等食物添加到適合生酮的奶昔或其他食譜中，並且選擇一種至少含有 2 公克 EPA 和 DHA 的每日魚油補充劑。更多的建議，請參閱第六章。

短中鏈脂肪酸

在脂肪分子中，每個碳原子與多個氫原子結合，使其成為碳氫化合物。

由於碳原子相互連接，我們可以將脂肪分子想像成一個碳氫化合物鏈。短鏈脂肪酸由少於6個碳原子組成；中鏈脂肪酸（MCFA）由6至10個碳原子組成；長鏈脂肪酸則由十多個碳原子組成。

我們的實驗室已經發現，在這些脂肪中，短鏈脂肪酸是最具生酮屬性的，而且一般來說，較短的碳鏈生酮屬性更高。儘管短鏈脂肪酸富含於乳製品中的脂肪，如奶油和鮮奶油，但含有SCFAs（短鏈脂肪酸）的補充品味道往往不佳。然而理論上，如果有人能夠掩蓋丁酸（一種SCFA）的味道，那麼它可能就是所有脂肪酸中的生酮佼佼者。因此，大多數人更喜歡用含有中鏈脂肪酸和甘油主鏈（使其成為三酸甘油脂）的中鏈三酸甘油脂油（MCT油）或粉末來補充。我們會討論MCTs，因為它們是生酮飲食中常見的主食。

相較於長鏈三酸甘油脂（LCTs），MCTs不太可能以脂肪的形式儲存，因為其較短的碳鏈長度使其能夠被快速消化。（LCTs常見於在大多數的食物和油脂中）。較短鏈的MCTs透過唾液和胃液中的酶分解成中鏈脂肪酸（切斷甘油主鏈並留下三種脂肪酸），之後，中鏈脂肪酸從消化道轉移到肝臟後可立即產生能量。另一方面，長鏈脂肪酸只能被胰酶（膽汁酸和脂肪酶）分解。一旦分解後，它們將透過乳糜微粒從小腸穿過淋巴系統，然後進入血液，而這個過程使它們被脂肪組織吸收而儲存的機會變大。若與不需要乳糜微粒可以直接進入肝臟的短鏈和中鏈脂肪酸相比，長鏈脂肪酸則需要更多的輸送過程才能分解。

MCTs的獨特之處在於它們比一般的長鏈脂肪酸更具生酮屬性。此外，MCT補充品已被證實在短期內可以促進代謝（St-Onge等人，2003），提升血酮值（Van Wymelbeke等人，1998），促進減脂（Tsuji等人，2001）（我們在第四章會進一步討論MCT補充品）。MCTs含量高的食物是椰子油（50％）和奶油及鮮奶油（4％到12％）。你也可以採用MCT油或粉末形式的補充劑。不幸的是，對許多人來說，補充MCT可能會導致胃部不適。因此，我們建議先從低劑量（2至5公克）開始，然後依照個人的情況，每次增加5至10公克，以測試你的耐受度，並且減少胃部的不適。

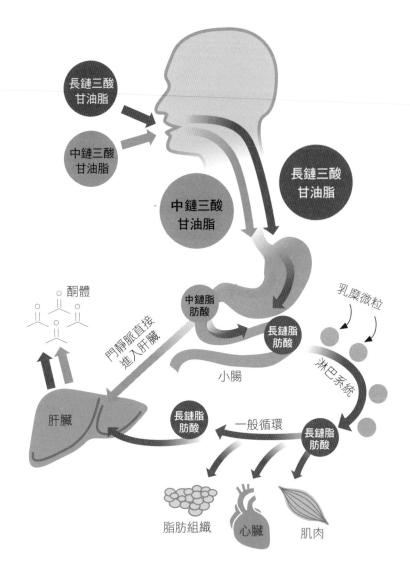

長鏈三酸甘油脂

中鏈三酸甘油脂

中鏈三酸甘油脂

長鏈三酸甘油脂

酮體

中鏈脂肪酸

門靜脈直接進入肝臟

乳糜微粒

長鏈脂肪酸

小腸

淋巴系統

肝臟

長鏈脂肪酸

一般循環

長鏈脂肪酸

脂肪組織   心臟   肌肉

圖表 3.5. 相較於需要冗長的運輸和酶過程才能分解的 LCTs，MCTs 可以被快速的分解。

　　總之，脂肪是生酮飲食的基石。我們建議你的飲食中大約有 60％ 到 80％ 的能量是來自脂肪，確切的數字取決於你的終極目標（例如減重與整體健康狀況）。脂肪應來自各種動物來源：紅肉（碎牛肉和牛排）、家禽（雞大腿）、魚和乳製品（奶油和鮮奶油），以及植物來源：椰子油、橄欖油、堅果、酪梨和來自純 MCT。

蛋白質

第三大營養素是蛋白質，與碳水化合物和脂肪不同，蛋白質主要的作用在於建立頭髮、指甲，酶和各種器官系統，如骨骼肌、心臟和大腦。除了作為身體組織的基石之外，蛋白質還會發出多種訊號，包括激素（如升糖素和胰島素）的釋放，以及透過增加蛋白質合成來刺激肌肉生長。雖然蛋白質可作為能量來源，但這不是它們主要的功能。研究指出，膳食蛋白質是肌肉修復和優化肌肉質量的關鍵。當涉及生酮飲食中的膳食蛋白質時，其中有許多的考量因素，特別是一般健康需要攝取的蛋白質數量和質量。

研究指出，攝取蛋白質可以改善運動表現，並且在生酮狀態下，攝取量介於每公斤體重 1.2 至 1.5 公克之間可以預防肌肉流失（Phinney 等人，2004）。所以一個重達 100 公斤（220 磅）的人為了從蛋白質中獲得最大的效益，他需要每天攝取 120 到 150 公克的蛋白質。以平均 2000 大卡的飲食而言，這意味著 20％至 30％的飲食來自蛋白質。有一種說法認為，蛋白質攝取量不應該超過飲食的 20％至 25％，原因為攝取蛋白質過量可能難以進入生酮狀態，因為蛋白質含有生糖胺基酸（如丙胺酸），理論上當有需要時可用於製造葡萄糖。然而，對癲癇患者的研究顯示，含有 64％脂肪和 31％蛋白質組合的改良式阿特金斯飲食（比例為 2：1），在減少癲癇風險方面，與傳統 4：1 的生酮飲食同樣有效（Kossoff 等人，2008）。有一點可以確定的是，每公斤體重攝取少於 1.0 至 1.2 公克的蛋白質會導致過瘦和體能耐力表現下降（Phinney 等人，2004）。

總之，蛋白質是組織修復、功能性和骨骼肌肉健康以及免疫支援的關鍵營養素。我們建議生酮飲食的個體每公斤體重攝取最少 1.0 到 1.2 公克的蛋白質，但不要超過 1.7 公克，這通常可以達到總熱量的 20％到 30％。那些久坐或沒運動的人或許要保持在這個範圍的低點，而經常運動的人則保持在範圍的高點較為理想，若要根據這個建議為自己計畫，請依照以下步驟：

(1) 將你的體重換算成公斤。

(2) 將你的體重乘以 1.2 和 1.7，這就是你的蛋白質建議攝取量。

微量營養素和電解質

　　微量營養素是我們生存不可獲缺的少量營養素，它們包括維生素和礦物質，如鈣、鐵、鋅、鎂和鈉。研究指出，當人們開始生酮飲食時，他們的微量營養素攝取量往往會下降。這是因為選擇重點在脂肪食物時，人們幾乎刪除所有的碳水化合物，包括蔬菜，然而這是微量營養素的重要來源。例如，青花椰菜、白花椰菜、菠菜，甚至酪梨和雞蛋（蛋黃）都含有必需的維生素和礦物質。這就是為什麼我們鼓勵攝取全食物，以滿足這些微量營養素的需求。對於生酮飲食者，電解質或許是最需要留意的問題。

　　包括鈉和鉀在內的電解質是正常身體功能所需的帶電物質，例如神經系統調節和肌肉活動。電解質下降大多發生在開始生酮飲食後的第一週。

鈉

　　鈉有助於身體調節水分、血壓和酸鹼平衡。在生酮飲食中，由於沒有碳水化合物，胰島素值會下降，進而導致身體開始排出過量的鈉和水。因為胰島素可促進鈉再次吸收，保留體內鈉含量，所以胰島素值低會導致體液和鈉排泄量增加（DeFronzo, 1981）。一般人透過傳統的西方飲食可獲得足夠的鈉，但是生酮飲食者由於在飲食開始時排泄量過大而經常有低鈉的現象，因此需要增加鈉的攝取量。在一項 28 天、以肥胖者食用低碳水化合物或高碳水化合物的研究顯示，與高碳水化合物組相比，低碳水化合物組在第一週出現較多的尿鈉排泄量，但是在 28 天後這種情況消失，這代表這是他們生酮適應的適應過程（Rabast 等人, 1981）。請記住，鈉攝取量過低可能與攝取量太高一樣危險，與所有必需營養素一樣，與鈉和健康問題風險相關的圖形是 U 形，因此，攝取低鈉和高鈉與心血管疾病和全因死亡風險的增加有關（Alderman, 1998）。

鉀

　　鉀可以協助身體保持酸鹼平衡、建立蛋白質、維持正常生長，並且調節心電活動。在生酮飲食中，由於水分排出，鉀值會因此降低（Phinney 等人，1983）。一項比較低碳水化合物和高碳水化合物飲食的研究發現，在開始的2 週，低碳水化合物組的鉀排泄量較高，但在 4 週後，低碳水化合物飲食組的鉀排泄量與高碳水化合物飲食組沒有差別（Rabast 等人, 1981）。

鎂和鈣

鎂有許多作用，包括維持正常的神經和肌肉功能及心率，以及支持健康的免疫系統、調節血糖值和輔助能量生產（Guerrera 等人, 2009）。缺乏鎂是常見的現象，而且因低胰島素值造成的主要礦物質流失也包括鎂，平時應注意補充鎂營養素或富含鎂的食物，如酪梨或堅果。

鈣則對心血管健康極為重要。由於常見的食物選擇，如魚、乳酪和蔬菜，已含有足夠的鈣，因此鈣缺乏在生酮飲食上並不明顯，但有些人會發現自己缺乏膳食鈣。西方的飲食早已掀起鈣強化的熱潮，市面上不只有鈣強化牛奶，還有含鈣穀物以確保我們的鈣攝取量足夠。然而這些強化食品對生酮飲食者而言，其碳水化合物含量大多超標，因此要謹慎挑選富含鈣的全食物，其次是補充品，因為數據強烈指出，來自食物中的鈣對人體的效益最大（Napoli 等人, 2007）。

補充電解質

總體來說，電解質在生酮飲食開始時似乎會下降，不過，一旦達到生酮適應後就會恢復到正常值。除了上面提及的研究之外，一項對肥胖青少年的研究顯示，在生酮飲食 8 週後，體內電解質水平會恢復正常（Willi 等人, 1998）。然而，一項長達 6 個月的大規模研究指出，在那段期間，肥胖者的血鈉值降低，尿鈣排泄量增加（Westman 等人, 2002）。同樣，為期 6 週低碳水化合物、高蛋白飲食也顯示鈣的排泄量會增加（Reddy 等人, 2002）。

因此，在實行生酮飲食時，可能需要補充鈉、鉀、鈣，甚至鎂，尤其在初期。實際上，斯蒂芬・菲尼（Stephen Phinney）博士建議經常運動的人，每日要補充 3 到 5 公克的鈉和 2 到 3 公克的鉀。你是否需要補充品，取決於你吃的食物類型，你可以從食物中獲得足夠的電解質，但是經常運動的人則需要更多的鈉，因為在運動過程中，透過尿液和汗水，電解質會迅速流失。許多在生酮飲食早期感到頭痛或昏沉的人，當他們在添加能夠提高鈉、鉀、鎂或鈣的電解質補充品時，症狀可以立即得到改善。根據你的飲食習慣（例如，你是否食用富含礦物質的食物或是添加鹽），這些生酮輔助品可以依照你的需要停止或持續使用。

進食頻率和間歇性進食

　　過去幾十年來的大趨勢是少量多餐。那些試圖盡可能啟動肌肉蛋白質合成的健美運動員已經普遍使用這種方法。為了達到最大化的目標，有些個體傾向於每天吃 5 到 7 餐，每隔幾小時吃一次。這個理論是少量多餐可能會刺激我們的新陳代謝，進而促進脂肪減少。

　　然而，多項研究指出，增加進食頻率不會大幅影響身體的結構，也不會促進新陳代謝（La Bounty 等人, 2011；Schoenfeld 等人, 2015）。然而，限制進食的次數，同時保持生酮的生活方式有幾個好處：首先，研究顯示，由於缺少碳水化合物和依賴脂肪作為燃料來源，空腹能夠提高血酮值（Varady 等人, 2013）。然而嚴格的長期斷食可能難以執行，這時間歇性進食就是一個好選擇。

　　間歇性進食有兩種基本結構：隔日進食和限時進食。（你可能聽過另一種說法：「隔日斷食」和「間歇性斷食」，但是對某些人而言，「斷食」這個詞是很可怕的。）

　　這些都是相同的概念，只是從不同的角度詮釋。在隔日進食中，你將一天正常進食，隔天限制熱量為正常攝取量的 25%（Varady 等人, 2013）。例如，如果你平時的熱量攝取量在 2000 大卡，那麼星期一你一樣吃這個量，星期二則攝取 500 大卡，並且持續以此方式進行輪替。

　　限時進食則每天只在特定的時間內吃東西。這個時間點的間隔可以持續 4 到 12 個小時。

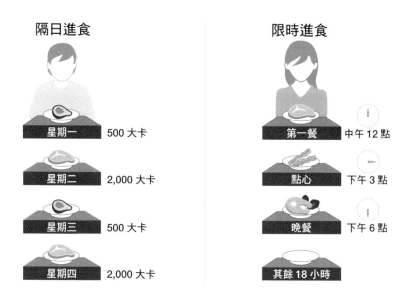

圖表 3.6. 隔日進食和限時進食是間歇性進食的兩種基本形式。

這兩種方案都會造成脂肪和肌肉質量的減少（Hatori 等人 , 2012）。此外，在斷食前 2 週期間，個體會感到飢餓，但之後會漸漸適應（Varady et al, 2013）。原因為何？這可能是因為間歇性進食會提高血酮值，經過一段調整期後，身體可以輕易地從食物與酮體之間來回切換以獲取燃料（Johnson et al, 2007）。因此，我們建議你使用以下一種進食頻率計畫來進行生酮飲食：

· 攝取正常的早餐和晚餐，但在午餐時間喝咖啡或其他非熱量的飲料以取代午餐（限時進食 10 到 12 小時）。

· 早晨斷食，只在下午和晚上吃東西（限時進食）。例如，你可能在下午 1 點到 8 點之間吃東西。也許一週一到兩次，縮短吃飯的時間（比如從下午 4 點到晚上 9 點）。你可以從中觀察身體對間歇性進食的反應，並且找出最適合自己的生活方式。

· 每隔一天，將正常的熱量攝取量（早餐、適量午餐和晚餐）降低到 500 至 1000 大卡（隔日進食）。

· 在早餐和午餐時間喝加鮮奶油或 MCT 油的咖啡，並且吃正常的晚餐（限時進食）。這是一種模仿正常空腹反應的「脂肪斷食」，但你是攝取純粹脂肪形式的熱量。

正如我們將在後面章節中討論，選擇進食的頻率終究取決於你的目標是增加肌肉、減少脂肪、維持體重，還是促進健康，而最重要的是你的生活型態。透過微調進食時間，間歇性進食有助於增強生酮飲食的效益。

總　結

對於相對健康的人，我們建議採取強調各種健康飽和與不飽和脂肪、蔬菜和蛋白質來源的生酮飲食。一般來說，你的目標應該是保持碳水化合物的含量低於你的飲食的 10%，每天至少吃 15 公克的纖維。脂肪應占每日總熱量的 60% 至 80%。我們建議每天將蛋白質攝取量保持在每公斤體重 1.2 至 1.7 公克的範圍內，或大約占你的飲食的 20% 至 30%。

在生酮飲食中，鈉、鉀、鎂和鈣等微量營養素往往會流失，特別是在生酮適應階段初期。我們建議服用含有鈉和鉀的電解質補充劑，並每日攝取富含鎂和鈣的食物。

最後，進餐的頻率應該取決於你的個人目標，因為間歇性進食會增加酮體值，因此可以與生酮飲食配合使用。進食的間隔和頻率可以根據你的喜好調整，但我們建議每天不要超過三餐。在第六章，我們將詳細介紹如何設計和遵循適合個人需求和目標的生酮飲食。

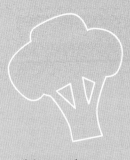
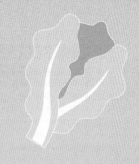

第四章：

補充酮體

正常情況下，肝臟只能在某些生理條件下產生酮體，如斷食、嚴格限制熱量，或生酮飲食。由於有些人認為這些方法太過激進或嚴苛，因此科學家們試圖將酮體分離，並且提供補充品形式，使人們可以獲得酮體的好處，但不必斷食或實行生酮飲食。這些補充品稱為外源性酮體，因為它們是在體外產生的，有別於在體內產生的內源性酮體，正如本章第一節所述。

首先我們要先說清楚，補充外源性酮體和生酮飲食大不相同，它們共同的特徵只在於增加酮體對健康會產生許多相同的影響。在本章中，我們將討論外源性酮體的研究，包括它們的使用方法、各種類型和生物利用度，以及潛在治療和實際應用的資料。

酮體：第四大營養素

當你走進醫療機構，告訴醫生你正在嘗試增加體內的酮體數量，這時你很可能會發現自己被送到心理病房進行進一步檢查。與其讓你進精神病房，我們希望能夠協助你瞭解關於個人透過補充外源性酮體來提升血酮值的背景和應用。

如果我們回到發現酮體的時期，你會發覺當時人們認為酮體生成超標是糖尿病的副產物，因此被稱為糖尿病酮酸血症。這就是為何許多醫生認為高血酮是危險的（VanItalie & Nufert, 2003）。然而，正如本書之前提及的，酮酸血症的酮體值遠遠高於生酮飲食後的酮體值。與飲食類似，服用外源性酮體可以大幅提高血酮值，但很安全。儘管酮體受到酮酸血症的牽連，但有愈來愈多的研究正在確定酮體的其他潛在應用和生理功能。

當脂肪酸在肝臟中分解時會產生一種名為乙醯輔酶 A（acetyl-CoA）的分子，然後乙醯輔酶 A 會進入線粒體，也就是細胞的能量生產中心，並且在此以 ATP 的形式來產生能量。然而，當乙醯輔酶 A 過量時（脂肪氧化增加的結果），線粒體未使用的部分可以轉移至酮體生成，透過一種稱為生酮作用的代謝過程。

怎麼會這樣呢？為何乙醯輔酶 A 的累積最終會造成內源性酮體生成？

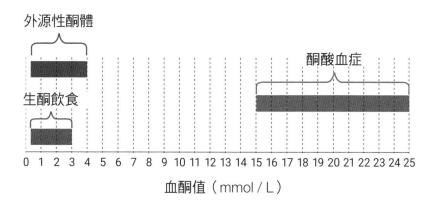

圖 **4.1.** 生酮飲食、服用外源性酮體與酮酸血症的血酮值範圍。如你所見，飲食或補充品不會誘發酮酸血症。

在缺乏葡萄糖期間，我們的身體會進行脂肪分解的過程。在一個被稱為克雷布斯循環（Krebs cycle）的過程中，中間產物如草醯乙酸（oxaloacetate, OAA，克雷布斯循環中重要的最後一步，見圖 4.2）被送到大腦，並且透過糖質新生作用產生葡萄糖。如果我們把克雷布斯循環看作是一條汽車生產的裝配線，該裝配線的第一步是汽車的框架（乙醯輔酶 A 進入克雷布斯循環）。接下來是幾個不同的部件被裝至汽車上，如輪胎或內部組件等。最後一步則是把媲美 OAA 的引擎放進車子裡。現在，假設生產線的經理接到老闆的電話，並得知其他工廠需要那些還沒有裝配在汽車裡的引擎，於是引擎被送走（OAA 被傳送到大腦），裝配線停擺（OAA 不足導致克雷布斯循環無法進行）。由於沒有足夠的引擎配合車框架的數量（乙醯輔酶 A），於是裝配線改進行備案，也就是回到第一步「車的框架」，直到沒有更多材料可以進入裝配線。這種備案（累積乙醯輔酶 A）導致生產經理將多餘的框架外送給其他地方使用。在克雷布斯循環中，這些「框架」（即乙醯輔酶 A）被送到生酮作用的過程中以形成酮體乙醯乙酸（AcAc）和 β - 羥基丁酸（BHB）。

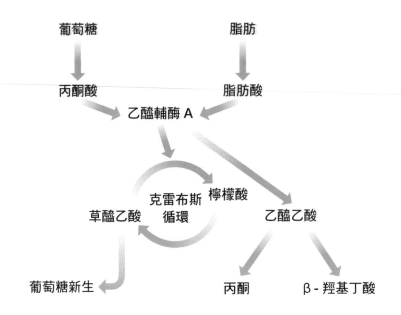

圖 4.2. 葡萄糖和脂肪分解成乙醯輔酶 A。脂肪分解會使乙醯輔酶 A 量激增，造成過剩的乙醯輔酶 A 累積，並且轉移至生酮作用。OAA 可以轉運至糖質新生作用，成為克雷布斯循環的進一步備案。

酮體代謝與吸收

　　酮體是一種小的脂質衍生分子，在空腹或長時間運動時可作為組織的循環能量源（Newman 和 Verdin, 2014）。早期的研究觀察正常男性體內酮體在一天之中的變化，並發現酮體濃度的變化很大。還有一點可以肯定的是，**大多數人在一天的某個時間點都會有某種程度的酮體值升高**（Johnson 等人，1958）。問題來了：是否本來全天的酮體值濃度都會略微升高，但是由於我們不斷食用富含碳水化合物的食物，反而降低了這種反應？我們每個人在特定的時間點，是否都會自然而然進入生酮狀態呢？這一點值得我們深思。

　　可以確定的是，細胞對酮體的吸收與血液中存在的酮體量成正比（Courchesne-Loyer 等人，2016）。然而，為了將酮體吸收到組織中，我們需要單羧基酸運輸蛋白（monocarboxylic acid transporters, MCTs；為了避免與也稱為 MCTs 的中鏈三酸甘油脂混淆，我們將其稱為 MCT 運輸蛋白）的協助，酮體進入細胞的速度取決於 MCT 運輸蛋白可用的數量。MCT 運輸蛋白的數量因人而異，而這可能影響酮體的吸收量和速度（Newman 和 Verdin，2014）。例如，如果 A 和 B 遵循相同的生酮方案，A 的空腹血酮值可能在 0.7 mmol / L，而 B 可能在 1.6 mmol / L。同樣地，當使用酮體補充劑時，B 的血酮值或許會急劇升高，並且持續一段時間，而 A 的血酮值或許也會急劇升高，但卻迅速下降。原因為何呢？其中一個可能的解釋是，A 比 B 擁有更多的 MCT 運輸蛋白，因此是一個較優的「酮體善用者」，其身體組織吸收快速。

　　想像一下，你正駕駛車子穿過林肯隧道進入紐約市（見圖 4.3）。隧道內所有汽車都代表著酮體，隧道本身代表一個 MCT 運輸車，以便將酮體運輸至細胞（即城市）。不過，隧道內一次可容納的汽車數量有限，上班時間的大排長龍可想而知。於是一個合乎邏輯的解決之道產生，就是在旁邊建造第二條隧道，讓一次可進入城市的汽車數量翻倍。

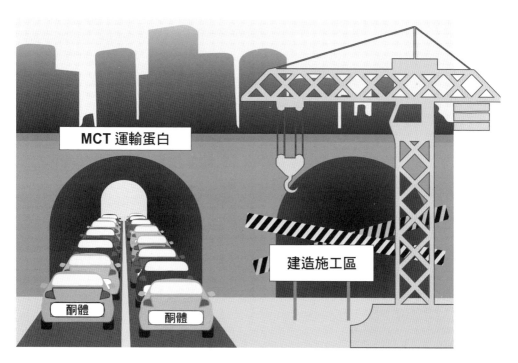

圖 4.3. 透過 MCT 運輸蛋白（隧道）將酮體（汽車）吸收到組織（城市）中。

同樣，我們的身體可以增加 MCT 運輸蛋白，以吸收更多的酮體進入細胞。增加體內 MCT 運輸蛋白的一個方法是增加運動量。由於運動過程中產生的乳酸和酮體一樣都是利用 MCT 運輸蛋白，因此運動可提高人體利用酮體的能力，並將其吸收進入骨骼肌。在運動時，肌肉中積聚的乳酸也會被 MCT 運輸蛋白清除。因此，運動本身可能會使 MCT 運輸蛋白的數量增加。所以，你的身體運動量愈大，你擁有的 MCT 運輸蛋白也就愈多。這就是為什麼健康、精瘦或運動的個體之血酮值通常比肥胖或久坐的個體低，因為他們的酮體可以更有效地從血液運輸到細胞中。也就是說，**血酮值並非入酮程度最準確的指標。**

生酮概念

追酮

「追酮」的概念在生酮飲食者中很常見。通常，人們樂於「追求」更高的血酮值，一旦血酮值低於預期，他們往往感到沮喪。但是，想想上述的概念，酮體值下降可能代表你的組織吸收力更好，利用率更高，而不僅僅只是在你的血液中徘徊。關鍵在於你不應該對血酮值的小波動或變化感到挫折，無需因為親朋好友的血酮值較高就和他們槓上。隨著時間推移，無論是採取生酮飲食還是補充外源性酮體，隨著你的 MCT 運輸蛋白數量增加，以及組織吸收酮體的能力改善，你可能會看到愈來愈低的血酮值。

中鏈三酸甘油脂（MCTs）

中鏈三酸甘油脂（MCTs）和外源性酮體之間需要一個明確的區別。人們經常將這兩個術語互換；然而，它們的組成、傳送和功能差異都很大。例如，MCTs 在肝臟中被分解，產生的酮體則是分解過程中的副產物。另一方面，外源性酮體不需要被分解，因為它們本身已經是酮體。

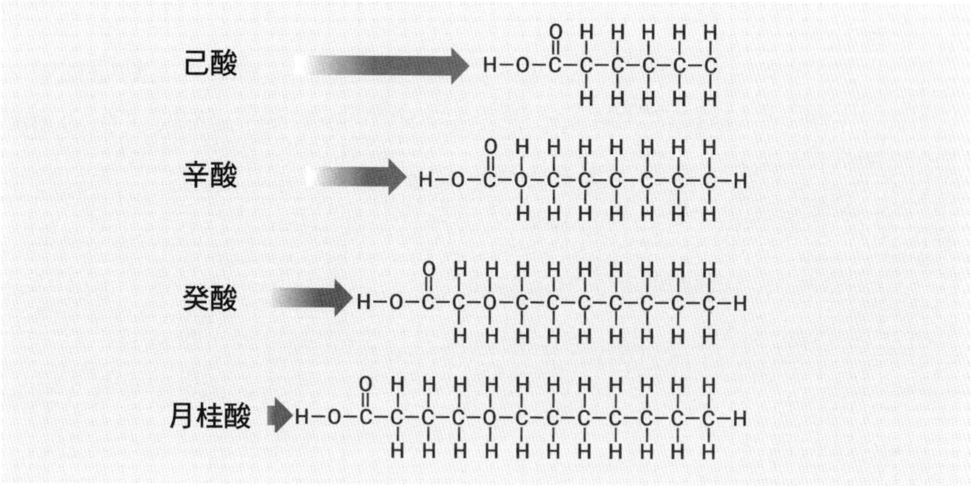

己酸

辛酸

癸酸

月桂酸

圖表 4.4. C6（己酸）、C8（辛酸）、C10（癸酸）和 C12（月桂酸）的分子結構。

MCTs 是甘油與三個含有碳側鏈長度在 6 ~ 12 個碳原子（C6，C8 等）的脂肪酸結合而成，這些中鏈脂肪酸（MCFAs）包括：

· 己酸（Caproic acid；C6：hexanoic）

· 辛酸（Caprylic acid；C8：octanoic）

· 癸酸（Capric acid；C10：decanoic）

· 月桂酸（C12：dodecanoic）

由於其分子較小，MCFAs 的熱量密度比長鏈脂肪酸低（每公克 8.3 大卡比 9.2 大卡），因此號稱是更「有效」的膳食脂肪來源；也就是說，MCFAs 更容易被消化和更快產生酮體（Karen 和 Welma，2015；Koji 和 Truyoshi，2010）。此外，MCTs 與長鏈三酸甘油脂（LCTs）的代謝不同，因為 MCTs 可以直接吸收到血液中，不需要胰酶或透過胃腸道輸送，因此吸收力更快。MCTs 直接進入肝臟，在那裡立即被用作瞬間能量的來源或者變成酮體。

目前市面上有幾種純 MCT 油（通常是含有 C8 和 C10 的組合）和 MCT 粉末。儘管這兩種形式都有其效益，但是市面上的一些 MCT 粉末有添加麥芽糊精（衍生自澱粉，其吸收如葡萄糖）混合，因此可能對血糖產生一些影響，需多加小心。另外要留意，許多人在使用 MCT 油時，會有腸胃不適的狀況，尤其是初期。由於 MCTs 不需要酶將其分解，所以它們可被迅速吸收和輸送。這種快速脂肪的導入會使我們身體不勝負荷，進而產生腸胃不適，結果可能會即時跑廁所。不過，隨著時間推移，身體可以漸漸適應，並最終建立耐受力；然而，我們建議，如果你想嘗試 MCT 油，你要慢慢增加你的攝取量。

如前所述，乙醯輔酶 A 會在脂肪氧化過程中產生，然後被線粒體利用而產生能量，或者如果有過量的乙醯輔酶 A，這時則會透過生酮作用的代謝過程轉化為酮體。

MCTs 可被迅速消化並分解成乙醯輔酶 A，進而造成乙醯輔酶 A 累積，從而使酮體增加（Dias, 1990）。不過，對於哪一種是增加酮體生成最重要的 MCTs 目前仍然有很多爭議。例如，辛酸（C8）被認為是最俱生酮力的 MCT（McGarry, 1971；Wang 等人, 2015）。以理論來看，非它莫屬：一個 C8 分子可分解成兩個 C4 酮體。然而，其他較早期的研究指出，己酸（C6）的生酮力可能更勝辛酸一疇（Schultz 等人, 1949）。另外還有月桂酸（C12），最近東京一個小組發現椰子油（C12 約占 50％）對血酮值的影響微乎其微。但是，當 C12 MCT 被分離出來時，這些研究人員發現它可驅動中樞神經系統細胞內的生酮作用，代表月桂酸可能有利於提供神經元燃料，因此有助於認知和與大腦相關的疾病（Nonaka 等人, 2016）。

關於提高酮體生成所需的 MCTs 有效劑量也有許多爭議。研究指出，若要將血酮值從零提高到約 0.3 mmol / L，大約需要攝取 20 到 100 公克或更多的 MCTs，但這並不容易，因為攝取如此大量的 MCTs 可能會產生胃不適的狀況（Van Wymelbeke 等人, 1998；Freund 和 Weinsier, 1966；Courchesne-Loyer 等人, 2013；Bergen 等人, 1966）。事實上，一項研究（Misell 等人, 2001）發現，耐力運動員每天攝取 60 公克 MCT 油，其血酮值沒有明顯升高。你可以想像，在這項研究中，所有受試者都出現胃不適的症狀，因此補充 MCT 油並未有任何顯著的效益。

MCT 補充品和富含 MCT 的食物很適合用於生酮飲食，然而，你不應該單靠 MCTs 來提升你的血酮值。尋找結合可溶性玉米纖維而非麥芽糊精的

MCT 粉末，以獲得最佳效果，並且將 C8、C6、C10 甚至 C12 的組合納入你的飲食中。如果你正在尋找提高血酮值到更高的治療水平方法，你不妨考慮可快速和更有效提升血酮值的外源性酮體補充品。

外源性酮體的效益：一種獨特的「超級燃料」

我們的身體通常可以製造三種不同類型的酮體： β - 羥基丁酸（BHB）、乙醯乙酸（AcAc）和丙酮。其中兩種 β - 羥基丁酸和乙醯乙酸在生酮飲食研究之外的應用上被發現其具有獨特的代謝特性。追溯到 1940 年代的研究指出，BHB 和 AcAc 可以提高氧氣效率，增加動物的精子活力（Lardy 和 Phillips, 1945）。此外，研究人員也開始研究注入 BHB 或 AcAc 的效益，以及對胰島素和葡萄糖的影響（Nath 和 Brahmachari, 1944；Tidwell 和 Axelrod, 1948）。這些研究的結果好壞參半：一些研究顯示注射酮體會引起高血糖（血糖升高），而另一些則顯示為低血糖（血糖下降）。因此，在 1940 年代，科學家們開始認識到，酮體可以提高動物氧氣的利用率，增加精子的活動能力，然而在酮體本身對胰腺或胰島素分泌是否有任何影響，這方面的數據則是不一。

早期確定的兩個關鍵謎題是，酮體的使用量與其在血液中的比例有關：如果血液含有大量的酮體，細胞往往會大量利用酮體；即使存在著葡萄糖，也會優先使用酮體。是的，你沒有看錯。這可追溯到 70 年前，我們得到的資料指出，酮體是大腦首選的能量來源，即使選擇介於葡萄糖和酮體之間。在這種情況下，愈來愈多的研究人員開始對各種酮體補充品產生興趣，以研究其對提高血酮值和各種代謝功能的影響。是否有可能那些甚至沒有生酮適應，而且沒有進行生酮飲食的個體仍然可以獲得入酮的一些好處？

1950 到 60 年代，人們開始研究注射各種劑量和類型的酮體在動物和人體的效果。一項早期研究指出，在快速靜脈注射 BHB 後，血酮明顯升高，而血糖則持續下降（Neptune, 1956）。在此期間的其他研究（如 Madison 等人，1964 年）顯示，注射酮體後會導致：

· 血糖降低

· 肝臟葡萄糖輸出量降低 50%

目前我們還不清楚究竟是什麼導致葡萄糖持續下降。然而，這些早期酮體注射研究結果不同的原因很可能是，高達 3.5mmol/L 的血酮值會觸發胰腺分泌更多的胰島素（也就是血酮值超過 3.5mmol / L 愈多，胰島素分泌也愈多），以防止進一步的內源性酮體產生，而胰島素的增加會導致血糖下降。然而，其他研究顯示，在空腹狀態下，BHB 濃度低於 5 mmol / L 無法觸發胰島素釋放（Biden 和 Taylor, 1983）。我們需要進行更多的研究以觀察血酮值對劑量的反應，以及血液 BHB 值過高對胰島素釋放是否有任何的影響。目前看來，在良好的控制條件下（即生酮飲食或酮體補充品），通常血酮值大約升高在 0.3 至 3.5 mmol / L；因此，胰島素的釋放不會去到一個會損害脂肪分解的程度。

酮鹽與酮酯

目前，市場上酮體補充品的數量正迅速增長，主要是酮鹽的形式，它們比「飛機燃油」酮酯更便宜且更可口。自從 2015 年一家名為「Pruvit」的公司推出補充品「Keto OS」以來，已經銷售將近 3000 萬份。現在，許多其他公司趁勢搭上 Pruvit 順風車，以及試圖炒熱「酮體話題」來推出以酮體為基礎的補充劑。現在讓我們來分析這些補充劑究竟是什麼。

酮鹽

酮鹽是白色粉狀物質，目前已愈來愈普遍。它們是由一個 BHB 分子與礦物鹽結合，如鈉、鈣、鎂或鉀（儘管 BHB 鉀鹽具有很強的吸濕性，幾乎不可能呈粉末狀）。此外，現在我們已可以將 BHB 與胺基酸結合，例如賴胺酸、精胺酸、肌酸、瓜胺酸、丁胺和亮胺酸；然而，這些產品在技術上不算是酮鹽，也不普遍，而且才剛上市不久（例如 Keto Aminos）。

酮體與胰島素的難題

　　道理看起來很簡單：酮體的產生或升高→胰島素的刺激→降低血糖，以及從脂肪組織釋放游離脂肪酸→預防致命性的酮酸血症。然而在人體試驗中，這個理論並未出現。事實上，一項研究發現 AcAc 會降低血糖，但對胰島素釋放沒有影響（Fajans 等人，1964）。另一項研究發現 BHB 注射對胰島素值沒有顯著影響（Senior 和 Loridan, 1968）。有趣的是，這兩項研究中促進胰島素分泌的主要角色是胺基酸，它們負責刺激肌肉生長與某些胺基酸已被證實可以降低飲食誘導的肥胖並改善胰島素敏感性（Zhang 等人，2007）。最後，第三項研究調查肝醣儲積症（無法分解糖原作為燃料）的嬰兒在超過 24 個月採取低碳水化合物生酮飲食與補充酮體。結果顯示，游離脂肪酸（脂肪分解）與血酮值無關，即使血酮值遠高於 3 mmol / L（Valayannopoulos 等人，2011）。因此，重點是，任何短期外源性酮體的影響（例如，胰島素分泌、游離脂肪酸和脂肪分解）不一定會造成長期的影響，特別是當涉及身體結構和最佳健康的狀態。而且，即使外源性酮體對胰島素產生影響，這種效應可能與飲用蛋白質奶昔後的結果相似，這意味著影響可能是微不足道，並且不會對脂肪儲存或分解產生長期的負面影響。

圖表 4.5. 酮體的變化及其與血液中游離脂肪酸的關係。

資料來源：Valayannopoulos et al., 2011

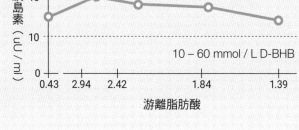

圖表 4.6. 當酮體升高到正常的生理範圍（高達 3 mmol / L）時，這時人體的胰島素並不會大幅增加。

資料來源：Senior and Loridan, 1968

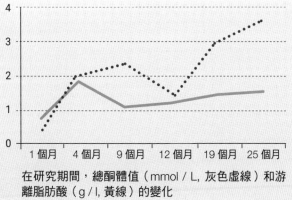

在研究期間，總酮體值（mmol / L, 灰色虛線）和游離脂肪酸（g / l, 黃線）的變化

人們往往對含礦物質或鹽的酮體補充品抱持謹慎之心。當今的社會，鈉也已被妖魔化（就像幾十年前的脂肪一樣），而且大多數的酮體補充劑都使用一個 BHB 分子來結合鈉作為酮體的主要來源。通常，酮鹽的礦物質含量取決於其結合的分子而異。

酮鹽	BHB 含量平均值	礦物質含量平均值	補充品每一公克含量
BHB 鈉	81.8%	18.2%	818 毫克 BHB, 182 毫克鈉
BHB 鈣	83.8%	16.2%	838 毫克 BHB, 162 毫克鈣
BHB 鎂	89.5%	10.5%	895 毫克 BHB, 105 毫克鎂
BHB 鉀	72.5%	27.5%	725 毫 BHB, 275 毫克鉀

要留意這些補充品的礦物質含量，並且將它們合併納入你的每日攝取量。有些人因某些疾病治療中則需要特別注意，以免某種礦物質攝取過量。

更多關於酮鹽的資訊，請參考網站 Ketogenic.com 閱讀〈To Ketone or Not to Ketone: Mineral Salts〉（是否要補充酮體：礦物鹽）相關文章。

酮酯

為了避免酮鹽礦物的潛在問題，目前研究人員已經研發了各種酮酯。酮酯是以單酯、二酯，甚至三酯形式存在的無鹽液體。這意味著酮體分子不是與礦物質結合的酮鹽形式，而是透過酯鍵與不同的物質結合。

如你所見，在合成 D - β - 羥基丁酸酯期間，乙醇是其副產物。但是，在正確的研發和製造過程時，大部分的乙醇會透過真空去除。

大多數酮酯都已經過動物（Desrochers 等人, 1995；Kesl 等人, 2016）和健康成年人（Clark 等人, 2012）的研究以確定其安全性和有效性，以及沒有不良的後果。

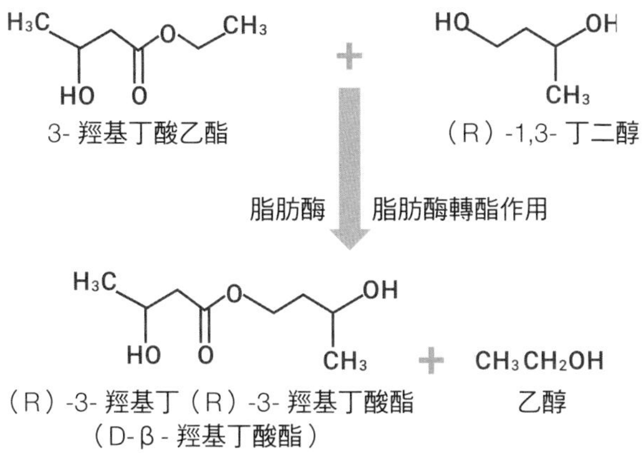

圖 **4.7.** D- β - 羥基丁酸酯的製造概要。　資料來源：FDA GRAS filing by Drs. Veech and Clarke

酮體有熱量嗎？

　　酮體是燃料來源，因此當然含有熱量。在由維奇（Veech）博士和基蘭‧克拉克（Kieran Clarke）研發的 D-BHB 酯的 GRAS 認證（安全無副作用）中指出，其卡路里值約在 4.7 大卡／公克。根據估計，β - 羥基丁酸實際的卡路里值介於 4.7 大卡／公克至 5.4 大卡／公克之間。所以要留意那些聲稱不含卡路里的酮體補充劑──這是一種簡單的方法，可以發現那些使用不正確的標籤或將他們的 BHB 過度「神化」。

　　然而，這些酯類最大的限制是：

- **成本：**BHB（人體生物形式）的 R／D 形式比大多數酮鹽中使用的 DLBHB 或 RS-BHB 形式昂貴許多。（我們將在下面進一步討論）。製造純 R／D 的 BHB 過程具有挑戰性，然而一些研究人員和公司目前正努力研發。

- **味道：**我們的同事彼得‧亞提亞（Peter Attia）博士在試用酮酯後寫了一篇文章，他描述其味道像「飛機燃油」，說酮酯具有刺鼻的苦味只是輕描淡寫。我們取樣多種不同的酯類，我們喜歡把它形容為就像喝了從曾祖父流傳下來的一瓶琴酒或伏特加再混合一點藥用酒精。部分與味道有關的問題可能來自於酯本身的雜質，因此更好的蒸餾過程或許有助於提升味道（與蒸餾伏特加類似）。

我們相信，不久將來，這些酯類產品將以一種可口的形式進入市場，而唯一可能的障礙則是成本。

總之，外源性酮體有多種形式：鹽、單酯、二酯和不同異構物的組合（例如 D / R-BHB、L / S-BHB 或兩者的組合，如 DL-BHB，又名 RS-BHB）。酮鹽比酮酯更便宜且更可口。它們可以迅速提高血酮值，並在短時間內維持這個水平。酮酯通常結合 1,3-BD 與 AcAc 或 BHB 以製成無鈉非離子型的酮體前體。這樣可以消除人們對於礦物質或鹽負荷的顧慮，並且由於肝臟中 1,3-BD 處理轉化成為酮體的過程，可能會使血酮值升高的時間拉長。到目前為止，酮酯因其高成本和不佳的味道無法上市，僅用於研究中；然而，許多公司正努力突破這兩方面以試圖將它們推向市場。

酮體異構物：有區別嗎？

異構物是一種化合物，它與另一種化合物具有相同的原子類型和數量，但以不同的順序排列。酮體異構物主要有兩種：D-BHB（也稱為 R-BHB）和 L-BHB（也稱為 S-BHB）。這些異構物被歸類為鏡像異構物，這意味著它們互為鏡像，但並不相同。如同你將雙手放在你面前，你看到的雙手幾乎完全相同，但是如果你把你的左手放在右手上，它們並非完全吻合。同樣的，如同 D-BHB 和 L-BHB 是鏡像異構物。在大多數情況下，我們的身體可以使用或生產其中一種生物形式，而另一種形式要不就不那麼有效，或者根本沒有效果。

身體會產生 D-BHB，因此它本來就具有生物活性，很容易插入到位。想像它是一個俄羅斯方塊遊戲，一種生物活性物質完全吻合體內的位置，而其對應的非生物活性物質卻不太吻合，因此在遊戲中留下太多空間。

如前所述，大多數酮體補充品使用混合異構物或外消旋形式的酮體（DL-BHB），原因為何？首先，混合異構物的生產成本明顯比較低。然而，如果生物活性形式（D-BHB）占外消旋形式的 50％或更少，那另一個部分（L-BHB）的作用是什麼呢？是否有必要？與 D-BHB 不同的是，L-BHB 不

酮酯的歷史

首先開發與研究酯類的專家是羅納德・伯克漢（Ronald Birkhahn）博士和亨利・伯納格瑞伯（Henri Brunengraber）博士，他們兩位都是酮體領域的權威。伯克漢等人應用第一種適合大量使用的酮體形式（1979），他描述這種單酯甘油和乙醯乙酸（AcAc）的合成，通常又稱為單乙醯乙酸甘油酯（monoacetoacetin）。單乙醯乙酸酯的分解會產生 AcAc，這是一種生理燃料。伯克漢早期對單乙醯乙酸甘油酯的研究指出，它可以安全地注入正常和受傷的老鼠體內，並且發揮保留蛋白質的作用。然而，伯克漢並不滿意，他決心要研發更好的酯類。他試圖製造一種 DL-3- 羥基丁酸（BHB）和甘油的酯類，稱為單酸甘油酯（monoglyceride）（Birkhahn 等人，1997）。研究人員得出結論：動物在不斷注入單酯甘油 -DL-BHB（glyceryl mono-DL-BHB）並沒有出現毒性症狀，但卻顯示出這種化合物已被用於能量的跡象。

與此同時，另一個研究小組（Desrochers 等人，1995）開始合成一種名為 1-3 丁二醇（1-3-butanediol；1,3 BD）的單酯和二酯化合物與 AcAc 或 DL-BHB。（1,3 BD 是一種酒精，當分解時可以轉換成 BHB）。這使得 D、L（或 R、S）1,3 BD 和 BHB 或 AcAc 有各種的組合。（D、L 的命名與 R、S 是同義詞，意指其中的異構物。）

近期，唐姆・達戈斯蒂諾（Dom D'Agostino）博士的實驗室開始研究 D,L-1,3- 丁二醇乙醯乙酸二酯（BDAcAc2），觀察其在中樞神經系統氧氣中毒和癲癇發作的作用（D'Agostino 等人，2013）。理查・維奇（Richard Veech）博士始終強力主張他的酯類只使用 D 異構物（不是混合的 D、L），他的實驗室和其他人進行了一些生物利用率的研究，以觀察這種酯類對血液 BHB 和性能的影響，並且都得到顯著的結果。這兩種酯類未來前景看好，目前需要更多的研究來確定它們潛在的優點和限制。

不同型式的酮酯

基本	結合	基本	結合
（乙醯乙酸） Acetoacetate	（單酯甘油） Monoester glycerol	（乙醯乙酸） Acetoacetate	（單酯 1,3- 丁二醇） Monoester 1,3-butanediol
（乙醯乙酸） Acoacetate	（三酯甘油） Triesterglycerol	（DL-β- 羥基丁酸） DL-BHB	（單酯 1,3- 丁二醇） Monoester 1,3-butanediol
（DL-β- 羥基丁酸） DL-BHB	（單酯甘油） Monoester glycerol	（DL-β- 羥基丁酸） DL-BHB	（單酯 1,3- 丁二醇） Monoester 1,3-butanediol
（DL-β- 羥基丁酸） DL-BHB	（三酯甘油） Triesterglycerol	（DL-β- 羥基丁酸） DL-BHB	（單酯 1,3- 丁二醇） Monoester 1,3-butanediol
（乙醯乙酸） Acetoacetate	（單酯 1,3- 丁二醇） Monoester 1,3-butanediol		

具有生物活性。那麼我們的身體如何處理 L-BHB？其實，它並沒有完全浪費掉：L-BHB 是透過 S-BHB CoA 代謝，最終轉化為 D-BHB 和其他副產物（Desrochers 等人，1992）。

生酮概念

外源性酮體安全嗎？

到目前為止，酮酯和酮鹽在各種劑量下都具有 GRAS（安全無副作用）認證。酮鹽最大的安全問題是礦物質含量和可能的雜質。然而，礦物質量需要在搭配良好的飲食、身體活動量等。有兩位 6 個月大的慢性低血糖嬰兒，在口服 DL-BHB 幾個月後，即使是高劑量（每天 32 公克）也沒有出現副作用（Plecko 等人，2002）。

另外，給予患有多發性醯輔酶 A 去氫酶缺乏症（MADD，這是一種涉及調節脂肪酸氧化失調的疾病）的嬰兒補充 BHB 鈉，同時配合低脂肪、低蛋白質、高碳水化合物飲食治療，並且避免長時間空腹，幾年下來都沒有不良的影響（Van Hove 等人，2003），反而在使用補充品後，從腦部核磁共振造影中可以看出神經功能獲得改善。

Kesl 等人（2016）最近對動物進行酮鹽的安全性研究。在經過幾週高劑量後，他們發現動物沒有不良的反應。

儘管如此，隨著酮鹽在美國愈來愈普遍，重要的是要留意酮鹽在製造過程中的雜質，例如巴豆酸和其它可能存在於原料中的雜質。那些試圖採取捷徑的製造商，其產品往往含有大量這些雜質，當攝取大量這些產品時，久而久之可能具有某些禁忌。因此，尋找第三方檢測和研究支持的產品，並使用 BHB 最高品質的天然形式。

一項研究顯示，給予 D 1,3 BD（生物活性形式）的老鼠，其酮體合成和吸收率顯著高於給予 L 1,3 BD 的老鼠。在 D-BHB 條件下，酮體生成作用有九倍之多，在 L-BHB 條件下則是三倍半；在 D-BHB 條件下，其吸收率是 80%到 102%，而在 L-BHB 條件下的吸收率則是 29%到 38%，其他研究也有類似的結果。事實上，葛勞帝（Gueldry）和布勞雷（Bralet）（1995）研究 D 對 L 與 DL-BD，以及 DL-BHB 在不同標記物上的差異。他們的發現如下：

	血液 BHB 值增加	血液 AcAc 值增加
D-BD	1183%	1043%
L-BD	183%	271%
DL-BD	742%	414%
DL-BHB	667%	600%

　　很明顯，D 異構物促使血液產生更多的 BHB 和 AcAc，而 L 異構物則幾乎毫無增加這兩者的產量。值得留意的是，餵食 L 1,3 BD 的動物顯示其脂肪酸合成增加（我們不樂見的情況）；因此，L 異構物似乎比 D 異構物更容易促使脂肪儲存（Robinson & Williamson, 1980；Desrochers 等人 , 1992；Tsai 等人 , 1996）。如果你還記得我們之前提及的脂肪和酮體對脂肪分解和儲存的影響，看起來 L 異構物比 D 異構物更容易促進脂肪酸合成。

　　D-BHB 異構物似乎是酮體補充品有效最主要的元素。有一種可能性是 L-BHB 在動物體內具有降低血糖的作用（Meenakshi 等人 , 1995），但此理論尚未得到證實（McKenzie, 1902）。即使大腦對 D-BHB 的吸收效果明顯比 L-BHB 好（Robinson & Williamson, 1980），但達戈斯蒂諾博士的實驗室也看到 1,3 BD 的外消旋（D、L）形式在各種治療應用方面（如癲癇發作、氧中毒和癌症）的正面結果。然而，如果單獨給予活性 D 異構物，那麼這些相同研究的結果究竟會如何？目前仍是未知數。

　　酮體異構物的類型可能在減少癲癇發作的過程具有獨特的作用。一些研究表明，因大腦缺氧引發癲癇發作的情況減少可能與入酮的程度無關，這意味著即使 D-BHB 可引發更大程度的生酮狀態，但可能還有其他原因使癲癇發作減少（Chavko 等人 , 1999）。一項研究發現，L-BHB 對癲癇發作比 D-BHB 更為有效；該研究作者指出，抗驚厥藥物的性質可能與丙酮和 AcAc 值有關。然而，先前的研究指出，當代謝正常時，D-BHB 比 L-BHB 可增加更多的 AcAc。另外，我們實驗室初步的研究顯示，即使是中等劑量（10 公克），L-BHB 對血酮值也沒有影響。事實上，一些研究人員認為 L-BHB 可能還會阻礙 D-BHB 的結合位點——這與我們想要的效果相反。

那麼「個人所需的 D-BHB 酮體補充品數量只需要混合酮體異構物（DL-BHB）補充品的一半以下就能獲得相同的效果」看起來似乎合理。不過，這又涉及劑量多少的問題，劑量的多寡可能產生巨大的影響，尤其是酮鹽。

最後，我們的實驗室發現 D-BHB 對體能表現的影響大於 DL-BHB；然而，我們還需要更多的研究來比較 D-BHB 和 L-BHB 對體能、大腦吸收和代謝，以及治療潛力的直接影響。目前的證據都指向單獨補充 D-BHB 較為有利，而不是混合的異構物。

總　結

深呼吸一下。這章是關於外源性酮體及其潛在應用的大量資訊。雖然資訊很多，但我們希望你繼續利用這些作為日後的資源。

總結這一章，酮體補充品已經存在幾十年，終於被一些公司如「Pruvit」擴展成為主流。MCT 運輸蛋白的作用如同隧道，協助吸收酮體進入細胞，並且可以透過運動增加。中鏈三酸甘油脂與外源性酮體不一樣，你可能需要 20 公克以上的 MCTs 才能使血酮值升高一點（0.3 mmol／L）。酮鹽通常與礦物鹽如鈉、鈣和鎂結合，而酮酯（大部分是液體）與甘油或 1,3 BD 結合。酮鹽比酮酯更便宜且更可口，目前還在進行它們對多種變數影響的研究。酮體的不同異構物包括 D-BHB 和 L-BHB。市場上大多數的酮體是兩種混合異構物（外消旋體）的形式（即 DL-BHB）；然而，我們的實驗室和其他人已經證實，D 異構物比 L 異構物更具有生物利用度。

外源性酮體的領域日新月異，日後，我們肯定會看到新的數據，以及輸送、生物利用度等提升的技術出現。在我們的實驗室中，我們將繼續測試這些補充品的新應用，並發現其使用上可能的限制。儘管如此，外源性酮體的潛力無限，我們迫不及待想看到有關這個主題更多的研究和報告。在後面的章節中，我們將更著重在酮體補充品的潛在治療應用，以及如何將它們應用於生活中，或甚至不需要實行生酮飲食。

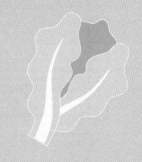

第五章：

潛在應用的
領域

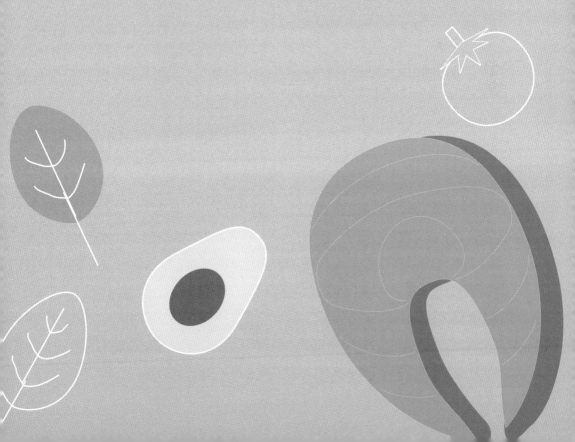

第一節：**控制食慾和減重**

　　2015 年，我們在一次會議上發表一些完善生酮飲食計畫如何有助於減肥的最新研究。將近一年後，我們在一場以生酮飲食為主的教育活動上發言。一位男士走向我們，給了我們一個很大的擁抱。他眼中含著淚説：「謝謝你們挽救了我的生命。」，他解釋説，在 2015 年時他聽到我們談論生酮飲食和減肥。在那個演講的前一個星期，他因為暈倒被送到醫院。他嚴重過胖，肝酶指數超標，血脂譜位於動脈粥狀硬化高風險區（出現高 LDL 和低 HDL 膽固醇值），他的空腹血糖值遠高於 500mg / dL（正常值在 100 mg / dL）。從他的車子走到他的辦公室變得極為困難。醫生告訴他，如果他再不減重，再不改變飲食習慣並開始運動，他肯定活不了多久。在參加我們的研討會後，這名男子決定實行生酮飲食，同時配合運動，甚至定期補充外源性酮體，一年後，他減重超過 100 磅（大約 45 公斤），空腹血糖下降到 97 mg / dL，他覺得自己煥然一新。

　　我們聽過數以千計類似的親身見證。生酮飲食可以成為減肥的有效工具，我們對此深信不移。

　　毫無疑問，我們正面臨全球流行性肥胖症。根據全國健康和營養調查（NHANES）報告指出，今日在美國有 35％的成年男性和 40％的成年女性屬於肥胖（Malik 等人，2013）。肥胖流行似乎主要是由於鼓勵過度消費食物、攝取高糖食物和缺乏運動的大環境所致（Swinburn 等人，2011）。我們不斷被廉價、現成的零食，如特大號糖果棒、薯條、蛋糕和穀物的廣告策略轟炸。我們曾經與一些銷售這些糖果食品的大公司進行交流，他們的行銷策略全在於吸引你的感官。每一個廣告，無論是對你，或者更糟糕的是對你的孩子，都是為了推動購買慾望。這些動畫兔子、老虎和小精靈背後都有一個原因，那就是針對兒童的食品廣告。不可避免地，我們都成為這些行銷技倆下的受害者，並且最終購買產品，無論我們承認與否。

美國政府目前對減肥的建議著重在低脂、卡路里限制飲食；然而，這些飲食長期下來往往效果不彰（Liu 等人, 2014；Sumithran 等人, 2013）。事實上，研究顯示，低脂飲食減掉的體重大部分會在 3 到 5 年內恢復（MacLean 等人, 2011）。其中有兩個可能的原因：飢餓感增加和新陳代謝變慢。首先，研究指出，低卡路里、低脂的飲食會在短短的幾週內促使飢餓感和吃東西的慾望增加（Sumithran 等人, 2011；Doucet 等人, 2000）。其次，在經過卡路里限制飲食之後，我們的新陳代謝會調整：當我們減少攝取卡路里時，我們的身體為了基本功能（例如保持身體系統運轉）的運作會調整降低熱量的消耗。這種新陳代謝減緩的現象會在停止節食之後，持續長達 6 年之久；飲食愈極端，這種影響的可能性就愈長久（Fothergill 等人, 2016）！低脂、低熱量的飲食迫使我們同時面臨飢餓感和適應新陳代謝緩慢的挑戰，最終造成我們復胖的災難。飲食若要有效和持久，重點在於預防復胖，並且讓飢餓感在節食者可以控制的範圍之下。

飢餓問題

許多人認為，解決肥胖流行病的辦法很簡單：少吃多動。當然，我們比這個流行病尚未開始之前的人們吃得更多且動得更少。來自美國農業部經濟研究局的數據顯示，比起 50 多年前的美國人，今日我們每天比他們多攝取 350 大卡以上（Cecil 等人, 2008）。我們很難說這其中增加的是什麼，但不可諱言的是，從整個社會來看，我們不只吃得更多，還減少運動量。根據美國疾病控制和預防中心的數據指出，美國只有 21％ 的成年人符合美國人體能活動準則，其中包括每週 150 分鐘的中強度有氧運動（或 75 分鐘劇烈的有氧運動），以及每週至少兩天的肌力訓練。我們坐的時間比以往更久，辦公桌的工作也讓我們處於一種姿勢不良的狀態，同時整天下來缺乏運動。

雖然少吃多動有其效果，然而事實上減肥可要複雜得多。研究發現，有超過 30 種基因變異可以解釋瘦和肥胖個體之間的體重差異，與肥胖有關的第一個基因是與體脂和肥胖（FTO）相關的基因（Cecil 等人, 2008）。在肥胖個體中，這種基因的變異導致飯後飽足感降低，調節食慾的能力受損（Llewellyn 等人，2014）。因此，這些個體很可能比較瘦的人更難有飽足感。有的人吃一小份午餐後可能會覺得很飽，但也有人覺得這頓飯只是開胃菜，他的食慾才剛打開，還想吃得更多。

　　飢餓是一種生理上的需要，但飢餓和食慾有別。例如，假設你早晨醒來，在上班前沒有機會喝咖啡。你一到辦公室電話和會議應接不暇，在你還未意識到之前，已經是下午了，而且你的肚子在咕咕叫，這是飢餓。於是，你決定休息一下，和一位同事一起去買一份有藍紋起司、培根、雞蛋和牛排的大沙拉。飯後你感到很飽，這種飽足感抑制了飢餓的感覺。然後你回到辦公室，發現有人帶來新鮮剛出爐的巧克力餅乾和布朗尼蛋糕，這時剛吃完午餐的你雖然還很飽，但是你可能會禁不住誘惑忍不住吃一點甜點，這就是食慾。不過，因為你太飽了，所以你可以克制想吃餅乾或布朗尼的慾望。（至少我們希望你可以做到！）

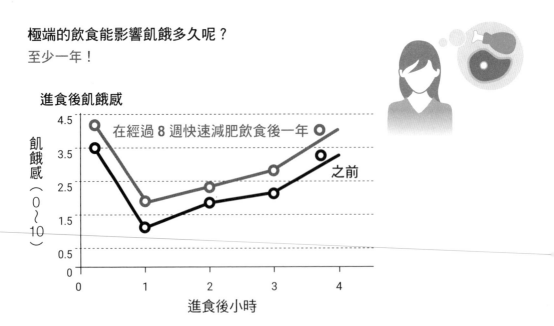

極端的飲食能影響飢餓多久呢？
至少一年！

圖表 5.1.1. 即使是在快速減肥飲食後過了一年，飽足感的訊號依然被抑制。
資料來源：Adapted from Sumithran, 2011.

我們有 3 個主要調節食物攝取量的過程，而這些全是由大腦區域內的下視丘所控制。首先，類似調節房屋溫度的恆溫器，我們的身體內部有一個「營養恆定器」，當營養恆定器偵測到葡萄糖、脂肪酸和酮體等營養素值高時，大腦會發出信號降低飢餓感（Obici 等人, 2002）。其次，我們的身體對食物有自動反應，當我們吃的食物量增加，並且擴大我們的腸胃時（Martin 等人，2007），我們的大腦會收到一個飽足的自動訊號。想像一下，當你吹氣球時氣球會膨脹；當我們吃大量食物時（例如，感恩節吃太多火雞和餡料），我們的胃會逐漸脹滿（有時我們還得鬆開鈕扣或解開皮帶扣上的凹槽）。最後，我們有飢餓和飽足感激素以控制我們的食物量（Sumithran 等人, 2011）。飢餓素是一種會增加飢餓感的常見激素，與其相反的激素瘦體素則會增加飽足感，所以我們會少吃一點，而節食會大幅影響這些激素：也就是飢餓素上升，瘦體素下降。

肥胖與通常減少攝取更多食物慾望的調節過程受損有關（MacLean 等人，2011）。這可能是傳統低脂、低卡路里飲食對超重或肥胖個人失敗的原因之一。失去控制食物攝取的能力，在體重減掉後，會造成混亂和幾乎無法控制的反彈（MacLean 等人, 2011）。從理論上而言，如果我們可以找到一種飲食方式，不會對食慾或飢餓感和飽腹感（飢餓素和瘦素）造成不良影響，那麼長期減重和全身結構的轉變才能持續。

還好我們還有希望。一項研究發現，在以極低熱量的碳水化合物為基礎的飲食 8 週後，個人的飢餓感和飢餓激素仍然持續升高長達一年（Sumithran 等人, 2011 年）。然而，儘管食物攝取量急劇下降，在同樣 8 週後，極低熱量的生酮飲食並沒有使飢餓激素或飢餓感增加（Sumithran 等人, 2013）。除此之外，許多研究發現，堅持生酮飲食而不限制卡路里的個體較少感覺到飢餓，因此相對在無意識下攝取更少的卡路里。想想看：人們不再像他們過去那麼飢餓，因此卡路里的攝取量自然就會減少。此外，抑制飢餓所需的酮體可能很少，因為研究顯示酮體值在 0.5mmol / L 和超過 3mmol / L 之間對食慾並沒有太大的差異（Rosen 等人, 1985；Krotkeiwski 等人, 2001）。

生酮飲食可以抑制飢餓的痛苦嗎？

可以！

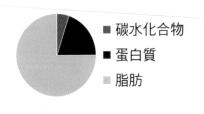

- ■ 碳水化合物
- ■ 蛋白質
- ▨ 脂肪

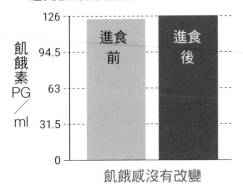

圖表 5.1.2. 生酮飲食 8 週後飢餓激素的變化。

資料來源：Adapted from Sumithren 等人 , 2013.

研究	飲食干預	結果（低碳水化合物）
Young 等人 , 1971	104 公克、60 公克或 30 公克碳水化合物；蛋白質含量都相同	↓ 所有組別的飢餓感
Evans 等人 , 1974	80 公克碳水化合物；蛋白質和脂肪不限	↓ 卡路里攝取量（降低 30%）
Boden 等人 , 2005	21 公克碳水化合物、151 公克蛋白質、164 公克脂肪	↓ 卡路里攝取量（大約少於 950 大卡） ↓ 14 天 2 公斤
Nickols-Richardson 等人 , 2005	20–40 公克碳水化合物、90–100 公克蛋白質、95–105 公克脂肪	↓ 飢餓感　↓ 體重
Vander Wal 等人 , 2005	雞蛋或貝果早餐	↓ 午餐和吃過蛋類早餐後其餘的時間卡路里攝取量
Wood 等人 , 2006	低碳飲食，10% 熱量來自碳水化合物，總熱量則不限制，	↓ 卡路里攝取量（降低 30%）
McClerno 等人 , 2007	< 20 公克碳水化合物	↓ 飢餓感
Johnstone 等人 , 2008	4% 熱量來自碳水化合物，蛋白質和脂肪則沒有熱量限制	↓ 卡路里攝取量　↓ 飢餓感
Martin 等人 , 2011	20 公克碳水化合物；蛋白質和脂肪不限	↓ 渴望　↓ 飢餓感　↓ 食慾
Veldhorst 等人 , 2012	30% 蛋白質、70% 脂肪	↓ 食慾

我們的好朋友唐姆·達戈斯蒂諾博士曾經說過，生酮飲食「讓我們重新拿回食慾的主控權」。這其中有幾個可能的原因。首先，生酮飲食可以預防血糖下降，使脂肪酸略微升高，並且大幅提高體內酮體，所以我們的營養恆定器可能認為我們不需要進食（Paoli 等人, 2015）。這與低脂飲食相反，低脂會促使血糖下降，抑制脂肪酸和酮體生成（Gibson 等人, 2015）。其次，酮體可預防飢餓激素，如飢餓素上升，而一些飽足感激素，如膽囊收縮素（CCK）則不會如同低熱量飲食那樣下降（Sumithran 等人, 2013）。最後，在完善的生酮飲食中，我們所攝取的碳水化合物，在理想的情況下是來自高纖維的綠葉蔬菜，由於它們的體積龐大，因此可以觸發更多飽足感的自動信號（Ard 等人, 2016）。

最大化減重法：低脂或生酮飲食？

雖然生酮飲食或許有助於減少飢餓感和增加飽腹感，但更大的問題是，你能夠持之以恆嗎？在減重方面的成效如何？一份針對幾項研究的擴大審查發現，有將近 70％超重的個體，在 6 到 36 個月中，他們持續採取生酮飲食的比例比低脂飲食高（Hession 等人, 2009）。生酮飲食的飽足作用使其更容易持續，因為你不會覺得餓。生酮飲食的獨特之處在於，即使沒有被告知要減少熱量的攝取，你還是可以減重（Volek 等人, 2004；Sondike, 2003；Brehm, 2003；Holland 等人, 2016；Kennedy 等人, 2007）。

告訴別人減肥只要吃少於你所消耗的卡路里，
這就好像等於告訴一個運動員，要贏唯一之道就是得分。
這聽起來很簡單，但事實並非如此。

研究一致顯示，生酮飲食比低脂飲食可減掉更多的體重。例如，在一項研究中，經過 6 個月後，生酮飲食減重的程度高於低脂飲食（Hession 等人, 2009）。然而在大多數研究中，生酮飲食組的蛋白質攝取量很大，這使得人們不清楚究竟是生酮飲食還是高蛋白攝取導致的體重下降。我們實驗室的研

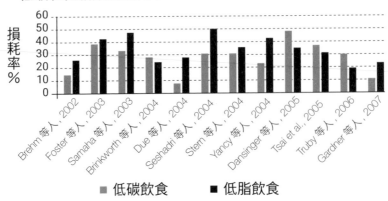

圖表 5.1.3. 低碳飲食的研究指出，其流失率低於低脂飲食。

資料來源：Hession 等人, 2009.

究（Wilson 等人, 2017）則發現，8 週阻力訓練配合生酮飲食大約可減重 9 英磅（4 公斤），同樣的運動配合傳統低脂飲食體重則減少大約 4 英磅（1 公斤），而且兩組的蛋白質攝取量是相同的。

在另一項研究中（Young 等人, 1971），久坐超重的大學生被分成三組，每天攝取 100、60 或 30 公克碳水化合物，其中所有組的蛋白質攝取量都是 115 公克。結果碳水化合物最低組（30 公克）具有最高的血酮值，碳水化合物最高組（100 公克）具有最低的血酮值。在碳水化合物最低組中，體重減掉得最多且肌肉質量保存最多。這代表體重減輕主要是因為體內脂肪減少，證明當卡路里不足時，酮體可以讓我們免於肌肉流失。

雖然這種優勢的原因不明，但是沃利克（Volek）博士（2002）假設，生酮飲食創造了一個獨特的代謝狀態，即使在卡路里攝取量不變的情況下還是可以減重，甚至還可能稍為增加卡路里的攝取量。其原因就在糖質新生作用。回顧第一章，在糖質新生作用中，葡萄糖來自於非碳水化合物。當碳水化合物攝取量低，而蛋白質攝取量適中時，身體就會使用脂肪酸和生糖胺基酸（可產生葡萄糖的蛋白質前體，不是肌肉生成的主要元素）。為了製造 1 公克葡萄糖，身體需要分解 10 公克的脂肪（Volek 等人, 2007），所以，生酮飲食限制碳水化合物，以及某種程度上較少的蛋白質，這意味著體內需要

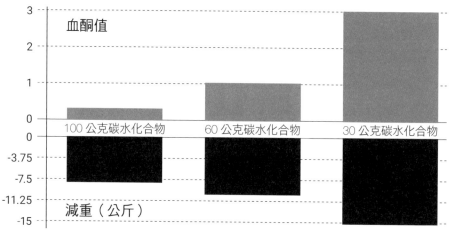

圖表 5.1.4. 血酮值愈高，減掉的體重也愈多。

資料來源：Adapted from Young 等人 , 1971.

更多的脂肪以產生某些身體過程所需的葡萄糖。

　　生酮飲食具有優勢的另一個可能的原因或許與一個稱為飼料效率的概念有關，意指每攝取一大卡食物可儲存的脂肪量。例如，如果你和你的朋友同樣吃 500 大卡的蛋糕，但是你儲存的脂肪量比她多，這表示你的身體在儲存卡路里方面比她更有效率。我們與邁可・羅伯茲（Mike Roberts）博士和瑪麗亞・哈藍（Maleah Holland）博士（Holland 等人 , 2016）合作，他們發現即使蛋白質攝取量相似，但生酮飲食餵養的老鼠其飼料效率較低，每公斤吃下的食物後，體重的增加量也較少，不管運動量如何，其脂肪量也比吃西式或低脂肪飲食的老鼠還低。雖然這些發現背後的機制不明，但這可能與褐色脂肪組織（BAT）的增加有關（Veech 等人 , 2007）。稍後我們將進一步討論這個概念，但簡單地說，BAT 提高了代謝率——我們燃燒能量的速度以保持活力——透過將我們所吃的食物直接轉化為熱量而不是可用的能量。

　　一些研究指出，生酮飲食會使身體的脂肪大幅減少。除了上述的那些研究之外，沃利克博士（2004）發現，儘管每天多攝取將近 300 大卡的熱量，生酮飲食的個體所減掉的脂肪比低脂飲食的個體更多。追溯到 1950 年代的研究顯示，在每天攝取 1000 大卡的節食期間，高脂肪飲食體重減輕得最快，且當卡路里攝取量每天增加到 2600 大卡時，這個效應仍然持續存在

（Kekwick & Pawan, 1956）。另一項關於超重青少年的研究，他們每天攝取 20 到 40 公克碳水化合物連續 12 週（Sondike 等人 , 2003）。儘管每天攝取的熱量比低脂肪飲食組多 700 大卡，但這些青少年的體重卻減少了 9.9 公斤（21.8 磅），而低脂組只有減少 4.1 公斤（9 磅）。這個研究又再次指出，在這種情況下減重的結果不只是因為減少了卡路里。

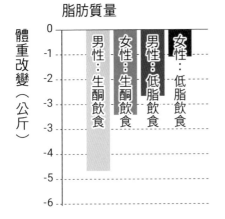

圖表 5.1.5. 男性和女性在生酮飲食和低脂飲食之間脂肪質量的變化。
資料來源：Volek 等人 , 2004.

減重多少？操之在己

人們經常問我們：「生酮飲食可以減掉多少體重？」老實說，結果因人而異，這不僅取決於你的身體如何運作，還取決於你一開始的重量、熱量的攝取量，以及你的最終目標。然而，一項研究發現，高脂低碳飲食（每天不超過 50 至 60 公克碳水化合物和大約 150 公克脂肪）的受試者在長達 45 天的期間每天平均減少 0.3 公斤（0.66 磅）（Kasper 等人 , 1973）。

具有胰島素阻抗和敏感的個體可能需要更長的時間才能看到生酮飲食的代謝效益。研究指出，超重和具有胰島素阻抗的人其線粒體功能往往受損，且整體線粒體較少（Short 等人 , 2004）。線粒體負責分解脂肪作為燃料，因此在酮體生成和利用中具有重要的作用（Hyatt 等人 , 2016），所以線粒體受損自然會使這些個體難以進入生酮適應的狀態。幸運的是，生酮飲食本身似乎可以改善線粒體的數量和功能，在經過一段時間後這種問題可以克服

（Hyatt 等人 , 2016）。因此，超重、肥胖或具有胰島素阻抗的個體可能會從減少碳水化合物攝取和轉向替代燃料酮體看到成效。另一方面，胰島素敏感的人，就像那些每天晚上可以吃一塊蛋糕並保持苗條的朋友一樣，可以接受任何飲食，只要他能夠完全地消化、吸收和代謝任何比例的營養素與保持健康的身體結構。

請記住，適應生酮飲食的過程需要時間。如果你是超重和具有胰島素阻抗，生酮飲食的真正代謝優勢可能不會完全展現出來，直到你持續保持這種飲食至少好幾個星期。

最近一項針對 18 歲至 50 歲不等的肥胖個體研究結果（Hall 等人 , 2016）支持這一個觀點，也就是超重和具有胰島素阻抗的人通常需要更常的時間才能適應生酮飲食。在為期 8 週的試驗包括前 4 週與後 4 週兩個階段：前 4 週，受試者被安排採取低脂肪、高碳水化合物的飲食。雖然研究人員試圖維持一定的卡路里量，但在這段時間，受試者體重減輕大約 2 英磅（0.9 公斤），也就是他們每天比平時少攝取 300 大卡。之後在接下來的 4 週，受試者被安排採取不甚完善的生酮飲食來減重。我們之所以說「不甚完善」，是因為蛋白質攝取量占總卡路里的 15％或每公斤體重攝取 1 公克，這對維持肌肉質量而言是不盡理想的。為了防止肌肉萎縮的建議是每公斤體重要攝取 1.6 公克蛋白質（Phinney 等人 , 2004）。此外，大約每天 12 公克的纖維攝取量也遠遠低於健康的建議量。

研究人員發現，當受試者從高碳水化合物、限制熱量的飲食轉換為生酮飲食時，他們的代謝率在第一週增加了 100 大卡，但在接下來的研究中就恢復正常。於是他們做出結論：「與低脂飲食相比，生酮飲食沒有代謝方面的優勢」。

這個結論有許多疑點。原則上，限制熱量 4 個星期的飲食與隨後的節食期是不可相比的，因為最初的飲食習慣可能會產生適應性而阻礙脂肪減少。呼吸商（RQ）值，代表細胞產生的二氧化碳與消耗的氧氣量比，可用於測量個體是以燃燒脂肪或碳水化合物作為主要燃料。當我們使用葡萄糖作為燃料時，RQ 等於 1.0，因為我們消耗了 6 個 O_2，並排出了 6 個 CO_2。當我們

圖表 5.1.6. 個體的新陳代謝靈活度可以決定需要的時候能夠利用脂肪的能力。

資料來源：Kelley, 2005

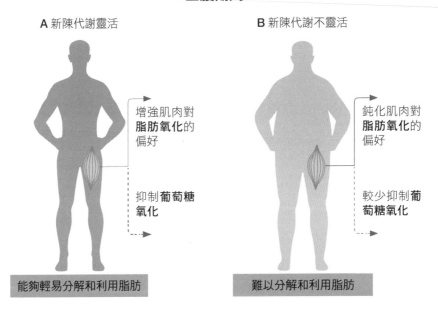

空腹期間

A 新陳代謝靈活

增強肌肉對**脂肪氧化**的偏好

抑制**葡萄糖氧化**

能夠輕易分解和利用脂肪

B 新陳代謝不靈活

鈍化肌肉對**脂肪氧化**的偏好

較少抑制**葡萄糖氧化**

難以分解和利用脂肪

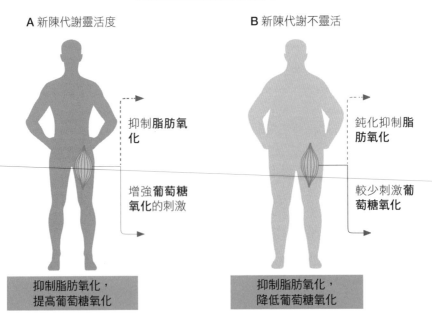

在胰島素刺激的情況下

A 新陳代謝靈活度

抑制**脂肪氧化**

增強**葡萄糖氧化**的刺激

抑制脂肪氧化，提高葡萄糖氧化

B 新陳代謝不靈活

鈍化抑制**脂肪氧化**

較少刺激**葡萄糖氧化**

抑制脂肪氧化，降低葡萄糖氧化

燃燒純脂肪時，RQ 會降低到 0.7，因為我們需要更多的氧氣來氧化脂肪。在這項研究中，RQ 從 0.87 降到 0.78，只減少了一點點。RQ 或許不是個人是否進入生酮適應最好的衡量標準，因為這種代謝衡量法缺乏維持體重所需的敏感性，且試驗時間較短，受試者並未完全適應，再加上蛋白質攝取量不理想，因此無法做出明確的結論。最後，飲食的新陳代謝優勢可能無法由每天消耗的總熱量表示，而是在於長期的代謝變化，例如有效儲存能量的能力（飼料效率）降低。雖然這項研究沒有探索這個領域，但提到減重，這可是生酮飲食的主要優勢。

生酮飲食能否維持減重？

由於它的飽腹作用和減少飢餓感，生酮飲食比低脂飲食更容易變成一種更持久的生活方式，使其成為長期減肥的獨特工具。

在一項為期 6 個月的研究中，研究人員建議受試者在生酮飲食中應該吃些什麼。6 個月後，他們鼓勵受試者自己維持飲食，但沒有進一步的指導。研究人員隨後在三年後進行探訪，以觀察受試者是否能夠維持減重。在研究開始時的平均體重是 221 英磅（100 公斤），經過 6 個月的時間，受試者的平均體重在 196 英磅（89 公斤），減少了 25 英磅（11 公斤）。三年後，受試者的平均體重增加了 9 英磅（4.1 公斤），因此他們維持了 16 英磅（7 公斤）的初始減重（Nielsen 等人, 2008）。然而，在 16 名受試者中，有 5 名不是保持研究結束時相同的體重，就是減掉更多的體重，其中除了一名體重增加外，其餘的人的體重均低於研究開始前的體重。

如果你不認為生酮飲食可以持續，還請參閱食譜篇，該章節提供超過75 種生酮食譜。相信我們，在生酮飲食上有多方面的選擇！

生酮飲食比較適合我或我的朋友？

　　有些人對生酮飲食的反應比其他人好嗎？麥克萊恩（McClain）等人的研究（2013）將受試者分為兩組：胰島素敏感和胰島素阻抗。那些具有胰島素敏感的人（參考第 114 頁），他們可以消耗高碳水化合物飲食，並且不需要太多的胰島素即可使用生成的葡萄糖作為燃料，而那些具有胰島素阻抗者必須使用大量的胰島素來完成相同的工作，這意味著他們的血糖通常較高。麥克萊恩的研究發現，具有胰島素阻抗的個體在採取低脂飲食後所減掉的體重最少。然而，當他們採取生酮飲食時，他們減掉的體重最多。相較之下，那些對胰島素敏感的人在這兩種飲食方面的結果相當。

　　測試自己的一種方法是檢查空腹後、餐前和餐後的血糖值。空腹血糖測試通常在進餐後 8 到 12 小時進行， 例如，如果你在晚上 7 點停止進食，並且在上午 7 點起床，這就是一個 12 小時的空腹期。非糖尿病個體的正常空腹（餐前）血糖值大約是 70 至 99 mg／dL，且餐後 2 小時的血糖值應小於 140 mg／dL，如果這時你的血糖值仍然高於 140 mg／dL，你可能需要讓醫生檢查你是否有胰島素阻抗。羅伯・沃夫（Robb Wolf）的著作《狼吞虎嚥》（Wired to Eat）是一個很好的參考資源。

胰島素敏感性是否決定你的飲食？

很可能！胰島素敏感性可以決定一個人攝取和利用碳水化合物的能力。測量胰島素敏感性一種快速的方法是葡萄糖耐受測試。

在進食 75 公克葡萄糖 2 個小時後，其剩餘的葡萄糖和胰島素值應接近基線。

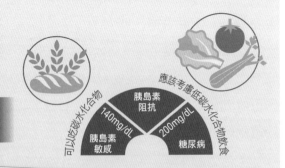

如果沒有接近基線，那你很可能對碳水化合物的耐受度不佳，也許需要採用低碳水化合物、生酮的飲食，以降低胰島素和提高對胰島素的敏感度。

圖表 5.1.7. 幾個小時的葡萄糖耐受測驗是一個簡單的方法用來大致瞭解一個人的胰島素敏感性程度。

我不會告訴你這很容易，我會告訴你這將是值得的。

——亞特·威廉姆斯

　　我們不想低估一些人在嘗試實施生酮飲食時所面臨的挑戰，這個過程往往有考驗和障礙需要克服。讓我們面對現實：每天甜食和速食店的誘惑無所不在，然而，我們的目標是讓你知道，你還有其他的選擇，從長遠來看，這種飲食風格是可以持續的。一旦生酮飲食成為你的一部分後，你將會以不同的角度看待食物和營養標籤。

循環式生酮飲食：你可以來塊蛋糕大口吃掉它嗎？

　　循環式生酮飲食包括交替的生酮飲食期和低脂高碳飲食期。通常，這意指一週 5 天吃生酮，週末則「加碳」。大前提是，循環式飲食可以讓人們獲得生酮飲食的減肥益處，同時在週末仍然可以享受碳水化合物。各種計畫的循環式飲食至今已經流行數十年（McDonald, 1998）。

　　我們的實驗室研究在卡路里不足（比以前攝取較少的熱量），以及結合阻力訓練和高強度耐力運動對脂肪和肌肉組織的影響，（Lowery 等人, 預備發表中）。受試者進行每週 7 天生酮飲食或者每週 5 天生酮飲食，且在週末增加碳水化合物攝取量。這兩組的卡路里和蛋白質攝取量都相同，且都是屬於熱量不足的狀態。我們發現雖然兩組在幾週內都減掉相同的體重，但在生酮組中減掉的大部分是脂肪，而循環組主要是失去肌肉。為什麼會這樣？由於這兩組的卡路里都不足，生酮飲食（可能是因為酮體升高）可以「減脂瘦身」，但在週末增碳的人整週的血酮值都很低。事實上，循環組中的個體在週末增碳後，要一直到週四才能再次入酮，而傳統組則在整週都持續保持在入酮的狀態。

　　最近，我們發現酮體增加與肌肉蛋白合成的比例增加有關（尚未發表）。因此，酮體可能具有獨特的效益，然而在週末增碳的個體其酮體值含量低，所以這種肌肉蛋白合成增加（以及酮體保留蛋白質的作用）似乎不會發生。

另一項研究發現，從生酮飲食轉為低脂飲食的受試者的體重和脂肪質量可能會恢復（Volek 等人, 2004）。因此，沒有進入脂肪適應的循環生酮飲食可能不利於減重。

圖表 5.1.8. 循環或生酮飲食中脂肪質量的變化

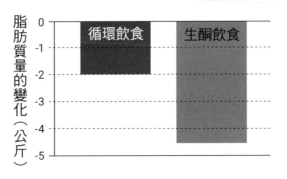

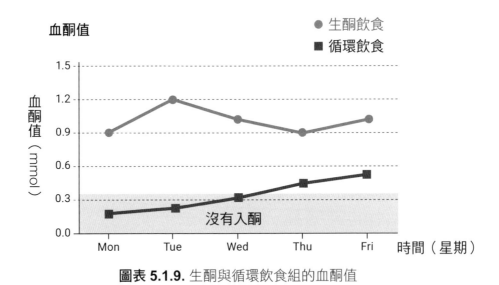

圖表 5.1.9. 生酮與循環飲食組的血酮值

目前並沒有研究關於稍微增碳，或者個體已長期適應脂肪後，是否可以進行增碳。例如，我們不知道對於那些只有一餐增碳或甚至一天，而不是像我們研究中那些整整兩天的人所受到的影響。另外，我們覺得當一個人的脂肪適應期愈長，他也就愈容易回到生酮狀態。因此，經過長時間生酮飲食，並且確實進入脂肪適應期的個體或許能夠偶爾吃一餐或一天的高碳水化合物飲食。不過我們需要更多的研究和數據來確定是否可利用碳水化合物作為飲食計畫的一部分，以及是否可以透過運動來減輕「作弊日」帶來的影響。

最近，Paoli 等人（2013）提出一種較不頻繁的循環法來減重。這些研究人員讓受試者採取生酮飲食（低於 10％的碳水化合物）長達 20 天，然後轉換到 20 天的高蛋白、適度少量的碳水化合物飲食（30％脂肪，20 至 25％碳水化合物），其中碳水化合物來自沙拉，其餘的熱量則來自脂肪。經過 6 個月後，受試者開始吃富含橄欖油和其他單元不飽和脂肪、葡萄酒、牛奶和纖維素含量較高的地中海飲食。然後他們重複這個實驗：生酮飲食 20 天，高蛋白和低碳水化合物 20 天，地中海飲食 6 個月。結果這些人持續保持在生酮和低碳水化合物飲食中減掉的體脂，並且在地中海飲食中依舊保持減掉的體重。另外值得關注的是，這種計畫的持續比率非常高，這代表在生酮、低碳水化合物、高蛋白質和平衡的高纖維、適量碳水化合物飲食之間緩慢的轉換可以帶來長期成功的減重。然而，目前我們還不清楚這種作法是否能夠像生酮飲食一樣帶來健康和長壽的效益（有關生酮飲食長壽之道的更多信息請參考第 253 頁）。

生酮概念

保留蛋白質的改良版斷食

保留蛋白質的改良斷食包括減少熱量的攝取（通常每天少於 1,000 大卡），但是會補足蛋白質量以保持肌肉質量。這種方法可以促使輕微的入酮（因為你大幅限制卡路里，又不攝取碳水化合物，你的身體可能會開始生產一些酮體），但這有別於生酮飲食。

一項針對肥胖青少年採取保留蛋白質（25％脂肪、25％碳水化合物、50％蛋白質）斷食長達 8 週的研究。在此期間，受試者的體重平均減少 15 公斤（33 英磅），主要是來自脂肪量（Willi 等人，1998）。因此，這種改良過的斷食類型可能是另一種選擇，每隔一段時間實行一次，以取代增碳的循環式飲食。

針對減重的外源性酮體

我們不斷被問到一個問題：補充外源性酮體是否可以減重。酮體肯定不是一個神奇的減肥仙丹，不太可能直接讓脂肪憑空消失，它們是一種能量來源。然而，酮體或許有間接的影響力，可以透過多種機制誘發減脂，例如：

- 增加褐色脂肪組織，這是我們想要的身體脂肪
- 提高胰島素敏感性，這可以讓我們體內更有效地利用葡萄糖，而不是儲存起來而已
- 抑制食慾，降低整體的卡路里攝取量

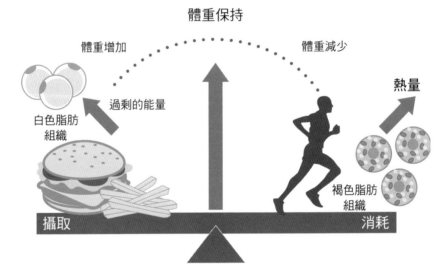

圖表 5.1.10. 影響「卡路里進出」的平衡因素有許多，這比我們傳統的認知要複雜得多。

增加褐色脂肪組織

我們體內有不同類型的脂肪或脂肪組織。當大多數人想到脂肪組織時，他們想到的是白色脂肪組織（WAT）：這些往往儲存在腰圍和臀部。但是，我們也有褐色脂肪組織（BAT），它的功能是產生體溫，特別是在新生嬰兒身上。BAT 細胞富含獨特的蛋白質，稱為解偶聯蛋白，尤其是 UCP1，這使

得我們的身體更難產生 ATP。因為我們的身體在 UCP1 存在下，必須特別努力才能產生能量，所以我們最終得以燃燒更多的熱量，以便在 BAT 細胞中產生熱量（Seale & Lazar, 2009）。換個方式想像一下，攝取食物會增加我們體內的燃料，這種燃料可以儲存或燃燒產生能量，從而產生熱量，BAT 細胞不會儲存或產生能量，而是透過利用體內的脂質，直接燃燒能量來產生熱量，所以增加 BAT 細胞是理想的減重之道，因為這意味著我們會燃燒更多的卡路里。

我們的身體具有聰明的生物系統，對我們給予的刺激會作出反應。暴飲暴食往往會增加 BAT 值，以防止我們儲存過多的脂肪，而限制熱量則會降低 BAT 值，以確保我們有足夠的脂肪儲存用於正常的身體功能（Rothwell & Stock, 1979）。然而，暴飲暴食也會造成一連串的健康問題，即使 BAT 稍微增加，況且暴飲暴食的不利影響很可能遠遠超過減重的任何好處。但是，如果 BAT 可以不在暴飲暴食的情況下增加，那就有可能對減重和整體的健康帶來效益。

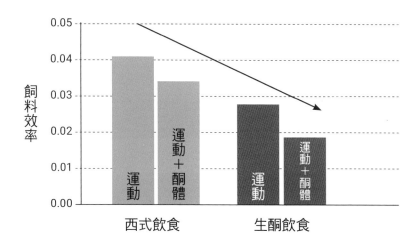

圖表 5.1.11. 無論是西方飲食或生酮飲食，補充酮鹽的動物其飼料效率都較低。
資料來源：Roberts 等人 , 2017（審查中）

維奇博士和他的實驗室進行了首次研究外源性酮體對 BAT 的影響。他的實驗室將老鼠分成兩組，餵食相同數量的脂肪、蛋白質和總卡路里，但一組還給予酮酯；另一組則是給予與酮酯相同熱量的碳水化合物。結果研究人員發現，在酮酯組中，老鼠的線粒體數量增加，且 BAT 中的 UCP1 和促蛋白線粒體的數量增加一倍（Srivastava 等人，2012）。此外，酮酯組在靜態時多燃燒了 14％ 的熱量，並且胰島素敏感性提高，這表明酮體補充品可能有利於減重。

最近，我們與奧本大學的研究人員合作研究酮鹽補充品。我們以等量的卡路里採取低碳生酮飲食或西式飲食來餵養運動中的動物，且每組中有一半給予酮鹽補充劑。在 6 週結束後，有攝取酮鹽的動物比沒有攝取的動物減掉較多的體重，不管是採取生酮飲食還是西方飲食。另外，有攝取酮鹽補充品的生酮飲食組中，與只採取生酮飲食組相比，其 BAT 提高了 41％。飼料效率──每攝取一公克卡路里所增加的體重量──攝取酮鹽的兩組都降低了。換句話說，酮鹽補充品大幅增加了 BAT，使動物體內儲存熱量的效率降低。想像一下：能夠吃相同數量的卡路里，而且又能減重。你可能不禁會問：「我以為減肥就是要減少卡路里。」雖然人們常說，要減肥就得攝取更少的卡路里，但這並不是如我們所想的那樣單調乏味。就像透過 BAT，我們的身體可以協助我們燃燒更多的卡路里，而不必靠「忌口」。

提高胰島素敏感性

胰島素敏感性可定義為若要儲存一定量的葡萄糖，胰腺也必須產生一定量的胰島素。例如，對胰島素敏感的人來說，他可能只需要分泌少量的胰島素就能夠儲存一定量的葡萄糖，而具有胰島素阻抗的人則需要分泌大量的胰島素來儲存相同數量的葡萄糖。

率先將酮體注射至小狗體內的研究發現，酮體可以顯著提升葡萄糖的耐受力（Felts 等人，1964）。多年後，維奇博士的研究小組發現，給予酮酯補充品飲食的老鼠其胰島素敏感性提高了 73％，儘管血酮值只升高到 4 至 7 mmol / L（Srivastava 等人，2012）。其他研究也顯示類似的結果，其中包括研究人員將 BHB 注射至人體，且血酮值升高至 3.5 mmol / L，胰島素敏感性則提升 40％（Amiel 等人，1991）。最近，達戈斯蒂諾博士的實驗室研究了各種酮體補充劑（單一以及結合 MCT 油，甚至是酮酯的酮體礦物鹽）對老鼠血糖的影響。他們發現，在攝取後 12 小時內，不管是補充單一酮鹽、與 MCT 油結合的酮鹽，以及與酮酯結合的酮鹽，都可以大幅降低血糖值，這可能顯示動物的胰島素敏感性獲得改善。最後，我們在實驗室做了大量的實驗，證實了酮體可以降低大部分人的血糖。因此，提高胰島素敏感性和降低血糖對葡萄糖代謝功能受損的患者而言（糖尿病、肥胖、代謝症候群等）具有重大的意義。

抑制食慾

「少吃多動」，這是我們多年來聽到的建議。字面上看起來不錯，但實際上這個問題可要複雜得多。遺傳、新陳代謝、飢餓和飽腹感訊號、腸道微生物、身體活動量，當然還有食物的攝取量等，這些因素都會影響體重增減。一旦我們身在全是健身器材銷售員的活動中，肥胖的話題就會出現。有人說：「解決方法很簡單。放下糖果棒，拿起啞鈴吧！」當然，他的發言很粗魯無理，但我們也會發現他是多麼的無知。這反倒讓我們想到這個名言：

告訴一個胖子要少吃多動，
就像是告訴一個憂鬱的人不要悲傷。

控制和調節飢餓與飽腹感訊號的能力在減重方面非常重要，以至於許多食品公司都試圖透過各種甜味劑、顏色和口感來掩蓋這些信號，以確保「你不會只吃一口」。這些公司幾乎在創造食品時的目標就是要讓我們上癮。你有沒有想過，為什麼糖和鹽的組合使得我們只想吃「一片」薯片或椒鹽脆餅的想法如此艱難？

抑制食慾的藥物現在愈來愈受歡迎，成為一種幫助個人全天避免飲食過量的策略。這些藥物旨在透過增加大腦中的某些神經傳導物質來關閉飢餓感；沒有飢餓感，人們就可以少吃一點。我們從研究中得知，生酮飲食的人往往更有飽足感，這主要歸因於飲食中的高脂肪含量（Paoli 等人，2015）。但是酮體本身是否可能影響食慾和飢餓感呢？

一項關於直接注射 BHB 的研究發現，它可以降低低脂或低碳水化合物飲食老鼠的進食量（最終促使體重下降）（Arase 等人, 1988）。幾年後，一項為侏儒山羊注射酮體的有趣研究顯示，山羊每餐的進食量因此減少，且其特點在於山羊每天進食的次數顯著減少（Rossi 等人, 2000）。這些結果似乎指出，生酮飲食所引發的食慾抑制可能與體內 BHB 值升高有關。

維奇博士和羅伯茲博士的實驗室在酮酯和酮鹽的實驗中都得到類似的結果。維奇博士的實驗室發現，當體內酮體含量愈高，食物的攝取量就愈少。在酮酯組中，受試者體內的瘦素值（讓我們感到飽足的激素）比沒有攝取酮酯的對照組高 2 倍。此外，酮酯組中瘦素值增加與褐色脂肪組織的活性增加有關，這可能意味著 BAT 產生更多的熱能（Srivastava 等人, 2012）。同樣，羅伯茲博士的實驗室指出，給予酮鹽的動物往往吃得較少，而且即使研究人員確保對照組也攝取相同的卡路里，結果依然顯示酮鹽受試者的體重較輕（Kephart 等人, 2016）。

至於酮體能夠抑制食慾的確切機制仍有待確定，不過研究人員（Paoli 等人, 2015）提出了一些可能性：

· 透過維持正常的葡萄糖膳食反應，進而減少因飢餓感增加的血糖起伏。

· 透過維持餐後膽囊收縮素分泌，進而刺激脂肪和蛋白質消化與增加飽腹感。（體重減輕通常會造成餐後膽囊收縮素分泌減少。）

· 透過減少體內循環的飢餓激素。

最後，酮體補充劑很可能會直接影響大腦信號和過程，有助於調節飢餓和飽腹感。例如，餵食動物酮酯，並且讓它們自由進食（自助餐型態），結果動物的自行食物攝取量顯著減少（Kashiwaya 等人, 2010）。這可能與大腦內丙二醯輔酶 A（malonyl-CoA）的增加有關，這是燃料感應和信號傳導機制的一部分，可以回應葡萄糖的可用性和能量消耗的變化。然而，這仍然需要更多的研究來確定酮體如何影響食慾和飢餓感。

　　生酮飲食和酮體本身似乎對食慾都有強效的影響，再加上它們的其他代謝作用，例如增加褐色脂肪、飼料效率和提高胰島素敏感性，這些都有助於減肥。那些長期生酮飲食的人，由於知道自己難以過量進食，所以時常可以吃到飽也不必擔心體重增加的問題。當涉及增加碳水化合物，如循環生酮飲食時，我們則需要更多的數據來確定最佳的方法，不僅要維持肌肉質量，同時還可以減重，而且方法因人而異，有些人可以吃一餐少量的碳水化合物食物，有些人則不能。如果你想嘗試這些方法，首先要確保你已完全適應脂肪（不要在生酮飲食開始後不久的前幾個星期就增加碳水化合物），並且在碳水化合物日配合運動訓練，同時儘量減少葡萄糖的負荷量（不要打自助餐的主意，而且排除所有的甜點！）如果你的目標是在減重，同時保持肌肉質量，請記住每磅體重攝取至少 0.8 公克蛋白質是非常重要的。最後，我們不建議經常「增碳」，但是如果你打算這麼做，請慢慢從低碳水化合物生酮飲食轉換到低碳至中碳水化合物、高蛋白質的飲食，這樣或許會更好。不管你打算怎麼做，千萬不要直接從生酮飲食跳到低脂高碳水化合物飲食長達一段時間。

第二節：糖尿病、膽固醇和心臟健康

幾年前，我們和一位同事開會。他的體重超標，剛剛被診斷為第二型糖尿病和膽固醇過高，並且下定決心要改變現狀，不僅為了幫助自己，也為了幫助家人。他幫我們訂午餐，但不得不在餐前為自己注射胰島素，這還是他剛開始遇到的不便，但已經令他非常厭惡。回來後，他坐下來，看到他自認為健康的一餐：蘋果汁、格蘭諾拉麥片、火雞卷（當然是全麥），但他毫不知情的是，他面前的這頓飯正是成就他的胰島素之路的原因。

當我們取出肉卷中的肉，並且要求田園醬時，我們這位同事似乎感到很困惑，問道：「這樣怎麼可能健康呢？」高脂飲食對膽固醇有害的說法並不是基於科學根據，在我們長達一小時的午餐會議結束後，他決定嘗試生酮飲食，儘管這個決定與醫生的建議背道而馳。

12個星期後，我們再次見面。我們這位同事不僅減掉大量的體重，而且也不再使用胰島素，由於他的膽固醇值顯著改善，醫生已讓他停止服用他汀類藥物，他恢復了過去的生活，他不敢相信，我們給他的一點知識，再加上他自己不斷的嘗試從錯誤中學習，這使得他在生理上和情緒上都重獲自由。這種經驗也激勵我們在這個領域上熱情不減。

在本章中，我們將深入探討糖尿病和膽固醇，並且解釋生酮飲食如何在控制葡萄糖、胰島素和膽固醇值方面發揮正面的作用。

> 改變的秘訣是全神貫注在建立新的模式，而不是對抗舊的模式。
>
> ——蘇格拉底

糖是世界上最受歡迎的原料之一，而在美式食物中它的含量之多已是不足為奇。這種曾是甜品的專用成分，如今幾乎已成為包裝食品中必然的成分。糖已被證實具有讓人愉悅的效果，並且產生類似成癮的行為和生物反應（Avena, 2009；見圖表5.2.1.），而這將導致人們過度食用含糖食物、飲料和糖果。且長期過度攝取糖會造成一連串代謝問題，例如血脂異常（血脂循環異常）或高胰島素血症（血液中循環著大量的胰島素）。這些代謝問題是許多慢性疾病背後的推手，特別是第二型糖尿病。為了制止這種驚人和日益增長的流行病，我們最有效的治療方法就是教育人們關於食用過量糖對健康所產生的不良後果。

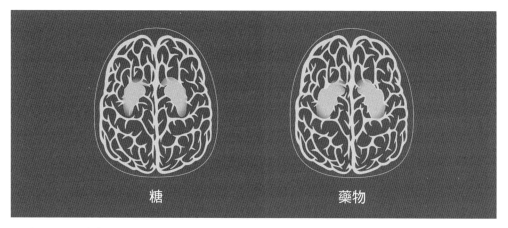

糖　　　　　　　　　　　藥物

圖表 5.2.1. 吃糖的時候，大腦亮起的部位和服用某些藥物亮起的部位是相同的。

糖尿病

　　糖尿病是胰島素功能障礙引起的代謝紊亂。糖尿病可分成第一型和第二型，以及另一種較少見的妊娠型糖尿病。根據國際糖尿病聯合會的資料統計，大約有 3 億 8 千 2 百萬的成年人患有糖尿病，而且到 2035 年，這個數字預計將增加到 5 億 9 千 2 百萬人。另外根據估計，有多達 1 億 8 千 3 百萬人不知道自己患有糖尿病（Ogurtsova 等人, 2017）。根據疾病控制和預防中心（CDC）指出，第一型和第二型糖尿病影響美國人口大約 9.3％，或者每 11 人中就有 1 人患病；然而，這些人中大約有 27.8％的人並未確診為患有糖尿病。肥胖是第二型糖尿病的主要危險因素（Westman 等人, 2016），隨著身體質量指數（BMI）增加，第二型糖尿病發病的風險也隨之升高（Clark 等人, 2004）。除了許多健康問題外，糖尿病還可能伴隨高血壓、血脂異常、青光眼和胰島素阻抗等。

何謂胰島素

　　胰島素是在人體攝取碳水化合物後，經由胰腺的 β 細胞產生分泌的一種激素，其過程如下：在我們攝取碳水化合物之後，它們被分解成葡萄糖，這時在血液中循環的葡萄糖含量升高，為了將升高的血糖恢復到正常值，胰腺會分泌胰島素，以便將葡萄糖從血液轉移到細胞內部。胰島素透過觸發膜蛋白（類似隧道）到細胞表面（GLUT，葡萄糖轉運蛋白），協助葡萄糖進入細胞。此外，胰島素會抑制脂肪燃燒，並且調節肝臟中的糖質新生作用。功能失調的胰島素是所有糖尿病的指標，且每種類型都有其特定的病理。

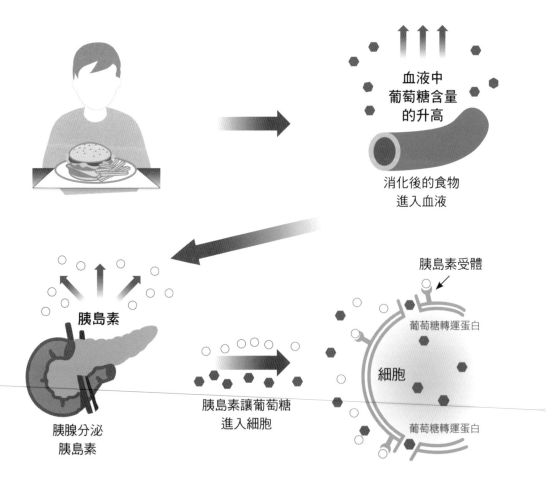

圖表 5.2.2. 胰島素在攝取碳水化合物後釋放的過程。

資料來源：www.clinicians.co.nz/chromium

第一型糖尿病

第一型糖尿病很罕見，大約每 5000 人中會有 1 例（Cooke 等人, 2008）。在第一型糖尿病中，產生胰島素的胰腺 β 細胞被人體的免疫系統破壞，導致胰島素不足。缺乏胰島素會對葡萄糖的代謝產生巨大影響：即使血糖很高，卻仍無法進入細胞，於是細胞無法吸收葡萄糖，造成「看得到卻吃不到」的飢餓，這可能導致脫水、體重減輕、組織受損和糖尿病酮酸血症，而這不是我們想要的入酮類型（更多細節請參考第 26 頁）。

第一型糖尿病通常會使用胰島素注射來治療，以供給身體無法自行製造的胰島素。因此，這種類型的糖尿病通常被稱為胰島素依賴型糖尿病，因為患有第一型糖尿病的個體必需依靠注射胰島素來處理他們的狀況。這些人在攝取碳水化合物時身體無法自行釋放胰島素，必需仰賴外來一劑，因此需要全天注射胰島素以維持血糖平衡。

第一型糖尿病的生酮飲食

使用生酮飲食治療第一型糖尿病最大的隱憂就是糖尿病酮酸血症（DKA）。當處於胰島素值較低和隨之而來的細胞飢餓（即葡萄糖無法進入細胞）時，脂解（脂肪分解）速率增加，可能導致酮體快速且不受控的生成，進而造成酮酸血症。

由於 DKA 危險性極高，因此建議第一型糖尿病患者刻意增加酮體生成聽起來似乎很荒唐。然而這並非毫無道理，因為低碳生酮飲食可以減少第一型糖尿病患者所需的胰島素量。在醫生的監督下，我們聽到很多使用這種方法的第一型糖尿病患者的病例報告，而且只要飲食完善適當執行，並且密切監測胰島素量，這種方法是可行的。

第一型糖尿病患者理查·伯恩斯坦（Richard Bernstein）博士開設一家專門應用低碳飲食來治療第一型糖尿病患者的診所。今日，我們的幾位同事，包括傑森·馮（Jason Fung）博士、亞當·奈力（Adam Nally）博士、艾瑞克·威斯特曼（Eric Westman）博士和安德烈亞斯·埃芬費爾特（Andreas Eenfeldt）博士，都鼓勵某些第一型糖尿病患者採取低碳高脂飲食。埃芬費爾特博士發現，在第一型糖尿病患者中，生酮飲食的應用促使患者對胰島素的依賴性降低，並且改善腸胃道問題、頭痛、腿痛、咽喉感染和酵母菌感染。儘管這些結果令人振奮，但對這個主題的研究仍在初步的階段，距離生酮飲食作為第一型糖尿病的治療選項被廣泛接受前，仍必須進行進一步的研究。

第一型糖尿病患者在做任何飲食改變之前應先諮詢醫生。在減少碳水化合物的同時可能也需要減少降低血糖的藥物，以防止低血糖。此外，對這些患者進行 DKA 的監測也非常重要。

第二型糖尿病

與第一型糖尿病相比，第二型糖尿病是一種非常普遍的疾病：全球大約有 1 億 7 千萬人受到影響（Wild 等人, 2004）。雖然第一型和第二型均來自胰島素功能障礙，但第二型糖尿病患者的胰腺仍然可以分泌胰島素，但其信號傳導能力嚴重受損：細胞對胰島素沒有反應，因此不允許葡萄糖進入，這就是所謂的胰島素阻抗，也是第二型糖尿病的指標。本質上它與胰島素敏感性相反，在胰島素敏感性中，胰島素很容易將葡萄糖送入細胞，所以，第二型糖尿病患者應該努力改善他們的胰島素阻抗。

你有沒有這種朋友？可以吃掉所有的蛋糕、餅乾和布朗尼，卻同時保持苗條的身材？這很可能是因為她對胰島素特別敏感。對胰島素敏感的人只需要少量的胰島素就能夠將一定量的葡萄糖轉移到細胞中，而具有胰島素阻抗的人則需要大量的胰島素才能轉移相同數量的葡萄糖。這就是為什麼對胰島素敏感的人，即使吃下很多甜食，也能保持好身材：他們吃下的碳水化合物大多被轉移到細胞中用於燃料，而那些具有胰島素阻抗的人，他們必須分泌大量的胰島素才能轉移一點點葡萄糖進入細胞，這種情況會使脂肪分解機制關閉，進而使葡萄糖被儲存成為身體的脂肪。

由於胰島素阻抗細胞無法有效回應胰島素的信號以吸收過量的葡萄糖，因此胰腺的 β 細胞會分泌更多的胰島素來彌補胰島素阻抗和控制血糖值：如果一點胰島素起不了作用，或許大量的胰島素就能使葡萄糖進入細胞。久而久之，這種生物反應的負擔可能導致胰腺分泌胰島素的 β 細胞功能紊亂，為了產生和釋放適量的胰島素以維持健康的血糖值，這使得它們的能力耗損，結果葡萄糖累積在血液中，最終成為第二型糖尿病。

還記得我們談到胰島素阻抗時，將之比喻為街道上的綠色污泥（見第 27 頁）嗎？想像一下，污泥（葡萄糖）不斷湧進街道（你的血液），然後每天不停敲打房子（身體細胞）的大門。然而，門還是緊閉著，直到污泥堆積到以它自己的方式強行湧入屋內。

胰島素就像老人聽力障礙，也許他在青春期每天都掛著耳機聽音樂，長期下來，他的聽覺變得愈來愈糟糕，最終，過去可能輕聲細語就能聽到的訊息，如今不得不大聲喊叫才能聽見。同樣的，對於胰島素阻抗的人來說，細胞需要胰島素「大叫」，並發出巨大的信號，才能打開大門吸收葡萄糖。

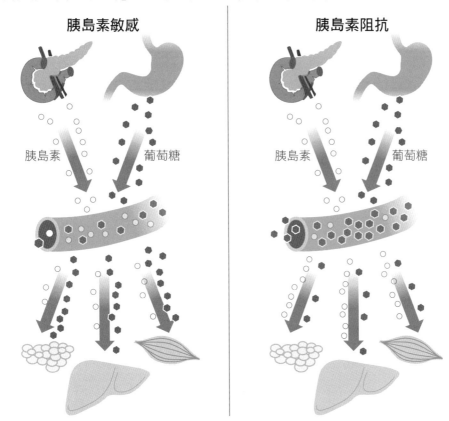

圖表 5.2.3. 相較於對胰島素敏感的個體，具有胰島素阻抗的個體需要更多的胰島素來處理葡萄糖。

資料來源：www.mangomannutrition.com/fat-kills-insulin-producing-beta-cells/

糖化血色素（HbA1c）

為了診斷和監測糖尿病，血液測試會檢查一種名為糖化血色素（HbA1c）的標記。當葡萄糖分子與血紅蛋白（紅血球內的一種蛋白質）結合時，會形成這種血紅蛋白。由於紅血球的壽命為期三個月，因此從一個人的HbA1c值可以得知個體在過去三個月內的平均血糖值。

胰島素的問題

對於所有類型的糖尿病，胰島素注射是一種治療的選項。這些注射往往配合降低血糖的藥物。然而，儘管使用藥物一直是治療的首選，但我們不得不強調改變健康生活型態的重要性，其中包括運動和飲食，因為即使是步行對胰島素敏感性也會產生正面的影響。

胰島素是一種重要激素，具有許多功能，對於那些無法自行製造胰島素的第一型糖尿病患者而言，注射胰島素不僅必要，而且是救命之道。然而，第二型糖尿病的治療往往過於依賴胰島素，結果造成高胰島素血症（血液中相對過量的葡萄糖和胰島素），而且胰島素阻抗對健康的有害影響已造成社會的困擾。儘管目前還未確定究竟是低碳水化合物飲食或以藥物為主的治療對第二型糖尿病更為有效（Westman 等人，2016），但從生理學對糖尿病的理解指出，光靠胰島素治療只能治標，無法解決病症的根源：胰島素阻抗和碳水化合物不耐受，而且胰島素治療仍然允許個人攝取糖，因為他們只需要注射胰島素就能讓細胞吸收葡萄糖。

想像一下，你有一輛輪胎破洞的自行車，輪胎不斷漏氣。但你的作法不是修補輪胎，而是隨身帶著打氣筒。注射胰島素就好像用打氣筒將空氣打入破損的輪胎，這只是治標不治本的應急方案。因此不妨考慮替代療法，包括調整飲食來治療第二型糖尿病。事實上，在發現胰島素之前，非藥物模式是唯一可行的治療形式。1800 年代後期的一本教科書上建議，糖尿病患者的飲食應排除含糖和含澱粉的食物，並且指出：「很少有疾病可以讓醫師如此明確知道應該要做些什麼。」（Morgan 等人，1877）。

雖然遺傳似乎在第二型糖尿病的發展中發揮不少作用，但遺傳常常被當成代罪羔羊，更多時候，不良的飲食選擇和缺乏運動才是元兇。糖成癮導致人們經常食用碳水化合物含量高的食物，進而造成胰島素輸出量的持續擴大。久而久之，這使得細胞對胰島素的信號產生抗性。此外，長期過度刺激胰島素分泌使得其分泌量逐漸減少，最終導致 β 細胞功能障礙，於是身體改變轉換食物變成能量的過程──造成身體在攝取高碳水化合物時無法發揮最佳的功能（Dey 等人，2011）。

教育必須是我們的第一道防線，防治因生活型態和飲食因素引起的疾病，如第二型糖尿病等。雖然雙胍類降血糖藥（metformin）和胰島素注射劑等在短期內或許有效，但它們只治療症狀（高血糖）而不是根本原因（胰島素阻抗）。一旦我們意識到生活方式和飲食習慣是問題的根源，很明顯的，這時預防和治療慢性代謝性疾病（包括第二型糖尿病）最有力量和最有效的方式就是透過飲食。

第二型糖尿病要限制葡萄糖

記住，長期胰島素升高引起的胰島素阻抗和最終成為第二型糖尿病，都是由於長期攝取過量碳水化合物和缺乏運動。因此，限制碳水化合物可帶來療效是合乎邏輯的（儘管一般的護理建議為高碳水化合物飲食）。治療第二型糖尿病主要是在於控制血糖值，以此反過來控制胰島素值。其中一個重要的因素是要保持空腹血糖值在正常範圍內（80 至 120 mg / dL）。

升糖指數和升糖負荷是兩個有效的衡量指標，區分特定食物促使血糖升高數值。儘管這些測量方法有其侷限性，但低血糖飲食（不會大幅提高血糖值）已被證實可以改善糖尿病患者的血糖恢復正常（BrandMiller 等人，2003；Westman 等人，2016）。然而，較高碳水化合物含量的低血糖飲食並不比高血糖飲食好（Westman 等人，2016）。控制血糖最有效的形式是結合低血糖與限制碳水化合物飲食。幾項研究發現，當進行低碳水化合物飲食時，餐後的葡萄糖和胰島素值近似斷食期間的水平，換句話說，它們幾乎沒有變化（Nuttall 等人，2015）。低碳水化合物研究不僅在空腹血糖值方面有所改善，而且在糖化血色素值方面也有改善（Heilbronn 等人，2002；Rizkalla 等人，2004；Gannon 等人，2004）。在一項研究中，第二型糖尿病患者接受低碳水化合物飲食長達 16 週後，他們的糖化血色素下降 15％，結果在 22 名受試者中，有 17 位可以減少甚至停用他們的糖尿病藥物（Yancy 等人，2003）。

然而，這些研究限制的碳水化合物量並不足以使酮體生成。這時問題就來了：如果在入酮的狀況下降低血糖值是否會有更大的療效？

生酮概念

你的身體對冰淇淋有何反應？

我們希望透過這本書傳達的一個信息是，每個人都是不同的。例如，研究指出，有些人在吃冰淇淋後，他們的葡萄糖和胰島素值會有巨大的起伏，有些人則不會。如果你真的想更瞭解你的身體，那麼你可以在吃一些你喜歡的食物後測量你的血糖值。你會驚訝於某些食物會提高你的血糖，有些則不會。即使是生酮飲食，知道你的身體對食物的反應，有助於你調整飲食，甚至能更具體的知道哪些食物最適合你。

第二型糖尿病的生酮飲食

生酮飲食作為治療第二型糖尿病的作法，由於其高脂肪的性質而備受質疑。肥胖、高膽固醇和三酸甘油脂升高都是第二型糖尿病的危險因素，不幸的是，常見的誤解，認為膳食脂肪是這些危險因素的元兇（請參考第 102 和 130 頁）。因此，以高脂為主的生酮飲食作為大多數疾病的治療選項，包括糖尿病等的作法迄今仍未受到青睞。不過，由於入酮引發的生理變化可能對第二型糖尿病患者有益（也可能改善膽固醇和三酸甘油脂值）。請記住，營養性入酮與酮酸血症完全不同，後者是不受控糖尿病的副產品（關於酮酸血症的更多訊息請參考第 25 頁）。

基於這一點，生酮飲食有幾種潛在的機制可以作為第二型糖尿病的有效療法：

減重：肥胖是糖尿病的一個極大風險因素。事實上，有 85％的第二型糖尿病患者超重，有 55％的患者屬於肥胖（Campbell 等人，2009）。雖然生酮飲食有許多用法和好處，但其中最常見的是減肥。研究顯示，相較於低脂飲食，生酮飲食對體重減輕的效果高達 3 倍之多（Samaha 等人, 2003），

　　糖尿病患者的減重速度比只是肥胖的個體還慢。此外，從我們的一位朋友和同事未發表的資料發現，患有肥胖和糖尿病的個體一開始在生酮飲食上減掉的體重比只有肥胖的個體少（Maguire, 未發表研究）。然而，在持續生酮飲食 12 個月後，兩組平均減掉的體重相當。最近，一項新的研究將生酮飲食與美國糖尿病協會（American Diabetes Association）專為第二型糖尿病患者設計的「創造你的餐點」（Create Your Plate）計畫進行比較（Saslow 等人, 2017）。在經過 32 週後，實行生酮飲食的受試者平均減掉 12.7 公斤，比美國糖尿病協會的受試者（只減輕 3 公斤）明顯減掉更多的體重。

　　除此之外，研究明確支持生酮飲食是第二型糖尿病肥胖個體一種安全有效的減肥策略（Leonetti 等人, 2015），雖然目標在於減重的低熱量飲食或許可以改善糖尿病的危險因子，如高血壓和血脂異常，但低碳水化合物飲食的效果似乎更好（Hussain 等人, 2012）。

調節胰島素敏感性和血糖： 當紅血球內的血紅蛋白與葡萄糖結合時會形成糖化血色素（HbA1c）。測量 HbA1c 的濃度可顯示過去 8 至 12 週的平均血糖值。HbA1c 濃度在 6.5％及以上表示患有第二型糖尿病，而低於 6％則為正常。但生酮飲食是如何影響這些數值？

　　一項研究發現，不受限的生酮飲食（即受試者可以按自己的意願進食）可以改善胰島素敏感性並且降低 HbA1c 濃度（Boden 等人, 2005），同時也讓受試者在無意間減少卡路里的攝取量，而這對減肥有重要的意義。另一項研究肥胖糖尿病患者的研究發現，在實行生酮飲食與糖尿病藥物減量治療的配合下（因生酮飲食意味著攝取較少的碳水化合物，所以有必要減少降血糖藥物以防止低血糖），患者的 HbA1c 值、體重、三酸甘油脂都有降低，而且有一些個體甚至進一步減少對藥物的需求（Yancy 等人, 2004）。此外，艾瑞克・威斯特曼（Eric Westman）博士還對一名 60 歲第二型糖尿病初發男性患者進行個案研究。在沒有胰島素治療的情況下，經過碳水化合物限制

飲食（每天少於 20 公克碳水化合物）僅僅一個月內，受試者的 HbA1c 值從 10.5％下降到 6.4％，而且在持續兩年低碳飲食後，HbA1c 值已經下降到 5.5％ （Masino, 2016）。最後，在近期的一項研究中，干預組 11 名參與者中有 6 人的 HbA1c 值降低到 6.5％以下，而對照組所有的 8 名參與者卻沒有降低的 現象（Saslow 等人 , 2017）。

生酮概念

如上所述，在生酮飲食中，尤其是患有糖尿病的人，我們往往看到他們 的血糖值降低。大多數尋求醫療的患者可能會服用降血糖藥物，如雙胍類降 血糖藥（metformin）；因此，重點是要告知醫生任何你的飲食改變，以便隨 時監控你的需求和藥物量。

心臟病照護：心臟病在糖尿病患者中很常見，我們的心臟是由需要能量 的心臟組織組成的，胰島素阻抗只會使這種需求增加，因為細胞難以獲得葡 萄糖。最新的研究顯示，即使在人類心臟嚴重衰竭的情況下，酮體也可以取 代葡萄糖提供燃料，以提高心臟的效率（Bedi 等人 , 2016）。

第二型糖尿病的外源性酮體

雖然生酮飲食低碳高脂的組合明顯對第二型糖尿病患者有益，但研究指 出，酮體本身也可能具有效益，這意味著使用酮體補充品是一個值得探索的 議題，不管是單獨補充或搭配生酮飲食。

首先在小狗體內注射酮體的研究發現，補充酮體可以大幅改善葡萄糖 耐受量（Felts 等人 , 1964）。幾年之後，維奇博士的研究小組發現，在老 鼠身上補充酮酯可使胰島素敏感性提高 73％（Srivastava 等人 , 2012）。其 他研究也顯示類似的結果，其中包括將 BHB 注射到人類受試者中，結果使 血酮值升高到 3.5 mmol / L，進而使胰島素敏感性增加 40％（Amiel 等人 , 1991）。

　　最近，達戈斯蒂諾博士的小組研究各種酮體補充劑對老鼠血糖值的影響。他們研究三種不同類型的酮體：酮鹽、酮鹽組合 MCT 油，以及酮酯。結果發現，這三種酮體類型都大幅降低進食後 12 小時內的血糖值，這可能顯示老鼠的胰島素敏感性提高（Kesl 等人 , 2016）。（有趣的是，老鼠攝取的量相當於人類攝取超過 50 公克的酮鹽，因此，與一些人認為的相反，即使在極高的劑量下，酮體似乎不會使血糖值明顯升高。）最近，我們的實驗室也做了大量的人體試驗，證實酮體能夠使大多數人的血糖降低，從運動員到一般人不等，且其提高胰島素敏感性和降低血糖的效益對新陳代謝受損，例如糖尿病、肥胖症和其他代謝疾病的患者具有重大的影響。

　　此外，酮體對於治療糖尿病腎病變也有效益，這是一種糖尿病患者常見的腎臟疾病，與微血管受損有關。一項研究發現，隨著 BHB 值增加，糖尿病腎病可以逆轉（Poplawski 等人 , 2011）。這項令人信服的例子進一步支持為何處於生酮狀態，無論是透過服用外源性酮體或經由生酮飲食，或者是結合兩者的生活型態，都可以提供比光靠限制卡路里的飲食來得更有效。我們的同事安東尼奧‧保利博士（Antonio Paoli）（2013）下一個完美的結論：「在評估低碳水化合物完善的飲食與第二型糖尿病患者遵從的高比例情況下可知，其結果肯定是非常驚人。」這些研究顯示患者的血糖控制、胰島素敏感性和體重都有顯著的改善。

妊娠糖尿病

妊娠糖尿病發生在一些婦女的懷孕期間。除了高血糖之外，她們很少有其他症狀。然而，母親和嬰兒在分娩過程中會出現併發症，尤其是在糖尿病未被診斷出或治療的情況下。妊娠糖尿病對嬰兒的後果包括巨嬰症（一種用於描述胎兒或新生兒明顯大於平均的術語）、早產、出生時低血糖、暫時性呼吸系統疾病、黃疸，以及增加日後出現肥胖的風險。對母親的影響包括增加流產風險、早產、提高需要剖腹產的風險、增加罹患高血壓和第二型糖尿病的風險。

有幾個因素可能會增加妊娠期糖尿病的風險，其中包括肥胖和第二型糖尿病家族史。有人主張妊娠糖尿病可以透過在懷孕前和懷孕期間避免體重增加過多來預防（Hedderson 等人, 2010）。與其他類型糖尿病一樣，妊娠糖尿病通常可以透過調整飲食或注射胰島素來治療。

尋找降低血糖和改善胰島素阻抗的方法可能是克服妊娠糖尿病的有效作法。如果你計畫在懷孕期間進行飲食調整，我們建議你先諮詢你的醫生。到目前為止，人們對懷孕期間進行生酮飲食的研究有限；因此，你要與你的醫療團隊合作，找到適合自己的方法。

膽固醇和三酸甘油脂

我們的一位朋友最近去看醫生，他告訴我們他的檢查報告。在過去幾年裡，他增加了幾磅，但沒有很誇張。醫生在詢問他的飲食後，為他進行一系列的測試以測量我們朋友的膽固醇和三酸甘油脂值，或者正如醫生形容的「無聲的殺手」。因為心臟發作在這位朋友的家族中很普遍，因此醫生特別關心。在收到結果並看到高膽固醇和高三酸甘油脂的數據後，醫生發出警告並宣布：「你必須減少培根、紅肉、油脂和奶油的攝取量，要多吃五穀雜糧、蔬菜和水果，甚至偶爾一些果汁。」

　　不幸的是，這是許多醫生每天與患者進行的對話。大多數醫療保健專業人士仍然認為，膳食中的膽固醇攝取量與血液中的高膽固醇有關，並且可能導致健康的問題。在本節中，我們將討論膽固醇為何不是敵人，並解釋適當的生酮飲食不僅可以改善三酸甘油脂值，而且對血液中的膽固醇值也有正面的影響。

多囊性卵巢症候群（PCOS）

　　第二型糖尿病和肥胖已被確定為多囊性卵巢症候群（PCOS）的危險因素，因為有某些內分泌干擾物，如殺蟲劑和其他有害化學物質。多囊性卵巢症候群（PCOS）的特徵是過量的雄性激素、卵巢囊腫以及沒有排卵，而且可能有大量的併發症，包括胰島素阻抗、血脂異常、焦慮和抑鬱症。目前針對 PCOS 的藥物可以使激素正常化和降低血糖，但由於胰島素阻抗在 PCOS 中具有很大的影響力，因此改變飲食習慣或許是一個有效的調養之道，況且治療 PCOS 的藥物往往會導致體重增加，以及進一步使激素失衡，最終使病症惡化。一項試驗性研究監測 5 名以生酮飲食的 PCOS 女性（每天 20 公克或更少的碳水化合物長達 24 週），結果發現她們的體重減少（12%），游離睪酮（未與白蛋白結合的睪酮，更具有生物活性）百分比減少（22%），LH／FSH 比率減少（兩種重要的排卵激素）（36%）和空腹胰島素減少（54%）。其中 2 名婦女在研究期間竟然懷孕，儘管之前有不孕症的問題（Mavropoulos 等人，2005）。

高密度與低密度膽固醇

　　脂蛋白是負責攜帶血液中脂質的分子。攜帶膽固醇的脂蛋白有兩種：低密度脂蛋白（LDL）和高密度脂蛋白（HDL）。低密度脂蛋白往往被妖魔化為「壞」膽固醇；高水平的低密度脂蛋白與動脈中的膽固醇累積有關（Grundy, 1997），這可能發展成動脈粥狀硬化並且增加心血管疾病的風險。高密度脂蛋白通常稱為「好」膽固醇，負責將膽固醇從血液轉移到肝臟進行代謝，以預防血液中膽固醇值過高。當血液檢查顯示總膽固醇升高時，通常意味著

LDL 指數高，而 HDL 指數低，而這會增加冠狀動脈心臟病（CHD）的風險，這是許多代謝疾病的基本特徵和匯合點，包括糖尿病。然而，正如我們即將討論的，要將高膽固醇值與冠狀動脈心臟病風險增加這兩者連結起來並不是那麼簡單。

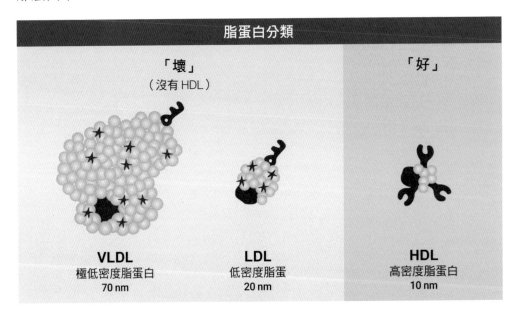

圖表 5.2.4.「壞」與「好」的膽固醇。

資料來源：German, Smilowitz, and Zivokovic, 2006

　　膳食膽固醇（存在於高脂食物中）傳統上被認為是血液膽固醇升高的罪魁禍首。但正如我們在第二章中探討的，安塞爾‧基斯（Ancel Keys）駁斥膳食膽固醇會直接導致血液膽固醇的理論。

　　由於膳食脂肪對血液膽固醇影響的文獻相互矛盾，這使得人們對生酮飲食的誤解更加複雜。一些比較低碳水化合物和低脂飲食的研究報告指出，低碳水化合物飲食實際上會使總膽固醇（LDL 加上 HDL）增加。然而，我們開始意識到血液膽固醇成分的重要性，以及這些成分的真正含義。例如，低碳水化合物飲食已經證實比低脂飲食更能大幅增加 HDL（Sparks 等人，2006），而這種 HDL 的升高可能會使總膽固醇值增加，且總膽固醇與 HDL 的比值也會相對提高，而這種比值已經顯示比 LDL 與 HDL 的比值更能預測心臟病的風險（Lemieux 等人，2001）。因此，除了總膽固醇本身之外，還應該分析總膽固醇與 HDL 的比值，以作為心臟病風險的預測指標。雖然低脂飲食已被證實可以降低總膽固醇，但其結果主要是在於降低 HDL（Volek 等人，2005），而這不僅會使總膽固醇與 HDL 的比值往錯誤的方向移動，同時還可能使心臟疾病的風險增加。

許多研究顯示，低碳水化合物、高脂飲食對 LDL 與 HDL 的比值有益。一項研究指出，攝取最多總脂肪和最少碳水化合物飲食組的 HDL 值較高（Garg 等人,1988）。在另一項研究中，超重受試者被安排生酮飲食且沒有限制卡路里攝取量，結果這些人的總膽固醇值降低，LDL 值下降而 HDL 值升高，總膽固醇與 HDL 的比值則是有所提升（Westman 等人，2002）。

大小重要嗎？

除了 HDL 和 LDL 的比值之外，還有一個重要的考慮因素：LDL 的顆粒大小。目前，大多數人所做的標準血脂檢查包括總膽固醇、三酸甘油脂和 HDL-C。LDL-C 值通常是根據其他數字估算出來。因此，儘管許多醫生擔心低密度脂蛋白過高，但這個數字只是一個估計，除非你做更詳細的檢查（如核磁共振 LipoProfile 測試）。LDL 的顆粒有大有小，每種都有不同的功能和能力。有一些研究顯示，生酮飲食會使低密度脂蛋白顆粒變得較大，而這正是我們樂於見到的結果（Volek 等人，2004）。

假設兩個人的膽固醇值都為 140 mg / dL，其中一個人可能處於高風險之中，另一個則不然。想像一下，大大小小的低密度脂蛋白顆粒是漂浮在血液中的船隻。大顆粒是遊輪，小顆粒是快艇。其中 1 人可能有 2 艘大型遊輪，每艘載有 70 名膽固醇乘客。另一個可能有 140 艘快艇，每艘載有 1 名膽固醇乘客。在這兩種情況下，他們的低密度脂蛋白（LDL）都是 140，但是碰撞和交通堵塞（動脈粥狀硬化和其他併發症）的機率在快艇的情況下可能要大得多。因此，瞭解低密度脂蛋白顆粒大小非常重要，這樣我們才能預期有多少流量。顆粒數愈少，尺寸愈大，心血管併發症的可能性也就愈小。

三酸甘油脂

高三酸甘油脂是代謝症候群和糖尿病的共同特徵，三酸甘油脂是存在血液中的脂肪，研究指出，高三酸甘油脂是心血管疾病的危險因素（Hokanson & Austin, 1996）。

由於我們攝取的脂肪是由三酸甘油脂組成，所以傳統的觀念是，吃太多脂肪會使三酸甘油脂升高，進而增加心血管疾病和代謝疾病的風險，因此建議採取低脂飲食。儘管這個思路看似合理，但數據顯示的卻不是這麼一回事。直接比較生酮飲食和低脂飲食的研究指出，生酮飲食對三酸甘油脂沒有不利影響，也不會顯著降低三酸甘油脂（Volek 等人, 2005；Samaha 等人, 2003）。反而是低脂飲食（即使與減重或運動有關）可能會增加三酸甘油脂值（Ginsberg 等人, 1998；Yu-Poth 等人, 1999）。

從 1970 年代初期開始的研究顯示，肥胖個體在一開始採取生酮飲食的實驗中其三酸甘油脂會上升，不過，當個體進入生酮適應期，他的三酸甘油脂會回歸正常，並且開始下降至低於原本的指數（Kasper 等人, 1973）。另一項研究發現，每日攝取 12 公克碳水化合物的飲食長達一週可以降低三酸甘油脂，而每日攝取 390 公克碳水化合物，在兩天內即可使三酸甘油脂顯著上升（Fujita 等人, 1975）。另一項有趣的研究，將一組耐力型跑者安排高脂低碳水化合物飲食，另一組則是高碳水化合物飲食長達 14 天。結果指出，高脂低碳組跑者的三酸甘油脂值下降（儘管攝取超過 110 公克的飽和脂肪），而高碳水化合物組的三酸甘油脂值則明顯升高（Thompson 等人, 1984）。同樣，傑夫・沃利克（Jeff Volek）博士的實驗室報告指出，限制卡路里的生酮飲食比限制卡路里的低脂飲食對於改善三酸甘油脂值的成效更好（Volek 等人, 2009）。在最近一項為期 32 週的研究中，生酮飲食的參與者比低脂肪高碳水化合物飲食（傳統美國糖尿病協會所推薦的 ADA 飲食）的參與者降低更多的三酸甘油脂值。生酮組的三酸甘油脂下降了 60.1 mg / dL，而 ADA 組僅下降了 6.2 mg / dL（Saslow 等人, 2017）。事實上，在高碳水化合物飲食中，三酸甘油脂值在一週後即顯著增加，並且在該研究的整整 6 週內持續升高（Coulston 等人, 1989）。

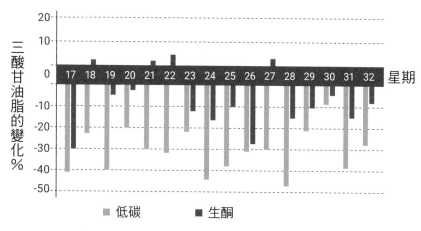

圖表 5.2.5. 生酮飲食在幾週內三酸甘油脂的變化。

資料來源：Kasper 等人, 1973

　　雖然一些研究顯示，高脂飲食可能會增加三酸甘油脂值，但值得注意的是，其中有些研究並未限制碳水化合物，因此我們提及的西方飲食其脂肪和碳水化合物含量都很高。攝取高葡萄糖食物與促進脂肪生成的基因活化有關，而攝取高果糖食物則與餐後循環血脂升高有關（Chong 等人, 2007）。研究和這些關聯指出，當這兩者加起來，攝取過量的碳水化合物才是造成三酸甘油脂升高的原因（Retzlaff 等人, 1995）。

　　此外，許多指出高脂飲食對健康不利的研究，其研究期間並不足夠長，因此，調查結果不應被視為定論。三酸甘油脂值在高脂餐後會立即升高，但這只是短時間性。另外，由於身體正在適應和調整，以便更能妥善利用和分解脂肪作為燃料，所以三酸甘油脂值可能會升高，但之後不久會恢復正常，然後繼續下降。由於體內胰島素含量低，因此血液中可能有更多的游離脂肪酸，而這些脂肪酸可以迅速被線粒體吸收，並且直接分解作為燃料使用——而這種情況在胰島素較高的情況下是不會發生的。

　　從許多研究顯示，生酮飲食對患有糖尿病，特別是第二型糖尿病的患者是安全和有效的治療選項。減少碳水化合物的生酮飲食可以促使體內的酮體升高，而這似乎有額外的益處，其中包括降低血糖值、提高葡萄糖耐受量和胰島素敏感性。不幸的是，生酮飲食的高脂性質讓人產生誤解，認為它會導致高血膽固醇和高三酸甘油脂。事實上，研究已經證實，完善的生酮飲食長期下來可以改善膽固醇值，透過增加 HDL 顆粒數量，同時降低三酸甘油脂、VLDL 和更小且更具破壞力的小 LDL 顆粒。當你與醫生討論這個問題時，要求膽固醇小組不僅要測量粒子數量，同時還要測量顆粒大小，以便更瞭解你的膽固醇實際的情況。

第三節：**神經退化性疾病**

　　瑪麗和史蒂夫‧紐波特（Mary & Steve Newport）婚姻幸福。瑪麗是一名醫生，史蒂夫是一名精通數字的會計師。在史蒂夫 50 歲出頭時，他開始有癡呆的跡象。不久，他出現數字方面的問題，最終不得不放棄他最愛的工作，史蒂夫患有阿茲海默症。

　　多年後，瑪麗試圖讓史蒂夫參與一個臨床試驗，但不幸的是，他的病程進展太快資格不符。經過進一步的研究，瑪麗發現椰子油的MCTs含量很高，可以快速分解成酮體，這或許能成為史蒂夫大腦的燃料來源。在束手無策之下，她決定放手一搏。在開始服用椰子油的幾天內，史蒂夫的認知功能顯著改善。他又開始看書，瑪麗覺得她和丈夫重拾美好有品質的時光。瑪麗的發現具有重大的意義，她知道她必須和世界分享她的發現。

　　瑪麗的故事是驅動本章背後的動機，它說明了酮體對主要認知功能障礙的影響：帕金森氏症、癲癇，阿茲海默症和創傷性腦損傷。

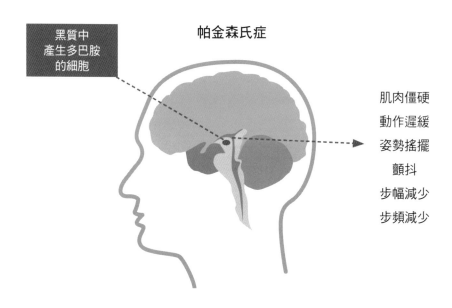

圖表 5.3.1. 多巴胺流失對運動功能的影響。

帕金森氏症

在 60 歲以上的人口中，大約有 1％的人會罹患帕金森氏症，全球有 5 千 3 百萬人受到影響，並且每年造成 10 多萬人死亡（Sveinbjornsdottir 等人，2016）。其主要症狀為顫抖、肌肉僵硬、動作遲緩、難以保持姿勢、行走困難、癡呆、情緒問題和抑鬱症。大腦主要受到影響的部位是基底核，這個區域在運動學習和計畫、自主運動，常規行為和眼球運動中扮演重要的作用（Purves 等人，2001），其中受到影響的特定區域是產生神經傳導物質多巴胺的黑質，這個部分負責情緒、運動、愉悅和疼痛（Purves 等人，2001）。帕金森氏症患者的黑質往往會失去多達 70％的神經元，因此在失去這些神經元的情況下，黑質細胞已無法產生足夠的多巴胺以維持正常的功能。

左旋多巴（L-DOPA）是帕金森氏症 30 多年來最常見的治療方法。L-DOPA 是多巴胺的前體，因此有助於增加多巴胺的產量。雖然它有助於緩解症狀，但無法抑制大腦中產生多巴胺的神經元日漸受損（Yokoyama 等人，2008）。像許多藥物治療一樣，L-DOPA 只可治療帕金森氏症的症狀，但對根本原因無解。雖然帕金森氏症的致因有待深入發掘，但有一種理論認為，

正常和帕金森氏症患者多巴胺分泌的差異

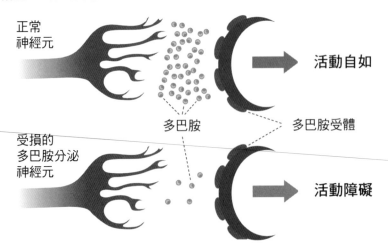

圖表 5.3.2. 帕金森氏症患者多巴胺訊息受損而影響肢體活動。

由於缺乏能量，導致黑質中產生多巴胺的細胞惡化並且死亡，而缺乏能量主要是來自線粒體的功能受損。但線粒體功能障礙是否是該疾病的原因還是其副產物目前仍備受爭議，不過，這卻是理解如何治療這種疾病的重要一環。

線粒體功能受損

　　帕金森氏症最主要的理論是線粒體功能受損。線粒體是細胞的能量發電站，負責將碳水化合物、胺基酸、脂肪酸和酮體轉化為可用的能量，也就是 ATP。線粒體在細胞自噬過程中也具有作用，這是分解和回收細胞中受損或不必要的蛋白質的過程，對細胞的正常功能極為重要。它們對胰島素敏感性也很重要，當線粒體受損時，其利用葡萄糖的能力也會受損。最後，線粒體會產生活性氧化物質（ROS），高度不穩定的含氧分子在細胞內會發揮一些正向的信號作用。然而過量的 ROS 會破壞組織和 DNA（Balaban 等人，2005）。

　　雖然目前尚不清楚究竟是什麼原因導致帕金森氏症發展，但顯然帕金森氏症患者的線粒體功能受損，以及隨之而來的能量危機，是最重要的問題。研究指出，當一種名為 MPTP（1-methyl-4-phenyl-1,2,3,6tetrahydropyridine）的物質抑制線粒體中能量產生的過程時，黑質中產生多巴胺的細胞會死亡（Betarbet 等人，2000）。另一種抑制能量生成名為魚藤酮（rotenone）的抑制劑已經證實會引起老鼠罹患帕金森氏症（Betarbet 等人，2000）。此外，與正常人相比，帕金森氏症患者的大腦葡萄糖代謝能力顯著降低，他們的大腦無法有效攝取葡萄糖（Polito 等人，2012）。實驗室已經發現，帕金森氏症患者的大腦和骨骼肌細胞中的線粒體能量產生功能受損（Parker 等人，1989；Schapira 等人，1990）。另外，在帕金森氏症患者中，細胞自噬功能受損導致名為路易氏體（Lewy bodies）的受損蛋白質累積，而這種累積會破壞細胞並且造成神經退化和細胞死亡（Ferracci 等人，2008）。

　　確診為帕金森氏症的個體也出現大腦發炎症狀升高的現象（Hunot 等人，2003），這可能是由於能量缺乏和受損蛋白質無法有效清除的原因，而這兩者均可能導致線粒體功能受損。

酮體在多種方面可能有益於線粒體功能。研究顯示，當一般從葡萄糖產生能量的線粒體結構受損時，生酮飲食和外源性酮體可以改善線粒體能量的產生。此外，酮體本身可以增加各種神經疾病中新的線粒體形成（Kim 等人，2010；Bough 等人，2006）。一項透過抑制部分能量生產過程來誘發動物帕金森氏症的研究指出，當給予動物酮體 D-BHB（D-β-羥基丁酸）時，其大腦中的 ATP 值恢復水平，進而使黑質內的神經元免於進一步退化，同時維持運動功能（Tieu 等人，2003）。實質上，D-BHB 不僅可以增加新的線粒體形成，而且還可以繞過受損線粒體區域中能量產生受損的過程，以協助維持正常的 ATP 水平。

帕金森氏症的生酮飲食

令人驚訝的帕金森氏症動物研究指出，生酮飲食可大幅減輕受損的運動症狀，減少神經元損傷，降低多巴胺流失，並且減少幾乎一半的發炎症狀（Hirsch 等人，1998）。另一項研究發現，生酮飲食可改善運動功能，降低大腦中的促發炎細胞值（Yang 和 Cheng, 2010）。最近，一項患有帕金森氏症的動物在給予生酮飲食後，並未出現帕金森氏症中典型會看到的步幅顯著減少的現象（Rubin 等人，2016；Raiff 等人，2015）。最後，生酮飲食不僅可以預防老鼠的細胞死亡，而且還可以使神經元數量比具有帕金森氏症但給予正常飲食的動物多出將近 150%。

迄今為止，關於人類帕金森氏症患者方面已有一項劃時代的研究（Vanitallie 等人，2005）。在這項研究中，5 名患者持續生酮飲食長達 28 天。這些患者在研究一開始和後續每個星期都會做一次帕金森氏症狀衡量表（UPDRS）的評估。這些得分可衡量帕金森氏症的進展，最高分為 199 分，代表完全喪失能力，最低分為 0 分，代表能力正常。在其中嚴格遵循生酮飲食的 3 名受試者中，他們在 28 天內，定期的血酮濃度範圍從 4.8 升高至 8.9mmol／L，且每天的尿酮測量總是呈明顯的陽性。在完成這項研究後，五位受試者的 UPDRS 評估分數平均降低了 10.72，這表示僅僅在 28 天內就平均下降將近 45%（範圍從 21% 到 81%），而且在靜止時的震顫、平衡、步態、情緒和能量水平都獲得改善。

在另一項研究中，20 名沒有帕金森氏症的健康老年人（60 歲以上），在給予生酮飲食搭配 20 公克的中鏈三酸甘油脂後，他們在飯後認知功能的測量上都有所提升，而這與血酮值呈正相關，也就是酮體值升高促使他們的認知功能獲得改善（Ota 等人, 2016）。有趣的是，認知增強的效應主要出現在研究開始時得分相對較低的個體中，這進一步支持為何生酮飲食可適用於帕金森氏症患者。

除了酮體的益處外，生酮飲食或許有助於帕金森氏症，因為它可以改善胰島素阻抗。研究顯示，有超過 60％帕金森氏症患者的胰島素信號受損，而且無法有效利用葡萄糖作為能量（Lipman 等人, 1974；Sandyk, 1993）——線粒體功能受損的另一種作用。遺憾的是，L-DOPA（左旋多巴，治療帕金森氏症常見的藥物）已經證實會使患者更不耐受葡萄糖（Lipman 等人, 1974）。此外，第二型糖尿病患者罹患帕金森氏症的風險會增加將近 40％（Santiago 等人, 2013）。帕金森氏症可能是胰島素阻抗的後續發展，而那些患有胰島素阻抗的人則因為不能有效利用葡萄糖而渴望「替代」能量來源，然而生酮飲食可以透過改善胰島素敏感性和提供替代能量來源來克服這種缺陷（Borghammer 等人, 2010）。

帕金森氏症的外源性酮體

上述具有指標意義的研究使用了外源性酮體來治療動物帕金森氏症，而其正面的結果說明了替代能量來源的效益：直接給予酮體可以改善細胞的能量，並且保護帕金森氏症動物中產生多巴胺的神經元（Tieu 等人, 2003）。此外，餵養健康老鼠含有酮酯的膳食可以增加其線粒體總數，並增加一種被認為可以減少線粒體產生 ROS 的蛋白質（Srivastava 等人, 2012），而這有助於保護細胞和 DNA 免於受損。

其他研究已經證實，外源性酮體對神經元有益。第一項關於缺乏葡萄糖導致神經元受損的研究中發現，酮體 D-BHB 不僅可以取代葡萄糖作為能量來源，而且還可以保留神經元的完整性和穩定性（Izumi 等人, 1998）。此外，

使用前

右眼　　　　　　左眼

度量	右眼		左眼		雙眼	
	實際	整體	實際	整體	實際	整體
平滑追瞄（%）	87.14	90（+/-7）	91.27	90（+/-7）	90.53	92（+/-6）
跳視（%）	7.62	6（+/-5）	4.55	6（+/-5）	5.50	5（+/-4）
固定（%）	5.24	4（+/-3）	4.18	4（+/-3）	3.97	3（+/-3）
眼睛目標速度誤差（%）	14.92	15（+/-2）	15.11	15（+/-2）	16.16	15（+/-2）
水平同步 SP（0-1）	0.87	0.89（+/-0.06）	0.86	0.89（+/-0.06）	0.90	0.91（+/-0.05）
垂直同步 SP（0-1）	0.62	0.85（+/-0.07）	0.76	0.85（+/-0.07）	0.89	0.87（+/-0.06）

服用酮體 30 分鐘後

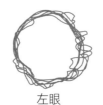

右眼　　　　　　左眼

度量	右眼		左眼		雙眼	
	實際	整體	實際	整體	實際	整體
平滑追瞄（%）	94.29	90（+/-7）	91.75	90（+/-7）	96.25	92（+/-6）
跳視（%）	4.81	6（+/-5）	4.81	6（+/-5）	3.80	5（+/-4）
固定（%）	0.90	4（+/-3）	3.44	4（+/-3）	0.95	3（+/-3）
眼睛目標速度誤差（%）	14.09	15（+/-2）	14.61	15（+/-2）	14.45	15（+/-2）
水平同步 SP（0-1）	0.89	0.89（+/-0.06）	0.92	0.89（+/-0.06）	0.90	0.91（+/-0.05）
垂直同步 SP（0-1）	0.91	0.85（+/-0.07）	0.81	0.85（+/-0.07）	0.91	0.87（+/-0.06）

圖 5.3.3. 帕金森氏症受試者服用外源性酮體前後 30 分鐘的認知功能追蹤。原本的基線在 87.1%（低於正常平均值）；服用 D-BHB 後的分數在 94.3%（略高於正常平均值）。

在 D-BHB 的研究發現，它可以預防運動缺陷和細胞死亡，並且保護老鼠產生多巴胺的神經元（Tieu 等人，2003）。在使用最高劑量 BHB 鈉酮鹽治療的動物下，即使其血酮值僅 0.9 mmol／L，但其細胞存活率已有增加的跡象。

最後，我們最近觀察一位患有帕金森氏症長達 20 年以上的患者在服用外源性酮體補充劑（10 公克 D-BHB）後的結果。這位受試者接受眼睛追蹤裝置檢查，以測量帕金森氏症病患特有的異常眼動變化。

在他這個年齡階段的平均分數為 17 個目標。在治療之前，他的得分為 6。然而，在補充外源性酮體之後，他的得分高於平均水平（18），而且他的手停止了顫動。這是自從他發病以來，第一次感覺到他能夠再次掌控自己的生命，沒有任何顫抖的現象。這些結果都一再顯示，酮體在帕金森氏症的領域具有無限的前景。

總之，帕金森氏症的特徵在於黑質中產生多巴胺的細胞大量死亡，功能失調的路易氏體蛋白質、發炎、線粒體功能受損、ROS 增加以及上述原因導致的運動功能失調。目前生酮飲食和外源性酮體可以在短短 28 天內將人類症狀改善大約 45％。此外，動物研究已經證實，外源性酮體或生酮飲食可預防 ATP 下降、增加線粒體功能、降低發炎並改善運動功能。因此，生酮飲食或外源性酮體可能是帕金森氏症患者一個可行的治療選項。

癲癇

癲癇是一種神經紊亂障礙，其特徵為反復發作的自發性癲癇，可能發生在各種年齡層。全世界大約有 2 千 2 百萬人患有癲癇，在 2013 年因癲癇而導致死亡的人數大約有 11 萬 6 千人（2013 年全球疾病負擔研究）。

縱觀歷史，癲癇一直是一個謎。事實上，在古代，人們將癲癇發作歸因於被惡魔佔有，並且視為是女巫的標誌。最早的癲癇治療方法之一是出自希波克拉底（Hippocrates），他將斷食作為一種治療方法（Magiorkinis 等人，2010）。正如第二章提及的，研究早已將斷食和後來的生酮飲食作為治療癲癇的方法，因為基於很好的理由：它們已被證實是有效的。

1930 年代後期採用抗驚厥藥物並不能治癒癲癇。事實上，至少有三分之一的患者對該藥物治療具有抗性（Lutas 等人，2013）。一位勇敢的父親吉姆·亞伯拉罕（Jim Abrahams），當他 2 歲的兒子查理（Charlie）對抗驚厥藥物沒有反應時，他並不氣餒。相反，他尋找約翰霍普金斯大學的專家協助他的兒子克服經常性的癲癇發作。在進行生酮飲食幾天之內，查理的癲癇發作得以控制（關於亞伯拉罕和他們教育人們使用生酮飲食治療癲癇的努力請參考第二章）。

近年來，醫生已再次使用生酮飲食作為治療的方法。研究指出，有 55％以上的患者，在進行生酮飲食後其癲癇發作的次數減少了 50％以上（Klein 等人，2014），而有高達 27％的患者其癲癇發作的次數更是減少了 90％以上，許多人的症狀完全緩解（Schoeler 等人，2014；Klein 等人，2010）。顯然，生酮飲食或生酮飲食與斷食的組合是癲癇患者一種可行的選項。

要瞭解生酮飲食如何影響癲癇，重點在於我們要先瞭解這種疾病的潛在機制。神經元像電線走火一般，快速從正極反轉為負極放電，反之亦然。在細胞膜內部從負極變為正極稱為去極化。

想像一下，今天是黑色星期五（美國感恩節後的第一天大減價日），在你最愛的商店外有一大群人正等著開門進去搶購。然後，當店內人數達到一定限度時，門會再次關閉，以防止過度擁擠。同樣的，去極化涉及在神經元中開放通道給帶正電荷的離子，讓整條神經元帶著正電荷——這就是神經發送信號的方式。到了某一點，這個通道會關閉，以阻止帶正電荷的離子過量，並結束神經信號傳導。但在某些癲癇病例中，這些通道並未完全關閉（Strafstrom 等，2007；Powell 等人，2014）——商店因黑色星期五湧入大量人潮，但是門從未關閉，因此購物人潮不斷進入，即使已達到商店最大的人數容量。在這些癲癇案例中，神經元比平時更容易去極化，進而導致異常放電，且這種刺激擴散至整個大腦（Strafstrom 等人，2007）。

保留蛋白質的改良版斷食

　　研究人員已經確定以下三種不同類型的生酮飲食有助於成功緩解癲癇幼兒的症狀：

　　MCT 飲食：一項研究顯示，攝取 MCT 占總熱量的 60％可使癲癇發作減少 50％（Huttenlocher 等人，1971）。2012 年，伊莉莎白・尼爾（Elizabeth Neal）博士出版《癲癇飲食療法：生酮療法的實踐》（Dietary Treatment of Epilepsy: Practical Implementation of Ketogenic Therapy），其中她概述目前建議的 MCT 方案：60％到 70％的熱量來自脂肪，其中 40％到 50％的脂肪來自 MCT 補充品，10％到 12％的熱量來自蛋白質，15％到 18％的熱量來自碳水化合物，並且再搭配維生素和礦物質補充品。然而，其中一個限制是 MCT 補充劑可能會對胃腸系統造成嚴重的破壞。

　　低升糖指數療法（LGIT）：正如第三章所述，升糖指數可衡量特定食物如何影響血糖。由於不受控的血糖值會引起癲癇發作，而這種療法可控制血糖，但不像傳統生酮飲食有那麼多限制。海蒂・菲佛（Heidi Pfeifer）博士做了很多關於這種療法的早期研究，並且建議 10％的熱量應該來自升糖指數低於 50 的碳水化合物（分散於全天的膳食並與脂肪一起食用），30％的熱量來自蛋白質，以及 60％的熱量來自脂肪。研究指出，這種療法已有 66％的兒童在 12 個月後癲癇發作的次數相對減少（Muzykewicz 等人，2009）。

　　改良式阿特金斯飲食（MAD）：艾瑞克・柯索夫（Eric Kossof）博士發現在實行這種飲食長達 6 個月後，20 名兒童中的其中 13 名的癲癇發作次數減少 50％，並且有 4 名兒童癲癇不再發作，於是率先發展出這種 MAD 療法。這種 MAD 療法比嚴格限制碳水化合物攝取量的傳統生酮飲食（每天 10 至 15 公克）更寬鬆，且不限制蛋白質和熱量的攝取量。這種飲食在世界各地行之多年，且具有一定的成效。許多臨床試驗一致指出，有超過 50％的兒童癲癇發作次數減少 50％，其中一部分兒童癲癇不再發作（Kossof 等人，2013）。在選擇某種類型的生酮飲食治療癲癇時，要事先諮詢醫生，並且考慮其實用性和可行性。一些專家認為，較嚴格的生酮飲食比改良式阿特金斯飲食更能有效減少癲癇發作（ElRashidy 等人，2013），但初始階段似乎是任何飲食能否成功的關鍵所在，然後過了 3 至 4 個月，飲食的限制才可能放鬆。因此，你可以考慮從較嚴格的作法開始，例如先斷食再採取傳統的生酮飲食，然後採取 MCTs 或外源性酮體補充品，之後再轉換到更有彈性的 MAD，並且過程中要持續監控，以確保成功和持續保持。

癲癇發作還可能是由於興奮性神經傳導物質之間失衡而引發的，例如觸發神經放電的麩胺酸和抑制神經放電的神經傳導物質 GABA（Powell 等人，2014）。一般治療癲癇的藥物其重點在於離子的通道，以阻止更多離子進入神經元，從而抑制神經放電或平衡神經傳導物質（Powell 等人，2014）。

生酮飲食具有多種機制，這可能是神經元放電減緩的原因（Yudkoff 等人，2007）。數據顯示酮體乙醯乙酸（AcAc）和丙酮具有抗驚厥作用。研究證實 AcAc 可削弱神經元中麩胺酸的釋放（Judge 等人，2010），而太多的麩胺酸與神經紊亂有關，不過也有人認為酮體可能會增加 GABA 的合成，而其最終的結果是日後不可預知的刺激事件（例如癲癇發作）的可能性降低（Yudkoff 等人，2007）。另外，研究顯示，酮體可能激活鉀（K+）通道（Bough 等人，2007）。K+ 具有正電荷，如果其本身的通道被打開，那麼正電荷會從神經元洩漏出來，從而減少細胞內的正電荷，這個過程稱為過極化，此時神經元去極化的難度增加，不易再被激發放電，因此癲癇發作的可能性降低（Bough 等人，2007）。

癲癇的生酮飲食

除了酮體一般的效益外，生酮飲食可能具有抗驚厥作用，因為它可以降低血糖。研究人員認為，神經元活動的誘發大多取決於葡萄糖，所以限制一般葡萄糖可能會限制神經元達到與保持癲癇發作所需的高突觸活動力（Bough 等人，2007；Greene 等人，2003）。

生酮飲食在兒童和成人癲癇方面已有廣泛的研究。在 1930 年代，首次出現記錄長期以生酮飲食治療癲癇患者的案例（Barborka, 1930）；其中有 12％採取生酮飲食者其癲癇完全緩解，而有 50％至 90％的人癲癇發作次數減少（Bastible 等人，1931）。其中一個最常被引用的研究為對抗癲癇藥物產生抗性的兒童生酮飲食效益（Vining 等人，1998）。在經過長達三個月 4：1 的生酮飲食（90％脂肪、10％蛋白質和碳水化合物）後，這些年輕患者有 54％的癲癇發作頻率降低了 50％以上，而且經過一年持續該飲食法，其中有 10％的人癲癇不再發作。

爪費症候群（Dravet Syndrome）

爪費症候群（之前稱為嬰兒期嚴重肌躍性癲癇或 SMEI）是一種罕見的嬰兒遺傳性癲癇性大腦功能障礙，在嬰兒期發病。這通常是 SCN1A 基因突變的結果，其特點是癲癇持續發作、發育遲緩、運動障礙和其他障礙。一項研究（Caraballo 等人, 2005）發現，在生酮飲食一年後，有兩名患者（15%）癲癇不再發作，而其中 8 名（62%）癲癇發作的頻率減少了 75% 至 99%，其餘 3 名（23%）的癲癇發作次數減少了 50% 至 74%。換句話說，有 77% 的兒童癲癇發作減少了 75% 以上。另外，所有的受試者都回報其生活品質獲得改善。

另一項研究（Neal 等人, 2008）比較採取生酮飲食的癲癇兒童和沒有採取生酮飲食對照組的兒童其癲癇發作的頻率，除了飲食外，這兩組在治療方面沒有其他的變化。三個月後，生酮飲食組癲癇發作的頻率減少 38%，對照組癲癇發作的頻率增加 37%。其中生酮飲食組中有 28 位兒童（38%）的發作頻率大幅減少 50% 以上，而對照組僅有 4 名兒童（6%）。此外，生酮飲食組中有 5 名兒童（7%）的癲癇發作減少 90% 以上；而對照組中沒有任何一人癲癇發作有如此顯著減少的現象。

最近，一項比較改良式阿特金斯飲食（MAD）和不干預癲癇兒童的研究（Sharma 等人, 2013）發現，在 MAD 介入後三個月，受試者的癲癇發作減少了 41%，而對照組則無顯著的變化。其中在 MAD 組，有 30% 的兒童其發作頻率下降 90% 以上，且其中有 5 人癲癇不再發作。

結果不言自明。當生酮飲食進行得當時，癲癇兒童可得到顯著的療效。通常，孩子在沒有癲癇發作後的飲食法可以「寬鬆」一點。然而，限制較少，癲癇復發的風險則較高。因此，許多醫生建議還是保持生酮飲食，從長遠來看，盡可能不要變化太多，以預防復發。然而，你可以想像，堅持嚴格的生酮飲食對年幼的孩子而言可能不容易。我們曾經和一位經常為癲癇兒童採取生酮飲食療法的醫生進行一次很棒的交流，她告訴我們最大的限制因素是堅持。當孩子們上學時，我們很難知道他們吃些什麼。想想老師們經常發糖果給小朋友，或者他們在午餐時很容易就可以買一包薯片。此外，一些採取嚴格生酮飲食的兒童其成長可能會受到影響，因此，這些兒童需要密切的監測（Williams 等人, 2002）。

癲癇的外源性酮體

最早研究酮體補充劑和癲癇的試驗可追溯到 1930 年代。研究人員發現，AcAc 可以預防兔子癲癇發作（Keith, 1933；Keith 等人, 1936）。最近，研究人員試圖分別找出哪種酮體對癲癇活動有直接影響，並且哪些具有最大的抗驚厥特性。在一項研究中，老鼠被注射各種酮體，然後暴露於極大聲響中以誘發癲癇發作。研究人員發現，丙酮和 AcAc 都能預防癲癇發作。因此，丙酮和 AcAc 似乎是酮體具有抗驚厥特性的主力。其他研究也證實這點，其中丙酮、AcAc 或兩者都展現出抗驚厥的特性（Thio 等人, 2000；Gasior 等人, 2007；Likhodii 等人, 2002）。

在海豹突擊隊潛水任務的模擬中，研究人員還研究由氧氣毒性引起的癲癇發作：在水中深度增加的壓力下，吸進 100％的氧氣會增加癲癇發作的可能性。研究人員發現，補充酮酯可以使 BHB、AcAc 和丙酮快速持續升高，並且使癲癇發作的抗性增加 500％以上（D'Agostino 等人, 2013）。

我們對酮體補充劑控制癲癇發作或活動的確切機制尚不清楚，目前需要更多關於各種酮體補充劑的抗驚厥作用研究，以便我們對酮體控制癲癇發作的具體影響和產生這些作用所需的酮體值有更深入的瞭解。同時，對於那些正在嚴格進行生酮飲食的癲癇兒童，結合外源性酮體與低碳水化合物飲食或許會有幫助，因為這種方法不僅可以限制他們的飲食習慣，同時還可能預防癲癇發作。

總之，癲癇是一種長期持續復發的痙攣發作，起因為神經網絡異常活動。特別是在許多層面上過度興奮，包括離子通道功能的改變，造成容易發作的狀態。研究人員推測，癲癇可能是由於離子通道功能障礙或興奮性（麩胺酸）和抑制性（GABA）神經傳導物質失衡引起的。抗驚厥藥物的目標即是在於這些機制，但它們往往無效。而且，這些藥物對生活品質所造成的副作用，可能還比癲癇發作本身更糟。**我們認為生酮飲食應該是癲癇治療的第一線，在大多數情況下，飲食可使癲癇發作減少 50％以上，而且通常可使症狀完全緩解。**雖然目前對其機制尚未完全暸解，但我們相信生酮飲食可以改善離子通道的功能，減緩麩胺酸的釋放，並降低一般葡萄糖的利用率。因此，這個方法應該針對個體的目標個人化和堅持下去（例如斷食後，接著採取傳統生酮飲食，並且搭配 MCTs 或外源性酮體補充劑），然後再轉換到更有彈性的改良式阿特金斯飲食，以確保成功和持之以恆。

阿茲海默症

奧古斯特（Auguste）1850 年 5 月出生在德國，雖然她的娘家姓氏不詳，但她在 30 歲時和卡爾・伊爾德（Karl Deter）結婚，他們共組家庭，過著正常的生活，直到 40 多歲時，她開始出現癡呆的跡象。後來，她的癡呆逐漸惡化，削弱她記憶事件的能力。她很快開始有了妄想症，並且在夜間尖叫。最終奧古斯特被送入精神病院，接受精神科醫生阿洛伊斯・阿茲海默（Alois Alzheimer）的治療，直到奧古斯特於 1906 年去世。在奧古斯特去世後，阿茲海默醫生對她的大腦進行解剖。在顯微鏡下，他發現兩個可怕的特徵：澱粉樣蛋白斑塊的堆積抑制了神經元功能，以及稱為神經纖維纏結的蛋白質團塊。這是第一個被記錄下來的神經退化性疾病的病例，後來被稱為阿茲海默症，也是導致癡呆症的主要原因。

今日，全世界大約有 3 千 7 百萬人患有阿茲海默症，其中大部分人年齡在 65 歲以上。阿茲海默症的罹患率正以驚人的速度上升。隨著嬰兒潮那一代老化，這個數字預計只會繼續攀升；預估每 33 秒就有一人罹患阿茲海默症，因此每年新發病例將近有 1 百萬例。如果這還不夠驚人，估計在 2014 年，在家庭成員和其他照顧者中，光是照顧老年癡呆症患者的時間就會超過 179 億小時以上，更別提財務的負擔：與醫療和非正規護理相關的成本就會超過 2 千億美元。

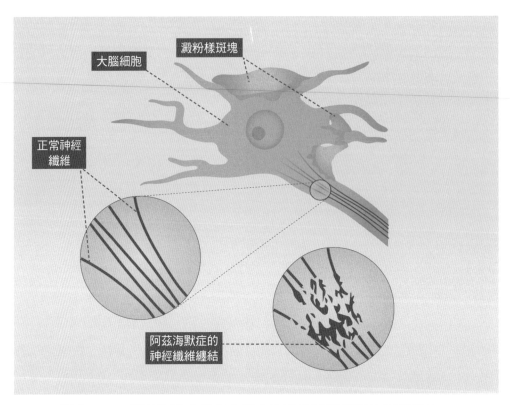

圖表 5.3.4. 阿茲海默症患者大腦中發現的澱粉樣斑塊和腦纏結。

資料來源：www.webmd.com/alzheimers/guide/ understanding-alzheimers-disease-basics

　　阿茲海默症最顯著的症狀是記憶力喪失、日常活動困難、困惑、判斷力受損，以及社交和工作相關的能力退化。阿茲海默症主要影響與記憶有關的大腦區域（顳葉）；智力、判斷力和行為（額葉皮層）；以及語言（頂葉皮層）。阿茲海默症患者大腦的這些區域已經萎縮（Cipriani 等人, 2011），並且出現澱粉樣斑塊和神經纖維纏結的累積。

　　澱粉樣斑塊是由澱粉樣前驅蛋白質形成，這種蛋白質有助於修復大腦受損的神經元（Panza 等人, 2014）。然而，當這種蛋白質沒有被完全分解時，其黏性碎片會聚集在神經元外面形成斑塊，反而導致神經元交流受損、發炎反應升高、血管出血，最終造成神經元死亡（Castello 等人, 2014）。

　　斑塊積聚被認為是形成神經纖維纏結的原因。這些纏結由一種名為濤蛋白（tau protein）所組成，它是神經元結構的一部分，對於整個細胞中的營

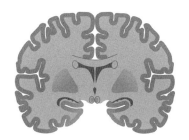
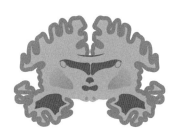

正常的大腦　　　　　　　　阿茲海默症的大腦

圖表 5.3.5. 大腦某些區域萎縮在阿茲海默症患者中很常見。

養和信號傳遞極為重要（Castello 等人 , 2014）。斑塊的積聚改變了濤蛋白的形狀，導致它們聚集並纏結在一起，而這種纏結破壞了神經元的完整性，最終造成細胞死亡。

因而傾向累積澱粉樣蛋白斑塊的個體更容易罹患阿茲海默症，因為這種累積會造成神經元細胞死亡。因此，許多療法旨在去除這些斑塊（Panza 等人 , 2014）。但是，沒有證據顯示這些治療方法在短期內有效（Rafii 和 Aisen, 2009）。晚期阿茲海默症的治療方法至今仍成效不彰，所以科學家們正試圖尋找預防澱粉樣斑塊積聚的方法。而預防策略則是從葡萄糖的替代能源開始，因為類似於帕金森氏症，阿茲海默症的潛在原因很可能是大腦內的能源危機。

被視為第三型糖尿病的阿茲海默症

令人憂心的流行病學研究指出，糖尿病患者罹患阿茲海默症的可能性高於 10 倍以上（Talbot 等人 , 2012）。這可能如同帕金森氏症一樣，阿茲海默症與第二型糖尿病有幾個共同點（Talbot 等人 , 2012）。

第二型糖尿病和阿茲海默症都有胰島素阻抗的共通點：胰島素無法將血液中的葡萄糖轉移到細胞內。在第二型糖尿病中，這主要發生在肌肉和肝臟內，而在阿茲海默症中，則是發生在大腦內（Zhao 等人 , 2009；Kleinridders 等人 , 2014）。（阿茲海默症的病因主要是與葡萄糖吸收和大腦利用葡萄糖的能力受損有關的這個觀點，在最近 30 年前才首次得到認同，當時科學家們發現，阿茲海默症早期階段的個體腦部葡萄糖吸收量降低了 45%（Hoyer 等人，1988），這意味著那些容易罹患阿茲海默症的人，在被診斷患有阿茲海默症之前，很可能其大腦早已對胰島素產生抗性）。事實上，負責將葡萄糖轉移到神經元的轉運體在阿茲海默症患者的大腦內已經相對減少（Simpson 等人，1994；Liu 等人，2008）。換句話說，體內有大量的葡萄糖可用，卻無法被吸收和利用，因此有一些人稱阿茲海默症為「第三型糖尿病」。

當大腦無法有效利用可用的葡萄糖時，大腦的 ATP 值會降低，進而造成處理澱粉樣前驅蛋白的能力受損，最終導致澱粉樣斑塊和神經纖維纏結形成（Hoyer 等人，2004），因此，如果我們可以：

(1)　提高大腦對葡萄糖的吸收能力，或
(2)　提供可被大腦吸收和利用的替代燃料來源

那麼大腦將不再面臨「看得到又吃不到的飢餓」，進而可以預防阿茲海默症的斑塊和神經纖維纏結形成。

在基於碳水化合物的飲食中，葡萄糖可能是大腦的主要燃料，但斷食的研究指出，大腦可以從酮體中獲得多達 85% 的燃料（Castellano 等人，2015）。血酮濃度會增加大腦對酮體的利用率，這意味著血酮值濃度愈高，大腦將其用於燃料的能力也愈好（Cunnane 等人，2016）。與其試圖把葡萄糖「塞入」大腦且吸收力又不佳的情況，倒不如利用血酮的濃度和轉運體將酮體「拉進」大腦，這點對阿茲海默症患者具有重要的意義，因為指標性的研究已經證實，不同於葡萄糖，阿茲海默症的大腦對酮體的吸收和利用能力並未受損（Ogawa 等人，1996；Tunell 等人，1981）。最近一項研究發現，早期阿茲海默症患者的血糖利用率下降了 14%，但他們還能夠充分的利用酮體（Castellano 等人，2015）。因此，生酮飲食或許能夠阻止和減緩阿茲海默症的進展，特別是在早期階段以預防這種能量上的缺乏。

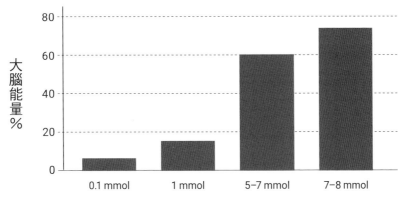

圖表 5.3.6. 與葡萄糖不同，在大腦能量需求的條件下（例如阿茲海默症）酮體被「拉」進大腦。

與葡萄糖不同的是，阿茲海默症患者腦內的酮體輸送和吸收並未衰減，想想看，我們明明有能力提供替代燃料，卻經常被忽視（Hashim & VanItallie, 2014）。就如你正在駕駛一輛混合動力汽車，不小心撞到電線桿，油箱壞了無法加油。幸運的是，因為這款車是混合動力車，所以還有第二種不受影響的燃料（電池），所以你仍然可以到達目的地。同樣的邏輯適用於阿茲海默症的大腦，因為大腦代謝葡萄糖的機制受損，我們應該研究大腦可用的替代燃料「酮體」，而不是在葡萄糖的議題上打轉。

阿茲海默症線粒體功能受損

與帕金森氏症一樣，大量的研究顯示阿茲海默症患者的線粒體功能受損。隨著線粒體功能改變，患有阿茲海默症的個體大都有高氧化應激水平（累積的自由基導致細胞受損）和發炎的傾向。當線粒體產生能量的能力受損時會引起發炎，增加澱粉樣斑塊的形成，最終導致認知功能惡化。事實上，就像給予老鼠魚藤酮（一種會抑制線粒體能量產生的物質）可以誘發帕金森氏症一樣，它也會引起發炎，其產生的症狀類似於阿茲海默症患者的症狀。生酮飲食已被證實能夠增加細胞可用能量形式 ATP 產生：產生新的線粒體、降低氧化應激、降低動物大腦中的發炎現象，所以它可能是克服阿茲海默症患者線粒體受損一種可行的方法（Gasior 等人, 2006）。

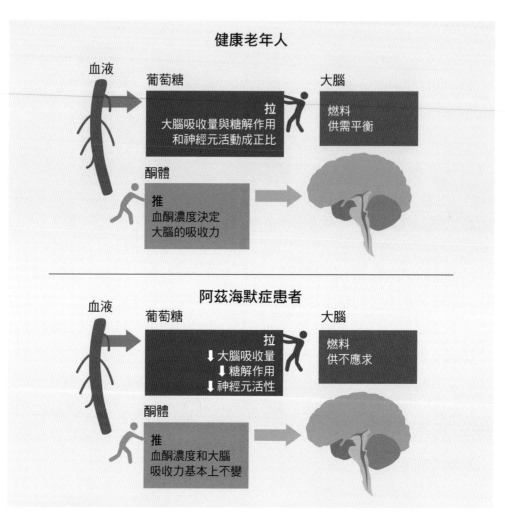

圖表 5.3.7. 阿茲海默症的大腦無法有效利用葡萄糖作為燃料。

阿茲海默症的生酮飲食

　　首次關於記憶障礙患者入酮的研究（Reger 等人, 2004）是給予受試者一份生酮膳食，包括 40 毫升 MCTs 和大約 200 毫升鮮奶油攪拌的混合物。在用餐後，受試者的記憶測試得分明顯提升，這種改善程度與血酮升高成正比（即血酮愈高得分愈高）。這些結果在後來的 90 天試驗中得到支持，受試者在每天補充 MCT 後也出現正面的結果（Henderson 等人, 2009）。然而，在這兩項研究中，具有晚發性阿茲海默症相關基因的受試者，其病情改善的情況不如那些沒有這種基因的受試者，因此，似乎愈早發現阿茲海默症，且愈早採取生酮飲食，患者改善的機會也就愈大。E4 allele 這種基因與大腦中斑塊積聚有關，由於斑塊使體內利用葡萄糖的能力受損，所以可想而知，MCTs 無法將血酮值提高到足以克服這種缺陷（Reger 等人，2004）。

最近，科學家們發現輕度認知功能障礙，特別是記憶力下降的個體，在僅僅採取生酮飲食 6 週後，記憶力就有大幅的改善（Krikorian 等人，2012）。這些表現的變化與他們尿液中的酮體值有直接的關係。該研究人員推測，除大腦的能量狀態提升外，生酮飲食可能具有抑制神經發炎（大腦內發炎）的作用。

最後，實驗室中具有阿茲海默症的老鼠已經證實其澱粉樣蛋白斑塊的堆積，與人類的情況類似（Van der Auwera 等人，2005）。然而，在適應生酮飲食的老鼠中，其神經元死亡的數量比基於碳水化合物飲食的老鼠少（Yamada 等人，2005）。雖然這些結果仍是初步，但是生酮飲食和酮體補充劑為克服阿茲海默症因葡萄糖吸收受損所導致的能量缺乏帶來一線希望。

生酮概念

及早治療是關鍵

當阿茲海默症引起的認知障礙出現，並且確診為阿茲海默症時，這時患者的大腦已大量萎縮。因此，那些具有該疾病家族史，並且與阿茲海默症有密切相關症狀的人應當早期考慮生酮療法，這可以預防因葡萄糖吸收受損而引起的能量缺陷，因為這似乎是阿茲海默症引起的典型傷害。你要留意自己和親人的認知功能健康狀況，記住，你不應該總是忘記把車鑰匙放在哪裡。

阿茲海默症外源性酮體

為了研究生酮飲食以外的外源性酮體對阿茲海默症是否有益，研究人員進行了動物腦細胞的研究。他們發現 D-BHB 鈉可以使神經元存活率增加一倍，並且預防與記憶喪失相關的澱粉樣斑塊積聚（Kashiwaya 等人，

2000）。因此，透過補充酮體可能是治療阿茲海默症的一種潛在療法。

進一步的研究指出，餵食酮酯的老鼠其焦慮程度較低，且在學習記憶測試中的表現較好（Kashiwaya 等人，2013）。此外，它們的濤蛋白值降低，這是構成阿茲海默症患者神經纖維纏結的一種蛋白質。將老鼠的一般飲食加入 BHB 可以逆轉阿茲海默症中典型的能量缺陷（Zilberter 等人，2013）。研究人員總結，在飲食中添加 BHB 可以逆轉在阿茲海默症中觀察到的腦能量代謝受損的情況。

在首批分析酮體對阿茲海默症患者影響的研究中，給予輕度認知功能障礙或疑似阿茲海默症的個體 40 公克特別的 MCT 混合物，這使得受試者的血液 BHB 值稍微升高至 0.5 和 0.8 mmol / L 之間。即使血酮值只有略微波動，但受試者的記憶測試和其他認知任務的得分卻大幅提高（Reger 等人，2004）。但是，正如之前所述，服用太多的 MCT 會引起腸胃不適，請記得注意用量。此外，酮鹽和酮酯可以將血液 BHB 值提高到 1.0 至 6.0 mmol / L，所以它們的效益可能更加明顯。

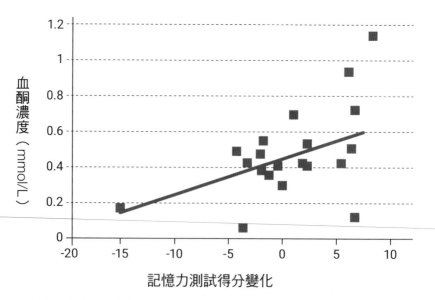

圖表 5.3.8. 記憶力受損的成人在服用 MCTs 後，記憶測試評分的變化直接與血液 BHB 值成正比。

資料來源：Reger et al., 2004

我們的朋友兼同事瑪麗・紐波特（Mary Newport）醫師發表了一篇論文，談論她患有阿茲海默症的丈夫史蒂夫如何使用酮酯（本章即是以他們的故事開幕）。史蒂夫處於疾病晚期，出現癡呆症、記憶力嚴重衰退、注意力不集中、缺乏組織、錯位傾向、無法執行日常生活活動、不能拼寫和閱讀等。

開始補充的兩天，史蒂夫每天攝取三次 21.5 公克 D-BHB 酮酯，這使得他的血酮值最終達到 3 至 7 mmol / L。紐波特醫師指出，他的情緒、背誦與寫字母的能力有明顯提高，原本這些事情他已經有好幾個月都無法做到。當劑量增加到 28.7 公克時，他可以進行日常生活的活動，例如淋浴、刮鬍子、刷牙、在房子周圍走動、從菜單上點餐，把餐具從洗碗機中拿出來，這一切都有大幅的改善，在補充酮體之前，他已經有好幾個月的時間無法完成這些任務（Newport 等人，2015）。

這個案例研究最重要的面向是，患者指出自己的體力變好，同時也更快樂，他覺得各種任務變得更容易完成，這種療法不僅改善阿茲海默症症狀，而且也改善了生活品質。經過幾個星期的補充後，史蒂夫在記憶力回想和其他複雜任務，如庭院工作方面都有顯著的進展。

史蒂夫在整整 20 個月的治療期間對酮酯的耐受力良好，在這段時間，紐波特醫師指出：「在高劑量的 BHB 水平下，我們觀察到他的表現（對話、互動）有明顯的改善」，這表示更高的血酮值之療效更好。如圖 5.3.9 所示，她觀察在不同日子分別服用 25、35 和 50 公克的劑量。在 25 公克時，史蒂夫的血酮值達到 3 至 5 mmol / L，而在 50 公克時則超過 7 mmol / L（Newport 等人，2015）。

在另一項近期的研究中，研究人員發現一種神經保護機制，其中酮體 BHB 和 AcAc 可以阻斷澱粉樣蛋白進入神經元，提高線粒體的能量產生、突觸的彈性（增強神經元之間信號的能力）、學習和記憶，以及降低阿茲海默症老鼠的氧化應激（Yin 等人，2016）。這就好像酮體是一種保健品，可以阻止壞蛋白進入大腦神經元，從而保護大腦免受蛋白質可能產生的有害影響。這些觀察和紐波特醫師的案例研究，是酮體治療阿茲海默症患者潛力無窮的例證。我們收到許多補充外源性酮體的個案報導，其結果都與紐波特醫師相似。酮體補充劑可以對這些族群產生深遠的影響，未來肯定前途似錦。

　　總之，阿茲海默症會導致大腦萎縮和澱粉樣斑塊與神經纏結累積，由於目前尚未有去除這些斑塊將產生的結果之報告，讓科學家們認為這些只是阿茲海默症的症狀，並不是根本的原因。過去三十年來，研究指出，肌肉和大腦組織中的胰島素阻抗與阿茲海默症的症狀有著密切的關聯，具體而言，**大腦因胰島素阻抗而使葡萄糖攝取與利用的能力受損，被認為會導致大腦內的能量危機**，而這種危機會造成澱粉樣蛋白的處理不完全，進而導致斑塊、神經纏結、發炎和氧化應激的形成，最終的結果則是阿茲海默症後期的萎縮和癡呆。然而生酮飲食或酮體補充劑有望克服這種能量缺乏，並且為大腦提供即使在這些症狀下也可以使用的替代燃料。

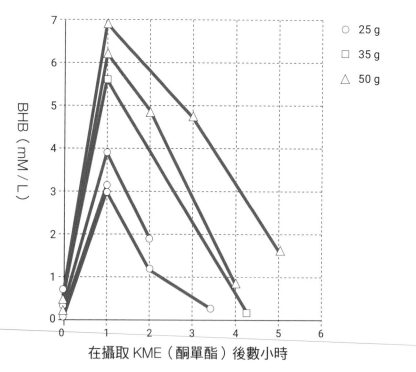

圖 5.3.9 D-BHB 酮單酯使血酮值升高的程度與劑量成正比，且可以持續好幾個小時。值得注意的是，在長達 20 個月以上的治療，總膽固醇值從 244 下降到 163 mg／dL；LDL 低密度脂蛋白從 145 下降到 81 mg／dL；HDL 高密度脂蛋白從 85 下降至 68 mg／dL。

資料來源：Newport 等人, 2015.

創傷性腦損傷

「鋼人麥克」韋伯斯特（Mike Webster）被許多人認為是國家橄欖球聯盟有史以來最偉大的中鋒，他保護匹茲堡鋼人隊的四分衛特里‧布拉德蕭（Terry Bradshaw）贏得四個超級盃，他自己也是九屆明星賽球員和七屆全能球員，並且入選為 NFL 的 75 週年紀念明星球員。然而在 2002 年悲劇發生：50 歲的匹茲堡傳奇人物因心臟病發作而死亡。電影《震盪效應》（Concussion）中的法醫病理學家班奈特‧奧瑪魯（Bennet Omalu）為韋伯斯特進行解剖，他對韋伯斯特如此年輕就死去的事實感到困惑，奧瑪魯博士仔細檢查了韋伯斯特的大腦，發現其大腦受到嚴重的損害，情況類似阿茲海默症患者。例如，韋伯斯特有澱粉樣斑塊和神經纖維纏結（Omalu 等人，2005）。奧馬盧醫師診斷韋伯斯特和另一名前鋼人隊球員泰瑞‧雷龍（Terry Long）患有慢性創傷性腦病變（CTE）。四年後，1984 年到 1995 年間 NFL 以強硬聞名的安全衛安德烈‧沃特斯（Andre Waters），成為 NFL 第 3 位在死後被發現患有 CTE 的球員（Cantu 等人，2007）。

生酮概念

青少年的頭擊球動作

最近發表一篇關於青少年運動員重複性頭部撞擊（RHI）和認知功能的研究報告。從這個角度來看，全球有超過 2 千 2 百萬名兒童和青少年光是踢足球就暴露在 RHI 的風險下。在每場足球比賽進行中，足球員平均會有 6 至 12 次的頭擊球動作，而在練習中的次數則是更多，這導致球員在其職業生涯中有不計其數的頭擊球動作（Koerte 等人，2017）。這個研究觀察整個賽季一組十五歲男子足球運動員的認知功能，研究人員發現，暴露於特定的 RHI（長期）與年輕運動員日後的認知表現難以提升有關。此外，在研究過程中，表現最多頭擊球的孩子在日後學習的反應上進展最少。這表示，即使是「非肢體碰觸」運動的孩子在一個賽季中也會出現認知障礙的症狀。

所有這 3 名因 CTE 而死亡的球員被稱為「鐵人」，這些運動員各個是硬漢，他們從未退出比賽過，即使渾身是傷仍然繼續奮戰，包括腦震盪。是否像足球這類接觸性的運動會導致嚴重的認知障礙？答案似乎是肯定的，而且其根本原因似乎在於重複性的腦震盪（Cantu 等人, 2007）。

> 頭部鈍力創傷會造成腦損傷這個概念是公認的醫學原理
> ——班奈特·奧瑪魯（Bennet Omalu）

腦震盪不僅在職業運動員之中，青少年之中也有上升的趨勢。根據美國疾病控制和預防中心（CDC）的統計，近十年來，各年齡層的腦震盪數量成倍數激增。美國小兒科學會（American Academy of Pediatrics）報告指出，在過去十年裡，8 至 19 歲兒童因腦震盪進急診室的數量倍增（頭部病例）。讓我們再看看其他驚人的統計資料：

· 每年有五分之一的高中運動員在常規賽中受到腦震盪。

· 有 90% 被診斷為腦震盪的人並未失去知覺，而且往往一開始並未發現。

· 累積的運動型腦震盪已被證明會增加 39% 永久性神經殘疾的可能性。

· 根據報導，有 47% 的運動型腦震盪發生在高中橄欖球隊，其次是摔跤、冰上曲棍球和女子足球。

當我們提到運動中的創傷性腦損傷（TBI）時，我們經常會聯想到美式足球，然而，女子運動中腦震盪的機率和男子田徑運動中的腦震盪相當（Hootman, 2007）。但這個問題並不是運動員專有的，根據美國疾病預防控制中心指出，估計有 530 萬名美國人生活在與 TBI 相關的殘疾中，其中三大主因是車禍、槍械爆炸和跌倒。

腦震盪被定義為由鈍力或機械力引起的腦部短期功能障礙，被認為是輕度創傷性腦損傷（TBI），其徵兆包括混亂、迷失方向、頭暈和頭痛。與其他認知障礙一樣，輕度創傷性腦損傷症狀的根源似乎是一種細胞能量危機。腦震盪或撞擊後會產生一連串效應，導致大腦的能量需求激增。同時，創傷性腦損傷會使大腦利用葡萄糖的能力受損。

想一想：大腦需要比平時更多的能量，但是其利用葡萄糖作為能量來源的能力受損，這導致能量危機，進而造成大腦第二次損傷（Barkhoudarian 等人 , 2011）。

看吧！我的大腦已經貢獻給N.F.L.（國家美式足球聯盟）的大腦銀行了。

——出自前芝加哥熊安全衛戴夫·德爾森（Dave Duerson）的自殺遺言

生酮概念

保留蛋白質的改良版斷食

想想看在一場美式足球賽中傳統的情況，跑衛球員 A 在比賽中跑陣 25 次。像大多數跑衛一樣，他經常遭到強壯的內鋒和線衛的撞擊。儘管反覆撞擊頭部，但跑衛球員還是會一次又一次繼續跑陣。現在，讓我們來看看他的隊友球員 B，一位外接員由邊線以斜線向內前進，並且被一名中後衛攔截破壞。他一動也不動地躺在地上，之後在協助下離開球場。信不信由你，這兩名運動員都有慢性創傷腦病變（CTE）的危險，而且可能有不同程度的創傷性腦損傷（TBI）。然而，他們走到了場邊，拿起充滿糖分的運動飲料補充身體（大家都這麼以為），然後再回到場上。

這就好像你的兩個輪胎破了，一位陌生人見狀在你的車旁暫停，幫你加了幾加侖的汽油，然後開車離開。這真是一個貼心的舉動，但是加油幫不了你，你需要的是新輪胎。同樣，如果我們的大腦無法有效利用我們提供的燃料，那麼這種燃料又有什麼效益呢？這就是當運動員面臨 TBI 風險時，他們會依靠糖來刺激他們的大腦和身體，但是當大腦中對葡萄糖的吸收力受損時，無論攝取多少糖，都無法提供大腦足夠的燃料。

如果我對這個案子毫無所知，在我看過他的投影片後，

我可能會問：『這個病患是拳擊手嗎？』

——羅奈爾·漢米頓（Ronald Hamilton）醫師，

前匹茲堡鋼人絆鋒賈斯汀·史圖祖克（Justin Strzelczyk）的醫師

以下是在細胞層面所發生的事情：在創傷衝擊期間，大腦內的神經元被拉長，引發神經傳導物質大量釋出，這些神經傳導物質觸發神經元的鉀離子

釋放，擾亂了神經元外部鈉離子和神經元內部鉀離子的比值，造成神經元與其他神經元的通訊能力受損。（還記得我們的黑色星期五例子，人們要進出商店嗎？在這種情況下，商店的人潮激增使得開關門的能力大亂，造成堵塞導致混亂。）為了要重新建立鈉和鉀的平衡，身體要賣力加班把鉀趕回神經元。然而，這需要大量的能量，通常是來自葡萄糖。不幸的是，在創傷性腦損傷之後，流入大腦的血液開始減少（Yamakami 等人, 1989；Velarde 等人, 1992）。因此，在快速耗用葡萄糖的同時，輸送葡萄糖到大腦的能力受損，不僅如此，神經傳導物質也會導致大量的鈣釋放到神經元內，於是鈣在線粒體中累積，進一步損害能量的產生。在創傷性腦損傷之後，大腦利用葡萄糖的能力會減損長達 24 小時，並且持續保持在低水平 5 到 14 天，有時甚至好幾個月，這取決於損傷的嚴重程度（Hovda 等人, 1994）。葡萄糖代謝下降與認知功能障礙有密切的關聯，研究指出，大腦無法攝取葡萄糖的時間愈長，認知功能也會變得愈差（Barkhoudarian 等人, 2011）。

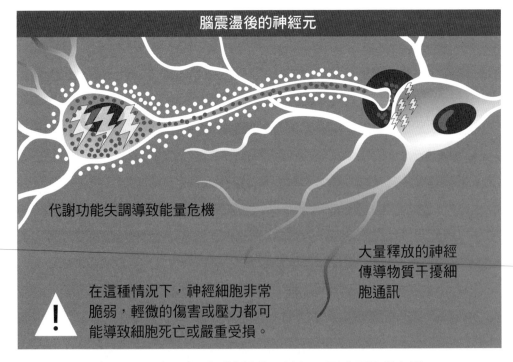

圖表 5.3.10. 在頭部受到撞擊後，神經元面臨到能量危機。

資料來源：www.slideshare.net/forefront/saint-brigidimpact-concussion-seminar

慢性重複創傷性腦損傷以及隨之而來的能量危機，被認為是慢性創傷性腦病變的深層原因，這種神經性退化疾病與阿茲海默症有幾個共同特徵。還記得我們前述的 NFL 運動員和賽後錯綜複雜的生活嗎？那些人都患有創傷性腦病變。研究指出，創傷性腦病變發作出現的行為症狀平均在從事頭部創傷運動（例如美式足球、曲棍球和拳擊）生涯中退休的 8 年後。症狀開始出現的平均年齡在 42 歲，其中症狀包括自殺、記憶力減退、決策能力受損、情緒低落，以及運動、語言和眼部異常等帕金森氏症的徵兆。與阿茲海默症患者一樣，創傷性腦病變患者腦內有大量的神經纖維纏結和澱粉樣斑塊（Raiff 等人, 2015）。然而，在創傷性腦病變患者中，這些纏結和斑塊侷限在大腦的特定區域（額葉和顳葉），這可能是因為這些區域是鈍力創傷影響最大的部位。

> 我認為讓每個人知道朱尼爾確實患有創傷性腦病變這點很重要，
> 因為重點在於我們要採取因應之道來協助這些球員。」
> ——吉娜·賽兒（Gina Seau），前NFL線衛朱尼爾·賽兒（Junior Seau）的前妻

生酮狀態至少有五種不同的方式可以做好「運動前保健」以預防創傷性腦病變或在創傷性腦損傷後協助復元：

· 因為創傷性腦損傷導致大腦葡萄糖攝取受損，這時提供替代能源酮體或許有益。此外，以燃料效能而言，酮體比葡萄糖高出 25％以上，因此它們每一個分子可產生更多的 ATP（Veech 等人, 2001）。研究指出，在創傷性腦損傷之後，將酮體運輸到細胞的轉運體數量增加 85％以上（Prins & Giza, 2006）。隨著運輸活動增加，大腦攝取的酮體量甚至更高，這或許顯示在此期間絕對需要提高酮體的需求量。另外，在頭部創傷後，體內參與代謝 BHB 過程的酶增加（Tieu 等人, 2003），所有這一切都顯示，在創傷性腦損傷之後，當身體無法利用葡萄糖時會觸發體內使用酮體的能力激增（Prins 等人, 2006）。

· 酮體可減少自由基產生，首先是透過提高線粒體功能，然後再增加抗氧化酶來抵抗氧化應激（Ziegler 等人, 2003），這種氧化應激的減少有助於降

低神經元進一步受損。

· 酮體可提高線粒體功能和數量，這是增加能量產生的另一種方式（Veech 等人，2001）。

· 酮體可降低發炎（Youm 等人，2015），慢性發炎會傷害健康的組織，因此，減緩創傷性腦損傷患者發炎的症狀有助於維持健康的神經元。

· 生酮飲食可以降低細胞凋亡或細胞死亡，這是創傷性腦損傷病變擴展的主要途徑。研究指出，在受到創傷性腦損傷創傷期間，餵食生酮飲食的動物其腦腫脹和細胞凋亡的情況有減緩的趨勢（Hu 等人，2009）。

創傷性腦損傷的生酮飲食

在年輕和成年老鼠實驗性誘導創傷性腦損傷的研究中，與對照組相比，在創傷性腦損傷後立即進行生酮飲食的老鼠其認知和運動功能有獲得改善。而且，大腦組織在損傷後 24 小時即顯示出能量產生方面有提升的跡象（Biros 等人，1996）。

在創傷性腦損傷後立即讓年輕動物採取生酮飲食可以減少大腦病變的程度，並且減少細胞死亡（Appelberg 等人，2009）。年輕老鼠可能比成年老鼠的效果更好，因為它們體內有更多的酮體轉運體（Prins 等人，2014）。一般來說，不管是動物和人類，較年輕的都比年長的更能適應脂肪（Prins 等人，2005；Deng-Bryant 等人，2011；Prins 等人，2014）。在上了年紀後，生酮飲食、運動和外源性酮體物質的組合可能是必要的，這樣才能將酮體量提高至足以克服能量不足的情況，以及增加酮體的運輸量，好讓大腦可以有效地吸收，並且將它們作為燃料之用。

作為保護措施，成年人在預防創傷性腦損傷之前，可能需要一段長時間的生酮適應期。由於我們無法預測何時會發生創傷性腦損傷或頻率，所以從事這類運動的運動員可能會發現，長期生酮飲食並搭配間歇性斷食是有益的（或者是利用補充性酮體，我們將在下一段討論）。生酮適應過程可以增加酮體的運輸能力（Leino 等人，2001）。在這些研究中，成年運動員體內的酮體轉運體可能比久坐不動的動物還要多，這是有道理的，因為從動物大腦研究中已經證實，運動本身可以增加酮體轉運體的傳輸，特別是在海馬體和皮質區域（Aveseh 等人, 2014）。雖然這一點仍屬推測，但可以想像，成年運動員在這方面的能力和青少年類似，都可以快速有效地吸收和利用酮體。

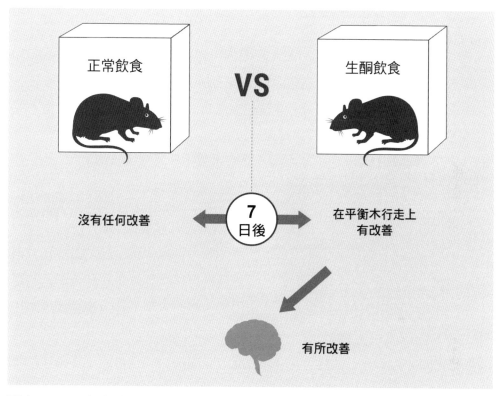

圖表 5.3.11. 老鼠於受傷後採取生酮飲食在認知和運動方面有顯著的改善。
資料來源：Appelberg 等人, 2009

外源性酮體與創傷性腦損傷

對酮體和創傷性腦損傷進行的研究指出，在發生創傷性腦損傷的成年老鼠身上注射 BHB 可提高其體內 ATP 濃度（Massieu 等人, 2003；Prins 等人, 2004）。最近一項研究發現，BHB 可減少一種會傷害組織和 DNA 的分子活性氧（ROS）產生，並且預防細胞受損和死亡（Wang 等人, 2016）。

一些研究酮體對醯胺酸鹽引起的神經毒性（這是一種氧化應激指標，高濃度對神經元具有毒性，且與大腦創傷有密切的關聯）的效益指出，酮體可以預防這種神經毒性，以及減少神經元損傷（Maalouf 等人, 2007；Mejía-Toiber 等人, 2006）。由於新陳代謝降低，創傷性腦損傷也會導致氧氣供應減少，而 BHB 已經證實可以透過提升大腦能量代謝，顯著減少大腦腫脹、組織死亡面積大小和神經系統功能的缺陷（Suzuki 等人, 2002）。

我們期待有一天，在各種肢體接觸運動比賽前、過程中和比賽後，能夠普遍看見運動員補充外源性酮體，以提供大腦必需燃料來發揮最大功能。如果在未來幾年裡，人們開始將酮體補充劑作為腦震盪治療的一部分，我們一點也不會感到驚訝。在這個領域中還有許多研究尚待進行，目前我們正如火如荼的研究中。

> 一名孩子在一季賽事中踢一場足球並未留下任何腦震盪的記錄，
> 但在季賽後幾個月，孩子出現腦震盪的跡象。
>
> ——班奈特·奧瑪魯醫師（Dr. Bennet Omalu）

總之，創傷後幾天甚至幾個月，創傷性腦損傷會導致大腦內的能量危機和葡萄糖代謝受損。研究指出，調節能量危機可能有助於修復和恢復細胞能量。青少年利用酮體的能力往往比成年人好，然而，那些經常運動的成年人和體內較多 MCT 轉運體的人可能不受限於此。因此，在受傷之前和之後立即採取生酮飲食與補充外源性酮體的策略，或許對已經或可能經歷創傷性腦損傷的青少年和成年人有益，但這點仍有待確定。

總　結

本章討論了神經退化性疾病：帕金森氏症、癲癇、阿茲海默症和創傷性腦損傷（TBI），這其中有兩個共同的線索，那就是線粒體功能受損和利用葡萄糖的能力降低，其結果是能量危機，進而導致神經元死亡、發炎和認知功能降低。生酮飲食和酮體補充品試圖透過提供大腦一種比葡萄糖更有效的替代燃料來調整能量危機，以減少損傷。許多研究指出，生酮飲食和酮體補充品在這些情況下或許有效，我們鼓勵患者、家屬和他們的醫療保健提供者共同研究這些療法可能的效益。

第四節：**癌症**

癌症是人們當今面臨致命的慢性疾病之一。它是美國的第二大殺手，如果以現在的速度繼續增長，很快它將超越心臟病成為美國的首要死因。如今，每年新增的癌症病例高達 1 百 50 多萬例，根據美國國家癌症研究所（National Cancer Institute）的數據，每兩個男人和每三個女人中就有一個人會罹患癌症，且大約有四分之一的男性和五分之一的女性（每年將近 60 萬人）將死於癌症或與癌症有關的疾病。

在辛達塔・慕克吉（Siddhartha Mukherjee）所著的《萬病之王》（The Emperor of All Maladies）一書中，將癌症描述為：「比斷頭台更貪得無厭的怪物」。它能夠對抗、閃躲和適應每一種治療，這使得它具有強大的能力進行發展和轉移（即擴散到身體其他部位）。儘管已投入大量的時間、精力和資金（每年平均 50 億美元！）來研究癌症，治療和預防方面也有所進步，這種疾病卻仍然逃過了我們所做的許多努力。

治療癌症的方法有許多種，從手術到放療和化療，再到各種整體療法。然而營養干預往往被忽視。當然，它不像藥品那樣迷人或是高利潤，但不論個人財務狀況如何，每個人都需要，我們總是要吃東西吧！我們常常把飲食選擇和癌症的發展連在一起（如各種致癌食物的頭條新聞），但是我們卻不敢正視這個問題：如果我們能夠透過飲食法輔助治療呢？對於某些類型的癌症和及早發現，以目前的醫療標準程序是可治療的；但是，這並不適用於所有的癌症病例和類型。何況在有效治療疾病的情況下，其代價往往是健康細胞與癌細胞一起中毒受損。出於這個原因，我們必須繼續研究替代療法來治療癌症。

為了更理解其他替代療法可能帶來的益處，我們必須先瞭解這個疾病的歷史和癌症確切的特徵。

診斷後預期的壽命

　　如果被診斷罹患癌症後的當前預期壽命是 10 年，而我們在癌症檢測方面若有進一步的發展，使得我們能夠提早 5 年發現癌症，那麼診斷後的預期壽命將是 15 年，如果在治療上沒有任何改善。這或許顯示，目前的治療方案和治療標準使癌症患者的生命增加了 5 年，但正如你所見，這可能是誤導。

癌症簡史

　　癌症不是新產物，歷史學家已經在化石骨骼與古埃及人類木乃伊中發現癌症的證據。然而，直到西元前 400 年，希波克拉底稱腫瘤為「karkinos」（希臘語為「螃蟹」），因為它的形狀讓他想起一隻螃蟹（Mukherjee, 2010），這開啟了瞭解這種疾病和各種治療的發展旅程。在希波克拉底的時代，唯一有效治療的方法只是將腫塊切除，可想而知，當時手術的衛生條件並不是很好，因此受到感染的機率很高，而且又缺乏治療這些感染的能力。

　　幾個世紀以後，著名的希臘醫生佩加蒙的蓋倫（Galen）形容癌症帶有黑膽汁（被認為組成人體的四種體液之一），並且發現黑膽汁即使腫塊在切除後仍會流動。根據蓋倫的研究結果，疾病治療的方向開始轉變，大家都將焦點轉移到去除黑膽汁，直到 1533 年開始研究解剖的安德烈·維塞利斯（Andreas Vesalius）為了重繪醫學教科書而解剖死者，但並未發現蓋倫提過的黑膽汁（Mukherjee, 2010：第 51 頁）。之後在 1761 年進行的定期驗屍報告後，蘇格蘭醫生馬修·貝利（Matthew Baillie）也沒有找到蓋倫的黑膽汁，隨著這個理論最終被推翻後，貝利協助發展和制定各種切除腫瘤的手術法。這些訊息經由蘇格蘭外科醫生約翰·亨特（John Hunter）證實非常有效，他提出，如果癌症尚未侵入周圍的組織（後來稱為轉移），那麼手術切除腫瘤是最好的選擇（Mukherjee, 2010：第 55 頁）。

　　在 19 世紀，一位先驅英國外科醫生約瑟夫·李斯特（Joseph Lister）開發首次預防術後感染的抗菌方法。事實上，在 1896 年，李斯特為他妹妹進行手術，從她的乳房上切除一個腫瘤（Mukherjee, 2010），他妹妹在手術中存活下來，進而引爆 1870 年代腫瘤切除手術的盛行。1895 年 X 光射線的發現開創一個新的研究領域，隨著研究人員試圖瞭解 X 光射線的技術時，有人提出它可以用來殺死癌細胞。1896 年，醫學院學生埃米爾·格魯布（Emil Grubbe）用放射線縮小了腫瘤。隨著 X 光射線的研究愈來愈普及，皮耶和瑪麗·居里（Pierre & Marie Curie）發現放射性金屬鐳具有類似的能力，且其滲透力比 X 光射線更深。

當時人們還不知道鐳對人體有毒。事實上，直到瑪麗·居里（Marie Curie）自己因為輻射滲入她的骨頭而罹患貧血症才發現這點（Mukherjee, 2010）。然而，科學家最終發現，鐳會直接影響 DNA，造成快速增殖的細胞死亡，這是癌症的標誌。科學家們認為，這似乎是阻止癌細胞轉移或繁殖萬無一失的方法。儘管如此，當科學家們發現這些方法不僅會殺死生長中的癌細胞，同時還可能對健康細胞產生不利的影響時，放射線和 X 光射線治療的興奮感最終消退。之後醫生將放射性治療作為一種「後續治療」的選擇：在手術切除腫瘤後，認為用放射線治療患部可預防癌症再次復發或擴散。把放射線想像成除草劑：在割完草後，我們經常噴灑一些除草劑，以確保沒有雜草留下。儘管這可能影響或甚至殺死一些健康的草，但我們仍然冒著風險試圖限制雜草的生長。

同時，德國醫師保羅·埃利希（Paul Ehrlich）利用合成化學藥劑治療各種細菌性疾病已大獲成功，他提出，如果我們能夠理解癌細胞和健康細胞之間的差異，那麼我們應該能夠用化學物質來對抗癌症（即化療）。

化療的主要進展之一來自一個意外的起源：戰爭。在第一次世界大戰期間，駐比利時的英國士兵在 1917 年遭受含有芥子氣的砲彈轟炸，造成短期和長期的併發症：兩年後，發現他們的骨髓細胞都已衰竭。然後，在第二次世界大戰期間，一隊美國船隻遭到攻擊燃燒起火，一艘沉船上的芥子氣洩漏出來，迅速殺死許多人（Mukherjee, 2010）。後來解剖屍體發現，這些男性的骨髓也已經衰竭。於是有兩位耶魯大學的研究人員提出，如果芥子氣能夠減少健康的白血球細胞（在骨髓中產生）的數量，那麼它也可能會摧毀癌性的白血球細胞。

　　基本上這是化療的曙光。是的，芥子氣是我們最早提出的化療方案之一。1940 年代，治療癌症基本上有三種方法：外科手術、放療和化療。在接下來的幾年裡，關於哪種是最好的治療方法而爭論不休，再加上傲慢和政治，使得人們很難看穿「紅海」（每個人都試圖推翻和凌駕於其他人之上）。包括總統在內的公眾人物都向這種疾病宣戰，並且努力為不同領域的研究提供資金，以推動這個領域的發展。

1940 年代癌症的治療方案	
手術切除	手術切除體內的腫瘤塊（通常是一些鄰近的組織）
放療	使用 X 光射線、伽瑪射線和其他帶電粒子來縮小腫瘤和殺死癌細胞
化療	使用化學物質殺死癌細胞

　　與此同時，在瞭解癌症方面我們有許多進展，其中包括基因突變的作用，這可能是由化學物質、輻射，甚至基因遺傳造成的。這項發展激發一個全新的研究領域，並且在 1970 年代發現可以影響癌症（癌基因）和抑制癌症基因（抗癌基因）的基因，於是將焦點放在這個疾病的遺傳方面，並且動用大量的研究經費在研究癌細胞的基因組成。

　　雖然在過去一個世紀，我們在治療癌症方向有重大的進展，但我們的方向正確嗎？科學家和研究人員全心全意致力於這個棘手的疾病，然而我們所知的仍然有限。化學療法是當今最常見的癌症療法之一，本質上它是一種將毒物注入人體以殺死癌細胞的方法。不幸的是，健康的細胞也會因此受到影響。出於這個原因，目前已經有許多人嘗試開發替代治療的選項，例如使用免疫系統對抗癌症的免疫療法，以及殺死癌細胞但使健康細胞保持完整的標靶化學療法。雖然其中有一些案例已經證實可以成功，但取決於癌症的類型，且並非萬無一失，就像放療、化療和手術一樣。癌症的擴散和隱藏能力經常使它能夠在這些療法中存活下來，這意味著對研究人員來說，未來的路還很漫長，但我們要往哪個方向發展呢？

何謂癌症？

癌症是一種身體任何部位異常細胞分裂失控的疾病。人體有數萬億個細胞，而癌細胞可以從任何一個細胞開始。一想到就很可怕，對吧？通常，當細胞發生基因突變或異常時，免疫系統會在其進一步傷害前將其破壞。基於這個原因，我們可以假設，在某些時候，每個人體內都有癌細胞，但是我們的免疫系統可以識別並且摧毀它們。

千萬不要小看這種疾病的嚴重性，這場戰鬥就像我們小時候玩的電子遊戲。還記得那些你必須保衛城堡，並且阻止敵人入侵摧毀城堡的遊戲嗎？同樣的，你的免疫系統也在不斷的保護著你的城堡（你的器官和組織），但是每隔一段時間，一個異常細胞會對你那些用來殺死其他可能潛在外來入侵者的一般彈藥免疫。如果這個細胞可以逃過免疫系統的追殺，並且進入城堡內部，它就會開始生長和分裂，最終蔓延到整個城堡造成嚴重的破壞。

大多數癌細胞會突變，這讓它們具有某些分子、生物化學和細胞的功能（Hannahan & Weinberg 等人, 2000），這些已成為今日已知的癌症標誌。

癌症的術語

與癌症相關的術語多到令人咋舌。在此為你解說一些常見的用語：腫瘤可能是惡性或是良性。惡性腫瘤具有擴散到身體不同部位的能力，良性腫瘤則不會擴散；與惡性腫瘤相比，一旦良性腫瘤被切除，其復發的可能性較小，通常「癌症」這個術語專指惡性腫瘤。

此外，癌症可分類為癌（carcinoma）或肉瘤（sarcoma）。癌是上皮組織的惡性腫瘤，上皮組織是覆蓋於表面的組織（如器官的外部）。人類大多數的癌症，包括乳腺癌和肺癌，都是屬於這類的癌。肉瘤是結締組織中出現的惡性腫瘤，如骨骼或血液，這類的癌症更罕見，但大多是致命的。然而，無論癌症的類型為何，疾病的進展都是由於異常細胞持續不受控地生長。

癌症的特徵

持續細胞生長信號：在正常和腫瘤細胞中都存在著致癌和抑制腫瘤的基因。在正常細胞中，這些基因功能正常；在腫瘤細胞產生突變，使得致癌基因持續活躍而腫瘤抑制基因失活。當這些基因調節不當時，可能促使腫瘤產生和發展（例如，正常系統會大叫「停」，癌細胞則不斷增生）。

對抗生長信號遲鈍：正常細胞含有所謂的抗生長信號，有助於調節細胞生長。然而，癌細胞突變的基因會抑制抗生長信號的表達，進而導致癌細胞快速分裂和增殖。

對細胞死亡具有抗性：細胞凋亡或程序性細胞死亡基本上是健康細胞中的自毀機制。每個細胞不斷地自我監測，當不再需要或病變成對身體可能有害的形式時，這時細胞凋亡機制會啟動以預防這些異常的細胞生長、分裂和增生額外的異常細胞。想想殭屍電影：總是有一個人在自己被感染後選擇自殺，以避免傷害或感染其他人。同樣的，在細胞凋亡中，細胞犧牲自己以預防其本身可能傳遞下去的任何異常。癌細胞有幾種機制避免細胞凋亡，好讓這些異常細胞可以增長。

無限複製的潛力：正常細胞擁有內部編程，可以限制它們分裂的次數。然而，癌細胞有關閉這種限制複製的能力，這使得它們能夠快速繁殖，而且沒完沒了。

持續血管新生：血管新生是新血管形成的過程。血管是滋養組織的導管，提供維持適當細胞功能、存活和生長所需的氧氣和營養。在健康的組織中，血管新生受到嚴格的調控，但癌細胞不僅能夠誘導，而且還能維持血管新生，確保供給腫瘤足夠的營養以繼續生長和擴散。

侵入組織和轉移：在轉移過程中，癌細胞從最初形成的部位脫離，透過循環或淋巴系統擴散，在身體的其他部位形成新腫瘤。轉移是癌症最致命的特徵之一，因為癌細胞遍布全身，影響愈來愈多的器官和系統，使得癌細胞難以根除，有超過 90％的癌症相關死亡都是由轉移引起的（Liotta 等人，1991）。事實上，腫瘤是否已經轉移通常是確定疾病的嚴重程度。某些癌症具有偏好的轉移部位，但是肝臟、骨骼和腦部是癌細胞最常見的轉移位置。接下來是癌症特徵最新的發展和研究，其中包括癌細胞異常演變、增生與導致體內症狀的方式（Hanahan & Weinberg, 2011）。

基因組不穩定和突變：隨著腫瘤的生長，癌細胞中偵測 DNA 的基因受損並且使其失去修復基因的功能。一旦這種功能喪失，這些細胞保護者就不能再阻止基因組中的突變，進而促使癌症進一步增生。隨著時間推移，DNA 會產生突變，從而加劇 DNA 受損的程度。

腫瘤促進炎症：發炎在許多疾病中很常見，包括癌症。癌症相關性的發炎最初被認為是免疫系統與嘗試對抗異常細胞，但是現在已經發現發炎會激活抗凋亡和促血管新生的因子。發炎細胞還會誘導活性氧（ROS）釋放，就像小彈珠在細胞周圍彈跳造成損傷，進一步促使癌細胞突變。 有趣的是，如果 ROS 升高到一定的量（如高壓氧療法），ROS 可以觸發細胞凋亡，但是癌細胞通常會出現抗氧化蛋白增加的現象，以使 ROS 量保持在對癌細胞有利的健康極限內（Liou 等人, 2010）。稍後我們將討論增加 ROS 量以超過細胞凋亡閾值來誘導癌細胞死亡的策略。

能量代謝改變：因為我們知道癌細胞的生長和分裂速度加快，所以很容易理解為什麼能量代謝的變化有利於其持續增長。研究人員發現癌細胞處於有氧糖酵解的狀態，這意味著即使在氧氣充足的情況下，它們也會增加葡萄糖的發酵（通常這僅在氧氣有限的情況下才會發生），而這種增加會激活許多致癌基因，並且導致抑制腫瘤基因突變，從而降低其效性。另外，葡萄糖代謝增加會引起癌細胞內的乳酸增加（葡萄糖分解成丙酮酸，過量的丙酮酸會轉化為乳酸）。然後乳酸被鄰近的細胞吸收，進而促進鄰近細胞生長。透過一般線粒體的途徑，氧化不完全葡萄糖的葡萄糖碳會合成新生腫瘤細胞所需的脂質、蛋白質和 DNA。

迴避我們的免疫系統：正常細胞受到免疫細胞的監測，以消除異常或功能失調的細胞。然而癌細胞似乎已經具備迴避這種監測的能力，使其可以發展成腫瘤（即避開「城堡」的防禦和滲入器官和組織）。

無論何種類型，這些標誌和特徵都是癌症的定義。雖然這些定義普遍被認可，但它們的起源仍然有許多爭議：究竟是什麼促使正常、健康的細胞產生這些突變並且最終發展成癌變？

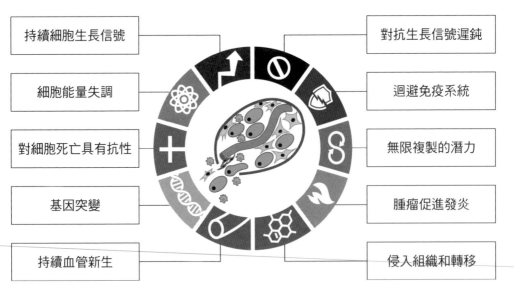

圖表 5.4.1. 癌症的特徵。

資料來源：Weinberg, "Hallmarks of Cancer."

我們能把癌細胞從 DNA 移除嗎？

最近，中國和其他國家開始研究一種編輯人類 DNA 的方法（CRISPR-Cas9），這種方法非常複雜且極具實驗性，但對於癌症治療可能具有深遠的意義：讓癌細胞的基因失去突變的能力。中國一項觀察接受這種治療法的肺癌患者研究正在進行中，其成功率、副作用等方面的情況仍不得而知。雖然，在基因工程這個層面的發展引發倫理問題（例如，我們能否在嬰兒出生之前設計嬰兒的 DNA，或者開發所向無敵攻擊 DNA 的生物武器是否合乎道德？），這些可能都會對我們如何治療疾病產生重大的影響。但是，正如我們即將討論的，癌症可是複雜得多，遠遠超過「遺傳性疾病」。

細胞如何癌變？

癌細胞的主要特徵之一是其失控的快速分裂或增殖的能力。當然，正常、健康的細胞也會增殖，這對於一些成年組織的生長和正常功能是必需的。因此，如果健康和癌細胞都會進行細胞生長，那究竟是什麼導致細胞癌變？正常生長和增殖的細胞何時變成具有危險性？

體細胞突變理論

由於很多癌症的特徵都圍繞著基因突變，所以許多專家將癌症視為一種遺傳疾病，關於癌症起源最廣受認同的解釋是體細胞突變理論。這個理論指出，隨著時間推移，正常細胞 DNA 受損後會引發一連串事件而導致細胞癌變。有些醫生把這個理論視為癌症發展最主要的原因，然而，這個理論最近出現一些偏限性。例如，我們知道癌症是一種異質性極大的疾病：癌症的基因突變因人而異，甚至在同類型的癌症中也是如此（Stratton 等人, 2009）。為了解釋這些矛盾，有人提出癌症不是遺傳疾病，而是一種代謝疾病。

代謝功能障礙理論

奧托·韋伯格（Otto Warburg）博士在 1920 年代提出，癌症是源自能量生產功能障礙的觀點。在正常情況下，葡萄糖可被細胞吸收與分解，過程中不需要氧氣，而乳酸是這個過程的副產品。伯格博士發現，癌細胞以高於正常的速度代謝葡萄糖，導致乳酸增加，而當有大量的乳酸時，它會發酵並且可作為能量。健康細胞在有氧的情況下不會發酵乳酸，但癌細胞會，這個過程稱為有氧糖酵解。

乳酸發酵是癌細胞生長、增殖和轉移的主要能量來源之一。但是，這種獲取細胞能量的方式非常沒有效率。癌細胞依賴乳酸發酵的事實引發一個問題，為什麼癌細胞偏愛這種低效率的能量生產方法？難道它們使用線粒體進行能量生產的正常能力受損？

線粒體受損

由於對有氧糖酵解的理解，這讓研究人員提出，因為線粒體缺陷或受損，癌細胞無法有效產生能量。這引發大量關於癌細胞代謝，以及線粒體功能與疾病關係的研究。

根據韋伯格（1956）的說法，「癌症發展的第一個階段是呼吸不可逆轉的損傷。」在此的「呼吸」是指細胞利用氧氣分解葡萄糖的能力。人們認為，一旦細胞失去有效利用氧的能力，如線粒體功能障礙，細胞就會發展出其他的癌症特徵（Seyfried 等人, 2012）。

根據線粒體互換研究的驚人發現驗證了這些理論，一項研究發現，當來自正常細胞的線粒體與具有高度轉移性細胞的線粒體融合時，儘管存在癌細胞核，其線粒體功能仍然很正常（Kaipparettu 等人, 2013）。同樣，如果從腫瘤細胞中取出線粒體，放入細胞核正常的細胞中，該細胞就會產生癌變。另外的研究發現，功能正常的線粒體儘管其細胞具有突變的細胞核，但結果顯示其 ATP 合成和耗氧量增加（Cruz-Bermudez 等人, 2015）。總之，這些發現指出，細胞是否為癌變或在致癌控制方面，可能絕大部分取決於線粒體的功能（而不是細胞核本身）。

雞生蛋或蛋生雞的論點經常被提起。有人認為，基因突變導致線粒體問題，而不是相反。科學家如湯瑪士·塞佛理德（Thomas Seyfried）博士在上

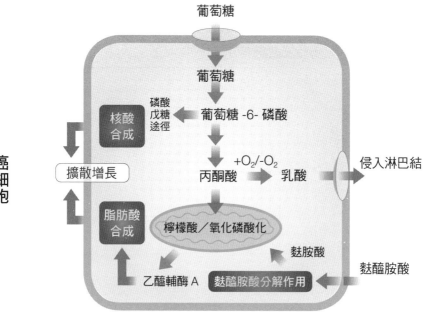

癌細胞

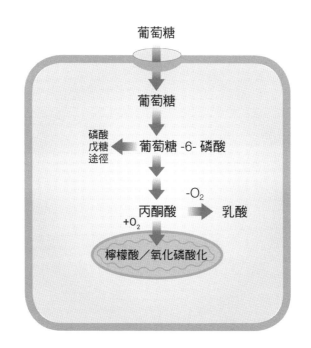

正常細胞

圖表 5.4.2. 正常細胞代謝與癌細胞代謝。

述提及的線粒體和細胞核互換的實驗證明，體細胞突變往往無法完全解釋癌症的起源，因為當該線粒體與腫瘤細胞核結合時，正常線粒體內腫瘤形成的速度會改變（Seyfried, 2012）。雖然這可能是朝著正確方向邁出一步，但要進一步理解這個新原則，我們還有好長一段路要走。一些研究顯示，並不是所有的癌細胞都有呼吸受損的情況（Moreno-Sanchez 等人, 2007），甚至健康和癌細胞都具有相似的線粒體功能（Cairns 等人, 2015；Koppenol 等人, 2011）。雖然這些研究有很多侷限性，但很可能即使線粒體沒有受損，癌細胞還是有可能重新編程以取得能量。我們希望在這一章中清楚說明，儘管它可能具有極大的作用，但這個理論也難以完全解釋癌細胞的異常。

能量代謝重新編程

　　無論是基因突變導致線粒體功能障礙，或是線粒體功能障礙導致基因突變，這兩者都顯示癌細胞的新陳代謝改變，也就是代謝功能失調。如前所述，癌細胞重新編程能量代謝的方式好讓細胞增殖，而這種代謝方式是這些細胞生存的方式或者是偏好的機制？當癌細胞分裂時，產生兩個子細胞，這意味著生物材料如蛋白質、脂質和核酸的需求量加倍，因此這些細胞不計任何代價（在這種情況下，重新編程能量代謝方式），以確保得到滋養和存活下來（Bauer 等人, 2004）。

　　為了使癌細胞增殖，它們必須得到適當的營養。如果你看腫瘤的正子掃描，你會看到葡萄糖攝取量急劇增加（Groves 等人, 2007）。癌細胞的葡萄糖攝取率明顯高於正常細胞，導致大量細胞糖酵解流量和乳酸產生。在正常情況下，葡萄糖被細胞攝取並且分解而不需要氧氣，進而產生一些能量（ATP）和丙酮酸。通常，丙酮酸會被送進線粒體，然後進入克雷布斯循環（Krebs cycle,），用來產生電子載體參與電子傳遞鏈，透過名為氧化磷酸化（簡稱 OXPHOS）的氧需求過程，為生產 ATP 提供燃料。當丙酮酸量很多時（如葡萄糖大量流入），這時如果分解不當，丙酮酸則會轉化為乳酸。在癌症中，我們往往看到丙酮酸脫氫酶複合物（PDH）降低，這是一種負責分解丙酮酸的複合物。反過來，這也會減少丙酮酸進入線粒體，進而迫使乳酸發酵。乳酸發酵幾乎是所有癌細胞的一個基本特徵，它可能是癌症一些進展機制的原因。重點是，所有細胞都具有這種轉換代謝的能力（乳酸發酵），但通常只發生在氧利用率低（缺氧）時。雖然癌細胞常常處在缺氧（低氧）的環境，而它們的獨特之處就在於即使在有氧的環境下，它們也有發酵乳酸的能力，這個過程稱為有氧糖酵解（Racker 等人, 1972）。因此，如果我們能夠限制癌細胞偏愛的燃料來源（葡萄糖），同時提供替代燃料來源，這對癌細胞的生長和增殖能力可能會產生重大的衝擊。

　　癌症是超乎想像的複雜，而且要確實理解這種疾病似乎不太可能。但無論起源是代謝還是遺傳，癌症都是一種遺傳異質性極大的疾病，也就是說，即使兩個人罹患相同的癌症，但其癌細胞可能具有非常不同的屬性。這意味著僅僅從遺傳的角度來治療疾病可能不切實際。當然，這對以代謝疾病來治療也是一大挑戰：身體內的癌細胞可能出現代謝差異（Frezza 等人, 2011；Jeon 等人, 2012）。但是不要氣餒，雖然我們未必完全瞭解究竟是什麼導致

當前癌症治療的方案

　　傳統非手術治療癌症法具有高度毒性。想像一下，有一天你發現，住在你家閣樓裡的蜘蛛已經在你的房子裡爬行，並且出現在臥室、廚房、起居室裡，這時你不是打電話給滅蟲專家，而是決定在每個房間噴灑雷達殺蟲劑。在這個過程中，最終你弄髒了你的床、沙發和其他可能沒有蜘蛛的家具。這就是傳統非手術治療癌症的基本方法，不幸的是，這些方法會打開併發症的大門，例如肌肉萎縮和免疫功能下降等。

　　化療是最常見的治療方式之一，在對抗癌症方面或許有一定程度的療效。不過令人擔憂的是，它缺乏特異性。化學療法會殺死健康細胞和癌細胞，導致一連串不良的副作用，包括疲勞、噁心、脫髮、貧血、凝血問題、神經和肌肉缺陷，以及不孕。

　　細胞毒素化療通常與放射療法一起使用，以期望可以縮小和殺死癌性腫瘤。輻射的副作用包括纖維化（結締組織增厚或疤痕）、記憶力減退、不孕，甚至可能因輻射而發展成繼發性癌症。

　　最新療法，如免疫療法和激素療法，這些試圖擺脫化療和放療的毒性；然而，至今它們仍然是新興療法，需要進行更多方面的研究。

癌症代謝的特徵，但我們確實知道這可能會發生，並且針對這些一致的代謝特徵，透過綜合的方法來提高我們治療這種疾病的能力。

究竟是什麼助長癌症

當我們明白癌症可歸因於代謝功能障礙時，這時若將治療目標放在癌細胞的代謝上，成效或許非凡。如果我們能夠阻止癌細胞獲得或利用生存、繁殖和傳播所需的主要能量，那麼我們就擁有治療這種疾病的神奇工具。

有證據指出，高血糖值與腫瘤生長有直接的關係（Seyfried 等人, 2003；Seyfried 等人, 2008；Gnagnarella 等人, 2008）。因此，目標放在癌症的主要燃料葡萄糖，或許有利於減緩腫瘤的進展。

以下是葡萄糖助長癌症增生的其他方法：

· **血管新生**：血管新生或血管發育是提供腫瘤營養和氧氣所必需的途徑。癌細胞中葡萄糖代謝的增加最終透過產生乳酸促使腫瘤環境酸性增強，這有助於血管新生，從而提高癌症進展的能力（Gatenby & Gillies 等人, 2004）。

· **為鄰近癌細胞提供燃料**：葡萄糖分解的其中一個副產品乳酸，當含量豐富時可作為本身的燃料。由於癌細胞增加葡萄糖的分解，所以也增加了乳酸的產量。研究發現，癌細胞可以將未使用的乳酸釋放到細胞周圍的區域，以供給需要能量的鄰近癌細胞攝取。真是個好鄰居，是吧？

· **生長基質**：當癌細胞增加葡萄糖攝取量時，它會以不同的方式利用該葡萄糖。葡萄糖不需要完全分解。當代謝途徑的這些步驟完成後，副產物可用於合成新的脂質、蛋白質和 DNA，這些都是腫瘤生長的重要元素。

鑑於葡萄糖是癌症的主要燃料來源，顯然我們應該將目標放在限制葡萄糖代謝。如果我們可以限制葡萄糖，那麼理論上我們就可以限制癌細胞的生長。事實上，目前有多種針對葡萄糖代謝的藥物，例如雙胍類藥物（metformin）已發展用於癌症治療。然而，許多人沒有意識到，限制葡萄糖的飲食措施對癌症患者也有助益。我們可以利用飲食限制卡路里和碳水化合物達到生酮狀態來限制葡萄糖，進而讓癌細胞缺乏主要燃料而「餓死」。

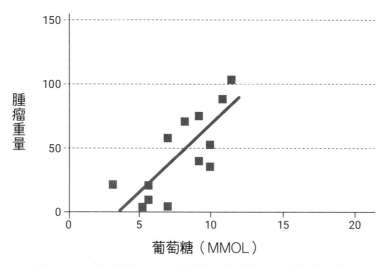

圖表 5.4.3. 腫瘤的重量與血液中葡萄糖的含量成正比。

資料來源：塞弗里德（Seyfried）一書《癌症是一種代謝疾病》（Cancer as a Metabolic Disease）

生酮概念

用髒抹布擦拭

在化學和輻射療法之後，提供患者汽水、薯片、椒鹽脆餅和糖果這種事實讓我們跌破眼鏡。研究已經證實，葡萄糖會促使癌細胞蓬勃發展，而提供給癌症患者的食物不僅質量低且含糖量極高！這幾乎就像用泡在泥水中的毛巾來擦乾剛剛才洗淨的碗盤，讓之前的工作完全「泡湯」。我們為什麼要花數小時的時間試圖用化學和輻射清理身體，之後卻又提供這些癌細胞們生長所需的工具「糖」讓身體再次惡化？

飲食療法

我們將討論三種可以減少葡萄糖的飲食方法：限制卡路里、斷食和生酮飲食（也有藥物和補充劑可以降低血糖，見第 186 頁）。讓我們來看看每一種方法，並且評估其治療癌症的效果。

首先要留意的是，這些方法不一定要分開使用。限制卡路里、生酮飲食，甚至斷食期的組合可以同時進行，並且可依據患者所需做調整。

限制卡路里

研究已經證實，持續限制卡路里可以減緩癌症的生長速度（Hursting 等人，2010；Kritchevsky 等人，2001；Mukherjee 等人，1999；Tannenbaum 等人，1942）。雖然確切的原因未知，但可能是由於限制卡路里所產生的以下效應，而所有的這些都與癌症的特徵有關：

· 減少助長癌細胞增殖的生長因子和同化激素產生

· 減少活性氧（ROS）產生

· 強化體內抗氧化和免疫系統功能

· 減少發炎症狀

· 強化 DNA 修復過程

· 透過細胞凋亡，提高對受損或異常細胞的清除力

正如我們即將提及的，這些效益很可能是來自體內血糖降低和酮體略微提高，這些本身可能就具有抗癌的特性。

追溯到 1909 年的研究顯示，限制卡路里可以抑制老鼠腫瘤的生長。一項關於獼猴的研究發現，當猴子的平均熱量比平常低 10％到 20％時，其罹患癌症的機率會減少 50％（Colman 等人，2009）。同樣，艾博斯（Albanes, 1987）發現，限制卡路里的程度和腫瘤發病率之間有線性關係（平均抑制組腫瘤的發生率降低 42％）。因此，證據確實顯示，減少總卡路里攝取量可以降低癌症的發生，但一如既往，這其中還牽涉一些因素。

例如，限制卡路里對癌症的效應並不一致，某些類型的癌症反應比其他類型更好，而有效減少腫瘤大小，甚至可能預防癌症發展所需的卡路里限制程度，目前仍在摸索中。另一個顧慮是限制卡路里會導致體重快速減輕和潛在的肌肉萎縮。在理想的情況下，個人應採取最少的限制，以獲得最佳的效果來協助維持肌肉質量和預防肌肉委縮。

3- 溴代丙酮酸乙酯：神奇的藥物？

在一項研究中，3- 溴代丙酮酸乙酯（3-Bromopyruvate；3-BP）分子能夠清除所有 19 種動物晚期的癌症（Ko, 2004）。3-BP 可以抑制糖酵解，從而減少細胞 ATP 和停止供給癌細胞所需的能量（Ko, 2001 年）。

最近，研究人員用 3-BP 來治療一名患有罕見肝癌的 16 歲男孩。他們發現，相較於任何測試過的藥物，3-BP 可以殺死更多的癌細胞。儘管這位男孩在兩年後去世，但他存活的時間比原來預期的還要長許多。目前我們對於 3-BP 的確切機制仍然缺乏科學的理解，且由於其專利的法律爭議阻礙了進一步的研究，但是這種藥物的成功顯然源於其對癌細胞代謝改變的作用（Ko 等人, 2012）。

斷食

在一定期間內斷食已被證實對各種癌症的治療和調養具有療效。斷食對於治療癌症具有幾種類似限制卡路里的效益：斷食可以促使血糖和胰島素降低；根據斷食時間的長短，還可增加血酮值，這點本身或許就有助於抗癌。

此外，斷食可能會使癌細胞對化療變得敏感（Lee 等人, 2012），這可為化療最大的侷限提供解決方案：由於化療對正常細胞和組織的毒性非常大，所以很難提高劑量以完全殺死癌症。假設，如果在化療前 16 到 24 個小時斷食可以使癌細胞對化療變得更敏感，那麼理論上較低劑量對癌細胞的效果應該與較高劑量一樣。這意味著對健康細胞的傷害較小，對癌細胞的傷害較大，對患者的副作用也更少。另外，在動物和人類的各種毒性癌症治療過程中，斷食顯示具有保護健康細胞的作用（Lee 等人, 2012；Safdie 等人, 2009）。

然而，據我們所知，目前沒有研究直接觀察化療前斷食對人類癌細胞增長的影響。不過，研究指出，化療前斷食可能會減少疲勞、虛弱和腸胃道的副作用（Safdie 等人, 2009），雖然這仍然需要更多的研究，但斷食似乎是一個可行的選項可作為額外的癌症輔助療法。

生酮飲食

與限制卡路里和斷食不同，採取生酮飲食可以大量攝取食物，但是由於大幅減少碳水化合物的攝取量（即是葡萄糖），所以它具有相同的效果：降低胰島素和葡萄糖、降低 ROS、改善免疫功能，甚至 HDAC（組蛋白去乙醯酶 , histone deacetylase）抑制劑（將在第 259-260 頁討論），以上所有的這些效應都已被證實可以減緩腫瘤的生長。

限制碳水化合物和糖攝取量似乎是理想的作法，不管個體是否採取生酮飲食。如前所述，血糖值與腫瘤生長有直接的關係，因此，透過減少碳水化合物來降低血糖值似乎有效。那麼生酮飲食與只是降低碳水化合物飲食相比，又有什麼其他的好處呢？這種飲食有什麼獨到之處可以進一步抗癌？有趣的是，研究已經證實，即使在葡萄糖不減的情況下，酮體也具有抗癌的作用（Scheck 等人 , 2012；Poff 等人 , 2014）。使用酮體作為燃料可抗血管新生、抗炎和促進細胞凋亡（Seyfried 等人 , 2003），換句話說，它可以抑制餵養癌細胞的血管發展，降低促腫瘤發炎因子，並且促進異常和潛在癌細胞的必然凋亡。基本上，生酮飲食不僅可以對抗癌細胞，還可以保護健康細胞免於在其他治療過程中受到傷害。

一些研究指出，癌細胞無法有效利用酮體，這或許是一種餓死癌細胞的潛在方法（Seyfried 等人 , 2011）。其他研究顯示，酮體對癌細胞實際上具有毒性，可能是因為癌細胞無法有效利用它們（Chang 等人 , 2013）。然而，這些結果與一些早期的研究互相抵觸。

另外，新的研究已經證實，生酮狀態可以提高罹患癌症動物的免疫力，以減緩該疾病的進展（Lussier 等人 , 2016）。

毫無疑問，以治療為目的的行為都應經由醫生的監督。有些醫生一開始可能會抗拒，但如果你想為自己或親人改變飲食習慣，就必須深入瞭解相關訊息，再與醫生討論執行。例如，為了優化生酮飲食的效益，限制卡路里很重要，即使是剛開始的略微限制也不可輕忽。一些動物研究指出，無限制的生酮飲食會導致胰島素阻抗，甚至使血糖和胰島素升高（Meidenbauer 等人 , 2014）。這往往是由於攝取太多卡路里，以及最終吃下碳水化合物造成的結果。不同於之前提及的限制卡路里和肌肉質量潛在的侷限性，處於生酮、甚至在限制卡路里的情況下，依然可以維持肌肉質量，這意味著惡質症（體重減輕和肌肉消瘦）在這種情形下可能不是什麼大問題。這只是其中一個例子，我們應時刻提醒自己根據個人的需要和情況來制定飲食。

生酮概念

某些癌細胞可以使用酮體嗎？

你可能會想：「難道酮體不會餵養癌細胞嗎？」目前一些文獻指出，癌細胞無法使用酮體，可能是由於其線粒體異常，但是這個議題仍存在許多爭議。其他的研究顯示，酮體對癌細胞具有毒性，可能是由於癌細胞的氧化機制受損，或缺少酮酶無法代謝酮體（Chang 等人，2013）。然而，一些細胞培養顯示，酮體可作為癌細胞的燃料來源（Martinez-Outschoorn 等人，2011）。雖然目前尚未進行與葡萄糖的直接比較，但是即使癌細胞可以使用酮體，酮體很可能無法像葡萄糖一樣能夠有效供給癌細胞能量，因此目前仍然有理由相信酮體是更好的替代燃料。

生酮概念

悲慘的日子結束了：生酮寵物庇護所

我們是狂熱的愛狗人士，我們很高興看到德州喬治城的生酮寵物庇護所「KetoPet Sanctuary（KPS）」正在進行的研究。由 Epigenix 基金會成立的 KPS 旨在協助拯救末期癌症的狗兒。他們的目標不只是關愛和照護這些動物，同時給予這些狗兒開創性的癌症治療法，KPS 目前結合生酮飲食、運動、限制卡路里，以及全方位的照顧，結果帶來驚人的成功。我們強烈推薦你上網瀏覽他們的網頁 www.ketopetsanctuary.com。

代謝藥物

雖然我們的確認為藥物或許被濫用於治療各種疾病，不只是癌症而已，但某些藥物可能有利於特定的代謝途徑。例如 2- 去氧葡萄糖（2DG），它是一種強效的糖酵解（葡萄糖分解）抑制劑，甚至已經證實具有殺死前列腺癌細胞的能力（Liu, 2001）。

口服雙胍類（Metformin）是一種常見的降低糖尿病患者血糖的藥物，在癌症治療領域中已愈來愈普遍。雙胍類藥物透過使人們對胰島素更敏感而發揮作用，使患者可以使用更少的胰島素從血液中攝取葡萄糖。它也會限制肝臟產生的糖量（Vallianou, 2013）。研究發現，雙胍類還可以抑制前列腺癌、卵巢癌和乳腺癌細胞的生長（Algire, 2010）。雖然這些效應仍有很多爭議，但至少雙胍類有一個益處，它可以透過降低血糖減少癌細胞生長和分裂所需的基質。

　　在使用代謝藥物治療癌症之前，我們需要更多的研究來制定一套標準的治療法，但似乎其中有些藥物與標準治療法搭配成效不錯，例如化療和放療。正如我們稍後即將探討的，現在市面上有一些現成的補充品可以媲美這些代謝藥物，而且副作用還更少。

生酮飲食與癌症的研究

　　《孫子兵法》中有一條封鎖策略，也就是切斷敵人的食物供給。同樣，如果我們能切斷癌症的食物供應，那結果又會如何呢？

　　理論上，這聽起來很簡單：癌症靠葡萄糖餵食，無法有效利用酮體作為燃料。因此，在切斷葡萄糖後，讓身體利用酮體，不再提供癌細胞燃料以餓死癌細胞。不幸的是，現實沒有那麼簡單。

細胞培養的研究

　　大多數研究從臨床前試驗開始，或者在非人體試驗中進行，以測試各種科學理論。在某些情況下，這些試驗從細胞培養研究開始。在癌症研究中，研究人員在試管或培養皿中使癌細胞增長，並測試不同的理論以進一步理解該疾病。早期關於入酮和癌症的細胞培養研究使我們深入瞭解入酮的潛在機制有助於治療癌症。一項研究顯示，浸泡在酮體中的癌細胞不僅降低了葡萄糖的利用率，而且乳酸的產量也相對減少（如前所述，乳酸會助長癌症），同時也抑制了癌症的生長（Magee 等人, 1979）。此外，該領域研究先鋒尤金・菲（Eugene Fine）博士發現，酮體乙醯乙酸可增加負責抑制癌細胞生長的酶（Fine 等人, 2009）。最後，研究人員確定癌細胞無法有效利用酮體作為能量來源，因此當癌細胞浸泡在含有酮體的培養皿時，其存活率下降（Skinner 等人, 2009）。這種細胞培養研究顯示在治療癌症方面酮體的成效，以及在其他療法中結合生酮飲食作為輔助療法的效益。

然而，細胞培養研究的最大侷限就是它與現實生活幾乎毫無相似之處。我們很難假設在實驗室的控制環境中，單一細胞內發生的一切也會同樣出現在癌症患者身上。

動物研究

一旦我們開始進入「體內」或者活體的動物研究，解讀研究結果就變得更具挑戰性。生酮飲食和癌症的動物研究往往因動物的類型、治療持續時間和動物餵食的飲食類型大不相同。然而，動物研究有一個好處，它們只會吃你餵食的東西，研究人員可以確定它們的卡路里和營養素攝取量。而且可以控制它們的環境以隔離其他因素，不像人類可能會偷吃糖果，儘管有規定的飲食，以及還有壓力和活動量等的差異性。

在大多數關於生酮飲食和動物癌症的研究中，動物被植入腫瘤後進行治療。例如，一項研究將成年老鼠植入腦腫瘤，然後置於無限制或限制生酮飲食組；之後將這兩組與無限制高碳水化合物飲食組相比（Zhou 等人, 2007）。研究人員發現，與高碳水化合物組相比，限制生酮飲食組的腫瘤增長減少大約 65%，並且健康和生存率都有所提升。

其他使用低碳水化合物或有時甚至不含碳水化合物的生酮飲食的研究往往顯示相同的結果。 將注射前列腺癌的老鼠餵食相同數量卡路里的無碳生酮飲食（84% 脂肪和 16% 蛋白質）；低脂飲食（12% 脂肪、72% 碳水化合物和 16% 蛋白質），或典型的西方飲食（40% 脂肪、44% 碳水化合物和 16% 蛋白質）（Freedland 等人, 2008）。在 51 天後，無碳生酮飲食的老鼠其腫瘤比西方飲食的老鼠小 33%，而且生酮飲食的老鼠也比其他兩組老鼠的存活時間更長。

當然，生酮飲食不一定、也不應該是一種獨立的治療法。相反，它可以與其他療法結合使用。研究顯示，生酮飲食的老鼠對輻射反應更敏感，最終腫瘤細胞變得較少（Abdelwahab 等人, 2012）。我們的好朋友和同事安琪拉·帕夫（Angela Poff）博士主導許多關於單獨或結合高壓氧療法的生酮飲食治療轉移性癌症老鼠的研究（Poff 等人, 2013）。高壓氧療法（HBOT）涉及在高壓下給予 100％的氧氣，從而將 ROS（會破壞細胞的粒子）增加到甚至是癌細胞無法處理的水平，最終使其對癌細胞具有毒性。她發現，單獨生酮飲食可以減緩腫瘤生長，延長存活時間 57％，而生酮飲食結合高壓氧治療可減少腫瘤增長，並且提高存活率 78％！

一般飲食組與限制生酮飲食組對老鼠腦腫瘤生長的影響

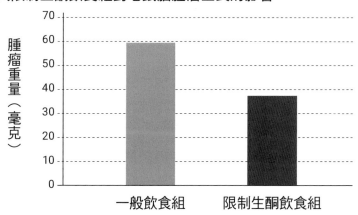

圖表 5.4.4. 限制生酮飲食組的老鼠與一般無限制的飲食組相比，其腫瘤的大小有減小的趨勢。

資料來源：Zhou 等人, 2007.

生酮概念

紅肉不會致癌嗎？

　　說紅肉是致癌的一個直接「因素」肯定是錯的。然而，大多數人影射的很可能是，紅肉攝取量與癌症發病率之間的相關性。好消息是，研究指出，吃牛肉、豬肉和加工肉類與大腸癌沒有關聯，同時也與總脂肪或飽和脂肪的攝取量無關（Kimura 等人, 2007）。記住，關聯不等於因果關係；但是，這確實提醒我們，永遠要考慮肉類或任何其他食物的來源與品質。

治療法	群組數（N）	平均存活時間（天數）
控制組（一般飲食）	13	31.2
生酮飲食組	8	48.9
一般飲食加上 HBOT 組	8	38.8
生酮飲食加上 HBOT 組	11	55.5

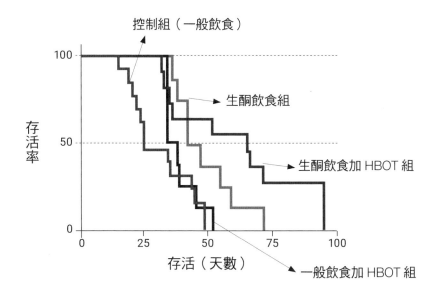

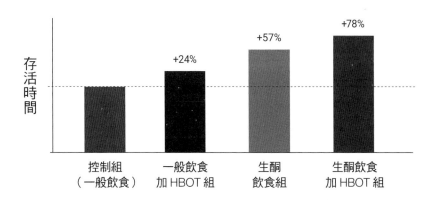

圖表 5.4.5. 單獨生酮飲食和結合 HBOT 的生酮飲食在存活時間上都明顯比一般飲食或結合 HBOT 的一般飲食更長。

資料來源：Poff 等人 , 2013.

治療前後的腫瘤大小

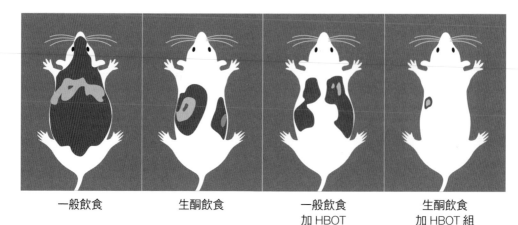

| 一般飲食 | 生酮飲食 | 一般飲食
加 HBOT | 生酮飲食
加 HBOT 組 |

圖表 5.4.6. 單獨生酮飲食和生酮飲食結合 HBOT 在減少腫瘤的大小上遠遠超過一般飲食或一般飲食結合 HBOT。 資料來源：Poff 等人 , 2013.

人體試驗

　　最後但絕非最不重要的是人體試驗。這些試驗很少見，由於要獲准在這些脆弱人群（例如癌症患者）中進行試驗並不容易。儘管如此，我們所做的研究成果，以及來自世界各地人們的記錄報告都顯示前景值得期待：

1. 兩名患有末期惡性腦癌的女性小兒患者在生酮飲食 8 週後，腫瘤細胞葡萄糖攝取量減少 21.8％。兩者在臨床上均有顯著的改善，其中一人持續生酮飲食長達一年，過程中疾病沒有惡化，這意味著穩定緩解（即腫瘤沒有進一步發展）（Nebeling 等人 , 1995）。

2. 10 名末期無法治癒的癌症患者採取生酮飲食，且在該飲食 28 天後，其中一半以上受試者病情穩定或部分得到緩解（仍然有腫瘤，但已縮小）。事實上，生酮狀態愈高，病情穩定或部分緩解的機率也就愈高（Fine 等人 , 2012）。

3. 一名 65 歲的腦癌患者進行 3 天的純水斷食，然後 4 週的每日約 600 卡路里的 4：1 生酮飲食（80％脂肪、20％蛋白質和碳水化合物），再加上放療和化療。經過 4 週後，MRI 檢測不到腦腫瘤組織。之後患者轉換為低熱量非生酮飲食長達 5 個月後，仍沒有腫瘤復發。然而，就在停止嚴格的飲食治療 3 個月後，腫瘤又復發了（Zuccoli 等人 , 2010）。

4. 最近，將 11 名末期或轉移性腫瘤患者（沒有做化療）置於改良式生酮飲食（每天 20-40 克碳水化合物）。作者認為，生酮飲食對末期癌症患者是安全可行的，可以略微提高他們的生活品質。在進行 4 週後，有 54.5％的患者病情穩定或好轉，而受益最大的都是那些至少減掉 10％體重的患者（TanShalaby 等人 , 2016）。

5. 6 名接受放射治療並同時自主進行生酮飲食的患者並未出現不良的飲食相關副作用。這些患者的體重都有減輕，主要是減掉脂肪質量，而且他們的生活品質始終保持穩定。在這 6 名早期患者中有 5 名腫瘤縮小，然而，一名小細胞肺癌轉移的患者在三個週期結合化療與生酮飲食的綜合療法後，癌細胞有輕微發展的跡象，且在停止生酮飲食後迅速擴散（Klement 等人 , 2016）。

6. 我們在這類的研究始終面臨「依從性」障礙。最近，Zahra 等人（2017 年）指出：「局部末期非小細胞肺癌和胰腺癌患者，在同時接受放療和化療時，對口服生酮飲食的依從性並不理想，因此耐受力變差。」由於這些複雜的變數，即使飲食對該疾病有任何影響，研究人員還是很難得出結論。為了繼續朝這個方向研究，患者和研究人員需要在依從性和輔導方面有所提升，這樣才能真正評估生酮飲食對特定結果的效益。

7. 最近，一項廣泛的文獻回顧直腸癌患者在接受放射治療後，其癌症存活差異性是否受到病史和生活方式因素的影響。作者發現，採取改良式生酮飲食（定義為至少 40％的熱量來自脂肪和總體分佈每天血糖負荷少於 100 公克）的個體因癌症死亡的風險顯著降低。與輻射對照組的其他死亡率相比，採取生酮飲食的個體在風險率和死亡率方面都明顯的降低（Kato 等人 , 2016）。

為了提高我們對生酮飲食如何影響癌症的理解，我們需要更多的人體研究。只要提供適當的指導、支援和監督，醫生和醫療保健專業人員應該會願意將其視為一種替代策略。營養干預與當前和新興的治療方案結合在一起，可以證明這是對抗癌症一種非常有效的工具。這並非意味著飲食最重要，但它可以使身體對其他治療更敏感，如化療和輻射，光這點或許就很有價值。我們化療和放療的次數愈少，但仍然可以產生最佳效果，這樣就有可能會獲得更好的療效。

塞弗里德（Seyfried）醫師提出一種「增壓脈衝」的方法，把癌症治療看成一場直線加速賽：在整個賽程中，駕駛員一直踩著油門，但是在比賽中的某些時刻，駕駛會使用渦輪增壓為賽車增加額外的動力。在癌症治療的情況下，這個「增壓」可能是限制卡路里生酮飲食——始終保持一致，以預防腫瘤的生長和擴散，而「脈衝」則可能像是高壓氧療法、無毒藥物和化療，這可以進一步縮小腫瘤，並且提高健康情況。

可能的顧慮

我們列舉生酮飲食許多潛在有益對抗癌症、減緩腫瘤生長或預防癌症擴散的方法。迄今為止，這些數據令人信服，但對於生酮狀態的侷限性和癌症的理論我們應該進一步釐清。

我們之前提及癌細胞利用酮體的效率不如它們利用葡萄糖。然而，隨著時間推移，癌細胞會適應，並且利用各種不同的燃料，包括脂肪酸，以用於生長和能量生產（Lin 等人, 2017）。事實上，癌細胞可利用脂肪酸的能力對生酮飲食作為療法的運用具有威脅性，其中有兩種可能的（也是相對的）顧慮：

· 如果癌細胞脂肪酸合成率升高，脂肪酸攝取量增加，那麼高脂飲食可能導致癌細胞的脂質產生毒性。

· 增加膳食脂肪攝取量可能為癌細胞提供更多可利用的脂肪，反而促進病情進展。

這是兩個截然不同的結果，而偏向哪一種結果很可能取決於癌症的類型、階段，甚至是患者的健康狀況。癌細胞將盡其所能獲取燃料，好讓它們成長和發展。最終的問題是，你寧願提供它們非首選的「可能性」燃料（即脂肪酸和酮體），或者提供它們偏好的燃料（葡萄糖）而火上加油？在這種情況下，我們認為這些數據是令人信服的，而以葡萄糖代謝作為治療的目標是一個更好的選擇。

此外，生酮狀態和完善的生酮飲食有其他的好處，例如降低發炎、降低氧化應激和增強免疫功能，酮體不僅是一種燃料來源而已。而且，癌細胞可能會吸收酮體和利用脂肪酸，這並不意味著它們可以像使用葡萄糖一樣有效地使用酮體和脂肪酸。與傳統的西方飲食相比，甚至只有低碳水化合物、高蛋白（非生酮）的飲食都可能減緩腫瘤生長（Ho 等人, 2011）。這表示限制碳水化合物和生酮狀態可以針對個體和病情（例如，癌症類型、轉移程度等）進行調整。

生酮概念

腦癌

過去幾年，我們聽到很多腦癌患者採取生酮飲食成功治療的故事。值得留意的是，脂肪酸不易穿過血腦屏障進入大腦，這可能就是這種方法效果很好的原因。對於那些癌細胞會使用脂肪酸的任何顧慮都可以放心，因為大腦沒有太多機會接觸到這些脂肪酸，所以人體產生的酮體可以進入大腦。正如我們多次提及，我們需要更多關於生酮飲食適用與不適用哪些癌症或病症的資訊。目前缺乏一致的結果很可能是由於研究方法不一（例如，一些受試者達到生酮狀態而其他受試者並未嚴格進行飲食，缺乏依從性等），以及癌症異質性的結果。這就是為什麼我們要繼續深入理解疾病，並且不斷測試各種組合的治療方法。若要瞭解更多資訊，請查看艾德麗安・謝克（Adrienne Scheck）博士在巴羅神經病學研究所的研究，她正在積極進行這方面的研究。

外源性酮體

想像一下，你和你的朋友相互挑戰，看看誰能從紐約先到加州。你們有三種選擇：摩托車、保時捷和小卡車。不幸的是，你運氣不好抽到小卡車。經過幾個小時的旅程，每個人都需要停下來加油。不過，周圍唯一的加油站只提供柴油。由於你駕駛小卡車，所以你不受影響，因為柴油是小卡車的燃料。然而，另外兩名司機卻因為車輛無法使用柴油而動彈不得。不用說，你會先抵達加州，而他們仍然卡在加油站。

現在把癌細胞看成是摩托車和保時捷，酮體則是柴油。與正常組織和細胞不同，許多癌細胞無法有效利用酮體來獲得能量。正如之前提及，這就是為何生酮飲食對癌症患者充滿希望，並且在動物和人類的初步案例研究中也證實其潛在的有效性。另一方面，生酮飲食被認為是一種限制很多的飲食方式，以至於難以堅持長久，特別是對那些已經患有癌症壓力的人。幸運的是，外源性酮體或許可以提供一種替代方法來達到入酮，並將血酮值提高到可以看到成效的程度。

還記得尤金·菲（Eugene Fine）及其同事（2012 年）的試驗性試驗，他們將 8 名晚期不可治癒的癌症患者置於生酮飲食，結果發現那些腫瘤穩定或部分緩解的患者，有 60％以上的血酮值比那些在研究結束後癌症繼續發展的患者高出 3 倍以上。這個試驗指出，酮體的升高可能具有一些獨特的效益，不僅是葡萄糖減少，而且還可能預防癌症的進展。

想知道更有趣的是什麼嗎？現在才提出來有沒有讓你感到一點失望呢？酮體作為治療癌症的輔助療法的概念並不是新鮮事。在 1970 年代早期，研究人員就已進行 D-BHB 對白血病細胞生長的影響（Magee, 1979）。結果細胞生長被抑制，與 D-BHB 的濃度成正比，意味著 D-BHB 濃度愈高，癌細胞生長率愈低。根據這個研究基礎，數十年後，研究人員將癌性神經細胞浸泡在 AcAc 或 BHB，結果那些細胞壽命分別縮短 52％和 61％，而且細胞凋亡明顯升高（Skinner 等人, 2009）。如前所述，我們的朋友和同事安琪拉·帕夫（Angela Poff）博士從事轉移性癌症的研究，進行單獨使用酮體以及結合其他治療法的研究。首先，她發現，即使在高血糖的情況下，腦癌細胞也會隨著補充酮體而壽命縮短。此外，轉移性癌症的老鼠在補充酮體後腫瘤生長的速度減緩，並且比對照組的壽命延長了 60％以上（Poff 等人, 2014）。

現在，你心裡可能會想：「這怎麼可能！」酮體補充劑如何直接對癌細胞發揮作用，並且延緩腫瘤生長和延長壽命？以下有幾個合理的機制：

- 酮體補充品已被證實可以提高抗氧化能力，從而保護細胞免於受到傷害（Poff 等人, 2016）。

- 酮體補充品已被證實可以提高肌肽值，這是一種有效的無氧糖酵解（當氧有限時，將葡萄糖轉化為乳酸）抑制劑。肌肽已被證實可以減緩腫瘤的生長和轉移，在研究中，酮體補充劑可以使癌症患者的存活率提高 4 倍（Poff 等人, 2016）。

- 補充酮體可以減少名為溶血磷脂質（lysophospholipids）的顆粒，這種顆粒在癌症患者的血液中會升高，並且已被證實會增加新腫瘤的產生和使這些腫瘤擴散（Poff 等人, 2016）。

- 根據瓦爾伯格（Warburg）的假說，癌細胞會增加乳酸產生，進而促進腫瘤轉移和擴散。然而，正如我們所知，BHB 和乳酸使用相同的單羧基酸運輸蛋白（monocarboxylic acid，MCT），因此提高 BHB 值可以提高這些轉運蛋白值。透過競爭性抑制（即如果癌細胞利用轉運蛋白，那麼乳酸則無法使用），酮體本身可以抑制乳酸的腫瘤促進作用，因為它不易進入細胞（Bonuccelli 等人, 2010）。

- 酮體可以抑制氧化應激和發炎，這可能具有抗癌的作用（Youm 等人, 2015）。

- 酮體可能會發送一連串信號，藉此誘導細胞凋亡，減少 ROS 的產生，甚至透過抑制 HDAC 引發 DNA 修復（West & Johnstone, 2014）。

- 酮體可能增強新線粒體的形成，並且提高線粒體功能（Veech, 2004；Frey 等人, 2016），正如我們之前討論的，這可能會降低細胞癌變的可能性。

　　除了對腫瘤生長的影響之外，酮體補充劑還可以減少輻射的副作用，如惡病質（體重減輕和肌肉萎縮）。酮體除了能維持肌肉質量外，最近的一項研究顯示，當使用酮酯時，放射線照射後骨髓損傷標記減少 50%。另外，透過補充酮體可以大幅提高紅血球細胞產生（患者因癌症和癌症治療時會大幅降低）（Kemper 等人, 2016）。因此，與其他現有治療法和治療方式結合時，酮體補充劑可以發揮協同作用，然而，我們需要進行更多關於人體使用各種酮體補充劑（酯、鹽、異構體等）的研究。

氘氣耗損？這是什麼？

如果你從未聽過氘氣（deuterium）或氘氣耗損（Dd），不要擔心；我們和你一樣沒聽過，直到我們遇到正積極研究這個領域的兩位醫生卡·考林（Que Collins）和拉斯羅·博羅斯（Laszlo Boros），並且拜讀加伯·沙慕拉伊（Gabor Somlyai）的《擊敗癌症》（Defeating Cancer）一書。

簡而言之，我們細胞中的線粒體會利用食物中的氧氣和氫氣來產生 ATP和水。想像一下，為了製造 ATP，每個線粒體都有一個風車，以提供其能量生產的動力。通常，氫氣可以輕易結合風車上的葉片；然而，比正常氫氣重的氘氣，當其與風車結合後，由於其重量會使風車減慢。最終，氘氣弄壞了風車。所有我們攝取的一切都有不同的氘氣值，而且會助長這個過程。

有一個理論是，隨著時間推移，氘氣會導致線粒體功能失調，並最終造成包括癌症在內的代謝疾病。通常含有大量碳水化合物的加工食品都富含氘氣，一些研究指出，低氘水和食物，由於其氘氣含量低，它們破壞或抑制腫瘤細胞生長的能力前景看好（與我們一般的飲用水不同）。當我們有健全的「風車」時，健康細胞的適應力可能會更好，進而使線粒體功能發揮最大化，從而壓制癌細胞。在這方面我們需要更多的研究，然而，特別有趣的是，生酮的食物的氘氣含量往往比富含碳水化合物的食物還來得低。

未來方向

由於癌症非常複雜且因人而異，因此我們需要多種方法來對抗。雖然重點放在新陳代謝似乎有效，但我們不得不探索各種方法，以解決癌症的不同面向及其進展。雖然入酮可能有獨特的效益有助於癌症患者，但仍有一些問題需要解決，例如，何種程度的生酮狀態對患者最好，以及生酮飲食和酮體補充品對癌症的影響有何差異。我們發現生酮飲食對癌症某些階段是有益的，但對其他階段則是不利，或者在某些情況下需要限制卡路里，而在另一些情況則不需要。我們發現外源性酮體是某些類型癌症首選的治療方法，或者是緩解之道，使用外源性酮體預防腫瘤復發，並且避免惡病質或肌肉萎縮。但是，我們也發現生酮療法並不適用某些癌症，然而，以「增壓脈衝」方式的治療組合方案將為患者帶來最佳的效果。

由於眾多廣泛的證據支持癌細胞代謝而不容忽視，況且我們尚未找到治療癌症的方法，或許現在是時候考慮新的療法。最終，我們的目標是提升患者的疾病治理法和生活品質。別忘了醫師誓詞（希波克拉底誓詞）：「以不傷害為大前提」，尋找針對癌症代謝途徑的最佳治療法，若要贏得這場疾病的戰爭需要許多智者不懈的努力。

最後，我們經常被問到：「但願不會發生這種事情，但是如果你或親人被診斷出患有癌症，你會怎麼做？」雖然我們不是醫生，我們提供的並非醫療建議，不過，我們可以建議我們的調養方案和可能採取的步驟，好讓入酮作為我們癌症治療計畫的一部分。

1. 斷食 48 到 72 小時，讓身體開始進入生酮狀態。

2. 採取限制卡路里生酮飲食搭配間歇性斷食，例如每天一或兩餐。（更多關於這種生酮飲食的方法，請參閱第三章。）

3. 服用可降低血糖的藥物或補充劑，如雙胍類（metformin）、小蘗鹼（berberine），或更好的二氫小蘗鹼（dihydroberberine）。

4. 補充外源性酮體，HMB（一種可預防肌肉蛋白分解的補充劑）和高劑量益生菌（有助於增強免疫功能和腸道功能）。

5. 每天運動，無論是散步、舉重，或是結合兩者。

6. 尋求高壓氧治療。

7. 根據醫生的建議接受脈衝化療或放療。（在進行化療或放療之前，我們會補充外源性酮體，以及至少斷食 16 個小時以上好讓細胞對治療更加敏感）。

正如你所看到的，癌症是一種棘手的疾病，可能是我們遇過最複雜的一種。癌症治療或療法絕非我們的專業領域，不過我們希望讓你對這種疾病有一個概念，並且瞭解當配合其他一般的醫療照顧時，為何入酮或許是一種潛在的治療選項。我們絕不是標榜生酮飲食或酮體補充劑是治療癌症的神奇療法，但對於希望降低血糖和胰島素值，並且克服線粒體缺陷的人來說，這可能是一項合乎邏輯的選擇。這裡所述的任何資訊都不應被解讀為醫療建議，相反，你可以將這些資訊細分，並且選擇適用於你的訊息。對於大多數人來說，結合各種療法組合是最理想的形式，我們希望未來在這方面能夠有更大的進展。

第五節：**運動和體能**

　　「我準備接受挑戰，我要回家了」，詹皇（雷暴龍‧詹姆斯，LeBron James）宣布。在邁阿密熱火隊打了幾個賽季後，他將在 2014 年返回克利夫蘭打球。不久之後，詹皇受到幾位才華洋溢對手的啟發，決定在夏天採取低碳水化合物的方式來減肥。當詹皇開始張貼他減肥瘦身的照片時，大量媒體猜測他到底採取何種飲食法。早在幾年前，超級馬拉松選手蒂莫西‧奧爾森（Timothy Olson）在參加 2011 年西部 100 英哩耐力賽前也決定改吃生酮飲食。這兩名運動員在想什麼？要打職業級的籃球高手不吃富含碳水化合物的飲食是不是不太合理？有人不靠含糖果凍飲和凝膠就可以跑 100 英哩，這豈不是天方夜譚？

　　平凡人得過且過，經常說不可能，隨波逐流而不是盡己所能改變世界。
　　不可能不是事實，而是一種觀點；不可能不是宣言，而是一種膽識，
　　　　不可能意味著潛力，不可能是暫時的，所以沒有不可能。

——拳王阿里

　　不過詹皇當年那個賽季的表現出色，平均每場比賽得到 25 分以上，並且帶領球隊進入 NBA 總決賽回到他的主場；而超級馬拉松選手蒂莫西不僅贏得比賽，而且創下 14：46：44 的記錄，比以往任何參賽者快了 20 多分鐘。

　　低碳水化合物或生酮飲食對體能的影響迄今仍是健身界最有爭議的話題之一。許多人認同生酮飲食對某些治療或替代療法是有效的；然而，有些人堅信採取生酮飲食要保持體能是不可能的。我們過去也這麼認為，直到 2011 年在一次研討會上，我們聽到傑夫‧沃利克（Jeff Volek）博士提到關於生酮飲食和體能的探討，這激起了我們的興趣，讓我們想做進一步的調查。而當我們有疑問時，例如「運動員採取生酮飲食，體能是否還能勝任？」，我們可以進入應用科學與體能研究所的實驗室，為自己找出解答，而不是盼幾年後有人來研究它。在本節中，我們將回顧之前有關生酮飲食和

體能表現的研究，以及來自我們實驗室和正在研究與探索這些領域同事們的新數據。

最後我們要聲明，本章和本書的整體並不是要證明生酮飲食絕對比其他營養方法更好，這不是我們的本意。相反，我們要為那些可能正在尋求取代傳統建議飲食法的人，提供這種飲食法的背景和基本理念。許多人認為要達到體能高峰的道路非黑即白：不吃碳水化合物就沒有體力。在此我們提出的證據顯示，體能不只是黑或白，如果我們轉變成燃燒脂肪的機器，我們的體能當然仍然可以保持在最高峰。

切換油箱：為何無法在短短幾天內達到酮體的效益

「鬼打牆」（Hitting the wall）是長距離自行車、馬拉松和其他耐力運動選手常用的說法，用來形容選手似乎已經到達一種極限的困境。想像跑者跑了好幾個小時，未來的路程比你想的還遙遠，突然間你的腳像是被水泥定住，再也抬不起來了，這時「沮喪挫折」仍不足以形容當下的感覺。

在 2016 年奧運會上，法國運動員約安・迪尼茲（Yohann Diniz）就經歷了這種過程。在 50 公里競走項目中，領先選手大約 45 分鐘的迪尼茲在極痛苦中崩潰，不僅因為疲憊，而且還有劇烈胃痛，差不多讓他站不起來（可能是由於這些運動員平時攝取的果凍飲和凝膠物質）。無論是來自純粹的精疲力盡，還是疲倦加上強烈的腸胃不適，運動員都極力設法避免這種「鬼打牆」。

傑夫・沃利克（Jeff Volek）和史帝夫・菲尼（Steve Phinney）兩位博士在他們的著作《低碳水化合物的技巧與科學》（The Art and Science of Low Carbohydrate Performance）中解釋為何會發生這種現象。想像一下，你在高速公路上駕駛一輛柴油驅動的卡車，然後你意識到卡車的油表是空的，就這樣大辣辣停在馬路中間。諷刺的是，你有一桶裝滿數百加侖汽油的罐子，但你不能用它。同樣的想法適用於人類，大多數人可儲存的糖原（葡萄糖的儲存形式）最大容量大約為 400 至 500 公克，相當於 1600 至 2000 卡路里的量。

然而，我們的油脂儲存量幾乎是無限的，即使是最瘦的人也能儲存大約 4 萬卡路里的脂肪。所以問題來了：你要用哪個儲存罐？依靠碳水化合物作為主要燃料來源的運動員往往在比賽中難以利用這種幾乎無限的燃料供應。因此，他們要不斷攝取含糖飲料、果凍飲和凝膠類來

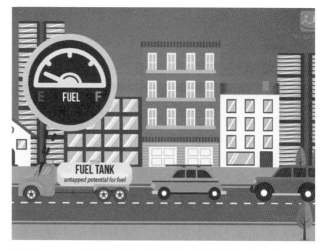

圖表 5.5.1.「鬼打牆」就像汽車裡的汽油用完了，你有燃料但不能用。
資料來源：Ketogenic.com

補充葡萄糖罐，而這往往導致「鬼打牆」的困境，就像約安·迪尼茲痛苦不已的情況。

正如本書之前所述，生酮適應調整是讓你的身體從主要使用葡萄糖轉為主要使用脂肪和酮體作為其主要燃料來源的過程，為了有效利用這個大儲備油槽，我們必須先適應利用脂肪作為燃料，而這個過程需要時間，這點我們再三強調都不為過。許多關於高脂低碳飲食對體能影響的研究只有短短幾天到三個星期不等，因此他們得出的結論是「低碳水化合物飲食會使體能表現受損」。試想一下，如果有史以來最偉大的棒球運動員之一德瑞克·傑特（Derek Jeter）必須在中場換成用左手打擊，當然，他還是可能會擊中，但他的表現肯定會受到影響。

當我們從運作碳水化合物轉換到脂肪時也是一樣，由於我們大部分的人都是以碳水化合物為主，從小到大主要依靠葡萄糖，所以進行生酮飲食幾週，可能無法讓我們有足夠的時間完全適應以燃燒脂肪為主而不是碳水化合物，所以體能下降是可想而知的。

就算我們完全適應，並且可以轉換進入這個脂肪燃料罐，體能表現是否就能達到競爭的水準之上？對許多運動員來說，答案似乎是肯定的。

對耐力體能的影響

　　許多研究指出碳水化合物飲食有利於耐力運動員。在過去幾十年，研究人員一直在研究最佳的碳水化合物定量策略，以協助耐力運動員發揮極限。為何有這麼多研究人員熱衷這個主題？在 1960 年代後期，腎臟病學家喬納斯·伯格斯特倫（Jonas Bergström）發現運動前的糖原值與運動體能之間有一種正向的關係（Bergstrom 等人, 1967）：基本上，一開始你的糖原愈多，你的表現就愈好。因此，研究人員花數十年的時間，研究如何讓運動員透過攝取大量碳水化合物，以便在比賽前使糖原儲存至最大化的方法。這導致多年來的研究顯示，短期高脂肪飲食不如高碳水化合物飲食有利於最佳體能表現。研究人員認為，原因在於高脂肪飲食中的肌肉糖原（可供肌肉使用的葡萄糖燃料）比較少。

　　理論上，這聽起來合乎邏輯。如果你不吃碳水化合物補充你消耗的糖原，你的肌糖原值如何保持穩定？但正如你在第 206 頁表格中看到的，這些研究的時間大多都是短期，只持續幾天而已，並且沒有足夠的時間讓高脂低碳水化合物飲食有適應調整期。因此，體能表現下降可能是由於運動員正處於適應脂肪的過程，在這段時間體能無法達到最佳的狀態。

生酮概念

凝膠、果凍飲和拉肚子

　　許多超級馬拉松選手和長跑選手都經歷過可怕的腸胃不適，由於他們在長距離賽跑期間為了保持體力而不得不一直攝取葡萄糖凝膠和果凍能量飲。在一項二百多名耐力運動員的研究中，碳水化合物攝取量與噁心和腸胃脹氣呈正相關（Pfeiffer 等人, 2012）。沃利克博士和菲尼博士（2012）假設這些運動員在比賽時如果處在生酮適應狀態，那麼他們的情況可能會好轉，因為這時需要攝取的卡路里量會變少。

那麼高脂低碳水化合物飲食中的肌糖原究竟會如何？如果允許時間適應生酮，採取限制碳水化合物攝取的人可能和攝取碳水化合物的人有相同的表現嗎？培根燃料運動員可以和貝果燃料運動員競爭嗎？

30 多年前，關於這個議題首次的研究之一，就是研究耐力運動員是否適用低碳水化合物生酮飲食。5 名訓練有素的自行車選手採取生酮飲食，他們每人攝取相同數量的卡路里和蛋白質，每天少於 20 公克碳水化合物。僅僅 4週後，5 名受試者中的 3 名不僅體力維持，而且實際上在耗竭時間試驗上都有所提升，平均來說，受試者的騎乘時間與他們吃碳水化合物飲食時所達到的時間並未有顯著的變化，147 分鐘比 151 分鐘（Phinney 等人，1983）。這讓我們瞭解到，即使在短暫的過渡期（4 週）之後，高水準的運動員的表現未必會下降。此外，這項研究顯示，生酮飲食運動員的脂肪氧化率平均是沒有進行生酮飲食的人的 3 倍：在這項研究中，自行車選手每分鐘平均燃燒1.5 公克脂肪，而大多數非生酮適應的個體平均每分鐘燃燒 0.5 公克脂肪。這是我們的第一個線索，耐力運動員即使採取生酮飲食仍然可以維持表現，同時成為非凡的脂肪燃燒器。

生酮概念

你需要增加碳水化合物嗎？

一項研究指出，在限制碳水化合物後短時間增加碳水化合物量並不會提高體能表現（Burke 等人，2000）。這項研究將受試者分為兩組：一組平均每天吃 709 公克碳水化合物，另一組平均每天吃 177 公克碳水化合物，時間長達 5 天。到了第六天，在他們的體能測驗之前，兩組都攝取大約 730 公克的碳水化合物以補充他們的糖原量。然而，兩組之間的表現沒有顯著的差異。最重要的是，前 5 天限制碳水化合物的群組脂肪氧化率較高，這意味著他們比那些吃大量碳水化合物的人更容易進入脂肪儲存庫。這項研究指出，不管生酮飲食效益如何，耐力運動員或許不需要在整個訓練期間攝取極高的碳水化合物。看來，只要糖原值相當，體能方面並沒有特別差異。

圖表 5.5.2. 生酮飲食每分鐘的脂肪氧化率較高。

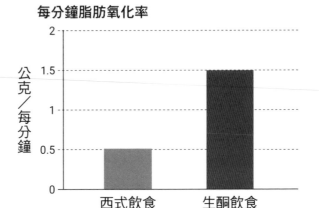

每分鐘脂肪氧化率

公克／每分鐘

西式飲食　生酮飲食

　　雖然這項研究飽受批評，因為它的個案很少，而且受試者的結果廣泛（例如，有些顯著提升；有些保持不變；有些變得更糟），但它為更多研究提供一個方向，那就是或許無需攝取大量碳水化合物也能有良好的表現。這幾年來，一些研究試圖解開「耐力運動員能否在採取低碳水化合物或生酮飲食時依舊表現良好？」的答案，正如你在第 206 頁表格中看到的，這些研究在持續時間、飲食類型，以及實際測量的內容上差異很大。

　　之前並未有關於耐力運動員在確實進入生酮適應後的表現研究，直到最近。在 2016 年，傑夫・沃利克博士和他的團隊建立「FASTER」（Fat-Adapted Substrate Use in Trained Elite Runners, 脂肪適應基質在精英運動員中的應用）研究以觀察這些精英耐力運動員攝取低碳水化合物和高碳水化合物飲食的代謝特徵（Volek 等人, 2016）。20 名超級馬拉松和鐵人三項的精英選手參與這個試驗。這些選手中大多數都有十幾年的競賽經驗，有些人還是國內外的記錄保持者。其中低碳水化合物組（10 名受試者）的碳水化合物攝取量只能占總熱量的 20％以下，且脂肪攝取量至少占總熱量 60％以上長達 6 個月，這是首次研究精英耐力運動員的長期生酮適應性。根據大多數人幾十年來的宣導，人們懷疑這些運動員將由於其肌糖原有限而無法表現良好。然而事實證明，情況並非如此！

　　研究單位可以研究這些精英運動員是一個千載難逢的特權，所以沃利克博士和他的團隊盡其可能收集他們所有的一切，包括血液、肌肉組織、脂肪組織、腸道細菌，甚至尿液和糞便，你想得到的，他們全收集。其中他們研究的一個關鍵因素是運動前後的肌糖原值。進入生酮適應期的運動員在運動前喝高脂奶昔，而高碳水化合物運動員則喝含有碳水化合物的奶昔。之後，兩組受試者以他們 VO2 max（最大攝氧量）的 65％ 在跑步機上跑 3 個小時（耐力運動員的平均跑步速度）。

平均每日攝取量	低碳水化合物運動員	高碳水化合物運動員
熱量（大卡）	2,884	3,174
脂肪（公克）	226	91
蛋白質（公克）	139	118
碳水化合物（公克）	82	486

　　低碳水化合物飲食運動員的最高脂肪氧化率平均比高碳水化合物運動員高 2.3 倍，平均每分鐘燃燒 1.5 公克脂肪。此外，在這 3 小時的鍛煉期間，所有受試者的運動水平大致相同：低碳水化合物運動員並不覺得比高碳水化合物運動員更艱辛。

　　這項研究最重要和令人矚目的發現在於肌糖原。該研究報告指出：「在運動前後，兩組的糖原濃度沒有顯著的差異」（Volek 等人, 2016）。這怎麼可能？兩組人一開始的肌糖原量大致相同，在運動過程中減少的量也大約相同，無論碳水化合物的攝取量多少。在運動後，兩組也都補充了相當程度的肌糖原值。這是首次有關脂肪適應個體的長期研究指出，採取低碳水化合物生酮飲食的人其肌糖原值與採取大量碳水化合物的人相當。

生酮飲食對有氧體能的影響？

研究	受試者人數	時間長度	飲食成分	結果
Burke et al., 2000	8	5 天（第 6 天補充碳水化合物；第 7 天運動）	> 65%脂肪，~15% 蛋白質，< 20%碳水化合物	⬇呼吸交換率（RER） ⬆脂肪氧化率 ⬇碳水化合物氧化率
Burke et al., 2002	8	5 天	70%脂肪，12%蛋白質，18%碳水化合物	⬇RER
Stellingwerff et al., 2006	7	5 天（第 6 天補充碳水化合物）	67%脂肪，15%蛋白質，18%碳水化合物	⬇RER ⬇碳水化合物代謝 ⬇糖原分解 ⬆激素敏感性脂解酶（脂肪分解過程中的關鍵調節酶）
Carey et al., 2001	7	6 天（第 1 天一般碳水化合物；2-7 天高脂飲食；第 8 天補充碳水化合物；第 9 天測試）	69%脂肪，15%蛋白質，16%碳水化合物	⬇RER ⬆運動中脂肪氧化率 ⬆碳水化合物氧化率 ⬇爆發力輸出
Lambert et al., 2001	5	10 天（11-14 天補充碳水化合物）	> 65%脂肪，20%蛋白質，< 15%碳水化合物	⬆脂肪氧化率 ⬇碳水化合物氧化率 ⬇糖原和乳酸分解 ⬆計時賽時間提升
Lambert et al., 1994	5	14 天	70%脂肪，23%蛋白質，7%碳水化合物	⬆耗竭時間 ⬇RER ⬇肌糖原
Rowlands et al., 2002	7	14 天	65%脂肪，20%蛋白質，15%碳水化合物	⬇自行車里程數 ⬆最後五公里爆發力輸出 ⬆平均爆發力輸出 ⬇血液胰液素值 ⬆血液葡萄糖值 ⬆脂肪酸分解 ⬆最高脂肪氧化率

研究	受試者人數	時間長度	飲食成分	結果
Goedecke et al., 1999	16	15 天	70%脂肪，11%蛋白質，19%碳水化合物	⬆CPT1（負責分解脂肪的酶）
Burke et al., 2016	生酮飲食組 10 人	3 週	80%脂肪，16%蛋白質，4%碳水化合物	⬆脂肪氧化率　⬇氧需求量　⬆最大有氧能力　⬇體能表現
Phinney et al., 1983	5	4 週	85%脂肪，13%蛋白質，2%碳水化合物	⬆耗竭時間　⬆脂肪氧化率
Zajac et al., 2014	8	4 週	70%脂肪，15%蛋白質，15%碳水化合物	⬆心率　⬆最大攝氧量　⬇肌肉分解／受損
Klement et al., 2013	12	5-7 週	68%脂肪，29%蛋白質，3%碳水化合物	身體結構改善（⬇脂肪質量　⬆肌肉質量）
Helge et al., 1996	20	7 週	62%脂肪，17%蛋白質，21%碳水化合物	⬇RER　⬆去甲腎上腺素（重要的神經傳導物質）　⬆心率
Helge et al., 2001	13	7 週	62%脂肪，17%蛋白質，21%碳水化合物	⬇RER　⬆脂肪酸分解　⬇糖原分解
Volek et al., 2016	20	20 個月	71%脂肪，19%蛋白質，10%碳水化合物	⬆脂肪氧化率（肌糖原維持；與碳水化合物組沒有分別）

*The lower the RER, the greater the reliance on fat as fuel and the higher the fat oxidation.

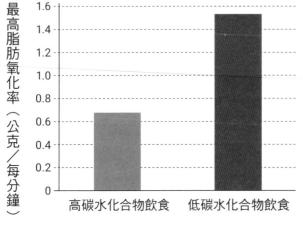

圖表 5.5.3. 在 FASTER 研究中平均脂肪氧化率。
資料來源：Volek 等人, 2016。

■ 高碳水化合物飲食
■ 低碳水化合物飲食

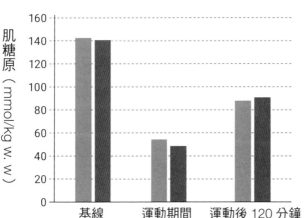

圖表 5.5.4. 高碳水化合物和低碳水化合物組在基線、運動期間和運動後 120 分鐘的糖原值。
資料來源：Volek, 2016。

　　重點是要瞭解沃利克博士在耐力運動員長期生酮飲食研究的影響，儘管研究中低碳水化合物運動員依靠較少的葡萄糖作為燃料，但仍然以極高的速度燃燒肌糖原（儲存的碳水化合物形式）。大多數人提出的問題是：「為什麼一個脂肪適應的運動員需要分解肌糖原來維持體能？」很可能這種肌糖原有助於保持克雷布斯循環（Krebs cycle）（參考第 80 頁）的順利運行，甚至有助於補充肝醣原的儲存量（Volek 等人, 2016）。

　　沃利克博士的實驗室還研究糖原再合成的速度：運動後恢復多少糖原。儘管在運動後只攝取 4 公克碳水化合物，但低碳水化合物運動員重新合成糖原的程度，與運動後攝取 40 多公克碳水化合物的高碳水化合物運動員相當。這怎麼可能呢？如果不是來自碳水化合物，那究竟是什麼促進糖原再合成？有一種可能是來自乳酸和甘油轉化為糖原，因為低碳水化合物運動員在運動後的乳酸和甘油水平幾乎是高碳水化合物運動員的 2 倍（Volek 等人，2016）。別忘了三酸甘油脂是由三個脂肪酸加一個甘油主鏈組合而成，由於我們以極快的速度分解三酸甘油脂，並利用這些脂肪酸，因此甘油主鏈或許被用於協助糖原的再合成。

　　　即使在沒有進食的情況下，骨骼肌也有能力補充一些糖原。

——Fournier等人（2004）

　　大概在沃利克博士提出這些結論的同時，我們也完成一個動物研究並得到相同的結果。我們給動物餵食西方飲食或低碳水化合物生酮飲食長達 6 週（記住，動物往往比人類更快進入生酮適應），同時讓它們在跑步輪上進行重力阻力運動（Roberts 等人，2016）。6 週後，我們發現生酮飲食組和西方飲食組之間的糖原值並沒有差異。再一次，這個結果證實，當我們進入生酮適應時，我們的身體似乎可上調以保持糖原水平。然而，我們的發現讓我們更加瞭解，我們的身體如何在低碳水化合物的條件下重新合成糖原，甚至利用除了乳酸和甘油以外的物質。

　　在第一章中，我們提及糖質新生作用，身體透過胺基酸（蛋白質的建構塊）等物質產生葡萄糖的過程。人們往往擔心這些胺基酸是直接來自骨骼肌或支鏈胺基酸（BCAAs），即負責肌肉生長和修復的主要胺基酸。因此人們對於低碳水化合物生酮飲食的一個顧慮是我們的身體會分解這些對肌肉生長很重要的必需胺基酸，所以認為生酮飲食不利肌肉的建立。然而，與普遍認知相反的是，我們發現生酮飲食組和西方飲食組的 BCAAs 值相同，不過，用於產生葡萄糖的另一種胺基酸丙胺酸（易生成葡萄糖）在生酮飲食組中較低。這表示在生酮適應的個體中，重要的 BCAAs 可能倖免，而對肌肉構建較不重要的胺基酸如丙胺酸則被用來生成糖原。無論其機制為何，我們和沃利克博士的研究結果都一致顯示，一旦進入生酮適應，我們的身體可以調節肌糖原值達到與那些採取富含碳水化合物飲食的人相同的水平。

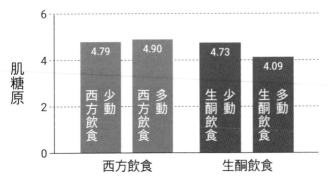

圖表 5.5.5. 比較少動與多動動物在傳統西方飲食或生酮飲食中的糖原值。
資料來源：Roberts 等人 , 2016。

是否每個耐力運動員或超級馬拉松選手都應該採取生酮飲食？這絕對不是這裡的重點，事實上，一些運動員在碳水化合物飲食方面表現出色。然而，我們想提供你這些工具，瞭解為何使用脂肪作為主要的燃料可能有益，尤其是在長程的活動中。記住，採取生酮飲食的個人和運動員需要時間完全適應這種飲食，幾天甚至幾週的時間可能無法讓你獲得適應脂肪的效益。另外，很少有研究專注在運動前或期間補充碳水化合物的體能效果（所謂的集中式生酮飲食法），或者耐力運動員若要保持在入酮狀態，可以攝取多少公克碳水化合物。在沃利克博士的研究中，個體可以攝取 80 公克或更多的碳水化合物而仍然處於入酮狀態，但涉及較多久坐不動的個體研究指出，他們可能需要每天保持在 30 到 50 公克，或者更少。

生酮概念

仰賴脂肪的千哩跑者

阿拉斯加雪橇犬通常攝取高脂低碳水化合物的飲食，每天執行幾個小時的體力活動。一項研究指出，每天跑 160 公里長達 5 天的狗，其整體的肌糖原消耗很少，儘管它們每天只攝取占總熱量 15% 的碳水化合物（McKenzie 等人 , 2005）。研究人員發現，狗具有卓越補充肌糖原的能力。同樣，很可能甘油、乳酸，甚至胺基酸如丙氨酸在很大程度上讓這些狗維持其糖原值（Miller 等人 , 2015）。換句話說，與人類相似，這些狗雖然跑了幾千英哩，儘管它們不吃傳統的狗糧，而是高脂肪低碳水化合物的肉類，但它們的表現還是很出色。

如果你是耐力運動員，並且想嘗試生酮飲食，這個領域的專家史帝夫‧菲尼（Steve Phinney）博士提供了三個關鍵的技巧（Phinney, 2004）：

1. 給自己至少 2 至 4 週進入生酮適應的狀態（具體時間因人而異）。

2. 每天 3 至 5 公克鈉和 2 至 3 公克鉀以保持適當的電解質平衡。

3. 個人化蛋白質攝取量，以優化自己的入酮狀態和體能。

我們還有很多研究要進行，以找出如何利用補充碳水化合物，甚至補充酮體來優化耐力運動員的生酮飲食；不過，你可以自己嘗試看看，先從少量開始，然後慢慢增加。記住，你就是自己的科學家！

對體力、體能和無氧運動表現的影響

由於我們在無氧運動界的背景（雅各是曲棍球和拳擊，萊恩是棒球和足球），我們對飲食習慣的改變如何影響這類型的運動員非常入迷。例如：一位激烈混合健身（CrossFit）運動員如果採取生酮飲食，那麼他的表現將會如何？還有健美運動員和比基尼泳裝競賽選手，他們經常為了準備表演採取低脂低碳水化合物飲食，結果在節目結束後才意識到他們的荷爾蒙和新陳代謝早已失去功能？或者格鬥選手和摔跤手需要瘦身飲食以維持他們的體重等級，但也要保持盡可能多的肌肉質量和力量？或是職業足球運動員，他們想要一種健康的方式來延長職業生涯，同時盡可能保護他們的身體？這些主題激起我們的興趣，促使我們更深入瞭解當個體採取生酮飲食時，他們在保持體能表現、體力和爆發力方面的能力。

即使在非運動選手中，生酮飲食也可以改善身體的結構（Volek 等人，2010），也就是淨體重（肌肉）增加與體脂肪減少。因此，由於肌肉質量提高和體脂肪減少，相對體力增加等，未經「高度訓練」的人在力量方面也會有所改善。但是大多數人的疑問是，高水準運動員或經歷長時間阻力訓練的人結果又會如何？

第一個破除這個謎思的是一項研究，對象是 8 名 20 歲精英男子體操選手，他們進行了 30 天改良式生酮飲食（每天 22 公克碳水化合物、200 公克蛋白質和 120 公克脂肪），且全是健康全食物的組合，如魚、肉，油脂和蔬菜（Paoli 等人, 2012）。30 天後，他們進行測試，然後切換回標準的西方飲食 30 天。在經過 30 天之後，這些體操運動員再測試一次。結果他們的任何體能表現（包括垂直跳躍、伏地挺身、引體向上和蹲下）都沒有顯著的差異。然而，生酮飲食組的體操選手體脂肪明顯減少（將近 2 公斤），且淨體重略微增加。關鍵是，即使體操選手在生酮飲食上僅僅 30 天，他們仍然可以保持體能且顯著改善身體結構。因此，對於在意體重的運動員而言，改良式生酮飲食可以促使主要脂肪大幅減少，同時保持肌肉質量和體能。

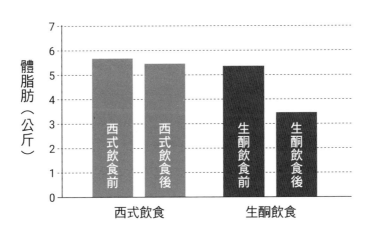

圖表 5.5.6. 體操運動員在改良式生酮飲食中減掉大量的體脂肪。
資料來源：Paoli, 2012。

　　像體操選手一樣，跆拳道選手也要留意自己的體重，這樣才能保持高水準的競爭力。這些運動員經常使用不健康的方法來減重以進入輕量級的比賽。然而，這往往導致肌肉質量和免疫系統功能下降，甚至造成激素混亂。在一項研究中（Rhyu & Cho, 2014），10 名跆拳道選手連續 3 週採取高蛋白、低碳水化合物的改良式生酮飲食（脂肪含量 55.0%、蛋白質含量 40.7%、碳水化合物含量 4.3%），而另一組跆拳道選手則採取非生酮飲食（30% 的脂肪、30% 的蛋白質、40% 的碳水化合物）。即使 3 週非常短暫，可能無法完全適應，生酮飲食組還是比非生酮飲食組更快完成 2000 公尺短跑，且疲勞感較少。他們還發現，兩組最高或平均原地腳踏車的溫蓋特無氧動力測驗並沒有顯著的差異，這意味著即使在進行幾週生酮飲食後，生酮飲食對爆發力輸出沒有不良的影響。

最近的幾項研究顯示，混合健身運動員採取生酮飲食後可以改善身體結構，並且體能表現仍然出色。例如，一項研究發現，在生酮飲食 6 週後，男性和女性運動員脂肪量顯著減少（6.2 英磅），肌肉質量維持不變，整體表現改善（Gregory 等人，2016）。另外，奧本大學（Auburn University）的邁可‧羅伯茲（Mike Roberts）博士和他的實驗室小組，觀察訓練有素的運動員在進行 12 週生酮飲食後的交叉訓練過程（Roberson 等人, 審核中）。在研究期間，生酮飲食組的運動員比對照組減掉了將近 7.5 英磅的脂肪重量。更好的是，兩組之間的肌肉質量或體能表現沒有顯著的差異。更多的證據顯示，在講求身材健美的競賽中，比如混合健身，選手們也可以在限制碳水化合物的生酮飲食中表現出色並改善他們的身體結構。

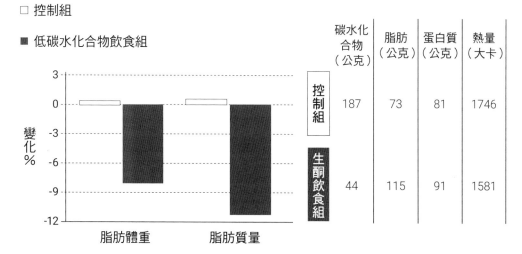

圖表 5.5.7. 混合健身運動員在正常飲食或生酮飲食中，身體脂肪和脂肪量的百分比變化。

資料來源：改編自 Gregory 等人, 2016。

無氧運動與研究

研究	受試者人數	時間長度	飲食成分	結果
Escobar等人, 2016	18	5 天低碳；隨後 3 天增加碳水化合物（不是生酮飲食，但是降低碳水化合物）	每日每公斤體重攝取少於 6 公克碳水化合物	⬆動作次數
Havemann等人, 2006	8	1 週	68% 脂肪（蛋白質和碳水化合物未指定）	⬆心律變異率改善 ⬇爆發力輸出
Rhyu等人, 2014	20	3 週	55.0% 脂肪 40.7% 蛋白質 4.3% 碳水化合物	⬇2000米短跑時間 ⬇疲憊感
Paoli等人, 2012	8	1 個月	54.8% 脂肪 40.7% 蛋白質 4.5% 碳水化合物	⬇體重和脂肪質量 ⬆肌肉質量
Agee, 2015	27	6 週	50% 脂肪 45% 蛋白質 < 7% 碳水化合物	⬆硬舉力量 ━淨體重
Gregory等人, 2016	27	6 週	66% 脂肪 23% 蛋白質 11% 碳水化合物	⬇脂肪質量 ━淨體重 ⬆混合健身體能改善
Wilson等人, 2017	25	11 週	75% 脂肪 20% 蛋白質 5% 碳水化合物	⬆淨體重 ⬇脂肪質量 ⬆睪酮
Roberson等人, 2017	18	12 週	生酮飲食（約 70% 脂肪；25% 蛋白 ；5% 碳水化合物）	⬆血酮值 ⬇脂肪質量 ━體力 ━肌肉質量

適用格鬥選手嗎？

　　由於格鬥選手是限制體重的運動，因此這些運動員想要快速減重並保持肌肉質量是很合乎邏輯的。此外，格鬥選手頭部經常遭受重擊，這可能使個體暫時具有胰島素阻抗，因此需要替代性燃料來源（見第 159 頁關於創傷性腦損傷和生酮飲食的更多訊息）。我們的朋友兼同事喬登·佐尹（Jordan Joy）發表一個案例研究，關於兩位採取生酮飲食（75%脂肪、20%蛋白質和 5%碳水化合物）8 週的格鬥選手。這些選手平均體重減輕 6.3 英磅，在體力、垂直跳躍和抗疲勞等方面都有所提升。這或許顯示，這些採取生酮飲食的運動員，一旦生酮適應後體能表現可以維持或甚至更加出色（Joy 等人，2016）。

　　不妨花點時間思考一下，這可能適用於其他情況。舉例來說，以體重分級為例。當這些運動員減重時，他們的體能表現也會下降。任何為競賽或賽事而減重的人都知道這種「我的力量已不在」或「我沒有從前那樣強壯」的感覺。生酮飲食可以讓你減重，但仍然保持這些體能指標，進而使相對力量（相對體重的力量）增加。這些類型的運動員應該考慮嘗試一種完善設計的生酮飲食（在適當的監督下），以確保最佳的利益。

　　我們的實驗室進行了有史以來第一次針對高水準阻力訓練運動員和長期身體結構與體能表現的完善對照研究（Wilson 等人, 2017）。我們將 25 名阻力訓練的男性大學生分成兩組：一組進行生酮飲食（脂肪含量 70%、蛋白質含量 25%、碳水化合物含量 5%），另一組繼續採取傳統的碳水化合物飲食。這兩組攝取相同數量的卡路里和蛋白質飲食之間，唯一的區別是脂肪和碳水化合物的含量。然後，我們讓這些人進行一項艱難的阻力訓練計畫。在經過他們各自飲食的 10 週後，兩組的肌肉質量都達到相同的程度；然而，生酮飲食組減掉更多的脂肪量（24%比 13%）。有趣的是，這 2 組在體力和力量方面增加的程度相當。此外，在生酮飲食組中，我們看到這對血脂並沒有不良的影響，以及睪酮值有略微增加的跡象。這是第一項研究顯示，採取生酮飲食，每週鍛鍊幾次的高強度阻力訓練運動員，也可以增加肌肉、減少脂肪，並且在體能表現上也很出色。有關這項研究更多的訊息和更深入的探討，請查看 ketogenic.com/uncategorized / ketogenic-dieting-body-compositionbeyond-abstract /。

最後但並非最不重要的是，最近一項研究調查低碳水化合物、高脂肪改良式生酮飲食對次精英奧運舉重選手的影響。一般的想法是，這些人需要碳水化合物來提供身體燃料，好讓他們舉起極重的重量。然而，這 5 名運動員每天攝取相當每公斤體重 1 公克的碳水化合物食物（例如，體重 80 公斤的人攝取不超過 80 公克的碳水化合物），以及可以盡情吃他們想要的蛋白質和脂肪。在 8 週的研究後，大多數參與者的體重減少了 2.1 到 3.6 公斤，同時體力也有增加。因此，儘管採取低碳水化合物飲食，這些人仍然能夠表現良好，並改善他們的身體結構（Chatterton, 2015）。

生酮概念

循環式生酮飲食

你可以來塊蛋糕大口吃掉它嗎？如果你週一到週五採取生酮飲食，然後週末吃碳水化合物含量高的傳統西方飲食，你還能保持生酮狀態嗎？

我們將高阻力訓練的選手分成兩組：一組採取「週末休息」，另一組則持續生酮飲食，沒有任何「作弊日」。幾週後，兩組平均體重減輕大約 3 公斤。所以，如果我們按照這個標準來看，我們會說，平常日你可以採取生酮飲食，到了週末你可以吃披薩、蛋糕和曲奇餅，並且得到和一直維持生酮飲食相同的結果。然而，當深入瞭解身體結構時，我們發現採取更嚴格的生酮飲食個體，其減掉的體重幾乎都是身體脂肪。另一方面，那些採取循環式生酮飲食的人，他們減掉的是 2 公斤的肌肉質量和 1 公斤的脂肪量。我們相信，部分原因是循環式生酮飲食運動員從未達到完全適應生酮的狀態，一旦他們經過週末增碳後，下次進入生酮狀態已是星期四或星期五，但等到週末，他們又要再次增碳了（Lowery 等人, 審核中）。

循環式生酮飲食是一個範圍廣泛的主題，仍有一些有趣的領域需要探索，例如，假設一個較不激進的週期法，譬如只在一餐中增加碳水化合物含量，這樣或許會有所不同？碳水化合物增量的時間點（例如，只在艱辛的鍛鍊日）是否很重要？以及補充酮體是否會影響結果？

外源性酮體和體能表現

雖然外源性酮體有許多其他應用法，但它主要是為提供替代性燃料，以便最終提高體能表現。

在 1990 年代中期，研究人員發現用 BHB 注射老鼠心臟，可以提高老鼠心臟的液壓效率 28%，減少氧氣的消耗，並且增加 ATP（細胞能量）的產生（Kashiwaya 等人, 1994）。讓我們停下來想一會兒，BHB 可以提高我們體內最重要器官之一的效率，同時減少產生 ATP 所需的氧氣量。就身為前運動員的我們，更有效率且只需較少氧氣就能創造能量的想法，光是這樣就值得我們更深入研究酮體補充劑的潛力。

生酮概念

競賽中使用酮體補充劑

競賽類運動員目前是否有用酮體補充劑？答案是肯定的。

一些酮鹽（如 Pruvit 使用的）已經通過運動營養補充品品質認證，這意味著這些成分已經由世界級的運動反興奮劑實驗室進行違禁物質檢測。我們知道有幾個大學、職業運動員和隊伍正在使用這類型的補充品，這不僅可提高體能，而且還有許多外源性酮體的其他好處，例如改善認知功能、減少發炎現象，甚至可以保護免於受到創傷性腦損傷。此外，還有一些未經證實的傳聞，那就是在英國占主導地位的職業自行車隊「Team Sky」在某些賽事中一直使用酮酯。如果這是真的，我們對於他們發掘到這種補充品策略，以試圖提高表現深表讚賞。我們正在與多位格鬥選手和來自各種運動界的專業運動員密切合作，這些運動員都有使用酮鹽補充劑，為他們的大腦和骨骼肌提供替代燃料，這可能為這些運動員帶來兩全其美的好處，那就是他們無需採取生酮飲食，但他們擁有「雙燃料」，或者可同時使用葡萄糖和酮體作為燃料來源。

理查・維奇（Richard Veech）博士和基蘭・克拉克（Kieran Clarke）博士在酮體和體能方面進行大量的研究。首先，他們給予一小部分運動員 D-BHB 單酯補充品，結果他們在賽艇運動中的爆發力顯著提高（Clarke 和 Cox，

酮體和肌肉

運動表現有很大一部分取決於肌肉組織的質量,特別是在需要時能夠有效的生長和自我修復。一項研究指出,在熱量不足的情況下,低碳水化合物飲食但非生酮飲食的個體其流失的肌肉質量明顯多於採取生酮飲食的個體(Young 等人,1971)。另外,血酮值與肌肉質量有密切的關係:血酮值愈高,流失的肌肉就愈少。另一項使用 BHB 鈉的研究發現,在斷食幾週後,給予個體酮體補充劑,其蛋白質分解的標記值較低(Sherwin 等人,1975)。另一項研究(Nair 等人,1988)確定 BHB 本身可以促進肌肉蛋白質合成,並降低亮胺酸的分解,這是負責觸發肌肉蛋白質合成並且促使肌肉生長的主要胺基酸,因此預防其分解有助於保存和增加肌肉質量。我們與邁可·羅伯茲(Mike Roberts)博士的實驗室進行的合作項目得到全新的數據顯示,即使在標準飲食條件下,D-BHB 酮鹽也能增加肌肉蛋白質的合成(Roberts 等人,2017 審核中)。

最新的研究指出,在一般運動後恢復飲料中加入酮酯可增強 mTORC1(哺乳動物雷帕黴素靶蛋白複合物,這是一種較高肌肉蛋白合成的指標)的活性(Vandoorne 等人,2017)。

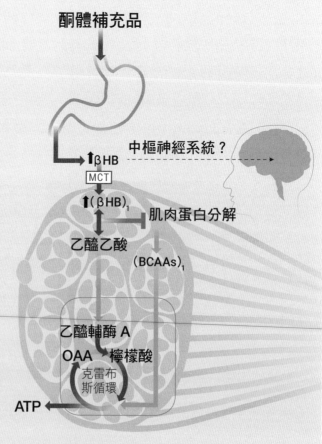

圖表 5.5.8. 酮體補充品可增加 BHB 值,有助於中樞神經系統,抑制肌肉蛋白分解,或提供替代燃料來源供細胞使用。

資料來源:Egan, B., and D. P. D'Agostino. "Fueling performance: ketones enter the mix." Cell Metabolism 24, no. 3 (2016): 373–375

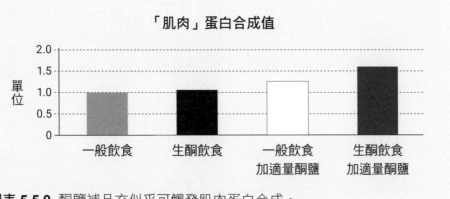

「肌肉」蛋白合成值

圖表 5.5.9. 酮鹽補品充似乎可觸發肌肉蛋白合成。

資料來源：Roberts 等人 , 2017, 審核中

2013）。其次，他們進行一項研究，給予動物 30％的卡路里為單酯 D-BHB，結果令人震驚。那些補充酮體的動物在跑步機上比對照組多跑 32％，並且在迷宮測試中快 38％完成測驗：換句話說，他們不僅看到體能表現提升，而且在認知測試中也表現得更好（Murray 等人 , 2016）。最後，這個小組進行一系列的實驗，觀察酮單酯對受過訓練的單車選手在運動前和運動過程中的影響（Cox 等人 , 2016）。他們在這些運動員的發現包括：

·　運動員有效吸收和利用酮體的能力很強

·　運動過程中血漿乳酸值降低，這表示運動員較容易清除乳酸，這對於疲勞是很重要的一點

·　肌糖原值穩定

·　減少蛋白質分解（也就是保留肌肉蛋白質）

·　胰島素值不會升高

·　肌肉內 BHB 值顯著增加，這表示 BHB 被骨骼肌吸收

·　運動時呼吸交換率持續較低，這表示脂肪氧化程度較高

·　在 30 分鐘自行車測試中體能表現提高（平均多 411 公尺）

這項研究是第一個揭開酮體補充品在潛在體能方面的研究之一，其結果顯示，酮體可以在運動中被吸收和利用。此外，酮體能夠降低運動引起的血漿乳酸值升高，這對於耐力運動員而言非常重要，因為有助於預防疲勞。

這組研究最近的結果顯示，補充酮體也可能有助於人類糖原的合成，進而對體能產生一些效益。目前已經證實，身體耐力受到肌糖原儲存量的牽制，當糖原耗盡時，體能和活動力可能受到影響。一項以 12 名訓練有素的男性運動員為對象的研究，觀察在運動訓練後攝取含有酮單酯與不含酮單酯葡萄糖飲料的影響。研究人員發現，葡萄糖加酮酯的飲料可以增加葡萄糖攝取和肌糖原合成，這對於尋求優化體能的運動員來說或許是非常重要的「雙燃料」。

然而，並不是所有的研究都發現在補充外源性酮體後體能都會增加。事實上，一項研究發現在補充酮鹽後，身體或認知的能力並未提升（Rodger, 2015）。不過，與其他酮體補充品試驗形成鮮明對比的是，該研究使用的酮體是混合在無糖溶液中的外消旋（DL）酮鹽，而且在實驗期間，它們只使血酮值略微從 0.2 升高至 0.6 mmol。這其中有兩個可能的問題：首先，這個補充劑已溶解在溶液中，因此其濃度已被稀釋。其次，酮體的外消旋形式（DL-BHB）可能大幅影響試驗的結果。從這個角度來看，我們在實驗室進行的大多數外消旋酮鹽研究中，血酮值上升到 0.3 和 0.8 mmol 之間，而單一、非混合異構體的 D-BHB 則始終使血酮值升高至 2 倍以上。（有關外消旋混合物和 BHB 異構體的更多信息，請參閱第 91 頁。）

我們的實驗室在高強度運動中使用酮體補充劑的運動員，其認知功能和身體疲勞感測量方面都有大幅提升。這對比賽有顯著的影響：你希望你的團隊在比賽結束後「疲勞感」較少，仍然保有充沛的活力，而我們已經看到，對於受過訓練的選手而言，使用外源性酮體情況就是如此。

我們實驗室已針對外源性酮鹽（D-BHB）的廣泛劑量範圍，進行關於認知和身體方面的效應研究，並且發現其在體能和專注力、身體結構，代謝和時間測試方面，不管是一般人或訓練有素的運動員都有顯著的改善。儘管目前外源性酮體與其對體能影響的研究報告有限，但我們認為在未來幾個月或幾年內，隨著對這種替代燃料來源的認識不斷增長，我們將來會看到更多這方面的研究。

總　結

　　強力的證據指出，對於正在尋求優化身體結構和體能的運動員而言，完善的生酮飲食可作為一種協助你達成目標的工具。然而，為了強化這些好處，在身體結構和體能表現提升之前，身體需要時間適應入酮。無論你是耐力運動員、混合健身選手、格鬥選手，或是其他體重分級類的運動選手，完善的生酮飲食可以減掉身體脂肪和維持肌肉質量，這都有助於你的體能表現。此外，生酮飲食或許有助於競賽運動員的其他方面，如發炎和頭部創傷，我們在第三節中有深入的探討。雖然使用酮體補充品的研究不多，但這些研究顯示外源性酮體可以提升身體和認知功能，同時對肌肉質量和體力有正面的效果。目前我們仍需更多這方面的研究，所以重要的是成為自己的科學家和親身實驗，以找出是否或何種類型的生酮飲食或酮體補充劑適用於你。

第六節：新興研究的領域

好奇心是智慧的開端。

——蘇格拉底

我們幾乎每天都發現生酮飲食的新用途。科學家和研究人員正努力研究，希望能擴大目前的應用範圍，並且研究生酮飲食或酮體升高可能有益的新領域。不過，別忘了，許多這些領域，我們才剛開啟瞭解生酮飲食為何對身體有利的大門，在接下來的十年裡，我們期望看到更多關於生酮飲食影響的數據。然而迄今為止，對於在各種治療應用的結果來看，生酮飲食的前景一片光明。

克隆氏症

讓我們從一個與我們息息相關的領域開始吧！萊恩：我的媽媽是我的英雄，從小到大她都一直支持我。不幸的是，她與克隆氏症糾纏十多年，日常生活受到嚴重的影響。因此，我完全理解克隆氏症患者所面臨的困境：經常跑廁所、疼痛、食慾不振、腹脹、嘔吐、發炎，以及整體生活受到干擾。我的母親從未被這種疾病打敗，甚至在沒有處方藥或醫療的情況下，每天都在奮戰。由於藥物漲價和處方藥的副作用，她選擇不服用。我的第一個使命就是找出一種方法，協助緩解她的症狀，減輕她每天所經歷的痛苦。

克隆氏症是一種自體免疫性疾病，也就是免疫系統攻擊腸胃道，進而引起發炎、出血和結疤等症狀。根據美國目前的統計數字指出，每 10 萬人中就有 5 人被診斷患有這種疾病，但由於漏報或誤診，這個數字甚至可能更高（Hanauer & Sandborn, 2001）。克隆氏症是一種發炎腸道疾病（IBD），與大腸激躁症候群（IBS）不同，IBS 不會引起發炎或潰瘍，進而傷害腸道。另一種主要的發炎性腸道疾病是潰瘍性結腸炎（UC）。UC 通常位於直腸開始的結腸，而克隆氏症可能影響腸胃道的任何部分，與 IBS 不同的是，克隆氏症和 UC 都被認為是無法治癒的。

為了減輕克隆氏症的不適，目前已有許多治療方案，但結果各不相同。這些策略通常是直接針對腸道，如最常用的克隆氏症抗炎藥和免疫抑制劑治療法是減少腸道組織發炎，再來則需要手術切除小腸或結腸受損的部分。

其他治療方案則著重在培養腸道中的好菌，例如益生菌、益生元，以及最近的糞便移植療法。促進結腸中的好菌可以改善免疫系統並保護腸道組織。然而一項研究發現，克隆氏症患者在接受一年益生菌治療症狀緩解期後，其復發的機率比接受安慰劑治療的患者高約 2 倍（Prantera 等人，2002）。這些結果似乎違反常理，而且顯示即使大量補充特定有益的益生菌菌株也無法預防在一年內復發，或降低克隆氏症患者復發病變的嚴重程度。因此，這些選擇應該被視為輔助工具，而不是單獨的治療法。

什麼是糞便移植療法？

簡單來說，糞便移植（FMT）就是：醫生將健康人體的糞便移植到患者的生態系統中（如腸道等）。這個概念是，這個全新帶有好菌的「軍隊」可以在需要的個體體內駐紮與繁殖。這種治療方法前景看好，不過在美國它只用來治療難以治癒的梭狀芽孢桿菌（C. difficile）——但世界各地相關的其他疾病軼事報告則令人振奮。

由於克隆氏症主要是嚴重慢性發炎的結果，是否可能有一種適當的配方飲食可以減少發炎標誌物，進而提高生活品質？目前，許多營養師和醫生建議一種減少 FODMAPs 的飲食，FODMAPs 是發酵的低聚醣、雙醣、單醣和多醣，這些是容易產生氣體的碳水化合物，不易被人體消化。該建議旨在提供降低發炎並且不會引起腹脹、胃痛等的食物。此外，一項研究指出，低碳水化合物高脂飲食可以降低C-反應蛋白（CRP），這是一種發炎指標（Rankin & Turpyn, 2007）。最近，一項診斷為克隆氏症的十四歲男孩的病例報告顯示（Tóth 等人, 2016），當他在家中進行包含動物脂肪、肉類、器官肉類、蛋類和少量蜂蜜的「舊石器時代生酮飲食」，脂肪與蛋白質的比例2：1，並且在家監測以確保他進入生酮狀態。在飲食開始後 2 週，男孩停止服用所有的藥物。一年多以後，他依然不再使用藥物。自體免疫疾病伴隨的症狀如盜汗、睡眠中斷和關節疼痛等，在開始飲食幾週後消失，血液檢測顯示，C 反應蛋白等發炎標誌在飲食開始幾週內大幅下降，且透過超聲波測量的迴腸壁（經常受到克隆氏症影響的小腸部分）增厚的情況顯著降低。在 10 個月的「舊石器時代生酮飲食」中，這位男孩的症狀完全緩解，而腸道發炎的現象也趨於正常化（Tóth 等人 , 2016）。

還有堅持飲食非常重要：當男孩偏離飲食，吃了一塊「無麩質」蛋糕（**成分：椰子油、油籽粉和糖醇**），他的症狀立即復發。

腸道受損的人可能無法像大多數人一樣攝取大量的脂肪，因為這會導致腹脹、脹氣和腹瀉。通常生酮飲食一般推薦的 MCT 油脂，可能會對克隆氏症患者造成刺激。那些希望採用類似方法的人應意識到這種效應，並且採用改良式的生酮飲食，其中包含間歇性斷食與適量蛋白質、適量脂肪和低碳水化合物飲食的組合。

對克隆氏症患者來說，補充酮體而未改變飲食習慣甚至也有效。我們最近進行一項試驗性研究，在這項研究中，我們給予一位克隆氏症女性患者（診斷超過 25 年以上）每天 6 至 8 公克 D-BHB（鈉、鈣和鎂混合物）和水。經過三個月的補充，除了飲食沒變之外，白血球細胞數和空腹血糖都有改善，最重要的是，她的 C- 反應蛋白（發炎標記物）從 62.54 ml / L 下降到 4.4 ml / L（正常範圍為 0 至 4.9 mg / L），她能夠開始每天在跑步機上走 20 分鐘，因為她感覺身體變好，而且精力更充沛。

最後，我們要意識到，重要的短鏈脂肪酸如丁酸，會隨著碳水化合物（纖維）攝取量變低而急劇下降（Duncan 等人 , 2007）。具體而言，難以消化的纖維可能會被駐留在結腸中的細菌發酵，然後產生短鏈脂肪酸，例如丁酸，以作為腸道細胞的健康燃料的來源。至於酮體能否直接增加丁酸的數量目前仍屬未知，但 BHB（β- 羥基丁酸）的丁酸成分可以改善腸道細菌，並且有助於提升整體健康的狀況。因此，在一開始轉換至較低碳水化合物攝取量時，補充丁酸以促進益生菌或丁酸鈉本身可能是一個好主意。這可能有助於促進丁酸生產，特別是如果蔬菜攝取量大幅減少，就像克隆氏症男孩在採取舊石器時代生酮飲食上成功的案例。然而，在採取具有高益生元活性的纖維（即菊糖）時要特別小心。記住，腸道有自己的生態系統，在一些個體中，壞菌和好菌之間的戰事不斷，且壞菌往往會占上風，而將食物（例如纖維、菊糖等）投入戰場，如果壞菌先得逞吃掉它們，結果可能會導致發炎和腹脹。

生酮概念

萊恩母親的生酮案例研究

那我媽的結果如何？我試著讓她採取典型的高脂低碳水化合物生酮飲食，不過很快就意識到，她無法像大多數人那樣處理脂肪。對此我感覺很糟糕，但我媽是一位鬥士，而且對我有信心。在過去幾個月裡，她一直維持改良式生酮飲食，一天中某個時段斷食，然後稍後吃一些雞蛋和起司，以及晚一點再吃一餐以肉類為主的食物。此外，她每週做 5 次輕度運動，每天補充外源性酮體、維生素，以及偶爾添加一些強效型益生菌。結果我們看到她血液中的發炎標記有顯著的改善，而且減掉了脂肪量但肌肉質量仍然保持（我在實驗室測量她的數據，媽媽真抱歉，讓您成為一個科學實驗的對象！），她的生活品質也提高了。看到她的情況大為改善，我欣喜若狂，並且期待在這方面看到更多的研究。

多發性硬化症

多發性硬化症（MS）是另一種困擾我們家的疾病萊恩（Ryan）。我阿姨和多發性硬化症打交道已十多年，我看到它對生活品質、活動量和認知功能的影響。每當我聽到阿姨談論自己的活動力大不如前，現在經常摔跤或跌倒時，我都會感到害怕。最早關於多發性硬化症的詳細描述可追溯到 1868 年神經病學家金馬丁‧夏科特（Jean-Martin Charcot）撰寫的日記，其中他描述一位「脫髓鞘病變」的患者。很快過了一百多年後，醫學界仍然不確定這種疾病的致因，以及哪些類型的治療方法有助於預防惡化。

多發性硬化症傳統上被歸類為自體免疫性疾病，其特徵為神經元和髓鞘退化，包括大腦和脊髓中的神經纖維。當髓鞘受損時，這會導致神經脈衝減慢甚至停止。多發性硬化症的症狀包括：動作不協調、疲勞、疼痛、虛弱，有時喪失視力。

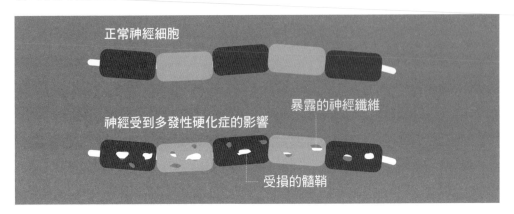

圖表 5.6.1. 正常的神經細胞有功能正常的髓鞘，而多發性硬化症的神經細胞則相反。

資料來源：Ketogenic.com

　　傳統學派認為，多發性硬化症的患者其免疫系統會攻擊中樞神經系統，引起發炎病變，進而造成各種神經症狀。因此，目前的藥物治療旨在抑制免疫系統，然而，一些科學家質疑多發性硬化症只是發炎造成的這個想法。相反的，這些研究人員認為，多發性硬化症可能主要的原因為細胞退化，然後啟動並觸發發炎。這是一場雞與蛋的爭論，但所有的科學家都認為，細胞退化和發炎似乎在這種疾病上占很大的因素。

　　關於多發性硬化症涉及神經退化性疾病與神經發炎的證據（Storoni & Plant, 2015）正迅速興起，研究發現多發性硬化症患者中有 43％至 70％出現認知障礙的問題，如學習和記憶障礙（Choi 等人, 2016）。事實上，多發性硬化症患者大腦的核磁共振攝影顯示大腦皮層和海馬迴結構紊亂，這是記憶鞏固的主要部位（Hao 等人, 2012）。多發性硬化症患者大腦受損的區域與帕金森氏症和阿茲海默症中受損的區域相似，因此生酮飲食或許有益於多發性硬化症患者。

　　目前針對發炎的飲食策略以減少多發性硬化症的症狀，至少可減緩疾病的進展。在動物中，一種名為實驗性自體免疫性腦脊髓炎（EAE）的病症通常用來模擬人體的多發性硬化症，因為其特徵為中樞神經系統（CNS）的發炎和神經退化，而且已被證實會導致空間學習和記憶障礙（Hao 等人，2012）。一項研究發現，患有 EAE 的老鼠中，採取生酮飲食可抑制運動和記憶功能的障礙，並且可能透過減輕發炎和氧化應激，進而逆轉結構性腦損傷（Hao 等人, 2012）。

最近，「仿斷食飲食」（fasting-mimicking diet）或 FMD 已被視為是一種多發性硬化症可能的療法。FMD 一週的方案通常如下：

· 第 1 天：受試者攝取 50% 正常的卡路里量。

· 第 2 和第 3 天：受試者攝取 10% 正常的卡路里量。

· 第 4 至第 7 天：受試者攝取正常的卡路里量。

研究顯示，FMD 可誘導進入生酮狀態，對改善 EAE 症狀和逆轉病情進展有深遠的影響。此外，60 名採取 FMD 或生酮飲食治療的多發性硬化症患者長達 6 個月後，其生活品質提高且疲勞感降低。研究人員發現，對多發性硬化症患者而言，採取 FMD 或生酮飲食是一種既安全又可行的方法（Choi 等人, 2016）。

與阿茲海默症和帕金森氏症一樣，線粒體功能受損可能對多發性硬化症患者有極大的影響，在 EAE 動物中，線粒體功能受損在發炎之前，進而引發神經退化（Storoni & Plant, 2015）。此外，與阿茲海默氏症患者相似，多發性硬化症患者的大腦葡萄糖攝取量與健康大腦對照相比降低 40％，這或許顯示大腦的能量代謝受損，因此這表示多發性硬化症患者的大腦可以受惠於替代燃料來源，例如酮體。

一項針對 85 名多發性硬化症患者的試驗性研究顯示，糖代謝與疾病的進展有關。隨著疾病惡化，患者大腦使用葡萄糖的能力也隨之惡化。這表示受損的線粒體功能和葡萄糖代謝在對多發性硬化症的進展有重大的影響（Regenold 等人, 2008）。此外，還有證據顯示，患者體內意識到大腦在攝取和利用葡萄糖方面所遇到的困境，因此增加了酮體轉運蛋白的數量，試圖為大腦提供更多的燃料（Nijland 等人, 2014）。

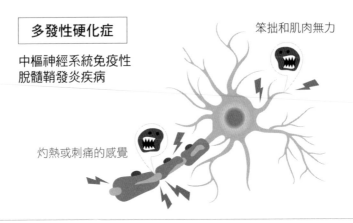

多發性硬化症

中樞神經系統免疫性
脫髓鞘發炎疾病

笨拙和肌肉無力

灼熱或刺痛的感覺

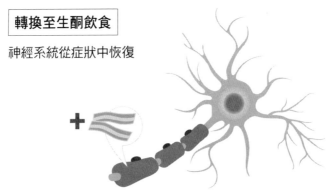

轉換至生酮飲食

神經系統從症狀中恢復

圖表 5.6.2. 免疫系統發炎可能驅動脫髓鞘，但抗炎飲食，如生酮飲食可能會使神經系統從這些症狀中復原。

資料來源：Ketogenic.com.

　　到目前為止，直接觀察人類關於多發性硬化症患者採取生酮飲食或酮體補充劑的影響，這方面的研究數量有限；但是，我們希望未來幾年會有大量的研究。由於生酮飲食已被證實是安全的，並且可以增加 ATP 生產，克服功能失調的線粒體，提高抗氧化水平，以及減少氧化損傷，這些對多發性硬化症患者可能具有治療的益處。

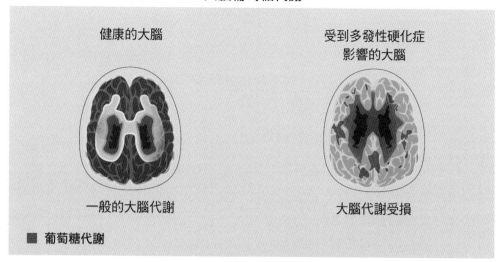

大腦葡萄糖代謝

健康的大腦

受到多發性硬化症
影響的大腦

一般的大腦代謝

大腦代謝受損

■ 葡萄糖代謝

圖表 5.6.3. 多發性硬化症患者的大腦葡萄糖攝取量受損。
資料來源：Ketogenic.com.

自閉症

　　一些報告估計，160 個人中就有 1 人受到泛自閉症障礙（ASD, autism spectrum disorder）的影響，這是一種複雜的神經發育疾病（Elsabbagh 等人，2012）。然而，疾病預防控制中心報告指出，每 68 名兒童中就有 1 名受到 ASD 的影響，在過去幾十年裡，這個比例一直在穩定增加中。通常，被診斷為 ASD 的個體有三種核心症狀：社交互動障礙、重複行為和社交困難。此外，癲癇發作、腸胃道、免疫和內分泌系統問題在自閉兒童身上也很常見（Spence & Schneider, 2009）。使用「泛」（spectrum）這個術語主要是因為損害的類型和程度可能因人而異。迄今為止，儘管人們對這個主題進行大量的研究，但科學上對 ASD 的致因所知仍然有限。不過，大多數研究人員認為遺傳和環境因素的組合可能是主要的肇因。

　　許多研究人員認為，線粒體功能障礙和葡萄糖代謝受損在 ASD 中具有重大的影響。事實上，與線粒體功能障礙相關的標記物在 ASD 患者中顯著升高。另外，有近 40％的 ASD 患者也患有癲癇，這表示這兩種疾病之間存在明顯的重疊（Frye, 2015）。 有鑑於生酮飲食已被證實可以成功治療癲癇症和與線粒體功能障礙等相關的其他疾病，因此，這種飲食可能也有助於 ASD 相關的症狀。

　　幾項研究顯示，當老鼠被置於生酮飲食時，它們的社交和行為大有改善。此外，針對自閉症兒童生酮飲食的研究指出，這些兒童自閉症評定量表（CARS）的分數有所改善，這是一種常用來診斷自閉症程度的評定量表（Evangeliou 等人, 2003；Spilioti 等人, 2013）。此外，一項關於 12 歲 ASD 女孩的案例研究發現，在開始低碳水化合物高脂（MCT）飲食幾週後，她的癲癇發作減少（Herbert & Buckley, 2013）。一年後，她的抗驚厥藥物劑量減少 50％，體重減輕 60 磅（27 公斤），認知和語言功能提升，社交能力顯著提高，情緒更加穩定，智商提高，CARS 的評分明顯進步（從 49 到 17），這表示症狀從嚴重的自閉症轉變為非自閉症的狀態。

生酮概念

雷特氏症（Rett Syndrome）

　　雷特氏症於 1966 年首次被發表，這是一種神經發育障礙，主要受到影響的為女性。這種疾病的原因和影響不同於自閉症。然而，受到雷特氏症影響的兒童往往出現類似自閉症的行為，例如反覆手部運動、長時間以腳趾行走、身體搖擺、睡眠問題，以及肢體、精神和社交功能整體逐漸惡化。一項研究觀察生酮飲食對 7 名雷特氏症女孩的影響，她們都有頑性癲癇發作的傾向，抗驚厥藥物無法控制。其中耐受生酮飲食的 5 位女孩，在行為和活動方面有所改善。作者提出結論認為，「潛在性的碳水化合物代謝障礙和癲癇發作的問題，採取生酮飲食是合乎邏輯的，且對雷特氏症患者具有臨床的效益」（Haas 等人, 1986）。不久，一項被診斷為頑性癲癇發作和雷特氏症（確診由 MECP2 基因突變引發）的一名 12 歲女孩的病例報告指出，當這名患者採取生酮飲食後，她的癲癇發作頻率下降，行為也有顯著的改善（Liebhaber 等人, 2003）。

生酮飲食如何有助於泛自閉症障礙目前仍屬未知，但有一些理論，研究人員認為，如果自閉症與線粒體和它們從葡萄糖產生能量的能力受損有關，那麼生酮飲食或許能夠透過增加線粒體數量，並且提供替代葡萄糖的燃料來源，以便繞過線粒體的問題區域或產生全新運作正常的線粒體（Greco 等人，2015；Hyatt 等人，2016）。此外，自閉症患者常常出現發炎和活性氧類（ROS）升高的現象，從而傷害組織和 DNA，然而，處於生酮狀態可以減少這些問題（Maalouf 等人，2007；Youm 等人，2015）。最後，生酮飲食可以增加腺苷，這是一種大腦睡眠調節劑，因為自閉症兒童往往有腺苷減少的傾向與睡眠困擾，因此腺苷增加似乎有助於減少焦慮、癲癇發作和重複性的行為（Masino 等人，2009）。

　　總體而言，為何生酮飲食可能有助於泛自閉症障礙的確切機制仍未完全明瞭，當然我們需要更多的研究。有趣的是，許多家長向我們求助，讓他們的自閉症兒採取生酮飲食、外源性酮體，或者結合兩者的治療，並且看到顯著的進步。然而，在自閉症兒童中實施生酮飲食時，要切記一些限制和注意事項：

1. 非生酮的高脂飲食會使症狀惡化（Zilkha 等人，2016），這可能是由於一些自閉症患者難以分解某些類型的長鏈脂肪酸（Clark-Taylor & Clark-Taylor, 2004）。因此，尋找更多的生酮脂肪，如 MCTs 或短鏈脂肪酸，這些他們應該比較容易代謝。此外，補充外源性酮體或許有助於搭配完善的飲食配方。

2. 特別是在兒童，嚴格限制蛋白質和其他營養素可能導致體重難以增加和抑制生長。由於自閉症兒童已經處於體重不足的狀態，因此在採取生酮飲食時，應該由訓練有素的醫生和營養師密切監測。確保這些兒童獲得適當的營養和維生素，以及足夠的蛋白質，這對他們的發育極為重要，因此他們應該採取量身訂製生酮飲食。此外，補充硫胺素、硫辛酸和左旋肉鹼已被證實有助於這些情況，因為它們可以協助人體分解和利用膳食中的營養素（Wexler 等人，1997）。

安格曼症候群（Angelman Syndrome）

安格曼症候群是一種罕見的神經基因缺陷，每 1 萬 5 千名新生兒中就有一例，他們經常被誤診為腦性麻痺或自閉症。它的特徵是嚴重的發育遲緩、癲癇發作、言語障礙、肢體不協調或四肢顫抖，以及一系列特異的行為，包括開心的舉止和過度的笑聲（Williams 等人，2010）。在一般情況下，控制這種疾病的方式是使用抗癲癇藥物以及採取物理和語言等治療法。

儘管雷特氏症和安格曼症候群源自不同的基因突變（雷特氏症：MECP2；安格曼症候群：UBE3A），但在臨床表現上（Jedele, 2007）有重疊的部分。安格曼症候群的直接數據有限，然而在一項研究中，一名患有安格曼症候群且每日都會發作癲癇的五歲女孩（抗驚厥藥物無效），在開始採取 4：1 的生酮飲食幾個月後，她的癲癇不再發作，睡眠品質有所改善，過度活動的情況也相對減少（Evangeliou 等人，2010）。這可能是由於患者的葡萄糖代謝受損得到改善，以及 GABA（γ - 胺基丁酸）獲得平衡，這兩者往往是安格曼症候群常見的功能失調問題。

最近，研究人員在安格曼症候群老鼠的研究中試驗酮酯補充劑（Ciarlone 等人，2016）。他們給予老鼠 R, S-1, 3- 丁二醇乙醯乙酸二酯（BD-AcAc2）長達 8 週（盡可能多的劑量）。結果顯示，酮酯可以改善安格曼症候群老鼠的運動協調性、學習記憶能力和突觸可塑性。該酮酯還有抗驚厥的性質，這表示生酮飲食和酮體補充劑可為這個族群的人帶來希望。

抑鬱、焦慮

根據美國焦慮抑鬱症協會的資料顯示，抑鬱症影響美國大約 6.7％的人口和超過 1 千 5 百萬名美國成年人。焦慮症是美國最常見的精神疾病，影響將近 4 千萬名成年人。這兩者之間有很大的重疊：近半數被診斷患有抑鬱症的人也同樣被診斷患有焦慮症。一些研究人員認為，生酮飲食可能具有穩定情緒的特性，因為它能夠改變大腦的能量代謝，而抑鬱、焦慮的個體在這方面的代謝能力通常較低（El-Mallakh & Paskitti, 2001）。生酮飲食已被證實可以提高多巴胺和血清素值，而抑鬱症患者（Murphy 等人，2004）和焦慮症患者（van der Wee 等人，2008）體內的這些神經傳導質往往偏低。

　　在動物試驗中，採用「Porsolt 測試」以確定抑鬱的程度：老鼠被放入一個光滑表面充滿水的圓桶中，研究人員記錄它們從嘗試逃離圓桶到按捺不動的時間長度。其中一組老鼠給予 4：1 的生酮飲食，另一組則是標準碳水化合物為基礎的飲食；所有的變數：蛋白質、維生素、礦物質都相同，只有碳水化合物和脂肪的數量不同。結果生酮飲食組比對照組的老鼠激動掙扎的時間較短，這表示生酮飲食可能具有抗抑鬱的作用（Murphy 等人，2004）。在另一項研究中，給予懷孕老鼠餵食生酮飲食，它們的後代出生後則被改餵傳統的碳水化合物飲食。結果顯示，這些後代成年後對抑鬱和焦慮的敏感性較低（Sussman 等人，2015）。它們的血糖值也降低了，而且比那些餵食標準飲食老鼠所生的後代活動力更強。

　　目前生酮飲食對人類焦慮症和抑鬱症的研究有限。然而，研究指出，許多抑鬱症，如單相和雙相的躁鬱症，與大腦葡萄糖利用率降低和腦內化學物質改變有關（Schwartz 等人，1987；Baxter 等人，1989），（關於單相和雙相躁鬱症請參考下文）。因此，當葡萄糖無法有效利用時，由於酮體有助於供給能量，所以生酮飲食或酮體補充劑可以改善情緒或減輕焦慮（Kashiwaya

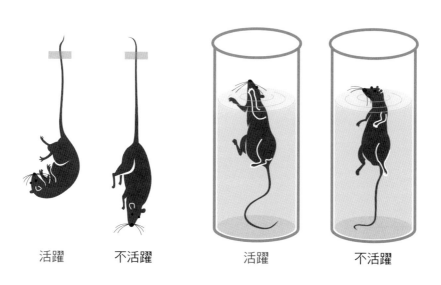

活躍　　　不活躍　　　　　活躍　　　　不活躍

圖表 5.6.4.「Porsolt 測試」常用於動物抑鬱症的檢測。

等人，2013）。此外，如前所述，生酮飲食已被證實可以提高大腦內的血清素和多巴胺值，這也有助於減輕焦慮和抑鬱。目前大多數的抗抑鬱藥物有許多嚴重的副作用，所以探索替代療法非常重要，現在我們需要進行更多關於生酮飲食對人類抑鬱症和焦慮症方面的研究。

生酮概念

你的飲食習慣能否改變孩子的一生？

我們很高興看到這種類型的研究出現在抑鬱症和焦慮症的領域。我們希望看到或完成的一項研究是關於終其一生餵食生酮飲食的動物其後代對該疾病的易感性。根據研究發現，處於高水平酮體子宮內的老鼠看來，生活習慣（運動、飲食等）可能對我們的後代會產生影響。作者指出：「餵食生酮飲食動物的後代可能會有其他行為的改變，包括學習和記憶，以及日後在神經退化性疾病易感性的改變等（Sussman 等人，2015）。這表示某些表觀遺傳改變（基因表達改變）可能對餵食生酮飲食的動物後代具有長遠的效益。

躁鬱症（雙向情緒障礙）

躁鬱症（以前名為躁狂抑鬱症）涉及情緒、能量和活動力水平的急劇轉變，這些變化會影響一個人執行日常生活事務的能力。第一線治療法是抗精神病藥物和抗抑鬱藥物。有趣的是，許多抗驚厥藥物也被廣泛作為情緒穩定劑（Ballenger & Post, 1980）。

躁狂和抑鬱是躁鬱症（雙相情緒障礙）的特徵，與大腦利用葡萄糖作為能量的能力降低有關（Buchsbaum 等人，1997）。雖然遺傳對這種疾病的易感性具有極大的作用，但心理、環境和生活方式等因素似乎也很重要。有趣的是，患有躁鬱症的人傾向攝取更多的碳水化合物、甜食和含糖飲料（Elmslie 等人，2001）——這可能是患者不自覺地用甜食進行自我療癒，目的是讓自己感覺良好。然而，由於大腦葡萄糖的利用能力受損，躁鬱症患者攝取的高糖飲食可能無法充分供給大腦燃料，反而進一步助長這種疾病。

　　躁鬱症患者體內的氧化應激會升高，可能是由於有害自由基過多，造成 DNA 和蛋白質等細胞結構損害。諸如限制卡路里和低碳水化合物飲食等策略，已經證實可以透過產生抗氧化劑來預防自由基被破壞，特別是穀胱甘肽（Lopresti & Jacka, 2015）。此外，胰島素阻抗往往與躁鬱症有關，被認為可能會干擾治療（Calkin 等人, 2015）。從表面上看來，躁鬱症患者的氧化應激和胰島素阻抗增加，這顯示飲食可能在這種疾病具有很大的影響力。最重要的是，許多用於治療躁鬱症的藥物可能會促使體重增加，最終導致代謝症候群，以及許多負面的健康影響（例如，腰圍多餘的脂肪），增加罹患心臟病、中風和糖尿病的風險。生酮飲食已被證實可以減少胰島素阻抗（Boden 等人, 2005），所以不管生酮飲食能否直接有助於躁鬱症，它仍然可以間接改善患者的整體健康和生活品質。

　　已經發表的兩個病例報告顯示，生酮飲食可能對躁鬱症有正面的影響。第一個案例，一名從中年後就患有躁鬱症的 69 歲婦女在接受 2 年的生酮飲食後，在這期間，她的症狀逐漸好轉，最後可以停止服藥。她說：「即使在『服藥』期間，我也常常有一種不祥的預感，感覺隨時有壞事要發生。雖然藥物對抑鬱症有很大的幫助，但對我的焦慮，或者動不動就發脾氣的情況並無太大的助益。不過，自從持續進入生酮狀態後，我不再大發雷霆，我發現自己的反應和以前大不相同，我相信生酮飲食改變了我的人生。」（Phelps 等人, 2013）；第二個案例，一名 25 歲的女性從 13 歲開始就患有躁鬱症，而且服用過多種藥物，包括抗抑鬱藥。自從開始採取生酮飲食後（70%脂肪、22%蛋白質、8%碳水化合物），她表示，她感覺情緒「非常平靜」，且在持續該飲食的數年間仍然保持穩定（Phelps 等人, 2013）。

　　在這兩個案例中的報告都沒有出現不良的副作用。事實上，這兩位患者都留意到入酮（血酮值）的程度與躁鬱症減輕之間存在著明確的關聯，這可能為日後進一步研究酮體補充品對躁鬱症的效益打開一扇大門。

偏頭痛、頭疼

偏頭痛是世界上第三大流行病，根據偏頭痛研究基金會的統計，世界上近 12％ 的人口為此所苦，影響人數超過 10 億。雖然頭痛令人不舒服，但是偏頭痛更加嚴重，除了劇烈的頭痛外，還會引起一系列的症狀，如噁心、嘔吐和視力障礙。和癲癇發作一樣，偏頭痛是因神經功能障礙引起的，而抗驚厥藥物常被用來治療這種症狀。

湯瑪士（G. N. W. Thomas）於 1924 年發表一篇有趣的文章，他說：「我相信糖是偏頭痛的一個主要因素。現在許多經常偏頭痛的人會發現，如果從飲食中戒糖，不久偏頭痛發作的症狀就會完全消失。」這是近一百年前的大膽聲明！第一個關於生酮飲食用於治療偏頭痛的記錄案例始於 1928 年，這個研究的作者指出，儘管有些病人難以堅持該飲食，但 23 名患者中有 9 名確實症狀獲得改善，我們覺得該飲食值得持續，至少採取脂肪含量較高，相對碳水化合物含量較低的飲食……並且希望其他患者有機會也以類似的方式嘗試看看。」（Schnabel, 1928；Maggioni 等人 , 2011）。

人們對這個領域的興趣再次燃起。以下是一些有關生酮飲食有益於偏頭痛的最新研究發現：

· 一名 40 多歲患有持續性偏頭痛的女性參加一項減肥計畫，**內容為改良式斷食法，包括一天攝取 3 或 4 種高蛋白、低碳水化合物的奶昔**。雖然這或許不是最完善的生酮飲食法，但由於純粹限制熱量和碳水化合物攝取量減少，她仍然達到入酮的狀態。在進入生酮狀態後，這名女性的偏頭痛完全沒有發作，並且持續 14 個月沒有出現偏頭痛（Strahlman, 2006）。

· 年齡介於 12 至 19 歲，長期以來天天有頭痛的青少年，**每日採取少於 15 公克碳水化合物的改良式阿特金斯飲食（詳情請見第 145 頁）**。其中有 3 名受試者持續該飲食長達 3 個月後，他們的頭痛嚴重程度和生活品質都獲得改善（Kossoff 等人 , 2010）。（不幸的是，只有 3 個青少年能夠堅持該飲食習慣，這並不奇怪：當所有朋友和同學都在吃他們想吃的食物時，這時要他們避免吃零食和不友善的食物，對孩子和青少年來說是一個很大的障礙。）

· 一項關於一對患有神經系統症狀，包括偏頭痛的雙胞胎的研究指出，**他們在接受 3：1 生酮飲食的治療期間，其偏頭痛的症狀完全消失**，而且改善程度與入酮的程度有密切的關聯（DiLorenzo 等人，2013）。

· 一項針對生酮飲食僅持續一個月的 45 名超重女性的研究指出，她們頭痛的天數減少，從每個月大約發作 5 次減少到每個月發作一次（Di Lorenzo 等人，2015）。

　　偏頭痛和頭痛的直接原因仍未知曉，然而，發現生酮飲食有益於此的這個事實可能提供一絲線索：我們並不想一再強調，但從許多其他健康問題看來，線粒體功能障礙及其伴隨的大腦內 ATP 產量減少，可能影響甚大（Roos-Araujo 等人，2014），而酮體可以透過繞過線粒體問題的區域，提供替代燃料來緩解這個問題。此外，生酮飲食具有減少發炎的能力或許也發揮一些作用，因為偏頭痛很可能涉及神經發炎。

　　有趣的是，我們已經收到許多關於外源性酮體對偏頭痛極其有效的報導。如果線粒體功能障礙和神經發炎確實是偏頭痛的原因，那麼外源性酮體或許會有幫助，但目前似乎尚未有直接關於這個假設說的研究。

　　在利用生酮飲食或酮體治療偏頭痛之前，我們需要考慮幾個因素，例如年齡、發作頻率、伴隨的併發症和藥物。我們建議偏頭痛患者在改變飲食之前先諮詢他們的醫生。

創傷後壓力症候群（PTSD）

　　創傷後壓力症候群（PTSD）被定義為在經歷或目睹可能導致身體傷害、強烈恐懼、無助或威脅生命的事件後引發的精神障礙，例如戰爭、自然災害、車禍或性侵。創傷後壓力症候群估計影響 8％的美國人，也就是 2 千 4 百 4 十萬人。其中，女性的病例多於男性，約有 10％，男性則是 4％，這可能是由於女性求助醫療的幫助多於男性。

創傷後壓力症候群可能發生在任何人身上，但在士兵中特別常見。根據五角大廈的資料顯示，無論退伍軍人部署在哪一個戰區，自殺造成美國老兵傷亡的人數比伊拉克或阿富汗的實戰還要多，這是一個令人震驚的統計數字。不管哪一年，曾在伊拉克和阿富汗服役的軍人中就有 11％ 到 20％ 人患有創傷後壓力症候群（www.ptsd.va.gov）。創傷後壓力症候群除了對個人及其家庭所造成的身體和精神上的影響之外，每年還要花費超過 4 百多億美元的成本。創傷後壓力症候群通常由於其他症狀而被誤診或忽視，進而使成本增加與延長治療這種疾病的時間。

創傷後壓力症候群的症狀可能包括回憶、惡夢、響亮的噪音或類似的創傷刺激反應強烈、抑鬱、失眠，避免類似創傷的情境和焦慮。創傷後症候群的特徵還包括血糖升高、三酸甘油脂和 LDL（壞）膽固醇增加，HDL（好）膽固醇降低（Karlovi 等人 , 2004）。甚至促使患有創傷後症候群的個體處於第二型糖尿病和心血管疾病的高風險中（Norman 等人 , 2006）。

一些研究指出，創傷後壓力症候群相關的健康問題可能是由於腸道大腦軸受損所造成的（Kharrazian 等人 , 2015）。腸道和大腦緊密相連，因為它們有許多相同的化學訊號來回傳遞訊息。腸道有助於控制許多身體系統，從免疫功能到認知過程。創傷後壓力症候群的患者往往有大腸激躁症，腸道通透性增加（小腸內膜間隙允許大量食物顆粒進入血液，引起免疫系統反應），腸道內好菌平衡改變，應激激素皮質醇升高，全身性發炎增加，所有的這些都會導致腸胃道併發症（Bienenstock, 2016）。另外，這個軸的大腦部分也會受到創傷後壓力症候群的傷害：患者短期記憶受損、注意力下降，以及敵意增加。此外，他們更可能依賴酒精和出現家庭暴力的行為（Kharrazian, 2015）。因此，解決腸腦軸就有可能解決創傷後壓力症候群的許多症狀，更健康的腸道或許能減少大腦相關的症狀，相對的，更健康的大腦也可能減少腸道等相關症狀。

創傷後壓力症候群目前的治療選項包括心理治療或諮詢，以及各種藥物，特別是抗抑鬱藥。這些或許有益，但也可能帶來副作用，如成癮或依賴。

生酮飲食或許是另一種潛在的治療方法。目前已經證實生酮飲食可改善膽固醇分佈、降低血糖值並減輕發炎（Holland 等人，2016）。它也可以透過提供丁酸來增強腸壁健康，丁酸是一種短鏈脂肪酸，是酮體 BHB 分解後的副產物，可以提供體內的好菌燃料，而 BHB 也可能使人產生溫和的欣快感，進而改善情緒和認知功能（Brown, 2007）。此外，生酮飲食和最終產生的酮體可以增加與改善認知功能、提升血清素代謝和降低大腦老化相關的物質（Fontán-Lozano, 2008）。因此，透過多種機制，利用生酮飲食或酮體補充品以提高血酮值可能有助於改善創傷後壓力症候群。但是，我們仍需要進行更多直接的相關研究（目前正在進行中）。

精神分裂症

　　精神分裂症影響大約 1% 的美國人，然而，其破壞性的影響不容低估，因為這是一種非常昂貴和沈重的疾病。2002 年，美國精神分裂症的總成本估計大約為 627 億美元。精神分裂症是一種嚴重的神經性腦部疾病，被列為世界十大長期致殘的原因之一，其特徵是感知、認知和行為障礙。症狀可能包括躁動、社交孤立、重複行為、妄想、偏執和幻聽。不過，抗精神病藥物和社會心理治療的成功率非常高。

　　精神分裂症患者經常會有其他健康問題，例如高血壓、心血管疾病、膽固醇整體概況不佳、內臟周圍脂肪含量高、胰島素阻抗和第二型糖尿病（Harris 等人，2013）。大多數抗精神病藥物具有副作用，會使體重增加，並且導致胰島素阻抗和潛在的其他併發症，如第二型糖尿病。生酮飲食已知可以改善這些健康問題和降低與藥物有關的副作用。

　　生酮飲食也可能改善精神分裂症本身的症狀。一名 70 歲女性在 17 歲時被診斷患有精神分裂症，每天都有嚴重的幻覺，並且曾多次企圖自殺（Kraft & Westman, 2009）。然而，她在接受無限制肉和蛋的生酮飲食，每日 4 盎司（113 公克）的起司和蔬菜，總碳水化合物每天限制在 20 公克以下。經過 19 天之後，她報告不再有聽覺或視覺的幻覺，且在這段時間她的藥物用量沒有變化，唯一不同的是她的飲食習慣。在接受生酮飲食計畫長達一年後，她仍然保持該飲食習慣，而且幻覺從未復發，能量和身體結構方面都獲得持續的改善。

　　研究已經隱約暗示生酮飲食可能適用於這種疾病。精神分裂症往往會使海馬迴更活躍，這是大腦負責情緒和記憶的區域（Tregellas 等人，2015）。研究指出，在老鼠實驗中，生酮飲食可以改善海馬迴的功能，這可能會減少精神分裂症患者海馬迴過度活躍的問題（Tregellas 等人，2015）。雖然其確切的機制仍然未知，但在 50 多年前相關的研究報告指出，大量攝取穀物和小麥的人更可能患有精神分裂症（Pacheco 等人，1965）。雖然我們需要更多的研究，但採取完善的生酮飲食對於精神分裂症患者來說可能是一種可行的選項，透過營養而不是藥理的方法來改善病情。

亨丁頓氏舞蹈症（Huntington's Disease）

　　亨丁頓氏舞蹈症是一種遺傳性神經退化性疾病，其典型的特徵為不受控的肢體動作、情緒問題和認知功能受損。這種疾病是由單一基因遺傳突變引起的，該基因突變造成如阿茲海默氏症、帕金森氏症和肌萎縮性脊髓側索硬化症般的澱粉樣蛋白斑塊纏結。久而久之，這些斑塊可能使症狀和併發症變得更嚴重，最終導致死亡。

　　雖然這不一定是線粒體方面的疾病，但研究指出，亨丁頓氏舞蹈症病患的大腦和骨骼肌出現能量代謝受損的問題（Koroshetz 等人，1997）。另外，研究顯示，患有這種疾病個體中的肌肉 ATP（能量）產量減少，電子傳遞鏈（這是生產 ATP 的主要途徑）的活性降低，氧化應激增加，而所有這些問題都可以透過生酮飲食改善。除了肢體活動和認知問題之外，漸進性體重減輕（包括肌肉組織）是亨丁頓氏舞蹈症的一個顯著症狀，而且本身會導致嚴重的併發症。一項研究發現，生酮飲食可以維持亨丁頓氏舞蹈症患者的體重；然而，在肢體協調或記憶方面則沒有顯著的影響（Ruskin 等人，2011）。

　　研究已經證實，控制血糖的第二型糖尿病藥物可以提高亨丁頓氏舞蹈症患者的存活率，並且減輕症狀（Ma 等人，2007），這表示透過生酮飲食降低和穩定血糖的效益，對他們或許也有益處。此外，有證據指出，核糖核酸（RNA，遺傳訊息傳遞者）四個核苷酸單位之一的腺苷，具有增加多巴胺的能力，所以可以改善亨丁頓氏舞蹈症的症狀（Masino 等人, 2009）。因此，實施生酮飲食可以透過改善血糖、控制胰島素和腺苷值，進而對亨丁頓氏舞蹈症產生影響。

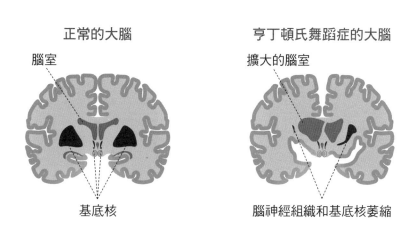

正常的大腦　　　　　　　　亨丁頓氏舞蹈症的大腦

腦室　　　　　　　　　　　擴大的腦室

基底核　　　　　　　腦神經組織和基底核萎縮

圖表 5.6.5. 亨丁頓氏舞蹈症會擴大與減少某些區域，使人日漸衰弱。

資料來源：www.shutterstock.com/image-vector/ normal-brain-huntingtons-disease-showing-enlarged-311615132

多囊性卵巢症候群（PCOS）

多囊性卵巢症候群是女性生殖激素失衡的結果，事實上，這是女性不孕最常見的原因。根據多囊性卵巢症候群基金會的數據，大約有 10％的育齡婦女受到多囊性卵巢症候群的影響，而有超過一半被診斷為多囊性卵巢症候群的女性屬於超重或肥胖（Liepa 等人, 2008）。此外，多囊性卵巢症候群通常與胰島素阻抗、代謝症候群、血糖升高、短期記憶衰退，以及腦內葡萄糖攝取力受損有關（Castellano 等人, 2015）。而且，那些被診斷為多囊性卵巢症候群的女性比健康的同齡人口更有可能出現早期認知衰退的情況。

目前，多囊性卵巢症候群無法治癒，儘管糖尿病藥物似乎可以改善許多伴隨的症狀。由於其許多相關症狀與葡萄糖攝取和代謝受損有關，採取適當的營養策略來改善腦能量代謝，並且減少胰島素阻抗，似乎對多囊性卵巢症候群的婦女而言是合乎邏輯的。此外，多囊性卵巢症候群被認為是極端的發炎屬性，從患者的 C- 反應蛋白（發炎標記）指數極高即可證實。因此，在邏輯上，生酮飲食可藉由改善葡萄糖代謝和減少發炎這兩方面來協助患者。

在一項為期 6 個月的研究中，要求 5 名確診為多囊性卵巢症候群的婦女每天攝取低於 20 公克的碳水化合物，並吃動物性食物和低碳水化合物蔬菜，以進入生酮的狀態（Mavropoulos 等人, 2005）。在整個研究過程中，受試者的體重平均減少超過 12％，生殖激素和胰島素值明顯改善。如果這還不夠驚人，其中有兩名婦女在研究期間懷孕了，儘管之前出現生育併發症，不過，我們尚不清楚這些效益是否為體重減輕或入酮的結果，然而，這項研究提供生酮飲食或許有助於多囊性卵巢症候群婦女一個有力的證據。

我們已經看到和聽到許多患有多囊性卵巢症候群婦女，在採取低碳水化合物生酮飲食後（甚至在一些情況下使用酮體補充劑），她們的健康和生活品質各個方面都有顯著的改善。因此，提高胰島素敏感性和降低體重的干預措施（例如降血糖補充品和運動）也能有效降低高水平的雄激素和睪酮、調節排卵，以及減少與多囊性卵巢症候群相關的各種症狀。

肌萎縮性脊髓側索硬化症（ALS）／魯蓋瑞氏症（Lou Gehrig's Disease）

身為超級棒球迷，我們熟悉的棒球傳奇人物魯‧蓋瑞格（Lou Gehrig）被診斷為肌萎縮性脊髓側索硬化症（ALS，又名漸凍人），這種殘酷和日漸衰弱的障礙會影響肌肉的神經和功能。根據 ALS 協會的統計，每天大約有 15 例 ALS 新病例被診斷出來。在任何時候，大約有 2 萬名美國人患有這種疾病，主要是 40 到 70 歲的白人男性；然而，ALS 全世界都有，其診斷後的平均存活時間大約為 3 年，一旦發病，幾乎一定會惡化，最終喪失行走、穿衣、寫字、說話、吞嚥和呼吸的能力。

從科學角度來看，ALS 是一種神經退化性疾病，其中大腦和脊髓中的神經細胞死亡，導致身體肌肉日漸衰弱和耗損。雖然 ALS 的確切機制尚不清楚，但一些科學家認為，它的主要驅動因素是氧化損傷、發炎、線粒體功能障礙和過度刺激的神經傳遞物質麩胺酸，進而導致細胞受損或死亡（Vucic 等人, 2014）。雖然一種名為「Riluzole」（銳力得）錠劑具有延緩 ALS 的進展，由於其抗麩胺酸的性質，但是其價格昂貴，且效力可能僅限於對麩胺酸的作用，而無法改善涉及 ALS 的其他因素。然而，透過減少氧化損傷和發炎，並且提供替代能量來源，生酮飲食或外源性酮體或許有助於改善 ALS 患者的症狀和最終的結果。

大約 10% 的 ALS 患者是來自可能影響線粒體的基因突變（遺傳）（Zhao 等人, 2006）。我們確信你能猜到這是怎麼一回事了。在研究 ALS 患者的過程中，研究人員留意到他們的線粒體功能降低（Wiedemann 等人, 2002）。一項研究發現，餵食類似 ALS 症狀的動物生酮飲食時，它們維持運動功能的時間比對照組長。更有趣的是，當研究人員從這些老鼠身上取出線粒體並加入純 D-BHB 時，ATP 的合成在短短 12 分鐘內顯著增加。另外，研究人員發現 D-BHB 確實減緩脊髓運動神經元內的細胞死亡率（Zhao 等人, 2006）。

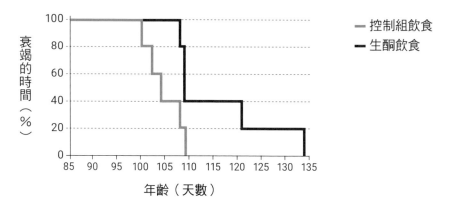

圖表 5.6.6. 旋轉滾輪測試生酮飲食和一般飲食對動物運動功能喪失的影響。餵食生酮飲食的老鼠維持運動功能的時間比餵食一般飲食的老鼠更長。
資料來源：Zhao 等人, 2006.

其他研究發現，一種可被代謝成酮體的中鏈三酸甘油脂 C8 MCT（關於更多不同類型的 MCTs 請參考第 83 頁），可以預防脊髓神經元流失，改善運動功能，並減緩肌肉無力，這些可能是由於其中一些 MCT 被轉化成酮體如 BHB（Zhao 等人, 2012；Pasinetti, 2013）。此外，一項結合「蒂亞娜計畫」（DP, Deanna Protocol，一種旨在幫助能量生產的補充品系列）的生酮飲食研究發現，在具有類似 ALS 症狀的老鼠中，餵食生酮飲食加 DP 的老鼠其運動功能獲得改善，而且壽命也變長了（Ari 等人, 2014）。

這一證據清楚地顯示，無論是透過飲食還是補充品引發更高的血酮值都可以改善線粒體功能和 ATP 產生，並且可以保護運動神經元免於死亡。

注意力不足過動症（ADHD）

過動症是一個全球性問題，影響到孩子和成年人。它的特徵是注意力不集中，過度活躍（靜不下來，話說不停）和衝動（打斷別人談話，不顧後果）。ADHD 患者的大腦活動可能受到影響，因為連接大腦不同區域的電路可能被改變，且大腦各個區域的體積可能因此減少，從而導致許多症狀。

目前，關於這種疾病是否「真實」，或者與 ADHD 相關的症狀是來自其他疾病仍有許多爭議。它的困難點在於目前仍然沒有一種特定的實驗室測試可以辨識 ADHD，甚至像核磁共振造影（MRI）那樣複雜的掃描也無法確診。不過，根據疾病控制中心的統計，截至 2011 年，4 至 17 歲（640 萬人口）的孩童中有 11％ 被診斷患有過動症。如圖 5.6.7 所示，自 2003 年以來，這些數字每年都在持續上升。也許最令人擔憂的數據是，在 2011 年，全美有 6.1％ 的兒童服用 ADHD 藥物，而美國人每年花費在這種疾病的總費用上超過 420 億美元。

最近有愈來愈多關於飲食干預可能有助於治療 ADHD 的探討，特別是在兒童和青少年方面（Millichap & Yee, 2012）。其中一些報告指出，攝取糖是 ADHD 患兒出現許多症狀的主要禍首。例如，一些報告指出，注意力不集中與糖的攝取量成正比（Arnold & Lofthouse, 2013）。另外，當觀察攝取過多糖的兒童其大腦內的電子活動時，我們看到在攝取大量糖（並且因此釋放胰島素）之後所產生的低血糖值與正常大腦皮層電子活動受損有關（Millichap & Yee, 2012）。值得注意的是，癲癇患兒經常出現過動症的症狀，而過動症兒童其大腦的電子活動與癲癇患兒類似（Millichap 等人, 2010）。
生酮飲食中減少糖攝取量的好處顯而易見，光是這一點或許就有助於改善過
動症的症狀。

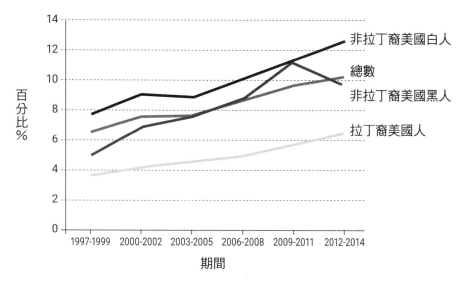

圖表 5.6.7. 從 1997 到 2014 年 ADHD 的確診率上升。

資料來源：www.chadd.org/understanding-adhd/about-adhd/data-andstatistics/general-prevalence.aspx.

　　目前關於生酮飲食與過動症直接關聯的研究非常有限，其中一項研究
發現，採取生酮飲食兒童的大腦活動穩定度提升（Kessler 等人, 2011）。
在 ADHD 動物模式中使用 4：1 生酮飲食的研究已經看到其大腦活動水平
日趨正常化，這表示該飲食可能有助於治療 ADHD（Murphy & Burnham,
2006）。最近，一項人類研究關於生酮飲食對被診斷患有 ADHD 兒童的發
育和行為影響。研究人員發現，在經過長達 12 個月的生酮飲食後，兒童的
警覺性、認知功能和行為都獲得改善，這表示生酮飲食或許有助於改善兒童
最需要的專注力（Pulsifer 等人, 2001）。此外，父母的壓力也跟著減輕，
這可以讓他們和孩子輕鬆一些。正如之前提及的研究，這些改善可能源於腦
細胞中線粒體異常的可能性，因此需要替代的能量來源，如酮體（Marazziti,
2012）。我們需要更多直接觀察生酮飲食對 ADHD 症狀改善的研究，不過，
它在這些個體中的潛在治療作用前景看好。

孩子們究竟吃了多少糖？

最近，一些研究人員推動降低兒童糖攝取量的比率。2015 年，世界衛生組織建議，2 至 18 歲的兒童每天應攝取少於 6 茶匙（約 25 公克）的糖（Vos 等人，2016）。一些報告指出，當今的兒童每天平均攝取 19 茶匙（超過 80 公克）的糖！

今日，幾乎所有的食品都有添加糖，尤其是簡便料理包，它通常標示為「高果糖玉米糖漿」、「麥芽糖糊精」和「葡萄糖」。從這個角度來看，一份 BBQ 醬就含有 13 公克的添加糖（超過兒童一半的攝取量）。一些父母認為健康的果汁飲品其含糖量有 20 公克以上，而光一罐汽水的含糖量就超過 40 公克的建議限制量。不妨花一點時間思考，我們讓孩子們吃了多少披薩、炸薯條和汽水，然後再配上一塊糖果棒當點心。從小到大，我們學校的自助餐廳就是這種典型的飲食——披薩上的蕃茄醬竟然被認為是蔬菜，這真的是太荒謬了！像這樣的飲食很容易就讓孩童攝取超過四倍的每日糖限制量。

有趣的是，補充酮體也可能有助於過動症。我們從許多父母的報告指出，他們的孩子過動，但還未被正式診斷為過動症，不過在補充酮體後，孩子的認知功能等許多方面有實質上的改善。當替代性燃料來源被引入大腦，進而讓孩童擺脫一般過動症藥物並非前所未聞，而且深具意義。

Glut1 缺陷症候群

葡萄糖轉運蛋白第一型（Glut1）缺陷症候群是一種遺傳性腦部疾病，再一次這種疾病也與腦能量代謝受損有關。在這種情況下，將葡萄糖送入大腦的主要轉運蛋白 Glut1 無法正常運作。一些報導指出，在靜止狀態下，成人大腦的葡萄糖使用量為身體總體的 25%；在嬰兒和兒童中，這個數字可以提高到 80%（Klepper, 2008）。由於大腦依賴葡萄糖提供能量，然而，當轉運體無法將葡萄糖正常轉移到大腦時，大腦的能量代謝和整體健康與功能都會受到嚴重的影響。大部分 Glut1 缺陷症候群的患者會出現早發性癲癇、發育遲緩和錯綜複雜的肢體活動障礙。

生酮飲食是目前備受推薦用來治療 Glut1 缺陷的方法，因為它可以提供大腦替代燃料：酮體。但有一點要留意，這種症候群常常被誤診為癲癇，因此正確的診斷和應對方式才是提供患者最好的護理關鍵（Lee & Hur, 2016）。

大多數採取生酮飲食治療 Glut1 缺陷的研究使用 4：1 或 3：1 的比例，並且成功率很高。然而，替代法如 MCT 飲食（2：1）和改良式阿特金斯飲食（MAD）也有成功的案例（Klepper, 2008）。一名患有 Glut1 缺陷的 7 歲男孩在採取無熱量限制的改良式阿特金斯飲食後（每天少於 10 公克碳水化合物，2：1 脂肪與蛋白質），在 3 天之內，他的血液 BHB 值超過 5 mmol／L，而他的許多症狀，包括震顫和肢體協調方面都大獲改善，同時他也能夠走得更快和更長久（Ito 等人, 2008）。

雖然有人擔心生酮飲食對兒童或青少年難以持續，但一項研究發現，在 15 名癲癇患兒中有 13 名在持續幾年該飲食後，其中有 10 名患兒癲癇不再發作。當被問及他們對該飲食的感受時，75％的父母認為非常有效，25％認為適度有效。然而，所有的研究報告都指出患兒在警覺性、行為、身體和精神耐力方面都有所提升（Klepper 等人, 2005）。對該飲食的日常實用性有 29% 的父母評比滿意度為高等，54％為中等，17％為不良。不過，在這項研

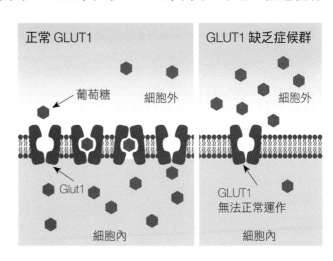

圖表 5.6.8. Glut1 缺乏症候群與正常細胞的對照圖。

究中使用的是 3：1 的生酮飲食。因此，改良式生酮飲食再搭配適合生酮的零食、產品和輔助性酮體，或許有助於再提高父母和孩子的滿意度。

酮體本身或許也有效益。一項研究將 triheptanoin（一種 C7 脂肪酸，可被分解成 C5 酮體，與 BHB 相似但略有不同）給予 14 名沒有採取生酮飲食的 Glut1 缺乏症兒童和成人。結果他們的癲癇發作頻率和波動活動（癲癇發作典型的腦波模式）都有所改善，而且大多數患者的神經心理表現和大腦代謝率也有提升（Pascual 等人, 2014）。

生酮概念

生酮飲食可以調整嗎？

生酮飲食的大多數研究採取嚴格的作法，如 4：1，有時甚至更高，以促進更深層的生酮狀態。對於像癲癇這樣的疾病，這種入酮程度可能是必要的，但在其他情況下，像 Glut1 缺陷症候群，我們可以做適度的調整。將來，生酮飲食、酮體補充劑和強化代謝途徑的藥物，例如 triheptanoin（C7MCT油）或 C5 酮體的組合，可能會為那些具有遺傳代謝障礙，如 Glut1 缺陷症候群的個體建立一種完美的混合療法，有效的生酮飲食或許無需像之前我們所想的那樣嚴格。

肝醣儲積症（GSD）

顧名思義，肝醣儲積症是遺傳性糖原（肝醣，葡萄糖的儲存形式）代謝功能障礙的結果。在整天或運動過程中，體內通常會利用糖原分解成葡萄糖作為燃料。然而，在肝醣儲積症的情況下，由於缺少控制葡萄糖轉化為糖原和糖原轉化為葡萄糖的某些酶，因此糖原可能被儲存在各種組織中且無法被分解。如果他們沒有從飲食中攝取源源不絕的葡萄糖，他們的血糖就會降低到危險的低水平，並且產生嚴重的不良反應，即使他們的體內充滿糖原。

肝醣儲積症的傳統治療選項是穩定的碳水化合物飲食和避免空腹期。聽起來很有道理吧？如果我們儲存的糖原無法提供能量，那我們就從飲食中持續地攝取。想像一下，你已經 70 歲，你把一輩子賺的錢都存入你的儲蓄和退休帳戶。但是當你去買東西的時候，銀行不讓你使用你存入的資金，於是你只能每天繼續工作以支付帳單和購買你需要的物品。在肝醣儲積症患者中，碳水化合物就如金錢，而人們認為他們唯一的選擇就是每天「工作」——持續提供身體碳水化合物以保持身體狀態，往往不知道還有更好的方法。而且正如你所看到的，在整個生命的週期中，我們很難持續保持葡萄糖的供應量。還有，因高碳水化合物飲食引起的長期血糖升高（進而影響胰島素值）可能導致許多其他的問題。

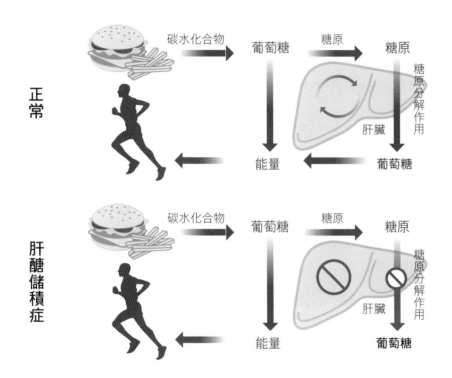

圖表 5.6.9. 無法完全分解葡萄糖是肝醣儲積症的特徵。

生酮飲食可使身體從燃燒葡萄糖轉變為消耗脂肪，這讓肝醣儲積症患者不用再持續監測他們的血糖值和採取高碳水化合物飲食。在生酮狀態中，無論身體何時需要燃料，都可以輕易進入脂肪儲存庫提取，因此難以利用糖原將不再是個大問題。

肝醣儲積症有幾種類型，但我們的重點放在第三型（也稱為去支鏈酶缺乏症，或 Forbes 或 Cori 疾病）和第五型（也稱為肌糖原磷酸化酶缺陷症或 McArdle 氏症）。

在第三型肝醣儲積症中，特定酶的缺陷不僅使糖原難以利用，是會助長肝臟、心臟和骨骼肌中的糖原累積，進而導致嚴重的併發症。目前已經證實採取生酮飲食是有益的：第一例，一對分別為 7 歲和 5 歲的姐弟採取 60%脂肪、25%蛋白質和 15%碳水化合物的飲食。在該飲食後一年，他們的血液檢查、心臟酶和鬱血性心臟衰竭標記均有顯著改善（Brambilla 等人 , 2014）。第二例，兩名分別為 9 歲和 11 歲的男孩接受改良式阿特金斯飲食治療，他們每天吃少於 10 公克的碳水化合物，但不限制蛋白質和脂肪量。經過幾個月後，這兩名男孩的心臟功能（肌肉損傷標記）和運動耐受性都有所改善（Mayorandan 等人 , 2014）。

該飲食再搭配補充酮體會帶來效益嗎？另一項觀察 2 個月大男孩，使用 BHB 酮體補充劑和高蛋白質 2:1 的生酮飲食組合之研究指出（Valayannopoulos 等人 , 2011），經過長達 24 個月的飲食後，男孩的心臟超音波檢查顯示其心肌症（心臟疾病）有所改善、血糖值穩定，且沒有副作用。因此，生酮飲食與補充酮體的組合可能是具有效益的。

第五型肝醣儲積症（McArdle 氏症）也有類似的研究。第五型肝醣儲積症是因不同的酶缺陷而造成運動不耐受、過早疲勞和運動引起的肌肉疼痛。一名從 4 歲起就患有 McArdle 氏症的 55 歲男性接受生酮飲食療法（80%脂肪、14%蛋白質、6%碳水化合物）。在研究結束時，他在高強度活動的運動耐力和強度提高 3 倍以上；低到中強度活動（如步行）則提高 60 倍以上（Busch 等人 , 2005）。

每項研究都顯示生酮飲食對肝醣儲積症具有正面的效果，由於它可以降低胰島素和血糖，並且為身體提供替代能源，因此相較於需要不斷供給碳水化合物的一般療法，生酮飲食或許是一個可行度及持續性更高的選擇。

其他遺傳性代謝障礙

第七型肝醣儲積症（Tarui 氏症）：在這種類型的肝醣儲積症中，受到影響的酶損害可能導致 ATP 生產紊亂和無法將葡萄糖完全分解成可用的能量。因此，缺乏這種酶的人往往會有運動不耐受、肌肉無力和疲勞。一項研究指出，一名肝醣儲積症第七型的男孩在 4 個月大時採用 3：1 生酮飲食，到了二歲時，其運動技能和運動能力方面有顯著的改善（Swoboda 等人，1997）。

丙酮酸去氫酶複合體缺乏症（PDCD）：PDC 酶缺乏會造成能量不足，特別是大腦，如果處理不當，可能會導致腦部畸形。一個案例研究顯示，兩兄弟（2 歲和 11 歲），在採取溫和生酮飲食（65%脂肪加 MCTs）後，其神經退化症狀減緩，生長和發育成熟方面顯著提升，而且力量和耐力方面都有增強（Falk 等人，1976）。

最近，應用生酮飲食的研究也顯示其對其他病症有益，如線粒體 complex I 缺乏症、線粒體 complex II 缺乏症和線粒體 complex IV 缺乏症（Kang 等人，2007），以及精胺基琥珀酸裂解酶（ASL）缺乏症（Peuscher 等人，2011）和腺苷酸琥珀酸裂解酶（ADSL）缺乏症（Jurecka 等人，2014）。

發炎和傷口

當你深入瞭解糖尿病、腎臟病、克隆氏症、多發性硬化症（MS）、阿茲海默症和癌症等疾病時，你會發現一個關鍵的特徵：慢性低度發炎與神經發炎的現象。受損的免疫系統可能引發甚至助長發炎，從而導致一連串的病症。例如，2015 年有 3 百多萬人被診斷為腸激躁症候群（IBS），這個數字代表了一小部分與發炎相關的疾病和症狀（Dahlhamer, 2016）。

非類固醇消炎止痛藥（NSAIDs）是 21 世紀家喻戶曉的用藥，患有慢性疼痛的運動員和個人不斷服用阿斯匹靈等非類固醇消炎止痛藥以緩解症狀和問題。有些人依賴這些藥物止痛，並持續服用高於從未有過的「建議」劑量。然而，人們往往沒有意識到持續使用 NSAIDs 與嚴重的劑量依存性腸胃道（GI）併發症有關，如上消化道出血。事實上，因大量使用 NSAID 導致的腸胃道併發症是美國最常見的藥物副作用。我們不妨思索一下，最常見的藥物副作用是來自任何人都可以在商店買到的東西所造成的，而且攝取過量還會產生麻木或掩蓋疼痛，最近的報導更揭示長期使用非類固醇消炎止痛藥後甚至出現胃潰瘍的症狀（Goldstein & Cryer, 2015）。

幸運的是，我們在此提出一種潛在的方法：酮體，特別是 BHB，可能可以在發炎介質的病症中發揮作用。首先，我們要簡要地從機械論的角度來研究驅動發炎的因素，其中一個關鍵就是「NLRP3 發炎體」，實際上它是促發炎細胞因子的控制中心。把 NLRP3 發炎體想像成感應器，如果你曾經在電影上看過，當罪犯試圖從金庫偷錢時，他們往往會發現金庫前有幾道交織的雷射光，任何一個輕微的失誤都會引發警報。同樣，我們的發炎感應器對毒素、過量葡萄糖、澱粉樣蛋白和膽固醇等非常敏感，而且當這些產生變化時即可引發發炎。如果徹底清除某人的 NLRP3 發炎體，理論上我們可以讓其免於罹患第二型糖尿病、動脈粥狀硬化、多發性硬化症、阿茲海默症、與年齡相關的功能退化、骨質流失和痛風等（Youm 等人, 2015）。然而目前還無法去除 NLRP3 發炎體，因此找出可以控制和調節 NLRP3 發炎體的機制，或許可以為幾種慢性疾病帶來新見解。

在動物和人類的研究中，生酮飲食的抗發炎特性眾所周知。然而問題是，入酮是在何種生理狀態下才能趨動這種抗發炎反應？其中一個說法是，BHB 本身可能是影響所有這些發炎背後的驅動力。經過測試這個理論後，研究人員發現 BHB 可以抑制 NLRP3 發炎體（AcAc 對此成效不彰）（Youm 等人, 2015）。他們後續透過給予老鼠一種酮酯進行進一步的測試，結果發現該酮酯具有保護老鼠免於受到高血糖症的影響。因此研究人員得出結論，酮體補充品可望降低多種 NLRP3 介質的慢性發炎疾病的嚴重性。最近，安琪拉・帕夫（Angela Poff）博士和她的同事們觀察補充酮鹽和酮酯補充劑後的老鼠其體內多種促發炎標誌，並且發現在補充外源性酮體後促發炎標誌顯著降低（Poff 等人, 2017）。這些研究透過新的觀察角度為發炎和各種相關疾病開創一個全新的方向。

傷口也能癒合嗎？

多米尼克·達戈斯蒂諾（Dominic D'Agostino）博士的實驗室研究了口服酮體補充劑，在沒有限制飲食的情況下，對動物傷口癒合的影響。大多數人並未意識到慢性傷口問題的遺害，但事實上，根據報導指出，每年慢性傷口的患者超過 180 萬名，花費美國醫療系統 250 億美元，這應該足以喚醒人們重視這種經常被忽視的流行病。外源性酮體補充劑可以促進動物傷口癒合，透過增強生理因素，例如增加細胞生長、促進細胞移動、減少活性氧物質（ROS）產生，以及緩解發炎（Kesl 等人，2016）。這些都是非常有趣的新發現，我們希望未來能有更多以人類為對象的研究。

老化和長壽

相較昨日，今天即是你最老的一天；

相較明日，今天即是你最年輕的一天。

——愛蓮娜·羅斯福（Eleanor Roosevelt）

我們為什麼會老化？為什麼有些人在 30 多歲時開始長出白髮，而有些人在 50 歲時上酒吧還被要求出示證件？我們喜歡超人這位超級英雄的原因很多，但最重要的一點是他都 80 多歲了還在飛行拯救世界（這個角色是在 1933 年創造的），這帶給我們「年齡只是一個數字」的希望。

撇開玩笑話不說，我們投資在研究抗老化和延長人類壽命的金錢和精力可不少。根據美國衛生與公眾服務部的資料，美國的老年人口（定義為 65 歲以上）大約為 4470 萬人，預計到 2060 年，這一數字將翻至少一倍（Moreno & Mobbs, 2016）。隨著數字的增加，疾病成本也會上升。而飲食和生活型態對生活的影響不僅是長壽而已，還能夠充實人生。

「藍色寶地」（Blue Zones）區域的人口是世界上較長壽的一群人。不幸的是，藍色寶地造成專家和追求營養迷之間重大的分歧，他們對這些人的飲食類型可能是影響他們壽命的看法不一。首先，對於科學家來說，光是追蹤 10 週受試者所吃的東西就很有挑戰性，更不用說還要確定人們一生中吃些什麼，甚至找出這些數據與長壽的關聯性。但是，藍色寶地區域的人們有一些我們認為很重要的特點，不管他們的飲食為何：

· 這裡的居民通常白天都在戶外活動，所以他們獲得大量的維生素 D。

· 他們和家庭與社群的關係密切，這讓他們的生活更有意義。

· 他們的壓力和焦慮感較小。

· 他們吃全食物（即不吃加工食品）。

理論	說明
程序控制壽命	老化是某些基因連續開關切換的結果。
內分泌理論	激素會調節老化過程（特別是第一類型胰島素生長因子（IGF-1）信號通路）。
免疫學理論	免疫系統會隨著時間推移而衰弱，從而使老年人更容易受到感染和生病。
自由基理論	自由基會隨著時間推移對細胞造成損害，最終使它們無法正常運作。
耗損理論	由於反覆使用，我們的細胞和組織不斷「磨損」，最終導致它們耗損和死亡。
身體受損／突變理論	在我們一生中，細胞的 DNA 受損在所難免。尤其，每次細胞分裂時，有些基因很可能被錯誤地複製，使細胞突變故障，導致機體功能障礙。
端粒理論	端粒，位於染色體的兩端，已被證實會隨著細胞分裂而縮短，因此導致染色體磨損。
糖化理論／最終糖化蛋白（AGEs）	隨著時間推移，葡萄糖與脂肪和蛋白質透過一種名為糖基化的過程產生最終糖化蛋白（AGEs）。體內的 AGEs 愈多，老化的速度就愈快。

不管你是否採取生酮飲食，以上這些都是長壽和健康生活的重要因素。

最後，重要的不是你活了幾年，

而是你是否活出你的生命。

基於這一點，讓我們來深入瞭解一些老化的理論（如上表格所示），以及生酮生活型態可能有益的方法。請記住，這方面的理論很多，但我們會提及幾個主要相關的生物學理論。

我們不會對每個理論進行太多的細節研究，但是我們希望你能夠大致瞭解一些導致老化和細胞功能失調或死亡的重點。

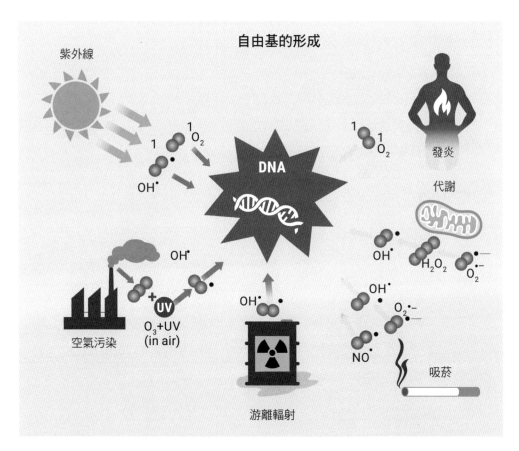

圖表 5.6.10. 自由基以多種方式形成，最終攻擊 DNA 造成損害。

資料來源：www.dreamstime.com/stock-illustration-formation-free-radicalsconcept-editable-clip-art-jpg-attacking-dna-image56580573。

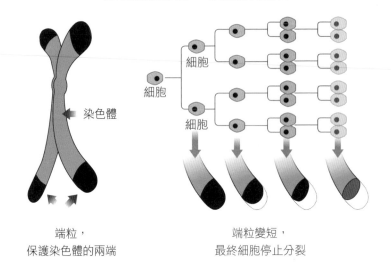

隨著細胞分裂，端粒愈來愈短

染色體

細胞

細胞

細胞

端粒，
保護染色體的兩端

端粒變短，
最終細胞停止分裂

圖表 5.6.11. 較短的端粒與早期心臟病發作和死亡的風險有關。

資料來源：www.wholehealthinsider.com/newsletter/2012/a-genetic-solutionto-slowing-aging-and-preventing-disease/。

保護老化的大腦

隨著年齡的增長，我們的身體和大腦有效使用葡萄糖的能力日漸下降。處於生酮狀態的好處不僅是享有另一種能量來源，還具有一些可延緩老化過程的獨特屬性。

如果我們傳達的信息還不夠明確，現在我們再次強調：**可以正常運作的健康線粒體是健康和長壽的關鍵。**在氧化應激較高（例如，心臟病發作或創傷性腦損傷）的情況下，來自葡萄糖的能量供應顯然無法滿足大腦的需求。在這些情況下，葡萄糖代謝不足，導致乳酸和其他副產物的累積，進一步助長氧化應激，並且妨礙線粒體正常運作。幾項研究指出，生酮飲食可以刺激新的線粒體形成，同時提供更有效的能量來源：先將骯髒的水箱淨空，再提供可利用的乾淨燃料（Bough 等人 , 2006；凱悅等人 , 2016）。

保護大腦的另一種方法是提高我們的抗氧化能力。在一生中，我們體內往往會累積自由基和活性氧化物質（ROS），這是經由線粒體所產生的一種物質，這兩者都會與細胞結合造成損傷，並助長細胞 DNA 和其他蛋白質發炎。自由基在我們的體內浮動，伺機竊取其他分子的電子，就像強盜在瘋狂搶劫行動中，竭盡所能的竊取珠寶和錢。名為「氧化」的這個過程，會引發一連串的效應。一旦強盜（即自由基）從鄰近的分子竊取一個電子後，這個缺少一個電子的分子就會有樣學樣的，竊取其他分子的電子以取代失去的電子，進而造成更多的傷害。你可以想像，久而久之，細胞的損傷會大幅加速老化的過程。面臨如此災難有一個解決方案，那就是：抗氧化劑。抗氧化劑含有額外的電子，它們可以捐贈給自由基，使自由基變得穩定。也就是說，為了減少自由基的損傷和減緩老化過程，必須提高抗氧化劑的生產量。

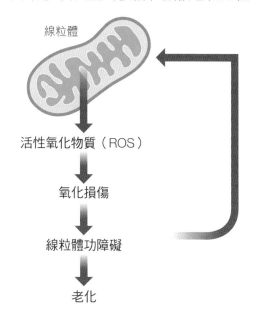

圖表 5.6.12. 活性氧化物質（ROS）與線粒體功能障礙的迴路，以及對老化的影響。

資料來源：http://sphweb.bumc.bu.edu/otlt/mph-modules/ph/aging/aging3.html。

生酮飲食有三大面向可以提升抗氧化劑的效益：

1. 酮體分解已被證實可以提高輔酶 Q 的潛在數量，這是一種抗氧化劑，從而減少自由基的產量（Veech 等人 , 2004）。

2. 在生酮飲食中，某些抑制自由基形成的酶已被證實有 4 倍之多（Ziegler 等人 , 2003）。

3. 線粒體去偶合蛋白（UCPs）是嵌入在線粒體中的蛋白質，有助於以熱能的形式釋放能量。這些蛋白質可以預防 ROS 形成，而生酮飲食已被證實可以增加 UCPs 的產生（Sullivan 等人 , 2004）。

此外，在高中運動員中，僅在採取生酮飲食 3 週後就已觀察到氧化應激變少（Rhyu 等人, 2014）。

細胞凋亡是指衰老或受損的神經細胞進行自我毀滅（即程式性細胞死亡），以保持平衡並預防不健康的細胞累積。然而在癲癇等疾病中，神經元的細胞凋亡是針對腦損傷而起的。幾項研究指出，生酮飲食可能具有保護神經的作用，透過減少腦部細胞凋亡標記（Noh 等人, 2003）可直接減少細胞的死亡（Noh 等人, 2005）。

此外，發炎可能在神經退化性疾病和認知功能受損中發揮很大的作用，如阿茲海默症等神經退化性疾病。採取完善的生酮飲食已被證實具有抗炎的作用（Ruskin 等人, 2009）。

最後，生酮飲食可以穩定一種名為 HIF1α 的物質，該物質已被證實可以預防大腦組織受損、促進血液流向大腦，並且激活某些生長因子以改善在老化等情況下（可能缺乏這些因子）大腦的代謝（Bergeron 等人, 2000）。

延長壽命

我們的身體是非常複雜的機器，有許多信號和過程一直在進行。我們想與大家分享為何生酮飲食可能有益於長期健康的一些重要因素：

1. 生酮飲食已被證實可以增強免疫力（Woolf 等人, 2015；Wright & Simone, 2016）。這對老化很有幫助，因為隨著年齡增長，免疫系統會逐漸衰退，進而降低對抗感染的能力。

2. 對老化其中一個研究最深入的領域是限制熱量和斷食，而這些已被證實有助於延長壽命。 與傳統飲食相比，生酮飲食往往涉及某種類型的熱量限制，因為血糖值更穩定而食慾降低。 低碳水化合物的飲食會產生類似空腹時的生理變化（Klement, 2014）。

3. 一些科學家推論，一種稱為 AMPK 的物質能將細胞的能量維持在最佳水平，透過調節應激抗性、細胞再生和能量代謝來控制老化過程（Salminen & Kaarniranta, 2012）。 研究顯示生酮飲食可以增加老鼠體內的 AMPK

（Kennedy 等人, 2007）。AMPK 活性會隨著年齡增長而下降，因此可以增加這種活性的飲食應該也可以延緩細胞老化。

4. 糖化是糖分子與蛋白質和脂肪結合的過程，並且形成一種名為最終糖化蛋白（AGEs）的粒子，這種粒子會破壞細胞的正常功能。在與年齡相關的慢性疾病中，AGEs 會累積在體內組織。目前果糖已被證實其加快體內糖化的速度是傳統葡萄糖的 10 倍（McPherson 等人, 1988）。 即使只是一餐，較高的血糖值也能加速 AGE 前體的形成（Beisswenger 等人, 2001）。透過減少碳水化合物（之後會分解成糖）的攝取量，生酮飲食也可相對減少 AGEs 的產生。

5. 1953 年，一位成就非凡的化學家德納姆・哈曼（Denham Harman）提出一個新理論稱為「自由基老化理論」，宣稱老化是由活性氧化物質（ROS）在細胞內累積引起的（Harman, 1955）。正如我們討論的，線粒體是我們細胞內的能量工廠。像大腦細胞一樣，身體組織暴露在自由基之中，久而久之會造成傷害。抗氧化劑有助於預防自由基——正如上述，生酮飲食提供多種抗氧化作用，從還原輔酶 Q 以增加抑制自由基形成的酶活性（Sullivan, 2004）。

6. 生酮飲食已被證實可以顯著延長患有癌症（Poff 等人, 2013）和癲癇（Simeone 等人, 2016）以及其他疾病老鼠的壽命。

7. 一生以生酮飲食餵養的老鼠體內脂肪較少，能量水平較高，成纖維細胞增長因子 21（FGF21）等的表達較高，這對脂肪氧化非常重要，已被證實可以延長老鼠的壽命。此外，生酮飲食可預防胺基酸被分解，這對身體結構和預防與年齡相關的肌肉流失可能很重要（Douris 等人, 2015）。

酮體與長壽

到目前為止，我們希望讀者明白，酮體不只是一種簡單的替代燃料而已。酮體還具有許多性質，包括作為信號傳導分子。在壽命方面，這與 BHB

的一個特性特別有關：它可作為組蛋白去乙醯酶（HDACs）的抑制劑。

組蛋白是一種蛋白質，在 DNA 複製和執行指令中扮演重要的角色。DNA 纏繞著組蛋白，因此組蛋白中任何的修飾都會控制 DNA 的表達。組蛋白去醯酶會與組蛋白的表面產生交互作用，而高水平的組蛋白去醯酶（如我們在癌細胞中看到的）會抑制基因表達。因此，緊緊纏繞組蛋白的 DNA（類似蟒蛇纏繞著某物並擠壓）將難以辨識。在人體中，這可能會影響多種信號通路、線粒體功能和對健康與長壽極為重要的各種標記。

BHB，即使是中等量的 1.0 到 2.0 毫摩爾（mmol），也能夠抑制組蛋白去乙醯酶的作用，保留 DNA 的表達。酮體就如同一種釋放劑，不讓蟒蛇（組蛋白去乙醯酶）纏繞 DNA 並且抑制其活性，因此，酮體可以調節細胞生理，最終改變基因表達（Xie 等人, 2016）。

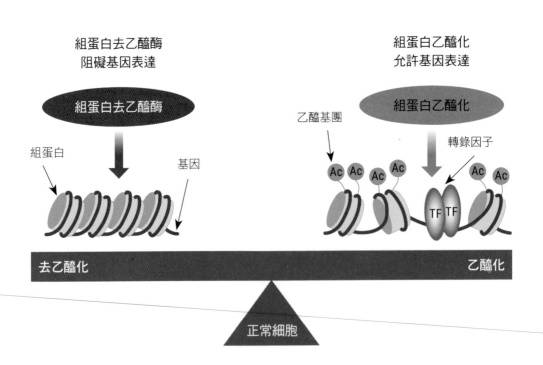

圖表 5.6.13. 大量的組蛋白去乙醯酶會導致基因沈默，酮體可作為組蛋白去乙醯酶的抑制劑和預防基因沈默。

資料來源：https://biology441.wordpress.com/2015/09/07/histone-deacetylaseand-cancer-cancers-best-friend-is-your-worst-enemy-by-bradley-lasseigne/。

BHB 對組蛋白去乙醯酶的抑制作用可能是生酮飲食背後許多正面的影響之一。例如，抑制組蛋白去乙醯酶已被證實可以改善代謝疾病、降低空腹血糖和胰島素值、預防體重增加、增加新線粒體數量，並且提高代謝率——靜止時身體燃燒燃料的速率（Newman & Verdin, 2014）。顯然，具備阻止組蛋白去乙醯酶如同蟒蛇般的行為，可為個體帶來代謝的好處，以便處理各種疾病，甚至老化的情況。

BHB 另一個重要且獨特的功能在於細胞 NAD 平衡，（NAD，又稱煙鹼醯胺腺嘌呤雙核苷酸，是一種存在於所有與代謝有關的活細胞中的輔酶；其氧化和還原形式分別縮寫為 NAD + 和 NADH）。NAD 和 NADH 的比率反映出代謝活性和細胞的健康（當 NAD 高於 NADH 時，表示細胞較健康），目前這已迅速成為老化和疾病研究最多的領域。NAD 在能量代謝中具有重大的作用，隨著年齡增長，NAD 值會顯著下降（Chini 等人, 2016），進而導致 SIRT（長壽基因）活性下降，SIRT 是一種與代謝健康，以及線粒體和代謝功能降低有關的重要蛋白質信號。SIRT 是白藜蘆醇（存在於葡萄酒）的主要功效，這也是飲用葡萄酒可以延長壽命的原理。你可以看出為何科學家對這個抗衰老和抗疾病的途徑感興趣。與葡萄糖相比，BHB 代謝使用較少的 NAD 來產生能量，進而使體內的 NAD 含量增加，如果使用或燃燒的量較少，體內則保有更多的 NAD。細胞中 NAD 愈多，被啟動的 SIRT 也愈多，從而使新線粒體形成，以及清除和維持現存的線粒體，進而協助它們順利運行。因此，預防這種 NAD 分解可以透過提高能量代謝對老化產生重大的影響。

現在是將這些理論付諸實踐的時候了。最近的一項研究發現，補充 D-BHB 可使蠕蟲的平均壽命延長 26％（Edwards 等人, 2014）。此外，這些研究人員還發現，補充 BHB 可以延緩阿茲海默症中退化性神經元的澱粉樣斑塊，並且減少某些與帕金森氏症有關的蛋白質。

最後，隨著年齡增長，認知功能的一個關鍵部分是腦源性神經營養因子（BDNF），BDNF 有助於保護神經元免受因感染或損傷而造成的傷害。隨著年齡增長，BDNF 值會開始下降，而且已經證實，這不僅會影響大腦海馬迴的大小，還會影響記憶（Erickson 等人, 2010）。最近一項研究發現，

BHB 實際上可以提高 BDNF 基因的表達（Marosi 等人, 2016）。由於 BDNF 在突觸可塑性和神經元應激耐受中具有重要作用，所以酮體可能對這種老化認知方面具有正面的影響。

我們對這方面的研究特別感興趣，因此我們自己出資研究酮體補充劑（D-BHB）對動物生命眾多的健康指標和長壽的影響。雖然這項研究還在進行中，但我們已比較 3 種不同的情況：**生酮飲食、低脂飲食和搭配外源性酮體補充劑的低脂飲食**。迄今為止，酮體補充劑組的動物存活率高於低脂飲食組 30％以上。顯然，這些只是初步的結果，但有趣的是，這項研究證實了酮體補充劑和壽命的發現。從這些研究中可以明顯看出，抑制 HDAC 和調節線粒體功能的能力是健康長壽的核心要素。

生酮飲食與長壽的最新研究

生酮飲食對老化和長壽的影響在過去幾年引起我們的興趣，其中原因很多。第一，我們希望我們的家人、朋友和閱讀此書的你能夠活得健康長久。第二，飲食或獨特的代謝狀態確實有助於某些人活得更長久的事實顛覆我們的想法，尤其是這種飲食與大多數營養學家和指導方針所建議的背道而馳。因此，為了深入瞭解，我們與世界上最傑出的科學家合作，共同尋找解答和關於生酮飲食機制關鍵的見解，以及長期的影響。

我們最初的研究是觀察生酮飲食對脂肪組織的影響，以及對不運動和有運動動物的其他幾種健康指標（Holland 等人, 2016）。研究中，所有的動物都攝取相同數量的卡路里，唯一的區別是脂肪和碳水化合物的百分比。我們將這些動物分成三組：西方飲食組攝取高碳水化合物（43％）和脂肪（42％），以及相對少量的蛋白質（15％）。標準飲食組攝取較高的蛋白質（24％）和碳水化合物（58％）與較少量的脂肪（18％）。生酮飲食組攝取 70％的脂肪、20％的蛋白質和 10％的碳水化合物。在短短 6 週後，生酮飲食組的身體質量指數、體脂肪、三酸甘油脂、胰島素、葡萄糖和總膽固醇值都是最低的。這是第一個確實符合蛋白質水平和卡路里的研究。事實上，生酮飲食組的蛋白質含量略低於標準飲食組，但其效益更大，從而誘發入酮所帶來的獨特代謝狀態，使肝臟、脂肪組織和血液參數都因此受惠。

　　接下來，我們進行生酮飲食對照西方飲食對線粒體影響的研究，兩組老鼠餵食相同數量的卡路里，但一組餵食生酮飲食，另一組餵食西方飲食。每種飲食的營養素與上述相同。6 週後，我們觀察老鼠骨骼肌中的線粒體，結果顯示，與西方飲食相比，餵食生酮飲食老鼠的線粒體功能和呼吸作用都有所改善（Hyatt 等人, 2016）。

　　隨著這兩個實驗完成，我們知道生酮飲食促使幾個生物標記大幅改善，以及增強線粒體的適應性。最後我們想回答的問題是，生酮飲食對長壽有何影響？我們知道這個研究的設計和完成需要好幾年的時間，目前我們與奧本大學的好友和合作夥伴正在進行研究。截至撰寫本文時，研究仍在進行中，即使還有很長的路要走，但已可看出其潛力無窮：目前，餵食生酮飲食動物的存活數是餵食西方飲食動物的 2 倍，這將是研究人員首次追蹤動物在其一生中持續餵養某種飲食的結果，這個專案所收集的數據是前所未有的。

　　最後我們要提及的是關於這方面目前令人難以置信的發展。像 Human Longevity Inc. 和 Epigenix 這些公司每天都有新的進展，使用最新的科學技術延長壽命，同時提高生活品質。無論是透過生酮飲食、補充酮體、幹細胞療法、基因重新編碼，還是其中一些組合。很快的，我們都將活得更長、更健康與更充實，而且我們相信營養和運動將是解決方案的核心。

　　　庸人活著是為了吃與喝，而良人則是為了活著才吃與喝。

—— 蘇格拉底

總　結

　　在這一章中，我們提及各種新興領域，從自體免疫性疾病、腦部疾病到老化和長壽，其中的共通點是線粒體功能與葡萄糖代謝受損。你已經知道，酮體本身遠不止是一種燃料，它們傳遞的代謝產物具有許多功能。記住，這些都是新興的領域，每天都有新的研究出現。對於本章提及的所有疾病，生酮飲食、酮體補充品或其組合至少對未來的研究和調查具有一線希望。

第六章：

啟動生酮：
實用入門指南

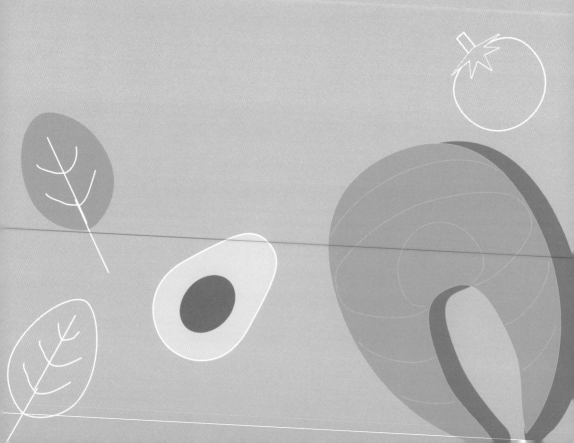

在這本書中，我們提供大量的訊息和廣泛探討何謂生酮飲食、它的歷史、與飲食有關的健康影響、潛在的治療用途，甚至是外源性酮體最新的發展。希望你能從中學習，並且落實在自己的飲食中或協助他人！為了達到這個目的，我們將提供一些快速而簡單的實用工具和技巧。

本章的目標不僅是為你提供生酮生活型態的入門知識，還要提供調整、優化和堅持飲食的必要技巧。

量身規劃你的生酮飲食

當你繼續學習生酮飲食的生活型態時，你可能會發現自己迫不及待想要開始嘗試。這真的很棒！我們建議深入體驗而不要模稜兩可，但完善的規劃是關鍵！出於這個原因，量身定制專屬於你的生酮飲食很重要。以下是如何規劃專屬於你的生酮飲食步驟：

第一步：記下卡路里

第二步：擬訂你的營養素

第三步：一次一餐

第四步：抱持開放的心態面對改變

第一步：記下卡路里

完善的計畫從確定你的熱量需求開始。其中最為準確的測量方法需要一般人較不易取得的設備，例如我們在實驗室中使用的代謝測量表，它可直接觀察一個人的新陳代謝。不過，還有其他方法可以計算出接近你的卡路里需求量，例如，線上卡路里計算機可以根據你的年齡、體型和活動量確定你的需求量。

我們建議以下兩種方式：

（1）找到線上卡路里計算機（你可以上 Ketogenic.com 網站），輸入資訊（年齡、身高、體重、活動量、運動方案等），然後根據線上的算法確定你所需要的卡路里，以保持你目前的體重。有了這個資訊，你可以輕易地調整你的總卡路里，增加或減少，取決於你要增加或減少你的體重多少。

例如，體重150英磅，身高5呎4英吋40歲的女性（68公斤／163公分），活動量適中，想要減肥，她可能得到的數據為：

基礎代謝率（BMR）= 2,070	
卡路里	1,570 大卡
脂肪	122 公克
蛋白質	98 公克
碳水化合物	20 公克

（2） 使用如「Cronometer」或「MyFitnessPal」等應用程式追蹤你的食物攝取量，並監測你的體重是不變、增加還是減少。如果你還沒有追蹤你的食物，你可以使用該應用程式輸入 3 天的正常飲食。如果你的體重已經穩定好幾週，這將是一個很好的開始，接下來你可以根據你的需要進行調整。最保守的作法是一開始增減 250 卡路里。例如，假設你確定你的基準平均攝取量是 2250 卡路里，如果你想增加體重，那你一天的目標則是 2500 卡路里；如果你想減肥，那你一天的目標就是 2000 卡路里。

剛開始時要監測你的卡路里以防止暴飲暴食或卡路里不足，並且確保你獲得所需的營養。隨著時間推移，當你對該飲食感到更適應後，你可以吃到滿足和飽腹。在生酮飲食中，人們往往會攝取更少的熱量，因為他們不像攝取低脂高碳水化合物飲食那樣感到飢餓。千萬不要執著於數字，把它們當作指導的工具即可。

第二步：擬訂你的營養素

一旦計算了你的卡路里攝取量，現在是時候量身定制適合你的飲食。這個過程要根據你的目標和活動量不斷改變，而且在大多數情況下都不該一成不變。例如，有些人堅持認為必須攝取 80％的脂肪、15％的蛋白質和 5％的碳水化合物。我們覺得沒有這個必要或堅持。傳統上，我們建議 60％ 到

80%的脂肪、15%到30%的蛋白質和5%到10%的碳水化合物。但是，這些數字可以根據你的目標和處境改變。例如，對於使用生酮飲食作為特定療法（例如治療癲癇、阿茲海默症、帕金森氏症或癌症）的人，可能需要攝取更高百分比的脂肪和較少百分比的蛋白質和碳水化合物，以驅動血酮濃度進一步提高，這在這些情況下非常重要。另一方面，那些想要增加肌肉質量的人或許會發現，蛋白質攝取量略高（25%到30%），脂肪減少（60%到70%）效果會更好。對於那些活動量大的人（例如舉重或做混合健身的人）可能比那些久坐不動的人更能耐受略高的蛋白質攝取量。

一旦確定你的營養素百分比，你將需要計算每日每種營養素攝取的總公克數。你可以透過將每日熱量攝取量乘以每種營養素各自的百分比來計算。

先從5%和10%開始計算你的卡路里攝取量。例如，如果你每天的卡路里攝取量目標是2000大卡，5%是100大卡，10%是200大卡。這代表你可能想要開始的碳水化合物卡路里範圍（不是公克）。為了確定公克數，取這個卡路里數除以4（1公克碳水化合物的卡路里數），這代表你每天可以攝取25到50公克的碳水化合物。

接下來，計算你的卡路里攝取量的20%和30%，還是以每天2000大卡的例子，20%是400大卡，30%是600大卡。這代表你可能想要開始的蛋白質卡路里範圍（不是公克）。為了確定公克數，取這個卡路里數除以4（1公克蛋白質的卡路里數），這代表你每天可以攝取100到150公克的蛋白質。

最後，用脂肪填補其他部分以獲得飽足感。既然你已知道要吃多少碳水化合物和蛋白質，那就可以用脂肪填補一天剩餘的熱量，直到飽足為止。運動員往往抓不準蛋白質的量。假設你是一個運動員，目標是10%的碳水化合物和25%的蛋白質。每天2000大卡，這意味著每天50公克碳水化合物（200大卡）和125公克蛋白質（500大卡）。如果你想維持體重，在卡路里不變的情況下，你需要攝取1300大卡的脂肪。脂肪每公克有9大卡，所以1300除以9，每天要攝取144公克的脂肪。

現在，這並不意味著你必須在早晨的咖啡中加入奶油和高脂鮮奶油，或者在晚上吃肥肉大餐來達到這個數字。只要飽足即可，如果在一天結束時，你的脂肪攝取量達到 100 公克，這樣也沒問題，沒必要在睡前吃一些 MCT 或奶油，只是為了「達成目標」。記住，不是每個人都一樣。這是你的個人生酮計畫。關於營養，主控權在自己的手上，不要因為你覺得不得不而吃。

第三步：一次一餐

如果你是追蹤營養素或百分比的新手，那麼堅持每天計算這些數字看起來可能會相當頭痛。因此，我們建議一次計算一餐。許多與我們合作的客戶其成功的作法如下：

首先，確定你計畫一天吃多少次。例如，如果你計畫不吃早餐，也沒有問題，那你就計畫以每天兩餐的方式。如果你想用一些奶油或鮮奶油加咖啡來開始你的一天，那也沒有關係。要採取對你的生活型態最實際的作法，許多人喜歡早上只喝咖啡，之後什麼都不吃直到午飯或甚至晚餐。不要強迫自己吃早餐，只因為有人在電視或網路上說你應該吃早餐。不過，我們建議每天五至六次少量多餐，而不是一次吃太多的食物（有關進餐頻率的詳情，請參閱第 74 頁）。

一旦你確定每天的進食次數，之後將每種營養素的總克數除以你計畫進食的次數，這些數字代表每餐你可以吃多少脂肪、蛋白質和碳水化合物。例如，假設你每天吃三餐，並且使用上述例子的營養素：碳水化合物 25 到 50 公克、蛋白質 100 到 150 公克和脂肪 144 公克。這代表在每一餐中，你的目標大約是 8 至 17 公克碳水化合物、33 至 50 公克蛋白質和 48 公克脂肪。

當然，並不是每個人在每餐都吃相同數量的食物。你可能會吃一份輕量早餐，一個中等的午餐和一個較大份的晚餐，這些都沒有問題。不過，我們建議你大份的餐點在一天較早的時候吃，不要等到深夜才吃（例如大份早餐、中量午餐、輕到中量晚餐），因為我們從研究中得知，飯後運動有助於改善消化和胰島素敏感性，這對長期的減脂很重要。不過，這些只是範例，你或許會想加入一些零食（例如，豬皮是一種很好的酥脆點心）。只要將其放入計畫中，知道自己每餐飯要吃多少，直到你靈活善用這種飲食的竅門。

除非你在營養方面有相當廣泛的背景，不然這些數字可能無法幫你決定要吃些什麼。記住，一次一餐。每一餐選擇一種蛋白質來源，不管是早餐的雞蛋和培根，還是午餐時某種類型的脂肪肉類，如牛排（試著選擇含有脂肪的肉類，而不是純瘦肉，詳情見第 71 頁）。使用卡路里追蹤應用程式，如「Cronometer」或「MyFitnessPal」或營養成分標籤，以確定每一餐有多少蛋白質來源符合你的蛋白質需求。

接下來，檢查你的蛋白質來源含有多少脂肪，以調整你的脂肪攝取量，透過添加如醬料、奶油、油、種子和堅果等脂肪類，以達到你的目標。

現在，在你的其他餐點中，用非澱粉蔬菜類來滿足你的碳水化合物需求。我們建議採用這種方法，因為我們一些客戶往往只根據這些建議營養素的表面數字。例如，我們看到有些人實行一種「只要符合營養素」的作法，在咖啡中加入 144 公克來自奶油或 MCT 油的脂肪，喝 100 到 150 公克純蛋白質形式的蛋白質奶昔，然後晚上吃一包 M&Ms 巧克力，含 25 到 50 公克碳水化合物後結束一天，這種作法不但無法優化生酮狀態，而且也無法持久。

以下是我們自己的典型作法：

雅各：1,800 大卡，70% 脂肪、20% 蛋白質、10% 碳水化合物	
早餐	無
午餐	4 顆全熟水煮蛋、奶油、清淡菠菜配碎堅果佐油脂沙拉醬
點心	脆豬皮和少量堅果
晚餐	清淡沙拉、4 到 6 盎司（110 ～ 170 公克）的油脂肉類、蔬菜
甜點	一片起司蛋糕或餅乾（第八章〈食譜〉第 408 頁、398 ～ 401 頁）

估計每日總計
140 公克脂肪、90 公克蛋白質、45 公克碳水化合物

萊恩：2,300 大卡、65% 脂肪、25% 蛋白質、10% 碳水化合物	
早餐	雞蛋和培根或煎餅（第八章〈食譜〉，第 322 頁）
午餐	培根、雞蛋和藍紋起司科布沙拉
點心	無
晚餐	清淡沙拉、4 到 6 盎司（110～170 公克）的油脂肉類、蔬菜
甜點	餅乾（第八章〈食譜〉，第 398～401 頁）或奶昔

估計每日總計
166 公克脂肪、144 公克蛋白質、58 公克碳水化合物

這個例子說明為何這不只是百分比如 75% 的脂肪、20% 的蛋白質和 5% 的碳水化合物，或者任何建議的百分比組合那樣簡單。雅各吃 70% 大卡的脂肪，而萊恩只吃 65% 大卡的脂肪，但是萊恩仍然比雅各吃的總脂肪克數還要多。卡路里和營養素目標需要量身定制。這些建議是一個好的開始，但也只是起點而已。

第四步：抱持開放的心態面對改變

在採取生酮生活型態時，瞭解並願意改變是很重要的。過去你可能被告知「不好」的食物（培根、油脂等）現在將成為你的主食。其他你可能喜歡的東西，例如布朗尼和餅乾，不一定要捨棄，只是需要一點創意將它們「生酮化」（見第八章〈食譜〉）。請牢記，為了使生酮飲食有效，你必須讓你的生活型態生酮化。對某人有效的作法未必適用於你，如果你一天吃 2 次，這不是問題。如果你一天吃 4 次，那也沒關係。把它看作一種生活方式，而不是飲食。傳統飲食在一段時間後是無法持續的，因為往往會導致崩潰和反彈。不要覺得食物的選擇受到限制。相反的，你可以發揮創意，創造一些你覺得自己錯過的食物的替代選擇。我們希望你能夠長期實行，而不只是在幾個星期之內嘗試一下。一旦你瞭解其中的技巧，你就可以不用再追蹤每一餐，並且持續保持對生酮有益的飲食。

計畫你的膳食

| 範例
營養素總量

蛋白質 100 公克
碳水化合物 25 公克
脂肪 160 公克 | 你每天
想吃幾餐？

4 | 按餐數平分
營養素總量

蛋白質：100 公克 /4
碳水化合物：25 公克 /4
脂肪：　160 公克 /4 | 25 公克
6 公克
40 公克 |

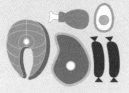

蛋白質
選擇蛋白質來源
牛排、漢堡、鮭魚、比目魚、雞肉、豬肉、香腸、雞蛋

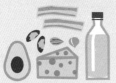

脂肪
添加脂肪以達到營養素的要求
杏仁、酪梨、鄉村醬、巴西堅果、澳洲堅果、希臘式醬料、
培根、椰子油、起司

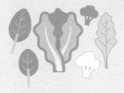

蔬菜
添加蔬菜以達到碳水化合物總量
甘藍、菠菜、生菜、青花椰菜、白花椰菜

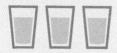

水
記住要喝大量的水！

餐點範例

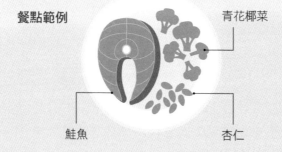

青花椰菜

鮭魚　　　　　　　杏仁

圖表 6.1. 計畫你的膳食以達到你的營養素攝取量。
資料來源：Ketogenic.com.

生酮飲食入門：可行與不可行之大原則

　　低碳水化合物飲食絕不是減重和改善健康的一種新方法。幾年前與碳水化合物限制有關的飲食風潮出陳推新，並留下較為適用的飲食型態。從阿特金斯到區域到舊石器時代飲食法，限制碳水化合物是達到某些健康目標合理的策略，這個觀點目前已被許多人所接受。然而，社會對攝取高脂肪食物（如生酮飲食）的低碳水化合物飲食可能對長期健康有益的想法有點抗拒。因此，生酮飲食研究與實際應用之間似乎存在一些差距，為了克服這個差距，我們列出成功遵循低碳水化合物與高脂肪生活型態必需注意的原則。

看世界有兩種方式。

有些人看到他們想要的東西，

有些人看到阻礙他們獲得想要東西的障礙。

——賽門‧西奈克（Simon Sinek）

可行之原則

根據你的目標計畫你的飲食

在開始生酮飲食之前有一個策略性的計畫對飲食成功與否極為重要。在踏上生酮之旅前，你要根據你的目標做好準備和計畫。你是想減肥和瘦身？還是想把該飲食作為治療輕度認知功能障礙的方法，因為年紀漸長，你留意到自己有這方面的困擾？最終，你的具體目標將決定要計畫攝取多少卡路里，以及計畫攝取哪些特定的食物。

去除家中的誘惑

要進入生酮狀態的一個關鍵是降低飢餓感和對食物的渴望。但是，這些降低不會立即發生； 實際上，這可能需要一些時間才能完全體驗到生酮的益處。有幾項研究著眼於所謂的「意志力損耗」，基本上這意味著我們都有一定的意志力，但在經過無數的試探後可能會耗盡，最終導致我們「破功」。你不會想每天盯著汽水、薯片、甜甜圈、餅乾和糖果來挑戰自己的意志力。在初期階段，面對太多的含糖誘惑，可能會讓你想作弊，從而阻礙你進入完全的生酮適應狀態。為了對抗這種威脅，你要移除廚房內非生酮類的食物。更好的作法是，讓你的家人或室友一起參與，透過創造美味的生酮化食譜將生酮飲食融入生活中。

尋找食譜取代你偏愛的餐點

每個人在開始採取生酮飲食的最初想法是：「所以你是說，我必須放棄餅乾和起司蛋糕，以及我最喜歡的週日早餐煎餅，是嗎？」事實上並非如此。對於任何你喜歡吃的碳水化合物食物，幾乎都有同樣美味的生酮替代品，有時甚至更好呢！（尤其是美味的奶油）。烹飪書籍、網站、部落格和社交媒體都有琳瑯滿目的生酮食譜。你喜歡吃義大利麵和肉丸嗎？不要擔心，只要使用適當的工具，你也可以做大黃瓜麵條和奶油低碳義大利麵醬。想吃一片披薩？花椰菜或肉餡脆皮披薩可以滿足你的渴望！就連生酮甜點食譜也愈來愈受歡迎，從爆漿多脂到起司蛋糕到餅乾都有。在本書中我們提供一些生酮食譜，如果你正在尋找「生酮替代食物」（如替代薯片），你可以參考我們推薦的網站 Ketogenic.com/KetoSwap。

取代

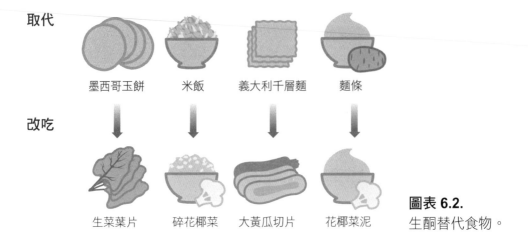

墨西哥玉餅　　米飯　　義大利千層麵　　麵條

改吃

生菜葉片　　碎花椰菜　　大黃瓜切片　　花椰菜泥

圖表 6.2.
生酮替代食物。

混合應用！

人們通常誤以為生酮飲食乏味又平淡，然而事實剛好相反，你可以將無數選擇納入日常生酮飲食計畫中，你可以將其混合並好好享用！每天吃同樣的東西不僅單調無味（不管你的飲食方案為何），還會導致某些營養素攝取過量或不足。不妨嘗試購買各種肉類、蔬菜和其他成分來製作美味的菜單！

保持充足的水分

當你採取生酮飲食時，你的胰島素值往往會偏低。當體內胰島素偏低時，腎臟會排出更多的水和鈉，這可能導致頻尿和脫水。因此，留意你的喝水量和保持充足的水分非常重要。記住，當你上廁所時，你的尿液應呈淺色狀如檸檬水般的顏色，深色尿液可能表示你有脫水的現象。

補充電解質

我們剛才提到在水和胰島素方面的副作用，使得補充電解質與喝足夠的水同等重要。當排出的水分增加時可能導致某些電解質不足，進而對如神智清晰度、運動表現和整體健康等因素產生相當大的影響。這些電解質包括鈣、鉀、鎂和鈉等等。某些電解質可以透過飲食補充，然而其他電解質則可能需要依靠補充品。

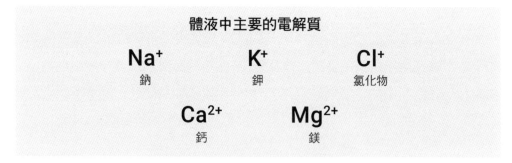

圖表 **6.3.** 我們體內主要的電解質。

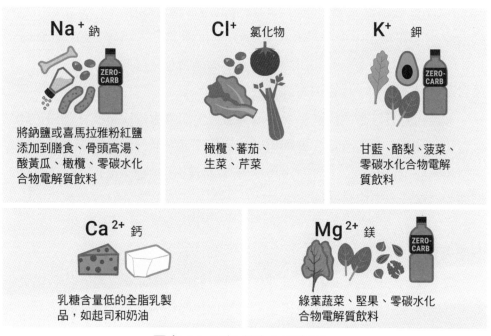

圖表 **6.4.** 電解質的主要來源。

鈉和鉀是最容易缺乏的電解質。因此，留意這些電解質的水平非常重要，尤其是在生酮適應階段。為了補充鈉，我們建議你在日常食物或骨頭高湯中加入鈉。為了補充鉀，你可以特別攝取一些高鉀的食物，如酪梨和菠菜等綠葉蔬菜。其他選擇包括服用的電解質補充劑；如果你正在服用外源性酮體，那麼許多這類的補充劑都含有足夠的電解質需求量。

嘗試間歇性斷食

斷食是生酮飲食者經常使用的一種方法，因為生酮飲食通常會降低飢餓感，所以斷食成為一種可行的選項，具有促進健康和身體結構的效益，即使只是短暫間歇性的斷食也能助長體內酮體產量增加，而且做法很簡單，包括如不吃早餐，第一餐為午餐，之後採取 18 個小時斷食，或實行隔日斷食法。如果你想嘗試斷食法，我們建議你先從較輕型的做法開始，然後逐步進入更嚴格的間歇性進食版本。有關間歇性進食更多的訊息，請參閱第 74 頁。

嘗試 MCTs 和椰子油

MCT 油或中鏈三酸甘油脂可以在體內迅速轉化為能量，MCT 存在於多種食物中，如椰子、椰子油和鮮奶油，以及補充品（例如 MCT 油和 MCT 粉末）。粉末狀適合烹飪和烘焙，油脂狀則適合加入咖啡或奶昔。此外，粉末狀似乎較不像油一樣會引起腸胃道不適。如果你希望增加健康脂肪的攝取量，並且得到月桂酸的抗微生物特性等益處，那麼椰子油是個好選擇（MCT 含量也很高）。我們喜歡的料理可以使用椰子油烹調，並為菜餚增添美味。只是要留意 MCT 不要過量，否則你可能會發現自己跑廁所的時間比以前多。有關 MCTs 的更多訊息請參閱第 82 頁。

多吃各種健康的脂肪

確保混合你的脂肪選擇，就像你處理一般的食物選擇一樣。不同的脂肪有不同的健康益處，因此讓身體攝取各種健康脂肪可以帶來極大的好處！有關健康脂肪更多的訊息，請參閱第 65 頁。

留意調味料成分

人們常常忽略某些調味料的營養標籤。沙拉是一個很好的選擇，但要留意，大多數沙拉醬雖然脂肪含量高，但也含有糖和其他碳水化合物。一些調味料如蕃茄醬，可選擇減糖版；**千萬不要購買「脫脂」類的醬料，這些醬料往往添加糖以取代脂肪。**

小心乳製品

市面上有很多高脂的乳製品，看起來似乎是生酮很好的選擇。然而，許多乳製品也都含有高濃度的乳糖（牛奶糖）。購買前一定要檢查所有乳製品的標籤，因為乳糖含量會快速累積！

嘗試外源性酮體

外源性或補充性酮體是我們身體自然產生的酮體合成版本。當你的身體正從單純依靠葡萄糖作為燃料轉換到使用酮體作為其主要燃料來源的過程中，補充外源性酮體或許特別有益。**酮鹽不僅可以提高血酮值，還可以提供額外的鈉、鎂和鈣。**酮體補充品有助於加速生酮適應期，至少在過渡期間補充品可以為你提供更多的能量。有關外源性酮體的更多訊息，請參閱第四章。

高強度健身

雖然在適應期開始時，你進健身房和鍛煉身體的動力可能會動搖，但我們建議你堅持下去繼續訓練。**高強度的鍛煉可以提高你的脂肪氧化率，從而提高你的酮體生產率。**我們實驗室進行一項研究發現，那些進行高強度間歇訓練（HIIT）的人，其血酮值比那些進行常態訓練的人增加更多。因此，持續訓練和鍛煉可能會讓你更快進入生酮適應。

定期監測血酮和血糖值

在過渡期一開始時，測試血酮值是監測你的身體對飲食有何反應的好方法。簡單的測試儀，如尿液試紙或呼氣丙酮儀是監測血酮值實惠的工具。在這段期間，那些希望進一步的人或許可以投資一台血酮儀。由於運動和攝取食物會使血酮值波動，因此最佳測量的時間點在早上或睡前。此外，追蹤你的空腹血糖值，留意你的身體對飲食變化的反應對你也有好處。一旦熟能生巧後，你就不需要再檢測，也不要強迫自己做到把尿液試紙變成紫色。

如何檢驗血酮值

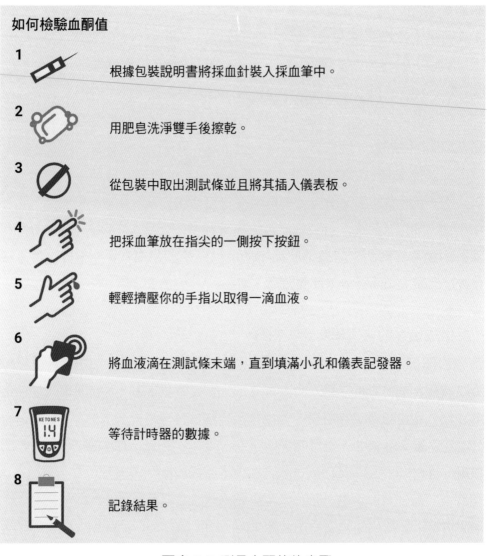

1 根據包裝說明書將採血針裝入採血筆中。

2 用肥皂洗淨雙手後擦乾。

3 從包裝中取出測試條並且將其插入儀表板。

4 把採血筆放在指尖的一側按下按鈕。

5 輕輕擠壓你的手指以取得一滴血液。

6 將血液滴在測試條末端,直到填滿小孔和儀表記發器。

7 等待計時器的數據。

8 記錄結果。

圖表 6.5. 測量血酮值的步驟

資料來源:Ketogenic.com

多吃纖維

某些纖維可以餵養腸道內的益菌,獲得足夠的纖維有助於確保消化完全。因此,我們建議的主要碳水化合物來源是纖維含量較高的綠葉蔬菜。留意高纖維蛋白質棒,這些可能實際上會促使血糖升高,請參考第 64 頁。

不可行之原則

莫讓碳水化合物在無意中升高

生酮飲食之所以無法成功的最大原因之一是碳水化合物在不知不覺中升高。點心如堅果和堅果醬是常見的禍首。雖然堅果適用於生酮的生活型態，但攝取過量可能導致碳水化合物過量，從而無法進入生酮狀態。其他堅果醬，如花生醬或杏仁醬也會造成同樣的問題；事實上，堅果醬的問題可能更大，因為它們的含糖量通常比堅果本身高，且纖維質較低。

在生酮飲食初始期階段，你可能會想吃一些甜食。當渴望甜食時，花生醬就能讓你心滿意足，然而這時要把湯匙拿走可能比你想像的更困難！因此很容易過量。如果你不想挑戰自己的意志力，**你可以選擇高脂低碳水化合物零食替代品，如澳洲堅果或脆豬皮。**

不要攝取過量的人工甜味劑、糖醇

使用天然甜味劑和糖醇是一種讓生酮飲食更加美味的好方法，但要小心攝取過量或誤用！（有關天然甜味劑和糖醇的更多訊息，請參閱第八章〈食譜〉）。某些糖醇攝取過量會導致消化道的問題，例如胃痛，即使只是在電影院吃少量無糖軟糖，也可能讓你狂跑廁所。留意結合麥芽糖糊精的人工甜味劑（如 Equal、Splenda 等代糖），這是非生酮類甜味劑，吃一點無傷大雅，但當烘焙或使用大量時，你可以直接使用蔗糖或阿斯巴甜粉代替。不過，在理想情況下，我們建議你使用適合生酮，如赤藻糖醇、甜菊糖、菊粉、羅漢果，甚至一種全新名為阿洛酮糖（allulose）等的天然甜味劑。

不要狂吃高纖維蛋白能量棒

許多營養品公司不斷推出低糖高纖維蛋白能量棒，這些蛋白能量棒是滿足你對甜食渴望一個很好的方式，但要留意，並非所有的低糖蛋白能量棒都是低碳水化合物！使用異麥芽寡糖（IMO）作為其纖維來源的蛋白能量棒可能不利於生酮。我們實驗室發現，這種類型的纖維會導致血糖和胰島素升高，進而妨害生酮狀態。**你可以找使用可溶性玉米纖維（SCF）作為其主要**

纖維來源的蛋白能量棒，這種纖維來源不會增加血糖或胰島素值。實際上，它還可以餵養腸道內的好菌，其效益遠大於異麥芽寡糖。

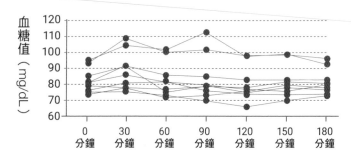

個體血糖對可溶性玉米纖維（SCF）的反應

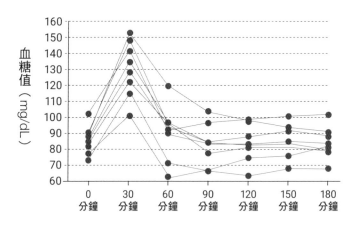

個體血糖對異麥芽寡糖（IMO）的反應

圖表 6.6. 比較可溶性玉米纖維（SCF）與異麥芽寡糖（IMOs）對血糖的反應。

資料來源：Lowery 等人, 2017。

不要靠速食為生

　　偶爾在速食店吃一個生菜漢堡或混合沙拉不成問題。但是，不要把你最喜歡的速食店的生菜漢堡變成你的主食。記住，品質是一大關鍵。許多速食店的肉類品質並不是最好的，有時這些所謂的「健康」沙拉含有隱藏的碳水化合物。攝取少量高品質的食物遠比攝取大量劣質食物還來得更好。

不要碰低脂食品

這似乎很容易理解，因為生酮飲食是高脂肪，但還有一個原因要避免低脂食物：因為它們往往使用碳水化合物來代替脂肪。你可能會發現低脂醬料和起司的碳水化合物含量比你想像的高出許多！

不要追逐血酮值

之前我們建議在生酮飲食開始時測試你的血酮值，以瞭解你的身體對你的生酮策略的反應。然而，重點是不要過度執著於每天多次測試，只為了查看自己是否進入生酮狀態。由於食物攝取和其他因素，例如壓力和運動，血酮值在一天中會產生變化。另外，我們還不清楚究竟血酮值的最佳含量是多少；事實上，你採取生酮飲食的時間愈長，你的血酮值會愈低，這可能是由於你的身體細胞已能快速吸收酮體。一旦你已進入生酮狀態，你往往能夠知道自己目前是入酮或脫酮，不要在意血酮值，只要持續你的飲食計畫即可。

不要害怕蛋白質

很多時候，人們常常害怕在生酮飲食中攝取過多的蛋白質。雖然這種顧慮對那些需要堅持較低蛋白質攝取量以維持入酮的人（如癲癇症狀的患者）很重要，但對其他人可能無需如此嚴格。例如，那些健身鍛鍊的人可能需要攝取較多的蛋白質。記住，保持入酮最重要的部分是盡量減少碳水化合物的攝取量。如果你能堅守這個大原則，你就無需擔心在最喜歡的餐廳內大啖奶油燉牛排了。

不要攝取過量的 MCTs

如果攝取過量，MCT 油可能會使胃不適而導致胃痛，甚至讓你狂跑廁所。基於這個原因，我們建議你慢慢建立你的 MCT 攝取量，並且留意身體的反應！

不要攝取過量的水果和蔬菜

吃水果和蔬菜是獲得纖維的一個好方法，而且可以為生酮飲食加分。但是某些蔬果，尤其是水果含有較高的碳水化合物，容易使人攝取過多的碳水化合物。正如我們一位同事曾經說過：「每天吃一顆蘋果會讓人脫酮。」因此要監測水果和蔬菜的含糖量，儘量多吃綠葉蔬菜。

不要以為所有的沙拉醬都適合生酮

為沙拉撒上醬料是一個很好的方法，可以確保你外出吃飯時，攝取足夠的脂肪，不過要小心！某些香醋的含糖量足以使你的身體告別入酮。低脂醬料通常用碳水化合物代替脂肪，小心避免這類醬料。你可以適量使用如鄉村、凱撒，藍紋起司等沙拉醬。安全起見，當你外出吃飯時，你可以詢問服務員沙拉醬是否含有添加糖或碳水化合物。

不要喝太多的酒

我們明白，人們喜歡偶爾喝一杯葡萄酒或外出喝一杯。哎！其實我們也一樣。但要特別留意調味酒和傳統啤酒，這些含糖量可能很高。不帶甜味的紅酒，像我們好友生產的葡萄酒就是一種可靠的選擇，還有低碳啤酒和烈酒，只要你適量啜飲，不過千萬別碰調酒草莓黛綺莉（daiquiris）或巴哈馬老媽（Bahama Mamas）！

外出用餐要做好準備

進行生酮飲食時外出吃飯看似很嚇人，但也未必！大多數餐館在網路上都有菜單，甚至還可以查看營養成分。不要害怕詢問服務員關於餐點如何烹調或使用什麼類型的調味料。老實說，比起低脂飲食的外食，我覺得生酮飲食的外食還比較容易。只需要一份沙拉和蔬菜，加上一份脂肪肉類或魚。留意調味醬，如有疑問時，你可以把調味料放在一邊。

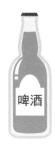

啤酒

SAMUEL ADAMS BOSTON LAGER 份量：12 oz. 熱量：180 碳水化合物：18.8g 糖：1g	**GUINNESS EXTRA STOUT** 份量：22 oz. 熱量：323 碳水化合物：22g 糖：0g
COORS LIGHT 份量：12 oz. 熱量：102 碳水化合物：5g 糖：0g	**BUD LIGHT** 份量：12 oz. 熱量：110 碳水化合物：6.6g 糖：0g
HEINEKEN LIGHT 份量：12 oz. 熱量：97 碳水化合物：6.8g 糖：0g	**MILLER LIGHT** 份量：12 oz. 熱量：96 碳水化合物：3.2g 糖：0g
MICHELOB ULTRA 份量：12 oz. 熱量：95 碳水化合物：2.6g 糖：0g	**AMSTEL LIGHT** 份量：12 oz. 熱量：95 碳水化合物：5g 糖：0g
BUDWEISER SELECT 55 份量：12 oz. 熱量：55 碳水化合物：1.9g 糖：0g	**MILLER 64** 份量：12 oz. 熱量：64 碳水化合物：2.4g 糖：0g

生酮殺手

生酮友好

圖表 6.7. 啤酒可能含有大量的碳水化合物，所以要慎選。

資料來源：Ketogenic.com

要持續健身鍛鍊

即使是輕型運動，保持身體活動：散步、運動，或在健身房。相信我們，你的身體會感謝你的。

不要放棄

　　最重要的是，不要放棄！當你有點倦怠時，你可能想吃一片披薩或餅乾，但要堅持下去！我們總是聽到人們說：「是啊，我試過生酮，但它不適合我。」當我們問他們嘗試多久時，通常會聽到「也許 2 週吧？」的答案，但這樣並沒有足夠的時間可以完全適應生酮。所以，堅持你的計畫，很快你會漸入佳境，並獲得入酮的好處！

適應生酮飲食

　　適應生酮飲食和以碳水化合物為燃料轉換成使用脂肪和酮體作為燃料需要一段時間。適應期的長短因人而異，我們看到有人採取生酮飲食的時間愈長，他們就愈能適應。大多數人在短短 2 週內即開始適應，實際上的標準為 4 到 6 週。在這個期間，許多人都會經歷「生酮不適症」（keto flu），這是一種隨著從葡萄糖燃燒器轉變為脂肪燃燒器而引起的症狀。

　　以下是一些有助於緩解症狀或加速過渡期的技巧和策略：

· **間歇性斷食**有助於酮體產生和降低血糖值（請參閱第 74 頁）。

· **脂肪斷食法**（喝高脂咖啡、高脂奶昔等），給予身體燃料產生酮體。

· **運動**以增加脂肪氧化和酮體產生。

· **補充電解質**（鈉、鈣、鎂和鉀）以預防與電解質損耗相關的症狀（有關電解質的更多訊息，請參閱第 72 頁）。

· **喝大量的水**，因為開始生酮飲食時胰島素會下降，進而引發腎臟釋放更多的水分。當你的身體正在調整的同時，喝大量的水以因應這種液體的釋放和預防脫水非常重要，因為這些症狀可能會導致生酮不適症。

· **補充外源性酮體**可以在短期內提高你的血酮值，進而提供更多的燃料，好讓你的身體本身產生酮體。額外的燃料有助於在過渡期間提供更多的能量（請參閱第四章）。

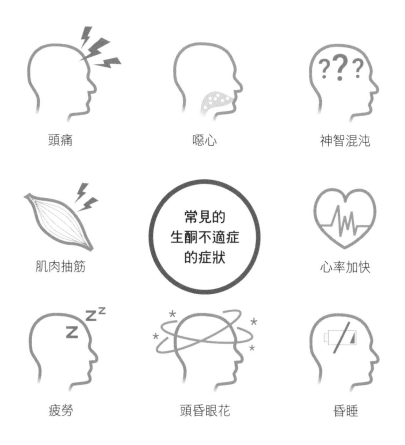

頭痛　　　　　　噁心　　　　　　神智混沌

肌肉抽筋　　　常見的
生酮不適症
的症狀　　　心率加快

疲勞　　　　　頭昏眼花　　　　　昏睡

圖表 6.8. 生酮不適症的常見症狀。

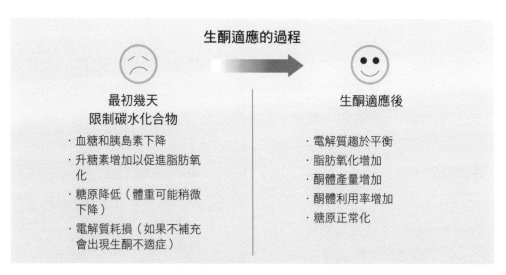

生酮適應的過程

最初幾天
限制碳水化合物

· 血糖和胰島素下降
· 升糖素增加以促進脂肪氧化
· 糖原降低（體重可能稍微下降）
· 電解質耗損（如果不補充會出現生酮不適症）

生酮適應後

· 電解質趨於平衡
· 脂肪氧化增加
· 酮體產量增加
· 酮體利用率增加
· 糖原正常化

圖表 6.9. 一旦適應生酮後，我們身體會自行平衡和調節生物過程。

生酮外食

　　生酮飲食外食並不像你想像的那麼難。老實說，這比吃低脂飲食更容易。無論如何，大多數蔬菜都是用油和奶油烹調的，而且很容易找到含有脂肪的肉類或簡單的沙拉。發揮你的創意，不要害怕提問有關成分的問題，讓自己盡情享受吧！

做好準備

　　許多餐館在官網上提供他們的菜單，甚至營養成分。如果你知道自己要在哪裡用餐，你可以利用這點優勢，以確定哪些餐點適合你，哪些不適合你。如有疑問，你可以拍下生酮餐盤（右圖），好讓你大致瞭解在外用餐時，你的生酮餐盤適合的比例。例如，選擇沙拉或綠色蔬菜與牛排和奶油。

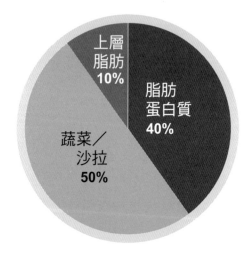

圖表 6.10. 你的生酮餐盤參考範例。

提問

　　單看表面，有些餐點好像適合生酮，但一些餐館喜歡透過調味汁和糖漿將碳水化合物加入餐點中。點餐前你可以詢問服務員他們如何烹調食物，以及使用何種配料、調味料和醬料。

避免麵包

　　要做到這點最好的方法是別讓麵包出現在餐桌上。如果你與朋友或家人外出用餐，他們想要吃一些麵包，而且你也很想吃的話，你可以點一份開胃菜或沙拉代替（油炸麵包塊取出）。

高碳水化合物配菜替代物

米飯和馬鈴薯是最常見的配菜。詢問是否可用適合生酮的蔬菜或沙拉替代。一些餐館甚至開始提供花椰菜仿米飯或花椰菜泥。

攝取油脂

如有疑問，你可以點含有脂肪的肉類或魚類。即使是添加油脂和酪梨的大沙拉也是不錯的選擇，之後你還可以在蔬菜中添加脂肪醬料或奶油，這樣就是一份極佳的生酮餐！

避免啤酒和調酒

有些人喜歡晚餐時喝點酒，但要謹慎選擇。盡量避免啤酒和高糖的調酒；相反，選擇品質好的紅酒或低碳啤酒，這種含糖量較低。

多喝水

信不信由你，我們的胃有一個「飽食」感應器。當其他人都在吃麵包或玉米片時，喝一大杯水有助於飽足，甚至在你吃低碳水化合物開胃菜或沙拉之前。相信我們：唯一的缺點可能是不得不離開一下上廁所而已。

不吃甜點

不吃麵包、跳過甜點可能是外出用餐最困難的部分。當你的同伴沉醉在晚餐甜點時，你可能會發現自己也快淪陷了。但你要堅持下去！你可以點一杯加上鮮奶油的咖啡，或者一杯無糖果凍配鮮奶油。你不會想吃派餅或餅乾，因為你可能在吃完剛剛的美味沙拉和奶油牛排後會覺得很飽。如果你仍然發現自己很想吃甜點，請查閱食譜篇，等到回家後你可以享用自製的美味生酮甜點。

如果來到高原期該怎麼辦

在生酮飲食初期，結果可能立即見效，包括體重波動。然而，在經過一段時間後達到高原期，體重毫無變化時常常會讓人感到沮喪。記住，你的血酮值不高，並不代表你已經達到高原期。 以下是克服高原期的提示：

· **追蹤碳水化合物攝取量。**人們在停止追蹤後，碳水化合物往往會悄悄增加。若要克服這種失控，最簡單的方法是不要吃零食，或以碳水化合物較少的食物代替。

· **增加蛋白質。**通常人們不敢提高蛋白質攝取量。除非你有一定的限制，基於治療原因絕對得限制蛋白質攝取量，不然，你可以善用飲食中的蛋白質。當然，你不會想像那些典型健身房的「高手們」或健美運動員那樣狂喝蛋白質奶昔。然而，你會驚訝於每天增加 15 至 30 公克的蛋白質就會讓你感覺大不相同。雖然這聽起來有違常理，但是從蛋白質或甚至脂肪中稍微多攝取一點卡路里有助於你回到正確的軌道上，少量不一定是好的。

· **改變運動模式。**營養和運動是身體結構中最重要的因素。如果你已經達到高原期，並且每週持續運動 3 次，每次 1 小時，那麼試著改變模式。嘗試每週運動 5 天，時間為 30 到 45 分鐘。讓身體感覺到多變或許是成效的關鍵。你會驚訝於改變運動的頻率、持續時間和強度對身體結構的影響。

· **搭配迷你斷食。**如果你沒有採取間歇性斷食，那麼你可以先從不同類型的斷食開始。例如，嘗試不吃早餐，只吃午餐，或者吃早餐，不吃午餐，然後再吃晚餐。之後嘗試不同的斷食方式，如 18 小時、24 小時，甚至更長時間的斷食，以觀察身體的反應。

· **有策略地增加運動時的碳水化合物攝取量。**對於那些高水準運動員和高強度鍛鍊的人，我們發現在鍛鍊過程中補充碳水化合物是有益的。我們所指的不是增加糖果量，而是在最艱辛的鍛鍊前 15 到 30 分鐘，吃一些輕量的碳水化合物（10 到 25 公克）。你從運動中得到的腎上腺素反應會使一般的胰島素反應鈍化。如果你擔心脫酮，你可以在較艱辛的鍛鍊日子使用碳水化合物漱口水。研究顯示，即使只是用碳水化合物在口中漱一下，然後吐出來，這樣也有助於運動體能的表現。

· **進行生酮循環。**你可能聽過卡路里循環法。我們這裡指的是「生酮循環」。安東尼奧·保利（Antonio Paoli）博士發現，在進行一段生酮飲食後，轉換到低碳水化合物飲食有助於維持進展，並在下次開始生酮飲食後，可以更深入生酮狀態。**請注意：我們並不是建議你完全停止生酮飲食，在第二天大吃壽司自助餐。相反的，採取幾天的中低碳水化合物、高蛋白飲食，或許是一個很好的重置方式，好讓你回到長期的生酮飲食。**選擇升糖指數較低的碳水化合物是關鍵。一個範例是持續生酮飲食 12 週，然後採取低碳水化合物、高蛋白質和適量脂肪的飲食一到兩週，然後重複這個循環。

評估這些建議，看看你可以調整哪些部分以優化你的生酮飲食。請記住，降低卡路里是最後才用的絕招，除非你已無計可施，否則不要輕易使用，因為實際上這會減緩你的新陳代謝，這肯定不是你想要的結果！我們的目標是讓人們盡可能多吃食物，同時繼續實現他們的目標，無論是減肥、增加肌肉還是兩者兼顧。

就個人而言，我們是生酮循環的鐵粉。我們使用的是微調的做法，通常我們會進行生酮飲食 8 到 12 週，然後採取低碳水化合物、高蛋白飲食一到兩週，然後再開始回到生酮。記住，每個人都不一樣，每個人的反應和生酮適應也不同，你要從中找到最適合自己的方式。

生酮飲食的健身鍛鍊

任何人在開始生酮飲食時都強烈建議要多運動。由於生酮飲食開始徹底改變你的生活型態，因此，多一個小小的要求，例如午餐時步行 10 分鐘，或者在工作之前或之後運動一下，應該不會太過分吧！運動可以增加脂肪代謝，這有助於酮體產生和增加酮體的利用率。我們的實驗室已經證實，相較於低強度鍛鍊或根本毫無運動，較高強度的訓練可以更快速地增加血酮值。

下面是我們列出初級鍛鍊和進階鍛鍊的菜單。記住，這些只是例子，你可以根據自己的喜好進行調整，找到對你的生活型態最有效的方式。如果你在家裡做伏地挺身、仰臥起坐和波比操，那真是太好了。如果你不想運動，那也沒關係，每天盡量走至少一萬步（你可以透過健身手錶或手機上的應用程式來追蹤步數），並以其他方式保持活躍的狀態。有關鍛鍊的更多訊息，請查看 www.ketogenic.com/ketogenicbibleworkouts。

初級鍛鍊

星期一	啞鈴臥推 3x10　　線索胸飛鳥 3x10　　啞鈴肩推舉 3x10 啞鈴側平舉 3x10　　繩索三頭肌下推 3x10
星期二	每日步行 10,000 步
星期三	槓鈴或史密斯深蹲架 3x10　　大腿推蹬機 3x10　　弓步 3x10 腿部伸展訓練機 3x10　　腿部彎舉機 3x10
星期四	每日步行 10,000 步
星期五	單臂啞鈴划船 3x10　　滑輪下拉 3x10　　滑輪坐姿划船 3x10 繩索臉拉 3x10　　彎曲槓 3x10
星期六	高強度間歇訓練 5 回： 運動 10 秒，休息 50 秒，或者跑步機 1 個小時
星期日	每日步行 10,000 步

進階鍛錬

星期一	槓鈴臥推 4x12　槓鈴划船 4x12　　啞鈴飛鳥 4x12 直臂下拉 4x12　傾斜啞鈴推舉 4x12　單臂啞鈴划船 4x12 伏地挺身 4x 盡可能多回　　　　　引體向上 4x 盡可能多回
星期二	高強度間歇訓練 5x10 秒　掛單槓抬腿 5x25
星期三	槓鈴深蹲 4x12　　　　槓鈴硬舉 4x12　　　　　槓鈴弓步 4x12 保加利亞分腿磧 4x12　槓鈴羅馬尼亞硬舉 4x12 坐姿雙腿伸展 4x12　　坐姿雙腿彎舉 4x12　　　坐姿蹬腿 4x12
星期四	高強度間歇訓練 5x15 秒
星期五	槓鈴肩部推舉 4x12　啞鈴側平舉 4x12　　滑輪三角肌後拉 4x12 阿諾啞鈴推舉 4x12　滑輪前平舉 4x12　　曲杆臂屈伸 4x12 彎曲槓 4x12　滑輪繩索頸後臂伸屈 4x12　滑輪繩索錘式彎舉 4x12
星期六	每種各做 5 回，每次 30 秒： 登山者姿勢、波比、 藥球仰臥起坐、伏地挺身
星期日	休息並且每日步行 10,000 步

速成入門指南

往前，你可以找到最好的生酮飲食策略；以下，則是速成指南。

自學

生酮飲食包含傳統的低碳水化合物和舊石器時代飲食的理念，我們的目標是成為脂肪燃燒器，而非糖燃燒器。你可以查看食譜篇或線上（www.ketogenic.com/ketoswap）食譜，以瞭解你最喜愛的菜餚和適合生酮食譜的替代選擇，你沒有理由感到受限。

計算你的卡路里和營養素

確定每日的卡路里攝取量，規劃每天要攝取多少脂肪、蛋白質和碳水化合物。粗略估計，每日卡路里攝取量的 5％ 至 10％ 來自碳水化合物，20％ 至 30％ 來自蛋白質，其餘則來自脂肪。計算卡路里和營養素的詳細說明，請參閱第 265 頁。一開始，你可以使用像「MyFitnessPal」的應用程式來追蹤，以確保你在你的計畫中。然而隨著時間推移，我們的目標是協助你憑直覺進食。很快你就會自然配製你的「生酮餐盤」。

斷絕誘惑並準備適合生酮的食物

沒有必要在家裡放一包餅乾或一堆小蛋糕來測試你的意志力。相反的，準備一些美味的低碳水化合物替代品，即使家庭成員和朋友不是生酮愛好者也會喜歡它們。讓自己吃得開心！此外，事先做好計畫，並提供適合生酮的點心選項，例如起司串、脆豬皮、水煮蛋、牛肉乾和堅果。

多運動！

如果你已是健身房的常客，請繼續保持。若不是，現在是開始的好時機。運動有助於加速生酮適應的過渡期，並且減輕生酮不適症的症狀。

穿越生酮不適症

　　適應生酮可能需要一到三個星期，在這段時間內，你可能會有生酮不適症的症狀。請堅持下去，不要放棄！記住，一直以來你都是用葡萄糖作為燃料，現在只用幾個星期的時間完成切換，這樣算不錯了。你可以參考第 284 頁的提示，以緩解生酮不適症的症狀，並加快這個轉變的過程。

克服障礙

　　障礙肯定是會有的，無論是高原期或是不小心吃到不適合生酮的食物。首先提醒自己為何開始生酮飲食。如果實行得當，生酮的生活型態可以帶來許多好處。記住，你要的是長期結果，千萬不要讓挑戰阻礙你的進展。

好好享受！從中尋找樂趣！
讓生酮飲食成為一種生活方式！

第七章：

烹飪科學

本章涵蓋烹飪和烘焙中營養素（脂肪、蛋白質和碳水化合物）的一般功能。纖維原則上並不算是一種營養素，不過，我們也將之納入本章，因為它屬於碳水化合物的細分類別。此外，你還可以找到有關特定成分類型的資訊，例如膨鬆劑、乳化劑和烹飪油脂，以瞭解這些在烹飪過程中的作用、如何影響配方，以及如何善用它們以達到預期的結果。

營養素

三種主要營養素是脂肪、蛋白質和碳水化合物。所有的飲食都含有這些營養素的組合，在第三章，我們研究了脂肪、蛋白質和碳水化合物如何在體內發揮作用；在這裡，我們將研究它們在食物和烹飪中的角色。

脂肪

烹調脂肪來自許多不同的動物和植物來源，包括牛奶脂肪中的奶油、來自豬的豬油、椰子中的椰子油、橄欖的橄欖油、各種堅果中的堅果油，以及穀物中的植物油。這些油脂可進一步分為飽和脂肪和不飽和脂肪；不飽和脂肪又可再分為單元不飽和脂肪和多元不飽和脂肪。

飽和脂肪主要存在於動物食物中，但也存在於一些植物來源，例如椰子油和棕櫚油。在室溫下，飽和脂肪是固體。不飽和脂肪主要存在於植物性食物中，例如穀類、堅果和種子，但也存在於多脂肪的魚類，如鮭魚。雖然不同的脂肪可用於不同的烹飪目的，我們將在本章稍後討論。一般來說，脂肪為我們帶來口感、質地和滑嫩度。

蛋白質

蛋白質來自動物和植物。蛋白質存在於動物的肌肉組織中；在植物中，蛋白質主要存在於穀物的胚芽中。胺基酸是蛋白質的基本成分，可以分為必需氨基酸和非必需氨基酸：你需要從飲食中獲得九種必需胺基酸，而你的身體可以自行製作 11 種非必需胺基酸。在烹飪過程中，蛋白質可提供結構、質地和厚度，並且作為一種聚合體，將食物結合在一起。

碳水化合物

　　碳水化合物來自植物來源，如水果、蔬菜和穀類。這些可以分解成許多類別，包括澱粉或多糖、纖維、寡糖、雙糖和單糖。穀物的結構是麩皮、胚芽和胚乳。麩皮是外層，含有纖維、礦物質和抗氧化劑。下一層胚芽含有脂肪、維生素和植物營養素。最後，胚乳主要含有碳水化合物和蛋白質。碳水化合物在烹飪中的一般功能包括提供結構、穩定性、軟化、延遲凝結、結晶（即硬化）和添加甜味。

纖維

　　存在於植物的膳食纖維無法被消化。纖維分為兩類：可溶性和不可溶性。可溶性纖維在加入水中時會溶解，不可溶性纖維則不會溶解，但兩者均可藉由腸道細菌發酵。纖維在烹飪中的作用是增加體積，吸收水分，將成分結合在一起，並且提高食物的整體營養密度。

食材及其功能

　　在閱讀本書中用於製作食譜的各種適合生酮成分之前，瞭解味覺非常重要：這是你在廚房努力後的終極評判！味覺有 5 種感應：鹹味、甜味、酸味、苦味和鮮味。在烹調鹹味或甜味的食物時，都要考量這 5 種味覺。其他影響味覺的因素還包括草藥、香料、調味料、萃取物、脂肪和油脂及甜味劑等成分，以及烹飪的時間和方法。

脂肪和油脂

　　如前所述，烹飪中的油脂功能是為食物提供口感、質地和滑嫩度。不同的脂肪具有不同的效果，善用正確的脂肪來完成手邊的任務以達到預期的結果很重要。簡而言之，脂肪含量較高的成分在室溫下為固態，多元不飽和脂肪和單元不飽和脂肪含量較高的成分在室溫下為液態。以下為烹飪中一些最常見的脂肪和油脂。

奶油

　　奶油主要由飽和脂肪組成，因此它在室溫下呈固態。根據來源（即較高的乳脂或較低的乳脂）其脂肪含量在 70％ 至 80％ 的範圍內，其他 20％ 至 30％ 為乳清蛋白、乳糖和各種乳固體。 奶油可使麵團，如酥皮點心和餡餅皮呈片狀和具有鬆脆的口感：當奶油被加熱時，它會釋放出蒸汽，由於悶在麵團中進而成為一種天然的膨鬆劑。奶油還可透過與雞蛋中的卵磷脂產生交互作用，為食物增添風味，特別是烘焙食品。卵磷脂是一種乳化劑，這意味著它可以將通常不會被黏著的化合物結合在一起。當奶油中的脂肪與雞蛋中的卵磷脂結合時，它將脂肪與液體和其他化合物一起乳化，以產生更協調或均勻的風味。奶油是我們的朋友，不是敵人！

澄清奶油和印度酥油

　　澄清奶油和印度酥油（ghee）基本上是去除乳固體的奶油（參閱第 434 頁關於如何製作澄清奶油和印度酥油）。在去除乳固體後，這種奶油的發煙點變得更高（發煙點的探討請參閱第 299 頁）。

豬油

　　豬油是由豬肉脂肪製成的固態脂肪。豬油的功能類似奶油，可為烘焙食品提供風味、脆度、片狀和嫩度，但味道更強烈。這是因為豬肉脂肪中的某些結締組織和肌肉會使豬油帶有「豬肉香」。在經過提煉後，豬油要過濾殘渣保存。板油是由腎臟周圍的脂肪製成，被公認是最好的豬油。豬油在食譜中可代替奶油，只是用量要比奶油的用量少四分之一。

堅果、種子和植物油

　　堅果、種子和植物油源自許多植物，包括花生、榛果、葡萄籽、向日葵、芝麻、大豆、玉米、橄欖和紅花植物等。這些油在室溫下呈液態，因為它們所含的不飽和脂肪比飽和脂肪多，適用於大火烹飪，由於它們往往有較高的發煙點，所以可在較高的溫度下使用而不會燒焦。在烘烤時，它們不僅提供嫩度，還能帶來口感，使食物更可口和潤滑。液體脂肪的主要優點之一是它們多數（特別是植物油）穩定性高可以保存，因此保存期限更長。由於口感溫和，通常用於製作醬料、香醋和調味汁。

椰子油

椰子油與堅果油不同，由於含有高濃度的飽和脂肪，在室溫下呈固態，但在加入烘焙食品中時，它的作用更像是堅果油。它無法為糕點提供片狀或鬆脆性，但它可以帶來柔嫩和耐人尋味的味道。椰子油約含 50％的 MCTs，使其有益於生酮飲食。此外，椰子油可以等量取代任何液體的堅果、種子或植物油。然而，用椰子油代替奶油或豬油等固體脂肪時，要使用比配方中所需的油少 25％。

MCT 油

中鏈三酸甘油脂（MCTs）是脂肪酸，可快速輕易燃燒生成酮體。MCT油為 100％的 MCTs，在室溫下呈液態。因此，在烹飪時，它的作用如同液態油，而不是固態脂肪。因為它的發煙點相對較低，所以不適用於高溫烹飪，例如鍋燒烤、火烤或炒菜。但是，它可用於沙拉醬和相對低溫的烘烤。因為它有一種溫和的味道，因此適合搭配各種配料和口味。但是，請注意，大量的 MCT 油可能導致腸胃道併發症，所以在納入飲食時應謹慎使用以評估耐受性。如果你是 MCT 新手，先從一天 5 到 7 公克開始，並且慢慢累積使用量。

麵粉和黏合劑

傳統烘焙用的麵粉以穀物為基礎，當與水混合時會形成麩質，這是傳統烘焙製品所需的彈性和結構。當烘焙食品膨脹和擴大時，麩質會包覆麵團產生的氣體使麵團膨脹。麩質為許多麵包帶來耐嚼、海綿質地的口感，如法式

發煙點

　　油的發煙點是從它開始冒出煙霧和變味的溫度點算起，此時，油脂中的脂肪開始產生變化，這會影響食物的氣味和風味，有時會產生不良的味道。油的發煙點取決於各種因素，例如脂肪類型（飽和或不飽和）、使用的油量，以及油是否暴露於光線、濕氣、較高溫度或氧氣中。這種暴露會增加油中游離脂肪酸的含量，導致其氧化或開始分解。

　　另外，高度精煉的油脂具有更高的發煙點。以下是生酮飲食中常見的一般烹飪脂肪和油脂的發煙點。

烹飪脂肪和油脂	發煙點
亞麻仁油	107℃
葵花油	107℃ -224℃
特級初榨橄欖油	160℃
MCT 油	160℃
花生油	160℃ -232℃
奶油	177℃
椰子油	177℃
豬油	188℃
夏威夷核果油	199℃
芥花油	204℃
核桃油	204℃
芝麻油	210℃ -232℃
初榨橄欖油	216℃
特級淡味橄欖油	242℃
紅花油	266℃
酪梨油	271℃

麵包和英式鬆餅。揉捏的物理作用有助於產生麩質，取決於最終的產品，麵團揉搓的時間不同會形成不同的麩質。例如，法式麵包麵團比軟漢堡麵包麵團的揉捏時間更長。然而，在一些烘焙食品中，盡可能避免麩質：例如鬆餅，也就是較鬆軟的口感，而不是耐嚼酥脆，做法則是將成分快速攪拌均勻，不要揉捏。

麩質含量高的麵粉往往含有大量的碳水化合物，因此不適用於生酮飲食。在生酮飲食中，使用各種堅果和種子類的麵粉和膳食來替代小麥麵粉，以提供咀嚼感但不含碳水化合物。其中包括椰子粉、杏仁粉、榛子粉、榛子膳食、花生麵粉、亞麻籽膳食、大麻籽粉和歐車前殼。乳化劑如黃原膠、瓜爾豆膠和纖維素膠通常用於生酮烘焙，以結合這些麵粉，並保留最終成品的濕潤度。

堅果醬、亞麻籽、奇亞籽和洋車前子纖維粉等研磨種子也可以作為無麩質麵粉的黏合劑，因為它們能夠吸收水分。使用低碳水化合物、無麩質麵粉製作烘焙食品時，如果將這些替代麵粉與黏合劑混合時，你就有機會達到類似高碳水化合物、高麩質食品的口感。

另一種在烘焙食品中效果很好的黏合劑是乳清蛋白粉。根據所使用的蛋白質粉末和替代麵粉的類型，你可以製造出與「真正」產品非常相似的最終成品。乳清分離蛋白和酪蛋白的混合物如多用途蛋白粉是烘焙的最佳選擇。不僅適合複製小麥麵粉的口感、質地和黏稠度，而且還包含黃原膠和纖維素膠以將烘焙食材黏合在一起。

膨鬆劑（Leaveners）

膨鬆劑可促使烘焙製品膨脹，使質地變鬆軟。我們可以透過物理法或使用膨鬆劑，例如小蘇打或烘焙粉（化學製劑）或酵母（生物製劑）來達到發酵的目的。在生酮烘焙製品中，我們會使用物理法和化學膨鬆劑，但不會使用生物膨鬆劑，原因如下：

物理膨鬆法的例子包括鮮奶油和甜味劑或打發的蛋白所形成的蛋白糖霜。當以這些作法將空氣摻入烘焙製品中時，在烘焙製品加熱後會膨脹，從而使烘焙製品膨起。

　　膨鬆劑透過產生二氧化碳氣泡包覆在烘焙製品中使其膨脹。化學膨鬆劑有小蘇打和發酵粉。當這些膨鬆劑（基質）中的碳酸氫鈉與酸性成分，如檸檬汁或醋以及水接觸時會產生二氧化碳。小蘇打純粹是碳酸氫鈉，會與烘焙製品中的酸性化合物產生反應。例如，在第 418 頁的藍莓蛋糕食譜中，小蘇打與檸檬汁混合產生的二氧化碳有助於派皮鬆脹上升。然而，在沒有使用酸性成分如檸檬汁的配方中，使用烘焙粉，也就是小蘇打粉與酸性化合物（通常為硫酸鋁鈉和磷酸一鈣）的組合效果比較好。當與水混合時，烘焙粉會引起化學反應產生二氧化碳，從而增加烘焙製品的體積。例如第 422 頁的胡蘿蔔蛋糕食譜，在這個配方中我們使用烘焙粉，因為麵糊不含酸性的成分。

　　酵母是一種生物膨鬆劑。像化學膨鬆劑一樣，它會產生二氧化碳，不過它是透過自然發酵的過程。酵母是一種微小的單細胞生物體，它將其食物（碳水化合物）轉化為二氧化碳和乙醇，然後透過麩質機制將氣體包覆在烘焙製品中，使其體積膨脹。在生酮烘焙中我們很少使用酵母，因為生酮烘焙製品中幾乎不含碳水化合物。

甜味劑

　　糖是任何添加甜味食品的標準成分，但還包括其他甜味劑如蜂蜜、楓糖漿、龍舌蘭花蜜、椰子糖、玉米糖漿和水果。所有這些甜味劑都是高碳水化合物，因此不列入生酮飲食。你可以使用無熱量甜味劑來取代含有熱量的甜味劑，其中兩大類非熱量甜味劑為人工甜味劑和糖醇。

　　人工甜味劑可由植物甚至糖製成。由於它們的甜味指數比糖甜，所以通常會與麥芽糖糊精或葡萄糖這類的糖結合作為商業用途的載體。如果你想避免載體（麥芽糖糊精或葡萄糖），你可以選擇「純」的類型，也就是不含添加劑的人工甜味劑。這些純甜味劑在使用上要非常謹慎，因為它們非常的甜。例如，第 416 頁上的巧克力花生軟糖配方只需要極少量的純蔗糖素（三氯蔗糖），其甜度約為糖的 600 倍。其他無熱量人工甜味劑包括乙醯磺胺酸鉀（acesulfame potassium）、阿斯巴甜、紐甜（neotame）和糖精（saccharin）。

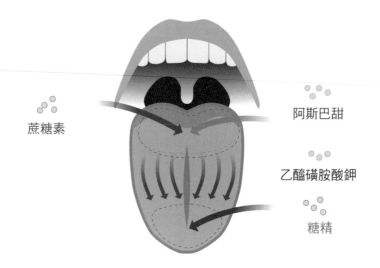

圖表 7.1. 不同的人工甜味劑如何滿足味覺。

蔗糖素

阿斯巴甜

乙醯磺胺酸鉀

糖精

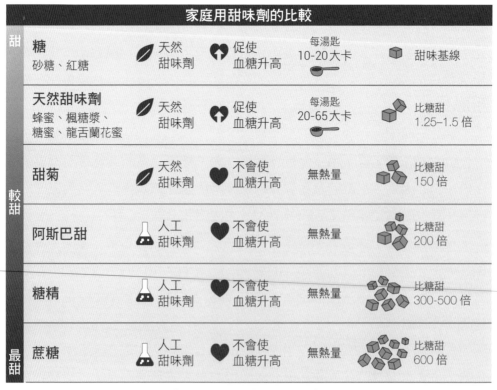

家庭用甜味劑的比較					
甜	**糖** 砂糖、紅糖	天然 甜味劑	促使 血糖升高	每湯匙 10-20大卡	甜味基線
	天然甜味劑 蜂蜜、楓糖漿、 糖蜜、龍舌蘭花蜜	天然 甜味劑	促使 血糖升高	每湯匙 20-65大卡	比糖甜 1.25–1.5 倍
較甜	**甜菊**	天然 甜味劑	不會使 血糖升高	無熱量	比糖甜 150 倍
	阿斯巴甜	人工 甜味劑	不會使 血糖升高	無熱量	比糖甜 200 倍
	糖精	人工 甜味劑	不會使 血糖升高	無熱量	比糖甜 300-500 倍
最甜	**蔗糖**	人工 甜味劑	不會使 血糖升高	無熱量	比糖甜 600 倍

圖表 7.2. 各種甜味劑的比較。

人工甜味劑對味覺有不同的衝擊，這就是為何通常將它們合併使用。例如，蔗糖素先衝擊舌根然後慢慢朝舌頭前方；阿斯巴甜和乙醯磺胺酸鉀在舌背上的甜味更勝於舌面。糖精在舌尖的甜味更勝於背部。但是，正如我們之前提及的那樣，我們真的不鼓勵使用糖精。

近年來出現一種相對較新的甜味劑是僧果或羅漢果，這種水果原產於中國南部，在傳統中藥中已經使用好幾個世紀，直到 2010 年，美國食品藥物管理區才批准將其用作甜味劑。這種來自水果製成的甜味劑比蔗糖甜約 400 倍，僧果幾乎不含卡路里，因此可以用於生酮飲食。

另一種屬於天然甜味劑的是甜菊。甜菊來自甜葉菊植物，含有一種名為甜菊醇糖苷的化合物，它們被提取並製成一般的甜菊甜味劑。甜菊比糖甜約 300 倍，因此，甜味食品添加只需要非常少量。研究指出，甜菊非常安全，並且具有多種保健益處，如抗菌、透過降低肝臟中的葡萄糖產生以降低血糖、改善胰島素敏感性、具有抗炎特性和保護肝臟的功效。

糖醇存在於植物中，不像人工甜味劑那樣不含卡路里。它們的熱量範圍從每公克 1.5 到 3 大卡，而一般糖每公克則有 4 大卡。糖醇包括赤藻糖醇、麥芽糖醇、甘露糖醇、山梨糖醇、木糖醇、乳糖醇和異麥芽酮糖醇。糖醇的甜度範圍不等，儘管其中大部分的甜度都不如糖。不過要留意，它們可能會導致腸胃不適，如胃脹氣、腹脹、便秘和腹瀉。正如你在圖表 7.3. 所示，通常在「無糖」的糖果中所看到的一些糖醇，如麥芽糖醇和聚葡萄糖醇（polyglycitol），都會使血糖指數飆升，因此不建議大量使用。

近年來出現 2 種新的成分：功能纖維和稀有糖。

功能纖維存在於少數植物中，當添加到食品中可以提高甜度並且增加營養密度。這些纖維是由短鏈碳水化合物的混合物組成，往往非常甜，但對我們的腸道酶而言相對較難消化。其中包含異麥芽低聚醣（IMO）、菊糖和可溶性玉米纖維。

與其他類型的纖維不同，IMOs 會提高血液中的胰島素和葡萄糖水平，如圖表 7.4. 和圖表 7.5. 所示。IMOs 的甜度大約為糖的一半，可以以液態的形式存在，很容易即可添加到任何配方中；只需要用 25％ 到 50％ 的 IMO 來

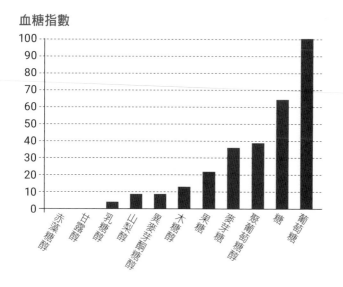

圖表 7.3. 各種甜味劑的血糖指數。

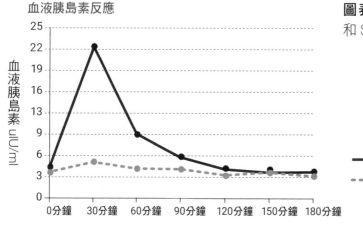

圖表 7.4. 胰島素對 IMO 和 SCF 的反應。

IMO 異麥芽低聚糖
SCF 可溶性玉米纖維

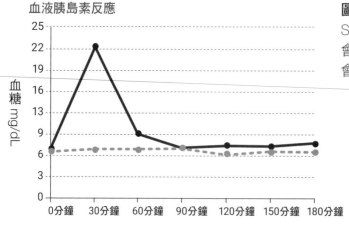

圖表 7.5. 血糖對 IMO 和 SCF 的反應。注意，IMO 會使血糖升高，SCF 不會使血糖升高。

IMO 異麥芽低聚糖
SCF 可溶性玉米纖維

代替配方所示的甜味劑。IMOs 對血糖和胰島素升高的影響與緩慢消化的燕麥相似。

菊糖也是一種功能纖維，但與 IMO 不同，它不會影響血糖或胰島素。然而，在相對較少的量（5 至 10 公克）中，菊糖已被證實對初次使用者而言，可能會引起極度的腸胃不適，但久而久之，若持續將菊糖摻入飲食中，腸胃的問題會趨於減緩。菊粉呈粉末狀，易溶於水且略甜。當在食譜中使用時，請選擇較小的數量：單份食譜 3 至 5 公克或大份食譜 8 至 12 公克。

可溶性玉米纖維（SCF）是一種多用途纖維，其外觀和甜味與 IMO 相似，這種成分的好處是它幾乎不會使血糖或胰島素升高。可溶性玉米纖維中的糖分子難以被消化系統中的酶消化，目前的研究指出它的消化率最低。可溶性玉米纖維對腸道細菌也有有益的影響，在相對較低的劑量下，SCF 已被證實具有與菊糖相同的腸胃效益，且不會造成腸胃不適。可溶性玉米纖維有助於分泌激素 PYY 和 GLP-1，這可以增加飽足感並降低飢餓感，這對生酮飲食來說是一個很好的選擇，因為它賦予類似碳水化合物食物纖維的益處，可促進腸道健康、減少飢餓、對血糖幾乎沒有影響，以及與高果糖玉米糖漿具有相同的甜度。

瞭解人工甜味劑、糖醇、功能纖維和稀有糖之間的差異是優化生酮飲食的關鍵。儘管有些產品聲稱是「無糖」，但為了避免可能讓你脫酮的食物，下功夫學習並瞭解「糖」的定義非常重要。

調味品、調味料、提取物和香料

調味品、調味料、提取物和香料都有助於增強食物的風味，但每種用途都不同。例如，鹽會與食物中的分子產生交互作用，讓食物更容易刺激味蕾。鹽可增添風味、增加甜度、減少苦味，並且穩定酸味，取決於食物中這些香料的濃度和使用鹽的量。許多食譜指示你添加的鹽要適量並「品嚐」，因為許多因素會影響食物的最終味道；因此，要求準確的鹽量未必會達到最佳的口感。同樣的規則也適用於黑胡椒，在食物中添加黑胡椒並不會變辣，而是為了啟動舌尖的味蕾，以允許更多和更強烈的味道，讓味覺更豐富，這就是為什麼在烹飪時要品嚐食物的原因：不僅可以讓你瞭解菜餚的風味；你還可以知道接下來需要添加什麼以提升用餐的體驗。

調味品和提取物是一種特定香料的精華來源。這些香料物質被浸泡或溶解在濃烈的酒精中（通常是白朗姆酒），因為酒精容易吸取風味。酒精中的調味料非常濃縮，因此用於配方中只需要極少量。調味料和提取物對生酮烹飪來說非常適合，因為它們可提供非常廣泛的風味。

香料在任何廚房中都是通用的配料。它們不僅提供特殊風味的化合物和口味，而且還可以提升用餐的體驗。

烹調術語

彈牙（Al dente）。源自義大利語，通常用於描述義大利麵的烹飪時間，直到耐嚼有彈性，不軟或糊狀，但尚未全熟。但是，由於生酮飲食不包含麵食，所以在本書中，我們將其用於烹飪蔬菜。當蔬菜煮到彈牙時，它們少了原始的泥土味，但不會變軟或呈糊狀。烹飪時間會根據蔬菜的大小、切塊和種類而定；因此，在整個烹飪過程中試吃蔬菜是避免不熟或過熟的關鍵。

川燙（Blanch）。這是一種烹調蔬菜的技巧，目的是讓蔬菜半熟，以便快炒。在川燙蔬菜時，你需要一個盛滿四分之三水的大平底鍋或湯鍋，蓋上鍋蓋用大火將水煮沸。如果使用鹽，應在水煮沸後再添加到水中。食物裝在濾勺或濾鍋中，按照食譜要求的時間川燙或直到彈牙的程度。

浸泡鹽水（Brine）。將肉類（通常是家禽）浸泡在水和鹽的溶液中，目的是增加肉類煮熟後的濕潤度。當肉類浸泡在鹽水中時，它會經歷以下兩個關鍵過程，這兩者都有助於預防肉類在烹調過程中變乾：首先，水被吸收進入肉類細胞以增加濕潤度；其次，鹽會使肉中的蛋白質變性，從而保留水分。鹽水的標準比率為每 1 杯水加 1 湯匙的鹽，但鹽的量可以增加，取決於要浸泡鹽水的蛋白質大小。根據被浸泡的蛋白質大小和重量，這個過程可能需要 30 分鐘到幾天。此外，鹽水中可添加多種調味料，如草藥、香料和提取物，以增添肉的風味。

焦糖化（Caramelization）。麵粉、糖漿和蔬菜中的糖，因受熱產生交互作用開始變成褐色的過程，焦糖化會改變食物的味道和質地。

去漬收汁（Deglaze）。炒菜或煎肉會產生梅納反應使肉變成褐色，同時也會在鍋面留下棕色的殘渣，這可使醬汁或調味料更加美味。為了讓鍋子去漬，你可以將熱的湯汁、酒或液體倒入加熱以去除這種褐色美味的殘餘物。當加入去漬液體後，用抹刀或其他工具輕刮鍋面以釋出美味的殘渣。

撈浮油（Depouillage）。源自法語，語譯為「去脂」。這個術語意指去除在烹調湯品、高湯或醬汁時可能產生的脂肪。你可以讓鍋子或湯鍋只接觸火爐一邊，使其只有一半受熱，然後把液體煮沸，讓脂肪浮到一邊。接下來，使用勺子將浮在上層的多餘脂肪去除。

去水（Disgorge）。去除蔬菜中多餘的水分。一些蔬菜如茄子、南瓜和櫛瓜的含水量非常高，因此在用高溫加油烹飪時效果往往不佳，因為含水量高很難產生焦糖化。此外，茄子等蔬菜由於含有酚類化合物通常帶有苦味，因此去水不僅可以減少茄子的水分，同時還可以消除它的苦味。如果你計畫油炸、烘烤或火烤含水量較高的蔬菜時，最好事先將蔬菜去水。（如果你計畫水煮或清蒸蔬菜，那你就不需要這道手續。）去水時，先將切好的蔬菜放入漏勺，然後放在容器或水槽上，用猶太鹽輕輕抹在蔬菜上，之後靜置30到60分鐘。這個過程可以去除蔬菜中的多餘水分，以確保更適合用於烹調中。

拌入（Fold）。均勻混合食材，同時保持體積不變。大多數情況下，這個術語是用在描述將較輕型的食材（例如打發的蛋白或奶油）摻入較重型的食材（如麵糊）中的作法。由於打發的原料中摻入空氣，所以要將其輕輕拌入另一種食材以保存其體積，以便最終產品在烹飪後可以膨脹並保持體積。

同質化（Homogenous）。為了讓食材同質化，過程中要將材料攪拌均勻，使其口味、質地和顏色平均分佈。

梅納反應（Maillard reaction）。梅納反應又名梅納褐變，是肉類變為褐色，因為肉中的糖和蛋白質之間的反應引起的。當加熱時，蛋白質會分解，導致肉的味道、質地和氣味產生變化。

醃漬（Pickle）。醃漬是在冷藏技術尚未問世前一種保存食物的方法，但今日仍然適用。最常見的形式是將蔬菜、水果或肉類浸泡於水、醋和鹽的溶液中。醃漬的目的是將食品的酸鹼值降至 4.6 以下，以免細菌生長。此過程通常在室溫下完成。如果遵循適當的食譜，醃漬食品可以長期保存。

高速瞬轉（Pulse）。以 1 到 2 秒為單位將食材放入食品加工機或攪拌機，以確保食材適當混合，不會在攪拌機或食品加工機內呈漩渦狀空轉，並且讓你可以掌握混合食品的濃稠度。

高溫快煎（Sear）。用少量油在極高的溫度下烹飪食物。以高溫快煎的肉類外表會變酥脆、呈褐色，稱為梅納褐變。這種技術非常適合為牛排、烤肉和家禽類添加風味，為菜餚增添更多的美味。

冰鎮（Shock）。將煮熟的食物浸入極冷的水中以停止烹飪的過程。冰鎮蔬菜的步驟通常是在川燙過程之後。為了冰鎮蔬菜，事先將碗或容器加入冰塊和水，然後將川燙後的蔬菜浸入冷水中以中斷烹飪過程。

炒煮出水（Sweat）。用少許油在低溫下烹調蔬菜。目的是在添加其他食材前先將蔬菜部分烹調或軟化，使其風味釋出。當炒煮蔬菜時，多餘的水分會釋出（在此過程中，蔬菜表面會出現水珠，因此稱為「出汗」）。炒煮的蔬菜可以用於湯品、醬汁、燉菜或任何需要突顯該蔬菜的菜餚。

打發（Whip）。打發是用來製作蛋白糖霜或奶油，透過劇烈攪拌蛋白或鮮奶油 1 到 3 分鐘，形成一個混入空氣的巨型混合物。

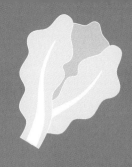

第八章：

食譜

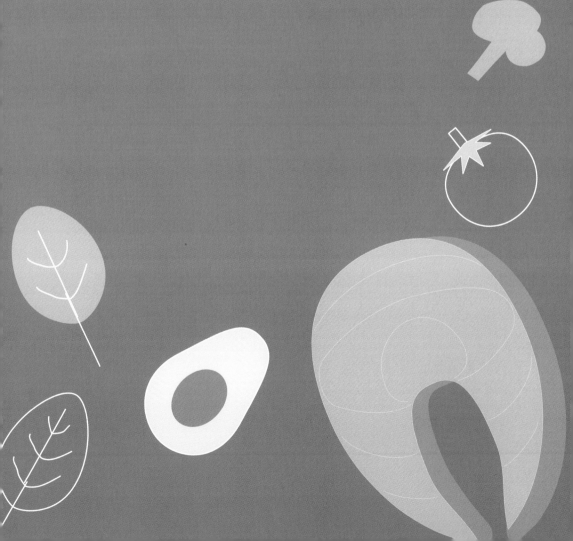

關於食譜

每個人在開始採取生酮飲食的最初想法是：「所以你是說，我必須放棄餅乾和起司蛋糕，以及我最喜歡的週日早餐煎餅，是嗎？」事實上並非如此。對於任何你喜歡吃的碳水化合物，幾乎都有同樣美味的生酮替代品，有時甚至更好呢！

請參閱本書收錄的美味食譜並發揮你的創意將喜愛的美食生酮化，讓自己樂在其中，你會發現選擇生酮的生活型態並沒有想像中的困難與受限。

《生酮飲食聖經》是我們投注無數時間的心血結晶。我們打從心底希望你享受閱讀這本書，就像我們享受創造它的旅程一樣。

注意事項

1. 蛋白粉

我們偏愛使用由含有纖維素膠和葵花籽卵磷脂的乳清與酪蛋白混合物製成的蛋白粉。這些成分不僅有助於結合脂肪，還能提升口感。相較於只含乳清的蛋白粉末，乳清與酪蛋白混合物更像一般的麵粉，可以預防食物變乾。你可以隨意更換你喜歡的蛋白粉，但要留意它可能會影響成品的口感。

2. 計量換算

因計量單位無法完全換算，建議使用其中一種衡量單位。

1 杯＝ 250 毫升	1 磅＝約 450 公克
1 湯匙＝ 15 毫升	1 夸脫＝約 0.9 公升
1 茶匙＝ 5 毫升	1 英吋＝ 2.5 公分＝ 25 公釐
1 盎司＝約 30 公克＝約 30 毫升	

經典粉霜甜甜圈
（CLASSIC POWDERED CAKE DOUGHNUTS）

份量	12 個（每份 2 個）	準備時間	10 分鐘，外加 20 分鐘待涼	烹調時間	9 至 11 分鐘

1 杯生日蛋糕蛋白粉
（Birthday Cake）

½ 杯香草蛋白粉

⅔ 杯去皮杏仁粉

½ 茶匙烘焙粉

¼ 茶匙肉桂粉

⅛ 茶匙猶太鹽（kosher salt）

3 顆蛋

1 茶匙香草精

¾ 杯（1½ 條）無鹽奶油，置室溫變軟

1 湯匙顆粒赤藻糖醇

⅛ 茶匙純蔗糖素

3 湯匙切碎的澳洲堅果

¼ 杯赤藻糖醇粉末。

特殊工具：
2 個（6 孔）甜甜圈不沾烤盤

營養資訊	
每份多量營養素含量	465 大卡
脂肪	35.8 公克
碳水化合物	5.3 公克
纖維	1.8 公克
蛋白質	30.5 公克

01 烤箱預熱至 180℃。

02 將蛋白粉、杏仁粉、烘焙粉、肉桂粉和鹽過篩放入大碗中。

03 用另一個碗，將雞蛋和香草精攪拌均勻。

04 使用手拿攪拌器或桌上型攪拌機，將奶油、粒狀赤藻糖醇和蔗糖素慢慢攪拌呈乳狀。隨著攪拌機的運轉，慢慢加入雞蛋糊，呈平滑狀後再慢慢加入乾性材料攪拌均勻，然後拌入澳洲堅果。

05 將麵糊倒入甜甜圈烤盤中，填滿四分之三的烤盤槽。烘烤 9 至 11 分鐘，直至插入甜甜圈的牙籤拔出後不沾黏。

06 將甜甜圈從烤盤中取出放在冷卻架上大約 20 分鐘。一旦冷卻後，將粉狀赤蘚糖醇倒入中碗中，一次放入一個甜甜圈，直至甜甜圈外表完全沾上赤蘚糖醇。

07 儲存在密閉容器中，冷藏可保存 4 天。

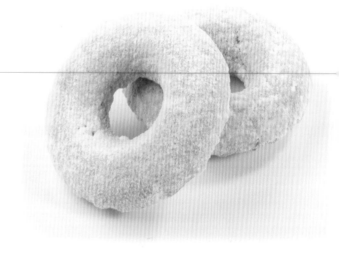

花椰菜「燕麥」

（CAULIFLOWER OVERNIGHT "OATS"）

份量	4 份	準備時間	20 分鐘，外加隔夜使之變濃稠	烹調時間	一

1 夸脫水（0.9 公升）

1 顆中型白花椰菜（直徑 5 到 6 英吋，12 到 15 公分）去核心並將小花部分磨碎

1 杯無糖杏仁奶

¼ 杯香草蛋白粉

¼ 杯研磨亞麻籽粉

3 湯匙椰子油油脂粉末或 MCT 油脂粉末

2 湯匙椰子油或 MCT 油

2 湯匙奇亞籽

2 湯匙無糖椰子碎片

1 湯匙洋車前子纖維粉

1 湯匙肉桂粉

1 茶匙香草精

¼ 茶匙五香粉

¼ 茶匙豆蔻粉

¼ 茶匙丁香粉

¼ 茶匙薑粉

¼ 茶匙肉豆蔻粉

¼ 茶匙純甜菊粉或 1 到 2 湯匙粒狀赤藻糖醇

01　將水倒入鍋中煮沸。當水加熱時，在篩網上鋪一層棉布，用沸水汆燙碎花椰菜 3 到 4 分鐘後，取出置於篩網上 5 到 10 分鐘以瀝乾水分。

02　把所有食材拌勻，分裝在四個 12 盎司（340 毫升）的容器中隔夜冷藏。

03　適合冷食。剩下的「燕麥」冷藏可保存 5 天。

營養資訊	
每份多量營養素含量	258 大卡
脂肪	18 公克
碳水化合物	13.2 公克
纖維	8.2 公克
蛋白質	10.8 公克

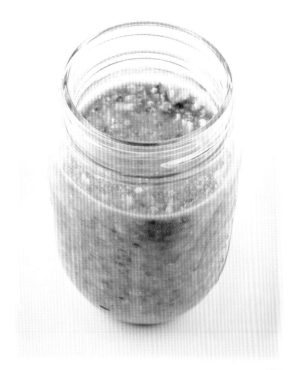

椰香巧克力馬芬
（COCONUT CHOCOLATE CHIP MUFFINS）

份量	12 個杯子蛋糕（每份 2 個）	準備時間	20 分鐘	烹調時間	20 至 23 分鐘

⅔ 杯高纖椰子粉

¼ 杯香蕉蛋白粉

1½ 湯匙香草蛋白粉

¼ 杯粒狀赤藻糖醇

1 茶匙烘焙粉

¼ 茶匙猶太鹽

6 盎司（¾ 杯）奶油起司，置室溫軟化

⅔ 杯 2%脂肪原味希臘優格

3 湯匙無鹽奶油，置室溫軟化

4 顆雞蛋

¼ 杯烘焙專用頂極 55% 可可碎片（55% Cocoa Premium Bakin 公克 Chips）

巧克力塗層：

2 盎司(55 公克)無糖巧克力，切碎

1 湯匙無鹽奶油，置室溫軟化

½ 茶匙純蔗糖素

裝飾：

3 湯匙無糖椰子絲

01 烤箱預熱至 180℃，並且在 12 連馬芬烤模內鋪上襯紙。

02 將椰子粉、蛋白粉、赤藻糖醇、烘焙粉和鹽過篩放入大碗備用。

03 使用手拿攪拌器或桌上型攪拌器，將奶油起司、優格和奶油攪拌呈柔滑狀，大約 2 至 3 分鐘。之後一次添加一顆雞蛋，繼續攪拌，直到濕性材料混合均勻。

04 將濕性材料倒入乾性材料中，用攪拌機混合直至平滑，之後拌入巧克力碎片。

05 把麵糊倒入糕點擠花袋，將麵糊擠入馬芬紙襯杯中，大約裝滿四分之三。烘烤 20 到 23 分鐘，直到牙籤插入馬芬中心取出不沾黏。

06 將馬芬從烤盤取出放在冷卻架上待涼。

07 準備巧克力塗層：將切碎的巧克力以高溫微波 2 到 3 分鐘，每 30 秒攪拌一次直到滑順。隨後將奶油和蔗糖素加到融化的巧克力中攪拌。

08 馬芬冷卻後，將融化的巧克力淋在頂端（如果巧克力開始凝固，你要用微波爐重複加熱 15 到 30 秒），最後灑上椰子絲。置於密閉容器內，室溫可保存 3 天，冷凍則可保存 1 個月。

營養資訊

每份多量營養素含量	394 大卡
脂肪	30 公克
碳水化合物	14.9 公克
纖維	7.3 公克
蛋白質	15.9 公克

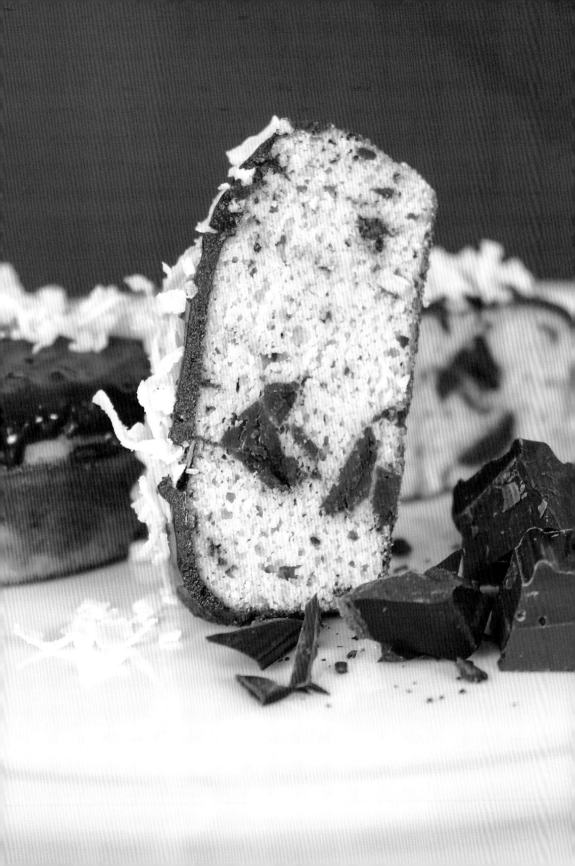

早餐千層麵
（BREAKFAST LASAGNA）

份量	4 份	準備時間	20 分鐘	烹調時間	大約 50 分鐘

½ 罐頭（14½ 盎司）碎番茄

½ 把新鮮羅勒切碎

1 茶匙大蒜粉

1 湯匙和 ½ 茶匙猶太鹽，分開備用

6 片培根

1 條中黃色櫛瓜（140 公克）切成半月型薄片

1 條中綠色櫛瓜（140 公克）切成半月型薄片

4 盎司（110 公克）瑞可塔（ricotta）起司

½ 杯莫札瑞拉（mozzarella）起司絲（約 2 盎司）

2 盎司（55 公克）塞拉諾（Serrano）火腿或其他精選火腿（自選）

½ 顆小洋蔥切成薄片

6 顆雞蛋

⅓ 杯動物性鮮奶油

¼ 杯磨碎的帕馬森（Parmesan）起司（約 1 盎司）

01 烤箱預熱至 180℃，將冷卻架放在烘烤盤上。

02 製作醬汁：用中火將碎蕃茄、羅勒、大蒜粉和 ½ 茶匙鹽煨 20 分鐘。

03 把培根放在烘烤盤的冷卻架上烘烤 10 至 15 分鐘直到酥脆。再將培根斜向對切成兩片。

04 當醬汁和培根在烹調時，將黃色和綠色櫛瓜切片放在烘烤盤上，並用剩下的 1 湯匙鹽均勻抹在櫛瓜表面，靜置 10 至 15 分鐘以脫水，再沖洗去除多餘的鹽。

05 組合千層麵，在一個9×5 英吋（22×12公分）的麵包烤盤或 8 英吋（20 公分）方形烤盤的底部塗上 2 至 3 湯匙醬汁。將一半的瑞可塔起司、莫札瑞起司、烤好的培根、火腿（如果有）、櫛瓜片和洋蔥片鋪在醬汁上。之後倒入剩餘的醬汁，然後再將其餘的起司、肉和蔬菜鋪上。

06 在一個大碗中，將雞蛋和動物性鮮奶油攪拌在一起後，倒在千層麵上。

07 將千層麵烘烤 30 至 33 分鐘，過程中將烤盤取出前後旋轉，直到蛋凝固（千層麵表層可見液體變少），邊緣開始變褐色後，取出千層麵並放入帕馬森起司，再放回烤箱，直到帕馬森起司變成褐色，過程大約 2 分鐘。

08 切成 4 等分並趁熱食用。剩餘的千層麵可放入密閉容器，冷藏可保存 4 天。

營養資訊

每份多量營養素含量	434 大卡
脂肪	32.1 公克
碳水化合物	10.1 公克
纖維	1.6 公克
蛋白質	27.4 公克

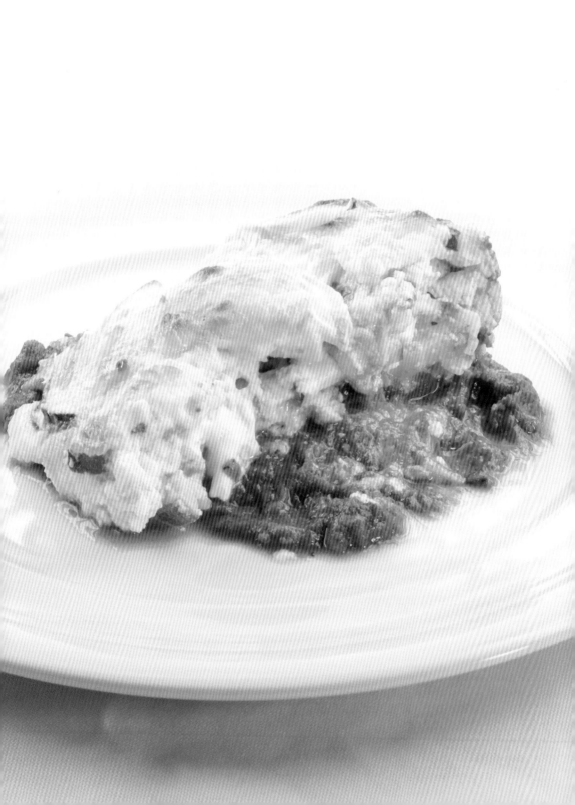

肉食者鹹派
（MEAT LOVER'S QUICHE）

份量	8 份	準備時間	15 分鐘	烹調時間	大約 40 分鐘

派皮：

1 顆雞蛋

½ 杯去皮杏仁粉

¼ 杯（½ 條）無鹽奶油，切成小塊狀，置室溫軟化

¼ 杯切達（cheddar）起司（約 1 盎司）

2 湯匙研磨亞麻籽粉

2 湯匙高纖椰子粉

內餡：

4 片培根切碎

4 盎司（110 公克）墨西哥未加工香腸切碎

1 中甜椒（任何顏色）切碎

1 小蕃茄切碎

½ 顆小洋蔥切碎

1 茶匙大蒜粉

2 盎司（55 公克）生火腿切碎（自選）

4 顆雞蛋

¼ 杯動物性鮮奶油

¾ 杯格律耶爾（gruyère）起司絲（約 3 盎司）

⅓ 杯帕馬森起司粉（約 1 盎司，自選）

01 烤箱預熱至 200℃，在 9 英吋派盤內上油。

02 用攪拌碗將派皮的材料混合均勻形成麵團。將麵團放入塗有油脂的派盤上，用手指將其均勻壓在盤底和盤的兩側，烘烤 5 到 7 分鐘。烤好後將派盤從烤箱取出，並且將溫度降到 180℃。

03 製作餡料：將培根和香腸放入煎鍋用中火煎 3 至 4 分鐘，然後加入甜椒、蕃茄、洋蔥和大蒜粉拌炒 2 到 3 分鐘，直到蔬菜變軟後關火。如果有使用火腿，這時將其添加到鍋中攪拌均勻，隨後將肉和蔬菜移到烤好的派皮中，均勻平鋪在底部。

04 將雞蛋和動物性鮮奶油打發，將其鋪在肉餡上，頂部灑上起司。

05 將派放入烤箱烘烤 33 至 37 分鐘，過程中轉動平底鍋，直至雞蛋凝固並且外皮邊緣開始變褐色。鹹派烤好後取出，切成 8 等分趁熱食用。剩餘的鹹派冷藏可保存 4 天。

營養資訊	
每份多量營養素含量	348 大卡
脂肪	27.5 公克
碳水化合物	5.3 公克
纖維	2.2 公克
蛋白質	18.8 公克

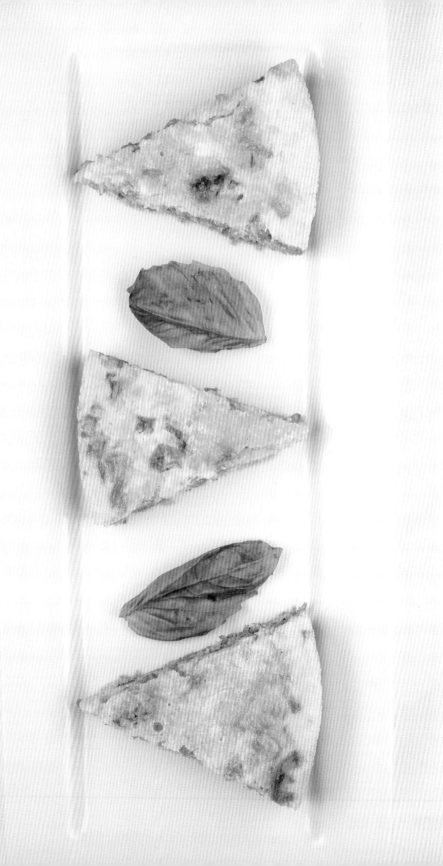

班尼迪克蛋
（EGGS BENEDICT）

份量	4 份	準備時間	15 分鐘	烹調時間	大約 15 分鐘

水波式泡煮是一種將蔬菜、肉類、水果或雞蛋用沸騰液體如高湯、果汁或水煮熟的方法。液體的溫度應為 70℃至 80℃，好讓液體蒸發（即產生蒸汽），但不會處於沸騰的狀態。

上層：

1 夸脫水（0.9 公升）

2 湯匙白醋

8 顆雞蛋

8 片加拿大燻焙根

1 顆大蕃茄切成 8 片

½ 杯荷蘭醬（Hollandaise）（第 433 頁）

英式馬芬：

½ 杯去皮杏仁粉

⅓ 杯高纖椰子粉

1 茶匙烘焙粉

¼ 茶匙大蒜粉

¼ 茶匙洋蔥粉

¼ 茶匙猶太鹽

4 顆雞蛋

¼ 杯（½ 條）無鹽奶油，使其融化

至少 1 湯匙無鹽奶油，煎馬芬用

01 將水和醋倒入鍋中用中火煮沸。用一個大碗放上漏勺，並且將烘焙紙平鋪在烤盤上，將烤箱預熱至 180℃。

02 馬芬：將杏仁粉、椰子粉、烘焙粉、大蒜粉、洋蔥粉和鹽放入碗中攪拌均勻。在另一個碗中，將雞蛋和融化的奶油攪拌直到完全融合，隨後將雞蛋糊倒入麵粉中攪拌直到均勻。

03 製作上層配料：將一顆雞蛋打入小碗中，以漩渦式攪動沸騰的水以形成漩渦狀，輕輕倒入雞蛋，蛋黃不要裂開。烹煮大約 3 分鐘可使蛋黃半生不熟，4 至 5 分鐘則幾乎全熟。小心取出水波蛋並瀝乾。一次可以水煮多顆雞蛋，但要考慮容器大小與水量，建議一次不要超過 3 顆。

04 將加拿大培根均勻平鋪在準備好的烤盤上，放入烤箱中加熱 8 至 10 分鐘。

05 水煮雞蛋的同時製作馬芬：在平底鍋裡加 1 湯匙奶油以中火加熱。使用 ¼ 量杯裝滿三分之二的麵糊倒入鍋中。煎大約 2 到 3 分鐘，直到馬芬呈褐色，翻面再煎 1 到 2 分鐘。全部可製作 8 個馬芬，過程中可在平底鍋中加入更多的奶油。

06 組合馬芬：將 2 片英式馬芬放在盤子上，每片搭配 1 片加拿大培根、1 片蕃茄和 1 個水波蛋，最後淋上荷蘭醬即可食用。這道料理保存不易，最好趁熱食用完畢。

營養資訊

每份多量營養素含量	521 大卡
脂肪	41.3 公克
碳水化合物	8.4 公克
纖維	5.3 公克
蛋白質	28.9 公克

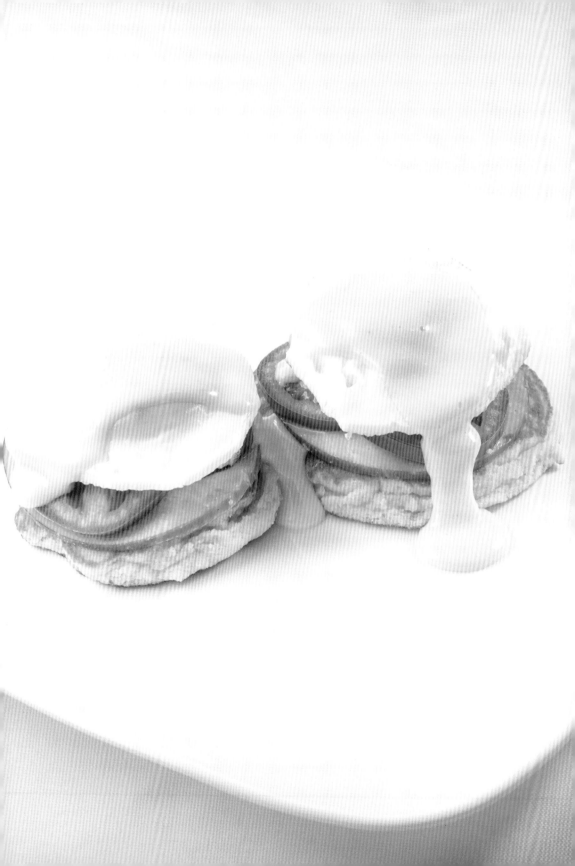

楓糖香蕉煎餅
（MAPLE BANANA PANCAKES）

份量	24 個（每份 4 個）	準備時間	10 分鐘	烹調時間	大約 10 分鐘

12 顆雞蛋，將蛋白蛋黃分開

1 茶匙塔塔粉

1 條（8 盎司）奶油起司，置室溫軟化切塊

½ 杯高纖椰子粉

½ 杯與 3 湯匙無糖杏仁奶，分開備用

½ 杯與 2 湯匙動物性鮮奶油，分開備用

¼ 杯去皮杏仁粉

¼ 杯香蕉蛋白粉

4 茶匙肉桂粉

2 茶匙香草精

2 茶匙楓樹精（maple extract）

½ 茶匙烘焙粉

½ 茶匙與 ⅛ 茶匙純蔗糖素，分開備用

¼ 杯細切生胡桃

裝飾：

¼ 杯粗碎生胡桃

01 製作煎餅：在一個大碗中打發蛋白起泡，然後加入塔塔粉，繼續打發直到呈山峰隆起狀，大約 3 分鐘。

02 用另一個大碗，將蛋黃、一半奶油起司、椰子粉、½ 杯杏仁奶、½ 杯動物性鮮奶油、杏仁粉、蛋白粉、2 茶匙肉桂粉、香草精、1 茶匙楓樹精、烘焙粉和 ½ 茶匙蔗糖素打發。

03 輕輕將蛋黃混合物和細切山核桃拌入打發好的蛋白攪拌，直到均勻混合。

04 用中火加熱大平底鍋，然後噴上烹飪油。使用 ¼ 量杯將麵糊舀進平底鍋中形成煎餅，每面煎 2 分鐘。重複以上步驟做好煎餅，每做好一輪可再次噴上烹飪油。

05 製作醬汁：將剩下一半的奶油起司和 3 湯匙杏仁奶、2 湯匙動物性鮮奶油、2 茶匙肉桂粉、1 茶匙楓樹精和 ⅓ 茶匙蔗糖素打發，直至醬汁呈柔滑狀。

06 上桌前，在煎餅上淋上醬汁，用粗碎山核桃裝飾。將剩餘的煎餅和醬汁放入不同容器中冷藏可保存 4 天。

營養資訊	
每份多量營養素含量	476 大卡
脂肪	40.2 公克
碳水化合物	6.8 公克
纖維	3.9 公克
蛋白質	21.8 公克

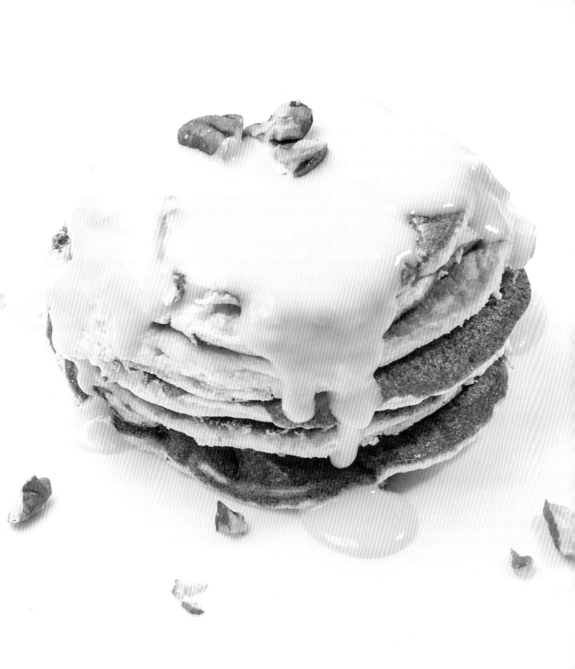

培根蛋起司三明治
（BACON, EGG, AND CHEESE SANDWICH）

份量	2 個（每份 1 個）	準備時間	10 分鐘	烹調時間	大約 25 分鐘

內餡：

3 片培根

½ 顆小紅洋蔥切片

½ 顆小蕃茄切片

1 湯匙椰子油或 MCT 油

4 顆蛋

2 湯匙動物性鮮奶油

少許辣椒醬

2 片切達起司

麵包：

2 顆蛋，蛋白蛋黃分開

2 盎司奶油起司（¼ 杯），
置室溫軟化

½ 茶匙猶太鹽

½ 茶匙煙燻辣椒粉（paprika）

¼ 茶匙大蒜粉

¼ 茶匙黑胡椒粉

¼ 茶匙烘焙粉

少許烏斯特黑醋醬
（Worcestershire sauce）

¼ 茶匙塔塔粉

⅓ 杯帕馬森起司粉（大約 1
盎司）

¼ 杯煙燻高達（gouda）起司
（大約 1 盎司）

01 烤箱預熱至 200℃。將烤盤鋪上烘焙紙，然後在 8 英吋正方形烤盤鋪上烘焙紙，並噴上一層烹飪油。

02 準備內餡：將培根、洋蔥片和蕃茄片放入鋪上烘焙紙的烤盤上，烘烤 10 至 12 分鐘，直至培根變脆，蔬菜呈褐色後從烤箱中取出，將烤箱降溫至 180℃。培根片斜向切成兩半。

03 烹調培根和蔬菜的同時可製作麵糊：混合 2 顆蛋黃、奶油起司、鹽、辣椒粉、大蒜粉、胡椒粉、烘焙粉和黑醋醬。用另一個碗將蛋白打發起泡，然後加入塔塔粉繼續打發呈隆起山峰狀，大約 3 分鐘。將蛋黃混合物拌入打發的蛋白中直到完全融合，然後將麵糊倒入準備好的烤盤中，均勻撒上帕馬森起司和高達起司。

04 將麵包烘烤 12 到 15 分鐘，直到邊緣開始變褐色後，將麵包從烤盤取出放在冷卻架上，靜置 3 到 4 分鐘，然後切成 4 等分先放在一旁。

05 完成內餡：用中火在炒鍋中加熱椰子油，將 4 顆雞蛋、動物性鮮奶油和辣椒醬一起攪拌均勻後，倒入煎鍋直到雞蛋煎熟，隨後將餡料分成 2 等分。

06 組合三明治：將 2 片麵包放在盤子上，之後放上 1 片切達起司，然後再平均將雞蛋、蕃茄、洋蔥和 3 片培根疊上，隨後放上另一片麵包即可上桌。將剩餘的三明治放在密閉容器中冷藏可保存 3 天。

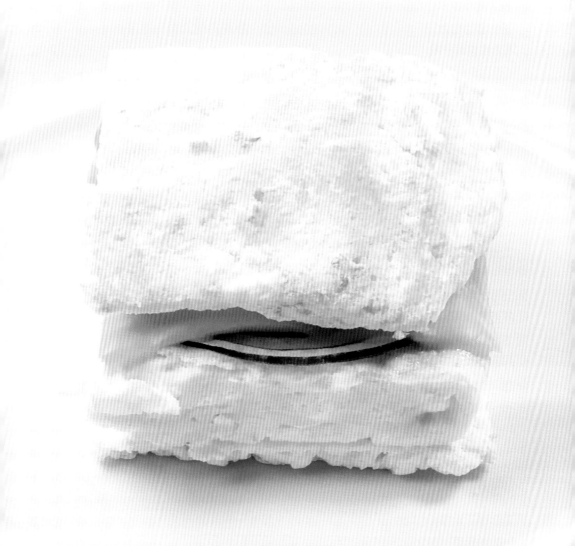

墨西哥莎莎捲

（BREAKFAST WRAPS WITH PICO DE GALLO）

份量	4 份	準備時間	15 分鐘，外加 1 小時冷藏麵團	烹調時間	35 分鐘

捲皮：

2 杯新鮮菠菜

¼ 盎司豬皮（約 ½ 杯）

¼ 杯去皮杏仁粉

3 湯匙高纖椰子粉

1½ 茶匙奇亞籽

1 茶匙洋車前子纖維粉

½ 茶匙猶太鹽

½ 茶匙大蒜粉

½ 茶匙洋蔥粉

⅛ 茶匙玉米糖膠

少許卡宴辣椒（cayenne pepper）

½ 杯溫水

2 湯匙椰子油或 MCT 油，分開用於煎鍋

莎莎醬：

2 顆羅馬蕃茄切小丁

¼ 顆小紅洋蔥切小丁

1 茶匙萊姆汁

¼ 茶匙猶太鹽

內餡：

3 夸脫水

¼ 杯蒸餾白醋

1 湯匙猶太鹽

8 顆蛋，置於室溫

1 湯匙椰子油或 MCT 油

2 杯新鮮菠菜

4 片切達起司

01 製作捲皮麵團：在食品加工機中，將菠菜、豬皮、杏仁粉、椰子粉、奇亞籽、洋車前子纖維粉、鹽、大蒜粉、洋蔥粉、玉米糖膠和辣椒粉混合均勻。當高速瞬轉時，慢慢加入水直到形成麵團。從食品加工機中取出麵團，在平滑的表面上揉搓 1 至 2 分鐘，直至形成光滑球形麵團。在碗內噴上烹飪油，然後將麵團放入碗中，用保鮮膜蓋住，放入冰箱冷藏 1 小時。

02 準備莎莎醬：將蕃茄、紅洋蔥、萊姆汁和鹽混合均勻，放入冰箱冷藏備用。

03 水煮雞蛋作為內餡備料：在平底鍋內加入 5 夸脫（4.7 公升）水，用高溫煮沸後加入醋和鹽攪拌至鹽溶解。一次放入一顆蛋，設定計時器 10 分鐘。當計時器響時，將蛋從水中取出置於冰水中 3 至 4 分鐘。剝除蛋殼，將雞蛋切碎後冷藏直至步驟 6 備用。

04 當麵團冷凍變硬後，在平滑的工作台上噴上烹飪油。將麵團球放上工作台並壓扁，用烘焙紙覆蓋，再用擀麵棍滾出 ¼ 英吋（5 公釐）厚的捲皮。之後取下烘焙紙，以 9 英吋（20 公分）的煎鍋或蛋糕盤為準，切出 4 個 9 英吋（20 公分）的圓形麵皮。

05 在 10 英吋（25 公分）的煎鍋內以中大火加熱 1 湯匙椰子油，之後放入一個捲皮，每面煎 2 到 3 分鐘，直到顏色開始變褐；這個過程重複三次，每次都要再加入 1 茶匙的椰子油。做好的捲皮靜置一旁，將烤箱預熱至 230℃。

06 完成內餡：用炒鍋以中火加熱 1 湯匙椰子油 1 到 2 分鐘，之後放入菠菜快炒 2 分鐘。將煮熟

4 顆櫻桃番茄

1 顆萊姆，切成 4 等分

特殊工具：

牙籤

營養資訊	
每份多量營養素含量	397 大卡
脂肪	31 公克
碳水化合物	9.5 公克
纖維	5.8 公克
蛋白質	22 公克

的雞蛋倒入鍋中攪拌均勻，等到蛋變熱後即可取出放在一旁。

07 組合：將 1 片切達起司和 ¼ 至 ⅓ 杯雞蛋菠菜內餡，鋪上捲皮。將捲皮兩邊摺起以包覆餡料，用牙籤固定；再將這 4 個墨西哥捲放到烤盤上烘烤 3 到 4 分鐘讓起司融化。

08 上桌前，用櫻桃蕃茄、莎莎醬和萊姆片裝飾。剩餘的墨西哥捲和莎莎醬可分開裝在密閉容器，冷藏可保存 4 天。

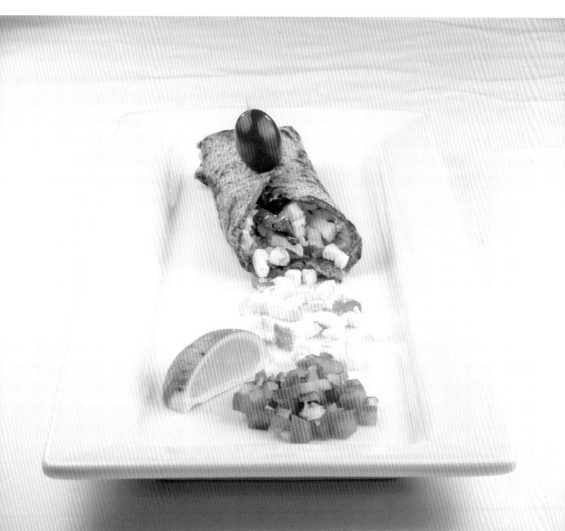

黑核桃櫛瓜麵包佐楓糖
（BLACK WALNUT ZUCCHINI BREAD WITH MAPLE BUTTER）

份量	1 條 9x5 英吋（6 份）	準備時間	15 分鐘	烹調時間	40 分鐘

麵包：

½ 杯去皮杏仁粉

½ 杯高纖椰子粉

¼ 杯榛子麵粉

¼ 杯多用途綜合蛋白粉（Multi-Purpose Mix）

1 湯匙洋車前子纖維粉

1 茶匙小蘇打

½ 茶匙烘焙粉

2 茶匙肉桂粉

¼ 茶匙肉豆蔻粉

¼ 茶匙丁香粉

½ 茶匙玉米糖膠

4 顆蛋

½ 杯（1 條）無鹽奶油，置室溫軟化

3 湯匙椰子油或 MCT 油

2 湯匙動物性鮮奶油

2 茶匙香草精

1 茶匙代糖紅糖

⅛ 至 ¼ 茶匙純蔗糖素

¼ 杯黑核桃切碎

1 條櫛瓜（大約 200 公克）切絲

內餡：

½ 杯（1 條）無鹽奶油，置室溫軟化

1 茶匙楓樹精（maple extract）

1 茶匙肉桂粉

¼ 茶匙猶太鹽

⅛ 茶匙純蔗糖素

01 將烤箱預熱至 170℃，在 9 × 5 英吋的土司烤盤內噴上烹飪油或上油。

02 將杏仁粉、椰子粉、榛子粉、蛋白粉、洋車前子纖維粉、小蘇打、烘焙粉、香料、¼ 茶匙的玉米糖膠過篩倒入碗中攪拌均勻備用。

03 把雞蛋的蛋白和蛋黃分開，分別放入 2 個大碗。將奶油和椰子油加入蛋黃的碗中，用攪拌器混合直至材料呈柔滑狀並且乳化（不分離）。隨後加入動物性鮮奶油、香草精、代糖紅糖和蔗糖素混合均勻後備用。

04 將蛋白打發起泡，加入剩餘 ¼ 茶匙的玉米糖膠繼續打發，直到呈隆起山峰狀，大約 3 分鐘。

05 將蛋黃拌入打發蛋白中，隨後加入乾性配料、核桃和櫛瓜拌勻，直至形成厚麵糊狀。

06 將麵糊倒入準備好的烤盤中，用鋁箔紙蓋住烘烤 40 分鐘，中途將烤盤前後轉動一次。

07 楓糖醬：把奶油、楓樹精、肉桂、鹽和蔗糖素攪拌均勻，直到呈柔滑狀，適合塗抹。

08 從烤箱取出麵包並放涼，切成 6 等分。冷熱皆可食用，搭配 1 到 2 湯匙的楓糖醬。剩餘的麵包放入密閉容器內，冷藏可保存 1 星期。

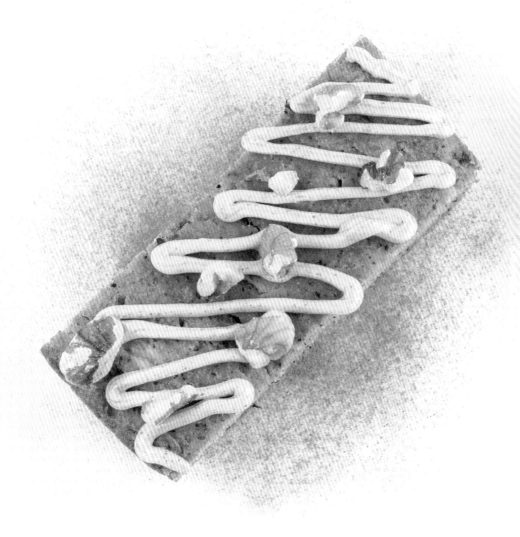

酪梨烤蛋
（EGGS IN A BASKET）

份量	4 份	準備時間	5 分鐘	烹調時間	22 至 25 分鐘

4 顆酪梨對切去籽

½ 茶匙猶太鹽

½ 茶匙大蒜粉

½ 茶匙洋蔥粉

1 湯匙辣椒醬

8 顆雞蛋

營養資訊

每份多量營養素含量	393 大卡
脂肪	32 公克
碳水化合物	12.7 公克
纖維	10 公克
蛋白質	12.6 公克

01 烤箱預熱至 200℃，在烤盤上鋪一層烘焙紙。

02 將對切的酪梨放在烤盤上，用鹽、大蒜粉、洋蔥粉和辣椒醬調味後，烘烤 10 分鐘。

03 把烤熟的酪梨從烤箱中取出，各打一顆蛋放進酪梨內，烘烤 12 到 15 分鐘直到蛋白凝固，蛋黃半生不熟，如果你喜歡全熟，也可以烘烤更久的時間。

04 將烤好的酪梨從烤箱中取出靜置冷卻。可以依喜好添加辣醬。成品可儲存在密閉容器內，冷藏可保存 3 天。

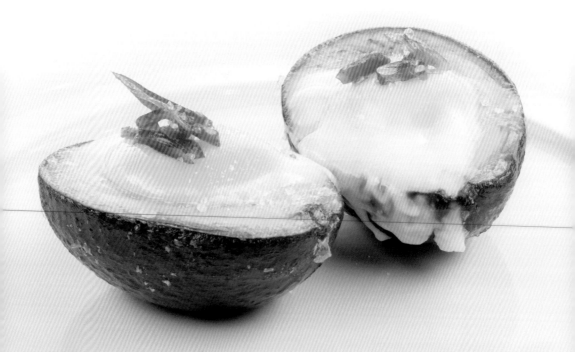

香腸蔬菜泥佐煎蛋

(CHORIZO HASH BROWNS AND FRIED EGGS)

份量	4份	準備時間	10分鐘	烹調時間	大約15分鐘

4 湯匙（½ 條）無鹽奶油，
分開備用

8 盎司（225 公克）墨西哥未
加工香腸（chorizo）

½ 顆青椒切碎

½ 顆紅椒切碎

¼ 顆黃色甜椒切碎

¼ 顆洋蔥切碎

1 茶匙蒜茸

1 顆中型白花椰菜花（直徑
12 至15 公分），去莖取花部
分磨碎

8 顆雞蛋

¼ 杯切達起司絲（約 1 盎司）

1 茶匙辣椒醬

½ 茶匙猶太鹽

½ 茶匙黑胡椒粉

01 在炒鍋中用中火將 2 湯匙奶油融化，當奶油開
始變褐色時，加入香腸、甜椒、洋蔥和大蒜，
拌炒 3 到 4 分鐘，直到蔬菜開始變褐。將火調
高至中高，加入碎花椰菜再拌炒 4 到 5 分鐘，
直到花椰菜開始變褐。

02 用另一個煎鍋，將剩下的 2 湯匙奶油融化後煎
蛋，熟度依個人喜好。

03 最後在香腸蔬菜泥中放入切達起司、辣椒醬、
鹽和胡椒粉調味。

04 將煮好的香腸蔬菜泥從平底鍋中取出，平均分
成 4 份，每份搭配 2 顆煎蛋上桌。剩餘的香腸
蔬菜泥存放在冰箱可保存 3 天。

營養資訊	
每份多量營養素含量	449 大卡
脂肪	36.2 公克
碳水化合物	11.5 公克
纖維	3.6 公克
蛋白質	19.2 公克

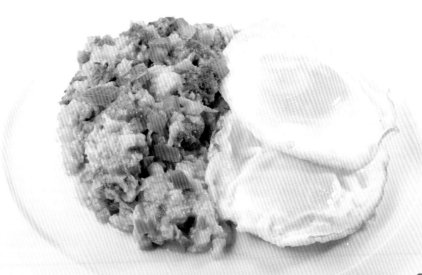

義大利烘蛋馬芬
（FRITTATA MUFFINS）

份量	12 個馬芬（每份 3 個）	準備時間	10 分鐘	烹調時間	大約 30 分鐘

2 片厚切培根切碎

1 湯匙椰子油或 MCT 油

1 顆紅甜椒切碎

1 顆青椒切碎

1 顆小蕃茄切碎

1 茶匙乾羅勒

1 茶匙洋蔥粉

½ 茶匙大蒜粉

9 顆雞蛋

½ 杯低脂牛奶

1 茶匙辣椒醬

½ 茶匙猶太鹽

1½ 杯煙燻高達起司（大約 6 盎司）

01 將烤箱預熱至 180℃，將 12 連馬芬烤盤上油。

02 將培根用中火煎 4 到 5 分鐘，直到釋出油脂變酥脆。將椰子油、青椒和蕃茄加入鍋中拌炒 2 到 3 分鐘，隨後將羅勒、洋蔥粉和大蒜粉加入攪拌 1 分鐘後取出。

03 用一個大碗，把雞蛋、低脂牛奶、辣椒醬和鹽攪拌均勻。

04 將甜椒均勻分配在馬芬烤盤內，分別將雞蛋倒入甜椒混合物內大約三分之二滿，每個馬芬灑上 2 湯匙的高達起司。

05 烘烤 20 至 23 分鐘，直到蛋凝固且頂端略呈褐色後，從烤箱中取出趁熱食用。未食用完的馬芬冷藏可保存 4 天，冷凍可保存 2 週。

營養資訊

每份多量營養素含量	469 大卡
脂肪	36.3 公克
碳水化合物	7.7 公克
纖維	1.3 公克
蛋白質	30.3 公克

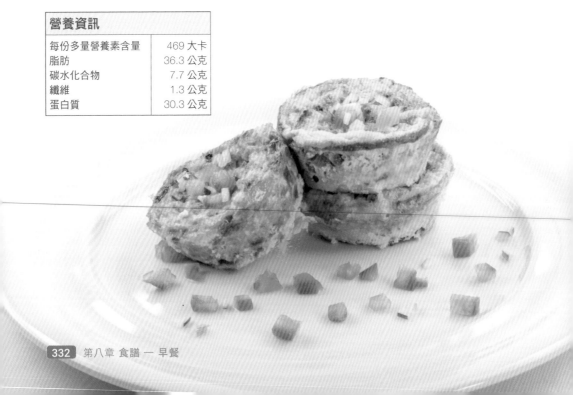

綠精靈奶昔

（GREEN GOBLIN BREAKFAST SHAKE）

份量　2份　　　準備時間　5分鐘　　　烹調時間　—

12 盎司（340 毫升）無糖杏仁奶

1 顆酪梨去皮對切去籽

1 杯冰塊

1 杯新鮮菠菜

¼ 杯乳清蛋白粉，風味自選

¼ 杯動物性鮮奶油

¼ 杯無鹽腰果

把所有的食材放入高效能攪拌機內攪拌 1 到 2 分鐘，直到呈濃滑狀後，平分成 2 杯立即飲用。

營養資訊	
每份多量營養素含量	376 大卡
脂肪	29.9 公克
碳水化合物	13.6 公克
纖維	7.1 公克
蛋白質	16 公克

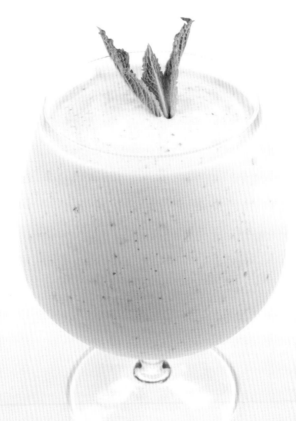

菠菜沾醬
（SPINACH DIP）

份量	8 份	準備時間	10 分鐘，外加 20 分鐘待涼	烹調時間	大約 12 分鐘

1 湯匙椰子油

¼ 顆小洋蔥切碎

8 盎司（225 公克）新鮮菠菜
切碎

½ 小顆型番茄切碎

1 茶匙乾燥或新鮮百里切碎

½ 杯雞高湯（第 431 頁）

1（8 盎司、225 公克）包奶
油起司，切方塊，置室溫軟化

½ 杯切達起司絲（約 2 盎司）

⅓ 杯新鮮現磨帕馬森起司粉
（大約 1 盎司）

⅓ 杯新鮮現磨羅馬羊奶
（Pecorino Romano）起司（大約
1 盎司）

½ 杯酸奶油

1 茶匙大蒜粉

猶太鹽

上桌：
豬皮或生菜沙拉

01 在 5 夸脫（約 4.7 公升）的平底鍋中，用中火
加熱椰子油 1 到 2 分鐘，然後放入洋蔥拌炒 2
分鐘或直到呈半透明狀。

02 把菠菜、蕃茄、百里香放入平底鍋上拌炒 2 到
3 分鐘，隨後倒入雞高湯燉煮 2 分鐘。

03 拌入起司、酸奶油和大蒜粉，直到混合物呈光
滑狀且完全受熱。用鹽調味後裝入上菜的容器
中。

04 可作為豬皮或各式生菜沙拉的沾醬。成品冷藏
可保存 6 天以上。

營養資訊	
每份多量營養素含量	208 大卡
脂肪	17.5 公克
碳水化合物	5.2 公克
纖維	1 公克
蛋白質	7.5 公克

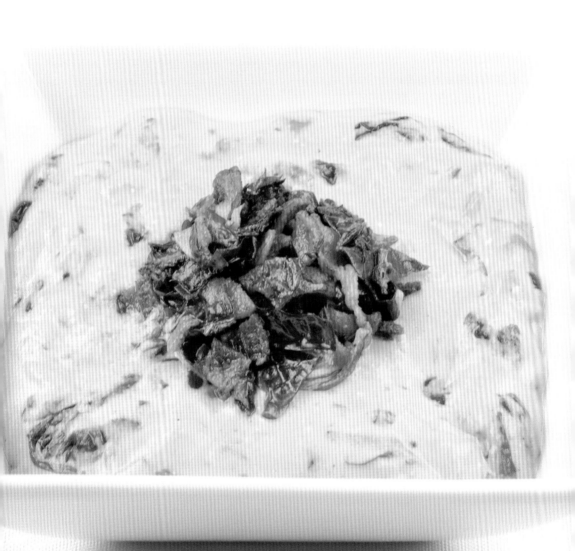

蘑菇小點
（STUFFED MUSHROOM CAPS）

份量	10 個（每份 5 個）	準備時間	10 分鐘	烹調時間	大約 20 分鐘

10 個白色蘑菇，直徑約 1½ 英吋（3 公分）

1 湯匙橄欖油

¼ 杯切碎的黃色洋蔥

1 顆青椒大致切碎

1 顆羅馬蕃茄大致切碎

2 顆大蒜切碎

½ 茶匙猶太鹽

¼ 茶匙現磨黑胡椒粉

⅓ 杯新鮮現磨帕馬森起司（大約 1 盎司）

01　烤箱預熱至 200℃，將冷卻架放在烤盤上。

02　切掉蘑菇的梗後，大致將梗切碎放在一邊。把蘑菇放在烤盤的冷卻架，梗面朝上。

03　在炒鍋中用中火加熱橄欖油，然後放入切碎的蘑菇梗、洋蔥、甜椒、蕃茄和大蒜，拌炒 4 到 5 分鐘。

04　用鹽和胡椒調味餡料，再均勻鋪在蘑菇上。

05　烘烤蘑菇 10 分鐘後從烤箱中取出，上層灑上帕馬森起司再放入烤箱烤 5 分鐘，直到起司略帶褐色即可上桌。

營養資訊

每份多量營養素含量	176 大卡
脂肪	11.5 公克
碳水化合物	8.9 公克
纖維	2.4 公克
蛋白質	9.3 公克

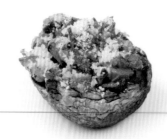
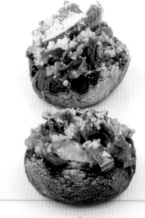
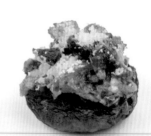

蘆筍培根捲

（BACON-WRAPPED ASPARAGUS）

份量　6束（每份3束）　　準備時間　5分鐘　　烹調時間　大約15分鐘

30 根蘆筍

3 片培根，斜向對切

營養資訊	
每份多量營養素含量	113 大卡
脂肪	5.2 公克
碳水化合物	8.2 公克
纖維	4.5 公克
蛋白質	8.2 公克

OI　烤箱預熱至 200℃，將冷卻架放在烤盤上。

O2　將蘆筍較老的尾端切掉。

O3　將 5 根蘆筍用一片培根捆在一起放在烤架上，鬆散的培根末端放在蘆筍束的下方。重複幾次，直到所有的蘆筍和培根用完，總共有 6 束。

O4　烘烤 20 至 22 分鐘，直至培根完全酥脆，過程中將蘆筍翻面。烤好後即可食用，剩餘的成品冷藏可保存 3 至 4 天。

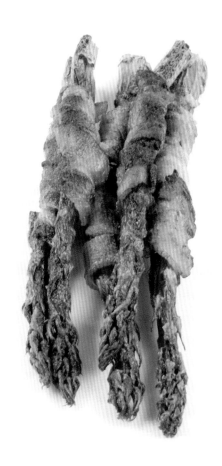

墨西哥辣椒培根捲佐洋蔥酸辣醬
（JALAPEÑO POPPERS WITH CARAMELIZED ONION CHUTNEY）

份量	30 個（每份 5 個）	準備時間	30 分鐘	烹調時間	大約 30 分鐘

墨西哥辣椒：

6 盎司（170 公克）牛絞肉
（85% 瘦肉；15% 脂肪）

¾ 杯碎藍紋起司（大約 3 盎司）

¼ 杯紅洋蔥切碎

½ 一把新鮮香菜切碎

1 茶匙孜然粉

1 茶匙猶太鹽

¼ 茶匙紅辣椒片

15 條大型墨西哥辣椒，縱向對切去籽

15 片厚切培根，斜向對切

酸辣醬：

2 湯匙椰子油

½ 顆中型紅洋蔥切碎

½ 顆小型白洋蔥切碎

3 顆櫻桃蘿蔔切碎

4 顆大蒜切碎

2 湯匙動物性鮮奶油

½ 茶匙猶太鹽

特殊工具：

牙籤

01 將冷卻架放在烤盤上。

02 將牛絞肉、藍紋起司、洋蔥、香菜、孜然、鹽和紅辣椒片放入一個大碗，用你的雙手將所有材料混合均勻。

03 每半個墨西哥辣椒填滿 1 湯匙牛絞肉混合物，再用一片培根包覆，最後用牙籤固定兩端。將包好的辣椒朝上放入烤盤中的架子上並冷藏。預熱烤箱至 200℃。

04 同時間開始製作酸辣醬：在一個大鍋中，用中低火加熱椰子油 1 到 2 分鐘。然後放入洋蔥、櫻桃蘿蔔和大蒜，大約煮 20 分鐘，直到洋蔥變軟並開始焦糖化。

05 當洋蔥混合物在烹調過程進行一半時，從冰箱中取出辣椒放入烤箱烘烤 8 分鐘，然後翻面繼續烘烤 7 到 10 分鐘，直到辣椒軟化，且內餡溫度達到 70℃。

06 當洋蔥混合物完成後，將其倒入攪拌機或食品加工機，隨後加入動物性鮮奶油和鹽攪拌，直到呈光滑狀。

07 辣椒捲要趁熱配洋蔥酸辣醬一起食用。

營養資訊	
每份多量營養素含量	453 大卡
脂肪	35.2 公克
碳水化合物	5.8 公克
纖維	2.7 公克
蛋白質	28.3 公克

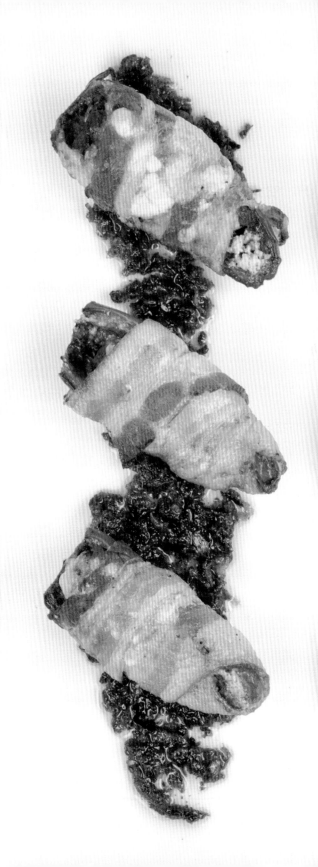

櫛瓜牛肉佐田園辣醬
（STUFFED ZUCCHINI BOATS WITH SPICY RANCH）

份量	8 個（每份 2 個）	準備時間	15 分鐘	烹調時間	大約 25 分鐘

墨西哥辣椒：

4 條中等櫛瓜（每條 170 公克），縱向對切

1 湯匙無鹽奶油

¼ 杯蘑菇切碎

8 盎司（225 公克）沙朗絞肉（80％瘦肉；20％脂肪）

¼ 碎藍紋起司（大約 1 盎司）

¼ 杯新鮮香菜切碎

1 茶匙乾燥奧勒岡葉

1 茶匙地孜然粉

⅛ 茶匙卡宴辣椒粉

1 茶匙猶太鹽

2 片厚切培根

田園辣醬：

¼ 杯田園沙拉醬

2 茶匙甜辣醬

裝飾：

½ 杯櫻桃蕃茄

營養資訊	
每份多量營養素含量	328 大卡
脂肪	27.7 公克
碳水化合物	4.8 公克
纖維	1.4 公克
蛋白質	14.9 公克

01 烤箱預熱至 200℃，將冷卻架放在烤盤上。

02 將櫛瓜挖空，做成船隻狀，瓜肉先放在一旁。將櫛瓜放入漏勺中搓上鹽，靜置 5 至 10 分鐘以除去多餘的水分，再用水沖洗並拍乾。

03 將挖空的櫛瓜面朝上，放入烤盤的冷卻架上烘烤 10 分鐘。

04 當櫛瓜正在烘烤的同時可製作內餡：將挖出的櫛瓜肉切成碎片。

05 用中高溫預熱炒鍋，放入奶油加熱大約 1 至 2 分鐘，然後加入切碎的櫛瓜肉和蘑菇拌炒 2 到 3 分鐘，之後倒入中型的攪拌碗內。

06 加入牛絞肉、藍紋芝士、香菜、奧勒岡葉、孜然、辣椒和鹽，用你的雙手將材料混合均勻，然後放入冰箱冷藏直到需要時再取出。

07 從烤箱中取出櫛瓜，將牛肉餡填滿櫛瓜後放入烤箱中烘烤 15 至 18 分鐘。

08 當櫛瓜在烘烤的同時，用中火將培根放入炒鍋中煎至酥脆，然後切成小塊。將田園醬和拉差酸辣醬混合至平滑狀。

09 當櫛瓜烤好後，將它們從烤箱中取出，灑上培根，搭配辛辣田園醬即可食用。如果需要，可用櫻桃蕃茄加以裝飾。

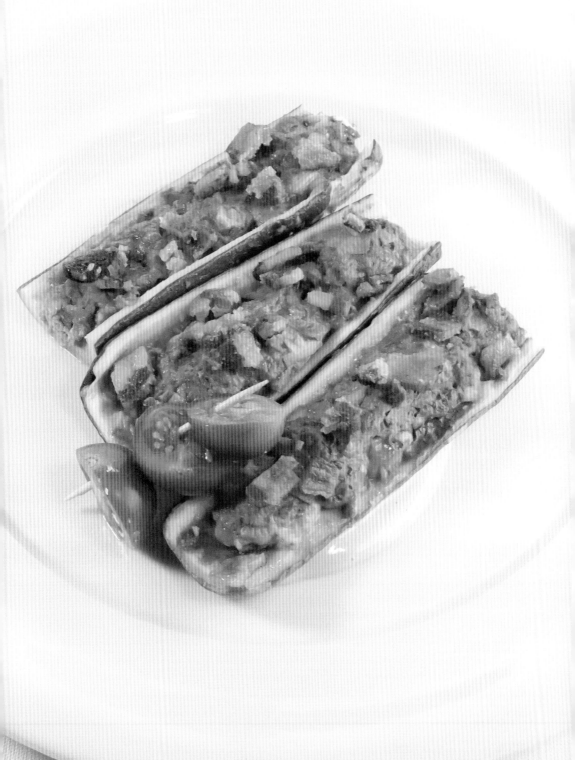

花椰菜佐辛辣芥末醬
（BROCCOLI BITES WITH SPICY MUSTARD）

份量	6 份	準備時間	10 分鐘	烹調時間	15 至 20 分鐘

有些油比其他油更適合做油炸料理，相關詳細訊息，請參閱第 299 頁的油脂和發煙點。此道料理建議用耐高溫的油，如葵花油、紅花油或花生油。

1 夸脫（0.9 公升）植物油，用於油炸

1 磅（450 公克）新鮮白花椰菜花

猶太鹽

麵糊：

½ 杯低脂牛奶

2 顆雞蛋

1 茶匙烏斯特黑醋醬（Worcestershire sauce）

¼ 杯去皮杏仁粉

¼ 杯多用途綜合蛋白粉（Multi-Purpose Mix）

1 湯匙亞麻籽粉

1 茶匙大蒜粉

1 茶匙洋蔥粉

1 茶匙薑黃粉（自選）

¼ 茶匙煙燻辣椒粉（自選）

¼ 茶匙黑胡椒粉

½ 茶匙猶太鹽

芥末醬：

¼ 杯第戎芥末

¼ 杯美乃滋

2 茶匙辣椒醬

少許卡宴辣椒

猶太鹽

01　用油炸鍋或 2½ 夸脫的平底鍋開中火預熱油，直至溫度達到 180℃。（隨時留意溫度，維持在 180℃），並且在烤盤上鋪一張餐巾紙。

02　當油在加熱的同時準備麵糊：將牛奶、雞蛋和烏斯特黑醋醬攪拌直至完全融合。把杏仁粉、蛋白粉、亞麻籽粉、香料和鹽一起過篩放入另一個碗中，然後將濕性配料倒入乾性配料中攪拌，直到形成均勻的麵糊。

03　用一隻手把花椰菜花浸入麵糊中，使其均勻沾上麵糊，然後直接放入熱油中煎炸。大約煎 1 到 2 分鐘後，翻面煎 30 到 60 秒，直到表面呈金黃色。你可以一次煎 3 或 4 朵花椰菜花，但不要太擁擠，以免油溫降低。

04　使用多孔勺，將花椰菜從熱油中取出，放在烤盤上的餐巾紙上吸油，之後撒上鹽。

05　製作芥末醬：把芥末、美乃滋、辣椒醬、辣椒粉和鹽攪拌均勻。花椰菜趁熱食用，芥末醬可置於花椰菜旁作沾醬。未吃完的花椰菜和芥末要分開裝在密閉容器中冷藏，花椰菜可保存 1 天，芥末可保存 1 週。

營養資訊	
每份多量營養素含量	239 大卡
脂肪	20.3 公克
碳水化合物	6 公克
纖維	2.5 公克
蛋白質	8.9 公克

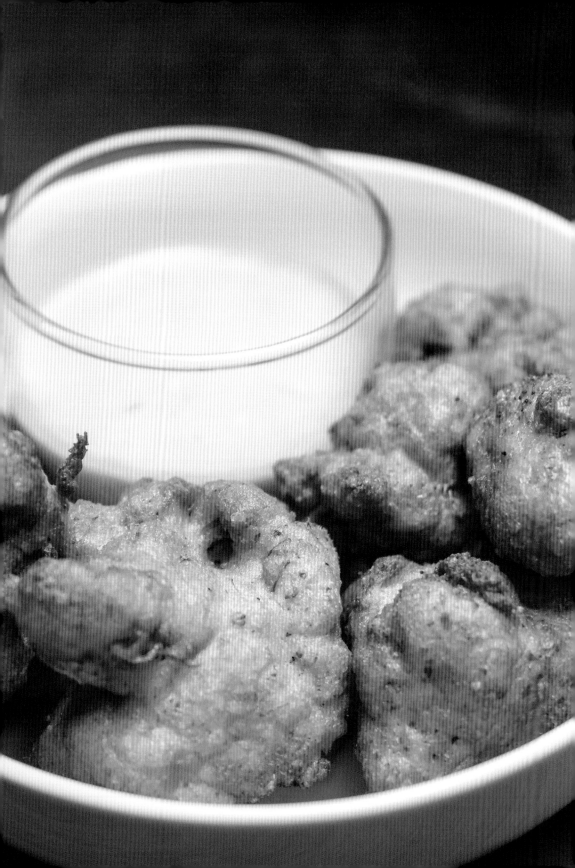

火烤鮮蝦培根捲
（BARBECUE BACON-WRAPPED SHRIMP）

份量	4 份	準備時間	10 分鐘，外加 20 分鐘浸泡烤肉串和醃蝦	烹調時間	大約 10 分鐘

醃料和燒烤醬：

¼ 杯魚高湯（432 頁）或水

2 湯匙蕃茄醬

1 湯匙黃色芥末

1 茶匙辣椒醬

½ 茶匙烏斯特黑醋醬
（Worcestershire sauce）

½ 茶匙辣椒粉

½ 茶匙大蒜粉

½ 茶匙洋蔥粉

¼ 茶匙卡宴辣椒（自選）

12 隻去殼去腸泥冷凍大蝦
（每磅 21 ～ 25 隻），先解凍

6 片培根

猶太鹽和黑胡椒粉

特殊工具：

4 枝（12 英吋、30 公分）竹籤

01 把竹籤放在水中浸泡 20 至 30 分鐘。

02 醃蝦：將魚高湯、蕃茄醬、芥末、辣椒醬、烏斯特黑醋醬、辣椒粉、大蒜粉、洋蔥粉、卡宴辣椒（自選）等攪拌均勻，之後加入大蝦醃 20 分鐘。

03 預熱燒烤架至中高溫或預熱烤箱至 180℃。

04 把蝦從醃汁中取出備用。將醃料倒入一個小平底鍋，用中火加熱煮沸後繼續煮 5 分鐘，或直到醃汁減少四分之一量。放入鹽和胡椒調味，完成後裝入碗中作為燒烤醬。

05 將培根斜向切成兩半，每片包裹一隻大蝦，每一個竹籤串 3 隻蝦。

06 大蝦每面燒烤 3 到 4 分鐘，或烘烤 7 到 10 分鐘，中途將烤盤翻轉一次。當大蝦轉白時表示已經熟了。

07 上桌時搭配燒烤醬。將剩餘的大蝦和醬汁分開放入密閉容器中，冷藏可保存 4 天。

營養資訊	
每份多量營養素含量	131 大卡
脂肪	6.4 公克
碳水化合物	3.1 公克
纖維	0.4 公克
蛋白質	15.9 公克

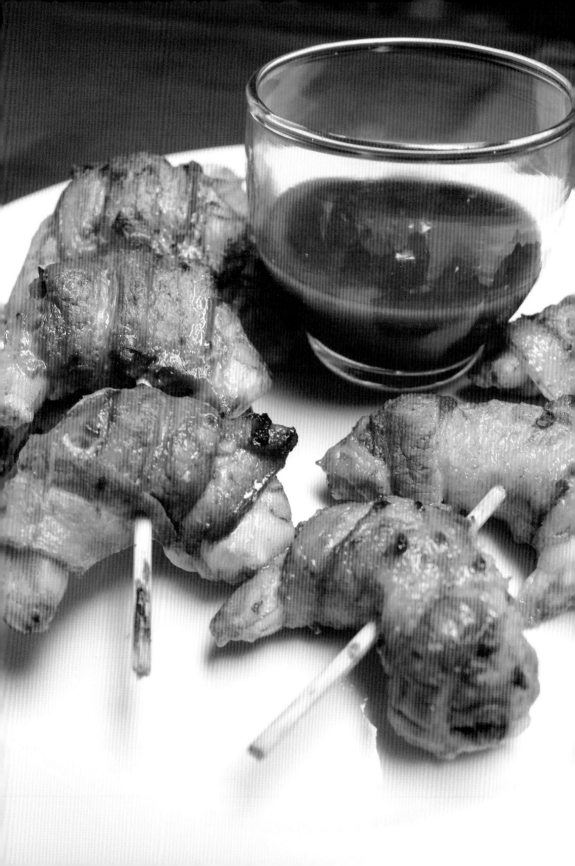

火腿香腸佐覆盆莓培根醬

(PROSCIUTTO-WRAPPED COCKTAIL SAUSAGES WITH RASPBERRY MAPLE BACON JAM)

份量	36 塊（每份 7 塊）	準備時間	20 分鐘	烹調時間	大約 20 分鐘

醬汁：

4 片楓糖培根切片

½ 小顆洋蔥切碎

½（12¾ 盎司、360 公克）
罐無糖覆盆莓果醬

1 茶匙辣椒醬

½ 茶匙大蒜粉

¼ 茶匙猶太鹽

香腸：

12 片生火腿片（prosciutto）（約 3 盎司、85 公克）

36 條煙燻綜合香腸（大約 14 盎司、400 公克）

特殊工具：

7 枝（12 英吋、30 公分）竹籤

營養資訊

每份多量營養素含量	174 大卡
脂肪	13.7 公克
碳水化合物	8.2 公克
纖維	5.2 公克
蛋白質	7.9 公克

01 把竹籤放在水中浸泡 20 至 30 分鐘。

02 烤箱預熱至 200℃，將冷卻架放在烤盤上。

03 製作果醬：在煎鍋中用中火將培根加熱 4 至 5 分鐘使脂肪釋出，加入洋蔥拌炒 3 到 4 分鐘直到洋蔥轉褐色。隨後倒入覆盆莓果醬、辣椒醬、大蒜粉和鹽攪拌均勻，大約煮 2 分鐘，偶爾攪拌一下，最後將果醬倒入容器中靜置冷卻，再冷藏 15 分鐘。冷卻後的果醬會稍微變濃稠。

04 將火腿放在平坦的表面上，短端朝向你。每片縱向切成 3 等分長條狀，全部共切成 36 條。

05 把每條香腸包在火腿片中，捲好後用竹籤串起，一根竹籤串 5 根香腸（總共有 6 串）。

06 把串好的香腸放在烤架上烘烤 10 分鐘，或直到外層開始變脆，烘烤中途將香腸翻面。

07 完成後趁熱搭配果醬食用。剩餘的香腸和果醬可分別放入密閉容器中，冷藏可保存 1 週。

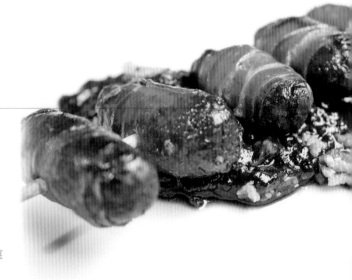

麵包起司棒

(BREADED M 益司 ZARELLA STICKS)

份量　12根（每份3根）　準備時間　10分鐘，外加2小時冷凍　烹調時間　大約12分鐘

此道料理建議使用耐高溫的油，如葵花油、紅花油或花生油。

麵包粉：

⅓ 杯去皮杏仁粉

⅓ 杯高纖椰子粉

¼ 茶匙大蒜粉

¼ 茶匙洋蔥粉

¼ 茶匙玉米糖膠

¼ 茶匙猶太鹽

少許現磨黑胡椒粉

蛋液：

2 顆雞蛋

2 湯匙動物性鮮奶油

6 根莫札瑞拉（mozzarella）起司
縱向對切

1 杯植物油，煎炸用

½ 杯低糖蕃茄醬加熱

01 烤盤鋪上烘焙紙（若烤盤不適合你的冰箱，可
用兩個較小的托盤代替）。

02 製作麵包粉：將杏仁粉、椰子粉、大蒜粉、洋
蔥粉、玉米糖膠、鹽和胡椒過篩混合。

03 製作蛋液：將雞蛋和動物性鮮奶油放入小碗中
攪拌均勻。

04 將起司棒依序浸入蛋液、麵包粉、再沾一次蛋
液和麵包粉。將裹好麵包粉的起司棒放入烤
盤，然後冷凍至少2小時。

05 油炸乳酪棒：用1夸脱（0.9公升）的平底鍋
或油炸鍋，將油加熱至200℃後，放入起士棒
油炸2至3分鐘，直到呈金黃色。

06 將炸好的起司棒放在鋪有吸油紙的盤子上，可
搭配蕃茄醬趁熱食用。

營養資訊	
每份多量營養素含量	312 大卡
脂肪	23 公克
碳水化合物	7.5 公克
纖維	5.1 公克
蛋白質	18.7 公克

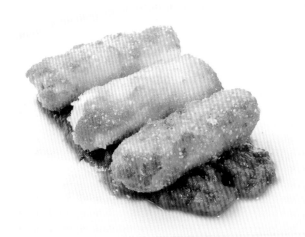

義式普切塔佐羅勒油
（BRUSCHETTA WITH BASIL OIL）

份量	24 片（每份 3 片）	準備時間	15 分鐘	烹調時間	大約 8 分鐘

蒜香小圓片麵包：

4 顆蛋

½ 茶匙小蘇打

½ 茶匙猶太鹽

¼ 茶匙塔塔粉

2 湯匙現磨帕馬森起司

1 茶匙義大利調味料

1 茶匙辣椒粉

½ 茶匙大蒜粉

½ 茶匙洋蔥粉

普切塔：

2 顆羅馬蕃茄切碎

¼ 顆小紅洋蔥切碎

1 顆大蒜切碎

4 片新鮮羅勒葉剁碎

少許鹽和胡椒

羅勒油：

½ 把新鮮羅勒葉

⅓ 杯特級初榨橄欖油

營養資訊	
每份多量營養素含量	144 大卡
脂肪	12.3 公克
碳水化合物	2.7 公克
纖維	0 公克
蛋白質	4.3 公克

01 烤箱預熱至 200℃。將 12 連馬芬烤盤均勻塗上橄欖油或噴上烹飪油。

02 把雞蛋的蛋白蛋黃分開，蛋白放在大碗裡，蛋黃放在中碗裡。

03 把蛋白打發呈泡沫狀後加入小蘇打、鹽和塔塔粉，隨後繼續打發直到呈山峰隆起狀，過程大約 3 分鐘。

04 在蛋黃中加入帕瑪森起司、義大利調味料、辣椒粉、大蒜粉和洋蔥粉打發至呈光滑狀。之後用橡皮刮刀輕輕將蛋黃倒入蛋白中混合均勻。

05 將雞蛋混合物倒入上油的馬芬烤盤中，將其填滿四分之一，烘烤 6 至 8 分鐘，直到呈淡棕色後從烤箱中取出，將蒜香小圓片麵包移到冷卻架上待涼。

06 先把普切塔的配料混合均勻放一旁。

07 製作羅勒油：用食品加工機，將羅勒和橄欖油混合攪拌至呈光滑狀。將四分之一的羅勒油加入普切塔混合物中攪拌，其餘的羅勒油則保留作為淋汁之用。

08 一旦蒜香小圓片麵包冷卻後，鋪上 1 湯匙普切塔，並滴上大約 1 茶匙羅勒油即可上桌。剩餘的麵包、普切塔和羅勒油可分別放入容器中，蒜香小圓片麵包在室溫下可保存 1 至 2 天，普切塔和羅勒油冷藏可保存 4 天。

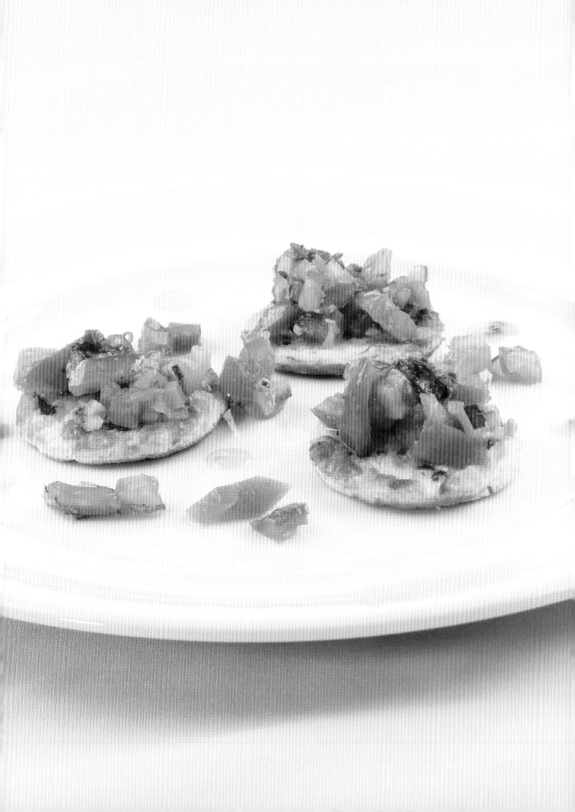

墨西哥辣椒醃芥末蛋
（JALAPEÑO PICKLED DEVILED EGGS）

份量	12 個半顆蛋（每份 2 個）	準備時間	10 分鐘，外加 1 至 2 天醃漬蛋	烹調時間	大約 10 分鐘

醃漬蛋：

2 夸脫（1.8 公升）水

¼ 杯白醋

2 湯匙猶太鹽

12 顆雞蛋，置於室溫

2 湯匙醃漬香料

2 個墨西哥辣椒切片

芥末蛋：

¼ 杯美乃滋

1 茶匙大蒜粉

1 茶匙洋蔥粉

1 茶匙煙燻辣椒粉

1 茶匙猶太鹽

1 茶匙烏斯特黑醋醬
（Worcestershire sauce）

⅛ 茶匙卡宴辣椒

裝飾：

1 個墨西哥辣椒去籽切丁

2 湯匙紅洋蔥切丁

01 製作醃漬蛋：將水煮沸後倒入醋和鹽，將雞蛋放入沸水中煮 10 分鐘。之後用漏勺子將蛋取出（預留水），放入冰水中冰鎮冷卻。

02 製作醃漬滷水：將煮蛋的水倒入耐熱容器中，然後加入醃漬香料和切片墨西哥辣椒攪拌。靜置放涼後再冷藏冰鎮。

03 雞蛋剝除蛋殼。

04 將剝好的雞蛋放入滷水中，再放回冰箱醃漬 1 至 2 天。

05 將雞蛋從滷水中取出縱向切成兩半。挖出蛋黃置於碗中，蛋白放在盤子上。

06 將美乃滋、大蒜粉、洋蔥粉、辣椒粉、鹽、黑醋醬和辣椒粉加入蛋黃中攪拌直到滑順。

07 將蛋黃放入大塑膠袋再剪一角，或者放入奶油擠花袋。每顆蛋白大約擠入 1 湯匙的蛋黃。上桌前可用切丁的墨西哥辣椒和紅洋蔥丁裝飾。剩餘的雞蛋可冷藏保存 5 天。

營養資訊	
每份多量營養素含量	265 大卡
脂肪	22.9 公克
碳水化合物	1.2 公克
纖維	0 公克
蛋白質	12.6 公克

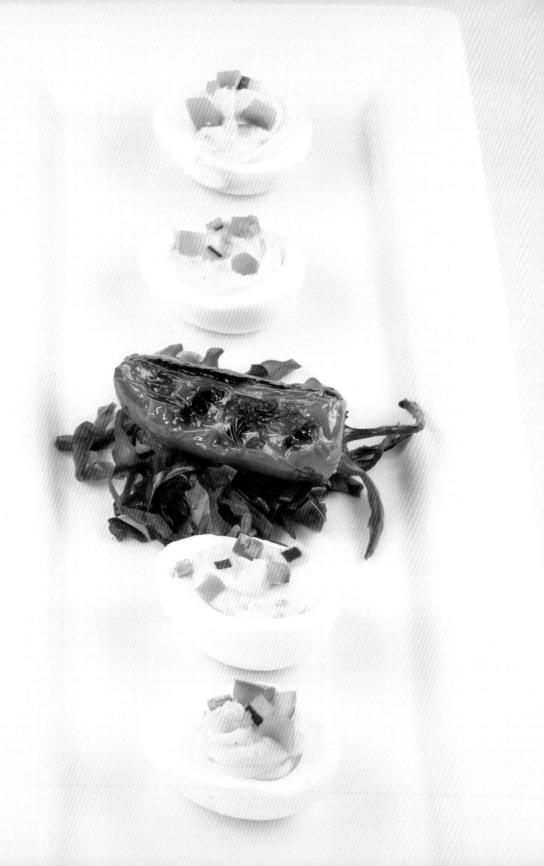

水牛城辣烤花椰菜
（BATTERED BUFFALO BITES）

份量	4 份	準備時間	10 分鐘，外加 20 分醃泡	烹調時間	大約 20 分鐘

¼ 杯酪奶（buttermilk）

¼ 杯動物性鮮奶油

½ 杯水牛城辣醬

¼ 杯與 2 湯匙研磨帕馬森起司，分開備用

1 湯匙去皮杏仁粉

1 湯匙蘋果醋

1 茶匙煙燻辣椒粉

1 茶匙洋蔥粉

½ 茶匙大蒜粉

¼ 茶匙卡宴辣椒

¼ 茶匙玉米糖膠

1 顆中型白花椰菜花（直徑 12 至 15 公分），分開切成 1 英吋（3 公分）小花狀

¼ 杯藍紋起司醬

上桌：
生菜沙拉

01 拌勻酪奶、動物性鮮奶油、¼ 杯水牛城辣醬、2 湯匙帕瑪森起司、杏仁粉、蘋果醋、辣椒粉、洋蔥粉、大蒜粉、卡宴辣椒和玉米糖膠。隨後放入花椰菜小花，均勻沾上醬糊醃漬 20 分鐘。

02 將烤箱預熱至 230℃，在烤盤鋪一層烘培紙。

03 將花椰菜從醃料中取出放在烤盤的烘焙紙上，烘烤 15 到 18 分鐘，中間將烤盤前後翻轉一次。

04 當花椰菜在烘烤時，將醃泡汁倒入小鍋，用中火煮沸後繼續煨 4 到 5 分鐘，直到分量減少四分之一。隨後加入藍紋起司醬攪拌均勻，直到濃度適合做沾醬。完成後，持續用小火保溫，直到花椰菜完成。

05 把花椰菜從烤箱取出，與剩餘的 ¼ 杯水牛城辣醬一起倒入大碗中拌勻，然後再放回烤盤上烘烤 2 到 3 分鐘，直到外層開始變脆並呈褐色。

06 從烤箱中取出烤好的花椰菜，灑上剩下的 ¼ 杯帕馬森起司，趁熱搭配沾醬和生菜沙拉一起食用。

07 剩下的花椰菜和沾醬要分別放入不同容器中，冷藏可保存 3 天。

營養資訊

每份多量營養素含量	223 大卡
脂肪	18.3 公克
碳水化合物	9.6 公克
纖維	3.2 公克
蛋白質	6.5 公克

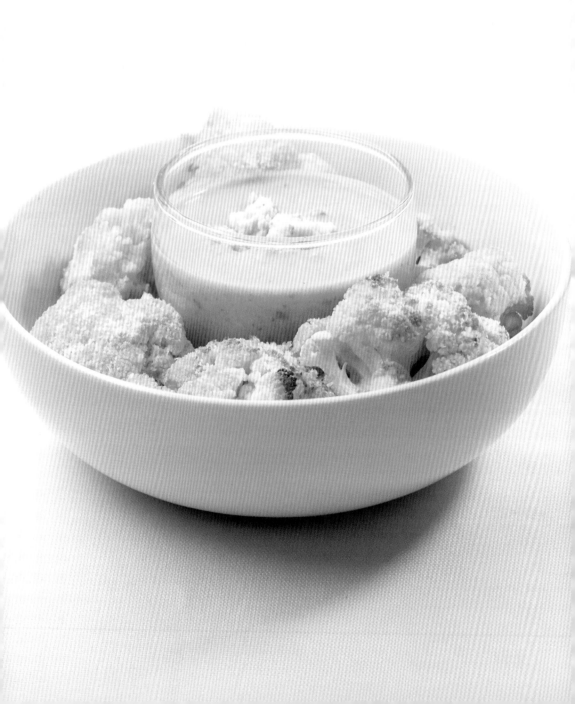

開心果羊奶起司佐覆盆莓醬

（PISTACHIO-COATED GOAT CHEESE WITH RASPBERRY COULIS）

份量	6 份	準備時間	10 分鐘	烹調時間	1 分鐘

¼ 杯無糖覆盆莓果醬

8 盎司（225 公克）新鮮山羊起司

½ 杯開心果切碎

營養資訊

每份多量營養素含量	262 大卡
脂肪	19.9 公克
碳水化合物	9.6 公克
纖維	4 公克
蛋白質	12.1 公克

01　將覆盆莓果醬放入適用於微波爐的碗中，以高溫微波 1 分鐘後攪拌至柔滑狀，之後靜置備用等待第 4 步驟。

02　將山羊起司做成長度為 6 到 8 英吋（15 至 20 公分）的圓木狀，放在舖有烘焙紙的平面上。

03　將切碎的開心果放在 6×4 英吋（15×10 公分）的長方形烘培紙上，將山羊起司平放在開心果上滾動，直到起司均勻沾滿開心果。

04　把起司放入冰箱冷藏 5 分鐘後切成 6 等分，上桌時搭配覆盆莓果醬。剩餘的起司和果醬要分開存儲在密閉容器中，冷藏可保存 1 週。

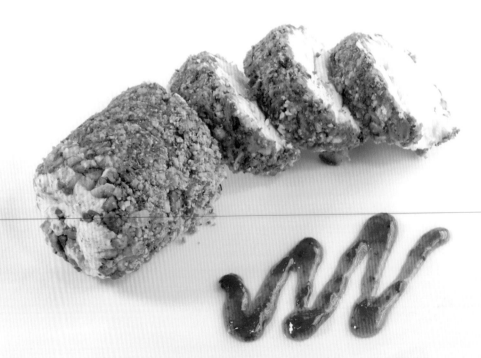

羅勒帕馬森起司片

(BASIL–CRACKED PEPPER PARMESAN CHIPS)

份量	8 份	準備時間	10 分鐘	烹調時間	10 分鐘

3½ 杯新鮮現磨帕馬森起司
（大約 10 盎司）

2 湯匙切碎新鮮羅勒

新鮮研磨黑胡椒粉

1 湯匙特級初榨橄欖油

01 將烤箱預熱至 220℃，烤盤鋪上矽膠烤墊或烘焙紙。

02 將 1 湯匙帕馬森起司分別堆成一堆，烘烤 8 到 10 分鐘，直到乳酪開始呈褐色。

03 從烤箱中取出起司片，灑上羅勒和黑胡椒，淋上幾滴橄欖油，靜置冷卻後即可食用。剩餘的起司片儲放在密閉容器內可保存 1 週。

營養資訊

每份多量營養素含量	204 大卡
脂肪	14.3 公克
碳水化合物	1.8 公克
纖維	0 公克
蛋白質	16.8 公克

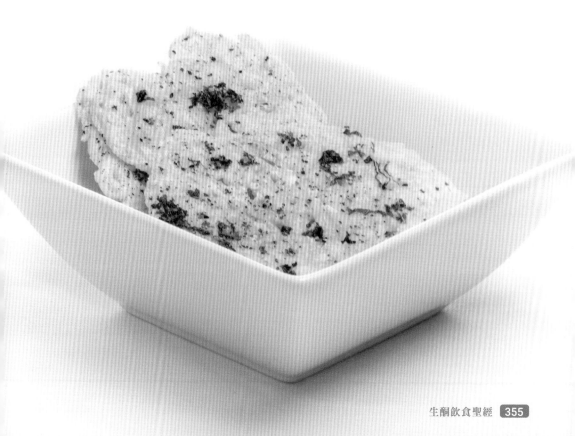

脆片佐煙燻奶酪醬
（CHIPS AND SMOKY QUESO DIP）

| 份量 | 4 份 | 準備時間 | 20 分鐘，外加 1 小時冷凍麵團 | 烹調時間 | 5 分鐘 |

沾醬：

1 湯匙橄欖油

2 湯匙切碎洋蔥

2 湯匙切碎罐頭綠辣椒

1 湯匙切碎墨西哥辣椒
（chipotle），含 adobo 醬罐裝

2 顆大蒜切碎

½ 杯雞高湯（第 431 頁）

4 盎司奶油起司（½ 杯），
切小丁置室溫融化

½ 杯新鮮白起司（queso
fresco）（大約 2 盎司）

½ 杯切達起司絲（大約 2 盎
司）

2 湯匙酸奶油

1 湯匙切碎新鮮香菜

1 茶匙孜然粉

1 茶匙煙燻辣椒粉

¼ 茶匙卡宴辣椒粉（自選）

脆片：

2 杯新鮮菠菜

¼ 杯去皮杏仁粉

3 湯匙高纖椰子粉

¼ 盎司脆豬皮（大約 ½ 杯）

1½ 茶匙奇亞籽

1 茶匙洋車前子纖維粉

½ 茶匙猶太鹽

½ 茶匙大蒜粉

½ 茶匙洋蔥粉

01 製作沾醬：用 5 夸脫（4.7 公升）平底鍋以中火加熱橄欖油後，加入洋蔥、綠辣椒、墨西哥辣椒拌炒 2 分鐘，加入大蒜再拌炒 1 分鐘。

02 加入雞高湯燉煮 2 分鐘後，放入起司攪拌，直到混合物呈柔滑狀完全融合。

03 將酸奶油、香菜、孜然粉、煙燻辣椒粉、卡宴辣椒粉（如果有）攪拌均勻。

04 製作脆片麵團：在食品加工機中將菠菜、杏仁粉、椰子粉、豬皮、奇亞籽、洋車前子纖維粉、鹽、大蒜粉、洋蔥粉、玉米糖膠和辣椒粉攪拌混勻後，慢慢加入水直到形成麵團。將麵團放在平滑的表面上揉搓 1 至 2 分鐘，直至表面光滑。在攪拌碗內塗上烹飪噴霧後，將麵團放入碗中蓋上保鮮膜冷藏 1 小時。

05 麵團冷卻後放在平坦的表面上。用烘焙紙覆蓋再以擀麵杖將其滾成厚度 ⅛ 至 ¼ 英吋（3 至 6 公釐）的麵皮，再切成約 9 英吋（20 公分）大小的圓麵皮。切掉的碎片可根據需要再重新滾出新的麵團。

06 在煎鍋中以中大火加熱 1 湯匙椰子油。放入一片麵皮煎 3 到 4 分鐘，直到呈褐色，翻面再煎直到變酥脆。每煎一個麵皮都要再添加 1 茶匙椰子油到平底鍋。將煎好的脆餅切成 8 等分。

07 搭配奶酪沾醬一起食用。可用香菜、莎莎醬和萊姆片裝飾。奶酪醬冷藏可保存 4 天，脆片存放在室溫下的密閉容器，最長可保存 3 天。

⅛ 茶匙玉米糖膠

少許卡宴辣椒粉

½ 杯溫水

2 湯匙椰子油或 MCT 油，煎
脆片時備用

裝飾：

1 湯匙切碎新鮮香菜

1 份莎莎醬（第 326 頁）

1 片萊姆片

營養資訊	
每份多量營養素含量	354 大卡
脂肪	32.3 公克
碳水化合物	4.7 公克
纖維	2.8 公克
蛋白質	11.1 公克

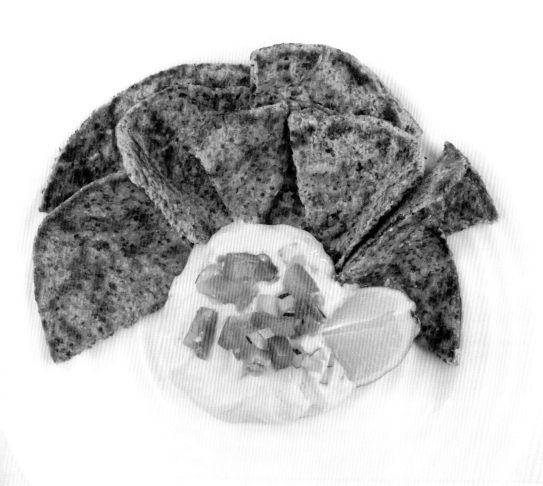

培根羊奶起司球
（BACON-WRAPPED FETA）

份量	4 份	準備時間	10 分鐘	烹調時間	大約 5 分鐘

12 盎司（340 公克）羊奶起司

12 片厚切培根（大約 ⅛ 英吋、3 公釐厚）

12 顆櫻桃蕃茄對切

特殊工具：

牙籤

營養資訊	
每份多量營養素含量	414 大卡
脂肪	33.3 公克
碳水化合物	7.5 公克
纖維	1.2 公克
蛋白質	25 公克

01　將羊奶起司揉成 1 盎司（30 公克）大的圓球。

02　將一片培根鋪在平坦的表面，短端面向你。把一個羊奶起司球放在培根片上，捲起培根包覆起司球，當培根捲到一半時，輕輕將起司球轉 90 度，把其餘暴露在外的起司用培根包覆好。起司球完全包裹在培根內後，用牙籤固定。

03　用大炒鍋以中火加熱，放入培根起司球，每面煎 2 至 3 分鐘，直到培根變脆後，將起司球取出，趁熱與櫻桃蕃茄一起食用。剩餘的起司球可儲存在密閉容器中冷藏保存 1 週。

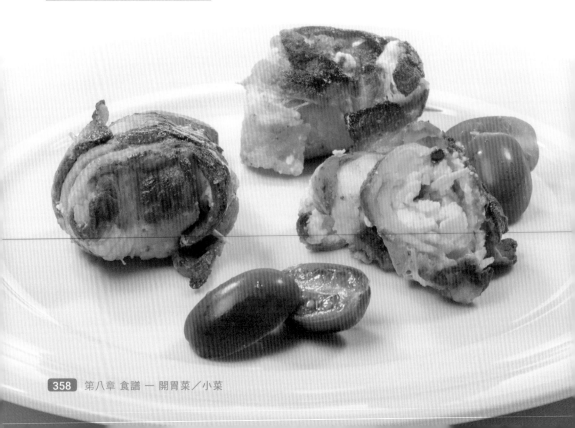

辣培根蕃茄生菜

（CHIPOTLE BLTS）

份量	12 組（每份 3 個）	準備時間	10 分鐘	烹調時間	大約 4 分鐘

6 片厚切培根，斜向對切

¼ 杯美乃滋

1 湯匙切碎墨西哥辣椒
（chipotle），含 adobo 醬罐裝

1 茶匙拉差香甜辣醬

2 顆大蕃茄，切成 18 片半月型

12 片蘿蔓葉

營養資訊

每份多量營養素含量	295 大卡
脂肪	28.7 公克
碳水化合物	2.7 公克
纖維	1.8 公克
蛋白質	7 公克

01 以中大火預熱煎鍋，放入培根煎 4 到 5 分鐘，直到變脆後取出備用。

02 用一個小碗，把美乃滋、碎辣椒和拉差醬攪拌均勻直到呈光滑狀。

03 組合培根、蘿蔓、蕃茄：每片蘿蔓葉上放三片蕃茄和一片培根，然後淋上 1 茶匙拉差美乃滋。剩餘的可放入密閉容器冷藏保存 2 天。

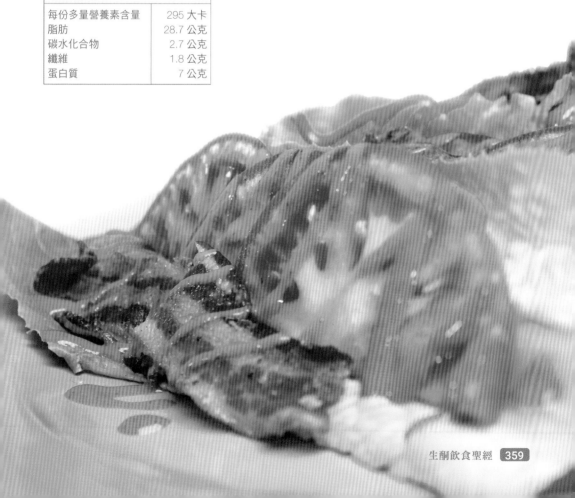

水牛城辣醬
（BUFFALO CHICKEN DIP）

份量	10 份	準備時間	10 分鐘	烹調時間	大約 25 分鐘

2 片厚切培根，大致切碎

1 湯匙橄欖油

2 湯匙切碎洋蔥

1 顆大蒜切碎

8 盎司（225 公克）無骨去皮雞大腿

½ 茶匙猶太鹽

6 盎司（170 公克）雞高湯（第 431 頁）

1（8 盎司）包奶油起司，切丁置室溫軟化

½ 杯初熟成（1～3 個月）或中熟成（3～6 個月）切達起司絲（大約 2 盎司）

¼ 杯熟成（6～9 個月）切達起司（大約 1 盎司）

2 湯匙現磨帕馬森起司粉

⅓ 杯水牛城辣醬

1 湯匙中辣辣椒醬

裝飾：

2 湯匙培根碎粒

1 湯匙切碎洋蔥

上桌：

生菜沙拉或豬皮

01 用中火熱炒鍋，放入培根煎大約 4 分鐘，直到培根釋出油脂變脆。

02 炒鍋中加入橄欖油、洋蔥和大蒜拌炒 1 到 2 分鐘，直到洋蔥呈透明狀後取出靜置一旁。

03 將雞肉用鹽調味，放入平底鍋每面煎 2 至 3 分鐘後，倒入雞高湯，轉小火燜煮至雞肉完全熟透，大約 8 至 10 分鐘。隨後取出雞肉，大致將雞肉切碎。

04 將培根和洋蔥倒入炒鍋用中火加熱後，加入起司攪拌，直至混合物呈光滑狀，過程大約 5 至 7 分鐘。

05 將水牛城辣醬和辣椒醬倒入起司混合物攪拌，直到醬料完全融合。

06 拌入碎雞肉後，將醬料倒入盤中，灑上培根和切碎洋蔥裝飾。可搭配生菜沙拉或脆豬皮一起食用，剩餘的沾醬存放在密閉容器中冷藏可保存 4 天。

營養資訊	
每份多量營養素含量	185 大卡
脂肪	14.3 公克
碳水化合物	2.7 公克
纖維	0 公克
蛋白質	9.9 公克

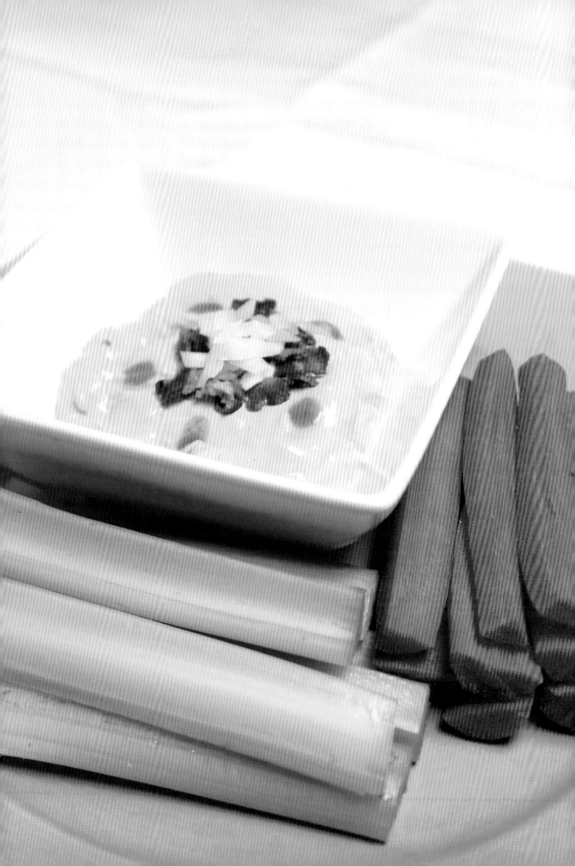

沙朗牛排佐「烤馬鈴薯泥」和秋葵
（DRY-AGED STEAKS WITH DUCHESS "POTATOES" AND PAN-FRIED OKRA）

份量	4 份	準備時間	15 分鐘，外加 20 分鐘醃泡	烹調時間	大約 25 分鐘

　　草飼牛肉和奶油比傳統生產的牛肉和奶油更優質，因為它們含有大量的抗氧化劑、omega-3 脂肪酸和共軛亞麻油酸，這些都有益於心血管健康。

4 片（4 盎司、110 公克）乾式熟成沙朗牛排，大約 1¼ 英吋（3 公分）厚

¼ 杯（½ 條）無鹽奶油

½ 茶匙猶太鹽

½ 茶匙現磨綜合胡椒粉

1 湯匙葵花油

秋葵：

2 湯匙無鹽奶油

12 根秋葵

¼ 茶匙猶太鹽

¼ 茶匙現磨綜合胡椒粉

烤「馬鈴薯泥」：

1 顆小白花椰菜（直徑 10 至 12 公分），將小花磨碎

¼ 杯高達起司絲（大約 1 盎司）

3 湯匙無鹽奶油

2 湯匙現磨帕馬森起司粉

2 湯匙動物性鮮奶油

1 顆雞蛋

½ 茶匙猶太鹽

¼ 茶匙豆蔻粉

¼ 茶匙白胡椒粉

裝飾：

2 湯匙新鮮現磨帕馬森起司粉

01 將烤箱預熱至 220℃，烤盤鋪上烘焙紙。

02 從冰箱取出牛排靜置室溫 10 分鐘。

03 醃牛排：微波 ¼ 杯奶油至融化。先用鹽和胡椒粉調味牛排，再將牛排放入融化的奶油中醃 10 分鐘，5 分鐘後翻面一次。

04 醃製秋葵：微波 2 湯匙奶油至融化，秋葵、鹽和胡椒粉用奶油醃 10 分鐘，偶爾攪拌一下。

05 製作「烤馬鈴薯泥」：將 1 夸脱（0.9 公升）裝滿水的平底鍋煮沸。將磨碎的花椰菜放入沸水中30 至 45 秒後，將花椰菜倒入細網篩瀝水，然後放入食品加工機。靜置花椰菜冷卻 3 到 4 分鐘，隨後將其他「烤馬鈴薯」配料放入食品加工機攪拌至呈光滑狀。將混合物放入擠花袋中，擠 12 個 2 英吋（5 公分）的薯泥在鋪上烘焙紙的烤盤上，烘烤 8 到 10 分鐘，直到上層開始變褐。

06 同時間，用中大火預熱大型烤煎兩用鍋，把用來醃牛排的奶油和葵花油一起倒入熱鍋裡，加熱 1 到 2 分鐘後，將牛排放入鍋中煎 3 至 4 分鐘，翻面再煎 2 至 3 分鐘。隨後將牛排放入烤箱烹調至你想要的熟度（5 分熟大約為 3 至 5 分鐘），上桌前先將牛排靜置 5 分鐘。

07 用另一個煎鍋以中火加熱，倒入醃製秋葵的奶油加熱 1 至 2 分鐘後，將秋葵放入鍋中煎 2 到 3 分鐘，翻面再煎 2 到 3 分鐘。

08 擺盤：每塊牛排搭配 3 根秋葵和 3 份「烤馬鈴薯泥」，趁熱食用。冷藏可保存 3 天。

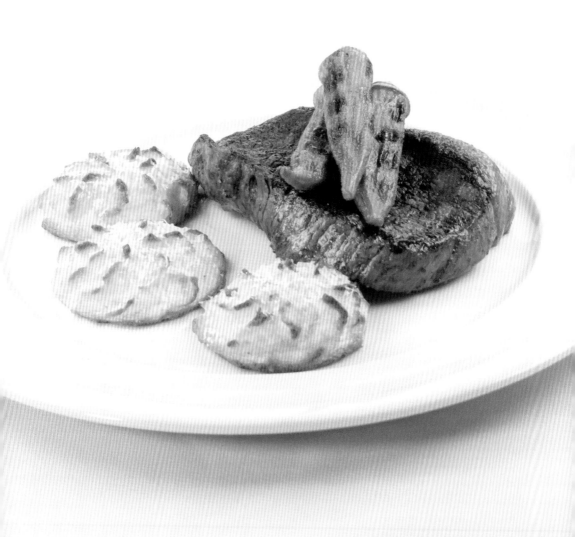

紐約風味披薩

（NEW YORK STYLE PIZZA）

份量	8 片（每份 1 片）	準備時間	15 分鐘	烹調時間	大約 15 分鐘

脆皮：

1 杯現磨馬札瑞拉起司粉（約 4 盎司）

¼ 杯去皮杏仁粉

2 湯匙奶油起司，置室溫軟化

1 顆雞蛋

½ 茶匙大蒜鹽

½ 茶匙洋蔥粉

¼ 杯切碎新鮮羅勒

配料：

1 杯切碎菠菜

¼ 杯現磨馬札瑞拉起司粉（約 1 盎司）

¼ 杯對切櫻桃蕃茄

10 片義大利辣味香腸（pepperoni）（大約 ½ 盎司、15 公克）

1 盎司（30 公克）薄片風乾生火腿（prosciutto）（自選）

營養資訊	
每份多量營養素含量	136 大卡
脂肪	10.6 公克
碳水化合物	2.2 公克
纖維	0.6 公克
蛋白質	8.8 公克

01 烤箱預熱至 220℃，將披薩烤石或圓形烘盤放入烤箱預熱。

02 製作脆皮：將馬札瑞拉起司和杏仁粉放入適用微波爐的碗中，以高溫微波 30 到 60 秒後，取出用木勺攪拌均勻，之後再高溫微波 30 秒。

03 加入奶油起司攪拌至完全融合後，放入雞蛋、蒜鹽、洋蔥粉和羅勒攪拌均勻，然後用手揉麵團直到呈硬狀。

04 在平坦的表面上鋪一層烘焙紙，將麵團倒在烘焙紙上，再用另一張烘焙紙覆蓋。用擀麵杖把麵團擀成扁圓形。提示：如果麵團變得太硬，以 10 秒為單位，將其放回微波爐中微波 20 至 30 秒使其軟化，但小心不要把蛋煮熟。

05 從烤箱中取出預熱的披薩石，輕輕將麵皮放在石頭上，然後用叉子將麵團固定。烘烤大約 6 至 8 分鐘，直到麵皮邊緣呈酥脆狀。

06 將脆皮從烤箱取出，放上菠菜、馬札瑞拉起司、櫻桃蕃茄和義大利辣香腸，然後再放回烤箱烤 4 至 5 分鐘，讓起司融化。烤好後，將披薩從烤箱取出，上層放上風乾生火腿（如果有），靜置 2 分鐘後再上桌。

07 將披薩切成 8 片，趁熱食用。剩下的披薩可放入密閉容器中，冷藏可保存 4 天。

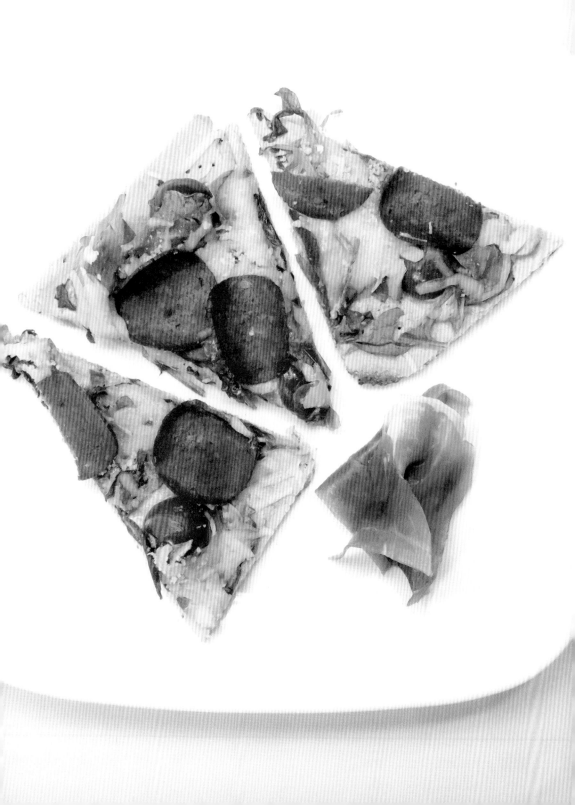

雞肉捲佐酪梨醬
（CHICKEN AVOCADO ROULADE）

份量	2份	準備時間	30 分鐘	烹調時間	大約 25 分鐘

肉捲是一種傳統菜餚，將肉類壓平捲起後煮熟。

6 片厚切培根，2 片斜向對切

2 份（4 盎司、110 公克）去骨去皮雞胸肉切半

2 顆中型酪梨

¼ 杯動物性鮮奶油

1 茶匙洋蔥粉

½ 茶匙大蒜粉

½ 茶匙猶太鹽

¼ 茶匙黑胡椒粉

營養資訊

每份多量營養素含量	653 大卡
脂肪	50 公克
碳水化合物	12.8 公克
纖維	10 公克
蛋白質	41 公克

01　將烤箱預熱至 170℃，將冷卻架放在烤盤上。

02　將 3 片培根放在平坦的表面上，上層放一片雞胸肉，然後用培根將雞胸肉捲起來。

03　用中大火預熱大炒鍋，將肉捲四邊各煎大約 2 分鐘後，再放在烤盤上烘烤 15 至 18 分鐘，直到內部溫度達到 75℃。

04　烘烤肉捲時：將酪梨切成兩半去籽，然後挖出果肉放入中碗，加入動物性鮮奶油、洋蔥粉、大蒜粉、鹽和胡椒粉後，搗碎攪拌呈光滑狀。

05　肉捲烤好後從烤箱取出，放在砧板上用刀切成 4 或 5 等分，趁熱搭配酪梨醬食用。剩餘的肉捲冷藏可保存 3 天。

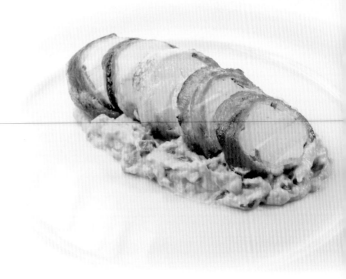

南瓜香辣濃湯

（PUMPKIN CHILI）

份量　6份　　　　　　準備時間　15分鐘　　　　　　烹調時間　大約40分鐘

4 片厚切培根，橫向切丁

8 盎司（225 公克）牛絞肉（後腰脊肉，85%瘦肉；15%肥肉）

2 杯南瓜丁

2 杯櫛瓜丁

1 杯胡蘿蔔丁

¼ 杯切碎洋蔥

3 顆大蒜切碎

2 杯雞高湯（第 431 頁）

1 罐（15 盎司、425 公克）南瓜泥

½ 杯動物性鮮奶油

½ 茶匙肉桂粉

¼ 茶匙丁香粉

¼ 茶匙肉豆蔻粉

¼ 茶匙紅辣椒片

1 茶匙辣椒醬

少許猶太鹽

½ 杯生胡桃，切碎

裝飾：

1½ 茶匙椰子油

¼ 杯切碎洋蔥

2 盎司火腿，切碎

01　烤箱預熱至 180℃。

02　用 5 夸脫（4.7 公升）的平底鍋以中小火慢慢煎培根，使其油脂釋出，大約 10 分鐘。

03　加入牛絞肉，轉中火拌炒 1 到 2 分鐘。

04　加入南瓜、櫛瓜、胡蘿蔔、洋蔥拌炒，過程中要不斷攪拌，直到洋蔥呈半透明狀後，再加入大蒜拌炒 2 到 3 分鐘。

05　倒入雞湯收汁，然後加入南瓜泥用小火燉煮約 20 分鐘，直至湯汁稍微減少呈濃稠狀，隨後拌入動物性鮮奶油、香料和辣醬，攪拌混合均勻，然後再慢慢燉煮 1 至 2 分鐘。如果需要，可加入些許鹽調味。

06　將胡桃放入烤箱烘烤至香味釋出呈淡褐色，過程大約 3 分鐘，然後拌入濃湯。

07　上桌前裝飾：用小鍋以中大火融化椰子油，然後加入洋蔥拌炒 2 到 3 分鐘。

08　上桌前放上炒洋蔥和火腿丁即可。

營養資訊	
每份多量營養素含量	318 大卡
脂肪	2.4 公克
碳水化合物	8.3 公克
纖維	1.9 公克
蛋白質	14.5 公克

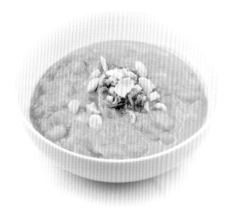

泰式椰奶咖哩
（THAI COCONUT CURRY）

份量	4 份	準備時間	15 分鐘	烹調時間	大約 18 分鐘

椰子咖哩雞：

1（13½ 盎司、380 公克）罐全脂椰奶，分開備用

1 茶匙紅咖哩醬

2 顆大蒜，切碎

1 顆萊姆，榨汁

2 根新鮮泰國辣椒，切碎（若不要太辣可去籽）

1 磅（450 公克）去骨去皮雞腿拍平

1 湯匙椰子油

½ 顆紅青椒，切絲

½ 條黃或綠青椒，切絲

½ 杯雞高湯（第 431 頁）

1 把新鮮泰國羅勒葉，切碎分開備用

2 湯匙無糖椰子脆片

白花椰菜飯：

1 湯匙椰子油

¼ 顆紅洋蔥，切碎

1 杯碎花椰菜花

泰國羅勒切碎（預留自椰子咖哩雞的配料）

¼ 茶匙猶太鹽

裝飾：

1 根墨西哥辣椒（jalapeño）

1 片楔型萊姆

01 醃雞：用力搖晃椰奶罐頭。將 ¼ 杯椰奶、紅咖哩醬、大蒜、萊姆汁和泰國辣椒攪拌均勻，隨後加入雞肉醃漬 5 分鐘。

02 製作咖哩：用大鍋以中火加熱 1 湯匙椰子油，然後放入青椒拌炒 2 到 3 分鐘。把醃過的雞肉和剩下的醃料放入鍋中拌炒 3 到 4 分鐘，隨後倒入雞湯燉煮 5 分鐘。

03 將剩餘的椰奶、一半的泰國羅勒和椰子片拌入鍋中，再燉煮約 3 分鐘，直到雞肉中心不再呈粉色，且雞肉內部溫度達到 75℃。

04 煮咖哩雞的同時可製作花椰菜飯：用另一個炒鍋以中火加熱 1 湯匙椰子油，然後加入紅洋蔥煮 2 到 3 分鐘後，加入碎花椰菜和剩下的泰國羅勒再煮 2 至 3 分鐘，直至花椰菜飯開始變褐，隨後用鹽調味，分成 4 等分裝盤。

05 在花椰菜飯上淋咖哩醬，並且搭配墨西哥辣椒片和萊姆裝飾即可上桌。剩餘的咖哩飯存放在密閉容器中冷藏可保存 4 天。

營養資訊	
每份多量營養素含量	333 大卡
脂肪	21.5 公克
碳水化合物	8.9 公克
纖維	1.8 公克
蛋白質	26.4 公克

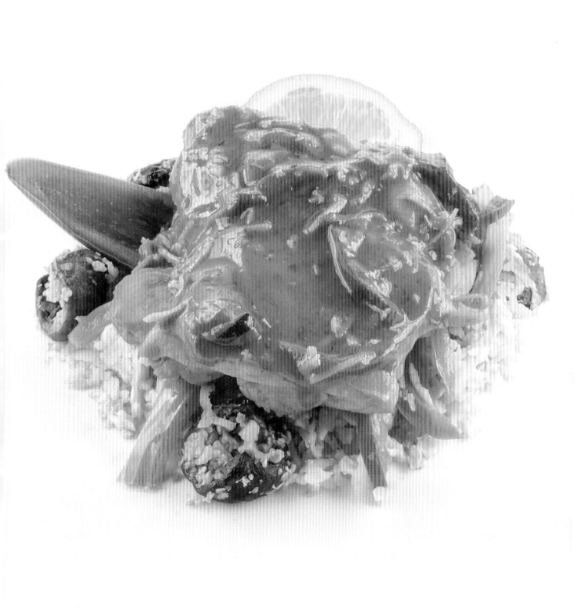

快炒雞肉
（CHICKEN STIR-FRY）

份量	4 份	準備時間	10 分鐘	烹調時間	大約 30 分鐘

麵條：

1 條中型義麵瓜（spaghetti squash）縱向對切

2 湯匙椰子油

½ 茶匙猶太鹽

½ 茶匙黑胡椒

蛋液：

2 顆蛋

2 湯匙動物性鮮奶油

麵包裹粉：

½ 杯高纖椰子粉

1 茶匙中式五香粉

4 湯匙椰子油，分開備用

12 盎司去骨去皮雞大腿，拍平

2 顆青椒或彩椒，切成細絲

½ 小顆洋蔥，切片

2 杯蘑菇，對切或切成四分之一，視大小而定

2 湯匙醬油

01 烤箱預熱至 200℃。

02 挖出義麵瓜的籽，在義麵瓜內層抹上 2 湯匙椰子油、鹽和胡椒粉後，放在烤盤上，切面朝上，烘烤 15 至 17 分鐘直到變軟。取出義麵瓜放涼，然後用叉子剝下「麵條」狀備用。

03 用中大火預熱炒鍋，同時間準備蛋液和麵糊：將雞蛋和動物性鮮奶油放入中碗攪拌均勻；再用另一個碗，將椰子粉和五香粉過篩混合。

04 用炒鍋以中火加熱 3 湯匙椰子油，將雞腿浸入蛋液中，然後放入麵包裹粉。當油熱時，將雞腿放入煎 2 至 3 分鐘後翻轉，再煎 2 至 3 分鐘，直至外部呈褐色，且內部溫度達到 75℃，如果雞肉外表太早變褐色，可以改為放入烤箱烘烤。將煎好或烤好雞肉取出備用。

05 把平底鍋擦乾淨，並放在高溫下。將剩下的 1 湯匙椰子油加熱，然後放入青椒、洋蔥和蘑菇、再拌炒 3 至 4 分鐘後，倒入醬油再煮 1 到 2 分鐘直到蔬菜變軟，醬汁完全入味。在烹調蔬菜的同時，將煎好的雞肉切成 1 英吋（約 2.5 公分）寬的長條狀。

06 把「麵條」平分在 4 個盤子裡，配上炒菜和雞肉上桌。剩餘的炒菜存放在密閉容器中冷藏可保存 5 天。

營養資訊	
每份多量營養素含量	469 大卡
脂肪	33.2 公克
碳水化合物	19 公克
纖維	11 公克
蛋白質	23.6 公克

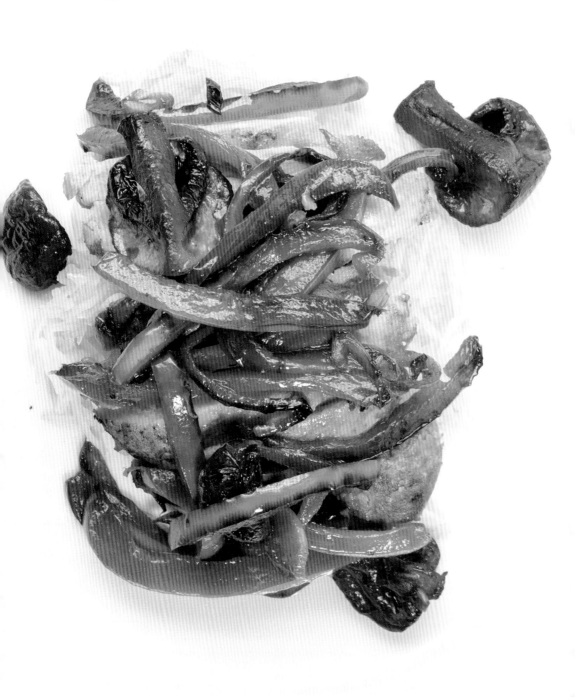

布利起司牛肉小漢堡

(BRIE SIRLOIN SLIDERS)

份量	12塊（每份3塊）	準備時間	20分鐘	烹調時間	大約10分鐘

小圓麵包：

7 顆雞蛋置於室溫下

½ 茶匙小蘇打粉

½ 茶匙猶太鹽

¼ 茶匙塔塔粉

7 盎司（200 公克）奶油起司，
置於室溫軟化

2 湯匙帕馬森起司粉

漢堡餡：

12 盎司（340 公克）牛絞
肉（後腰脊肉，80%瘦肉；
20%脂肪）

1 湯匙大蒜粉

2 茶匙洋蔥粉

1 茶匙猶太鹽

½ 茶匙黑胡椒

2 茶匙辣醬

1 顆雞蛋

2 湯匙瑞可塔（ricotta）起司

½ 小把新鮮羅勒切碎

酪梨抹醬：

1 顆酪梨，切半去皮去籽

1 茶匙檸檬汁

¼ 茶匙猶太鹽

上層配料：

6 盎司（170 公克）布利起司
（Brie）

2 顆羅馬蕃茄，切片

¼ 小紅色洋蔥，切片

特殊工具：

牙籤

01 烤箱預熱至 200℃；烤架預熱至中高溫；將 12
連馬芬烤盤抹上椰子油或噴上烹調油。

02 製作小圓麵包：將雞蛋蛋白蛋黃分開，把蛋黃
放入中型攪拌碗，蛋白放入另一個較大的攪拌
碗，打發蛋白直到呈泡沫狀，然後加入小蘇打、
鹽和塔塔粉，繼續打發至呈隆起山峰狀，過程
大約 3 分鐘。將奶油起司和帕馬森起司加入裝
有蛋黃碗攪拌，直至呈光滑狀。使用橡皮刮刀
輕輕將蛋黃混合物倒入打發的蛋白中直至完全
融合。最後，將混合物倒入馬芬烤盤中，填滿
一半，烘烤 7 至 9 分鐘，直到上層開始呈棕色。
將烤好的小圓麵包移到冷卻架上待涼。

03 在烤小圓麵包的同時製作漢堡餡：將牛絞肉、
大蒜粉、洋蔥粉、鹽、胡椒粉、辣醬、雞蛋、
瑞可塔起司和羅勒混合均勻，平分成 12 個肉
餅，每個大約 1 盎司（30 公克）備用。

04 將酪梨、檸檬汁和鹽放入食品加工機攪拌，然
後將醬泥裝入擠花袋或塑膠袋中，剪下一角。
每個小圓麵包內擠上大約 1½ 茶匙的酪梨醬
（你也可以把酪梨醬直接塗抹在麵包上）。

05 將漢堡餡燒烤至你想要的熟度（每面 1 分半
至 2 分鐘為 5 分熟）。烤好後，將一份漢堡肉
夾上兩個小圓麵包，再配上你想要的上層配菜
後，兩面各用一根牙籤固定即可上桌。

06 剩下的漢堡可放入密閉容器中冷藏保存 2 天。

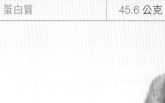
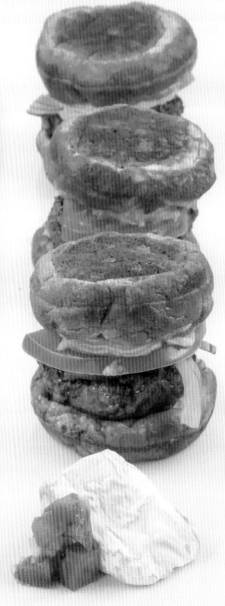

加州風味義大利麵與肉丸
（CALIFORNIA-STYLE SPAGHETTI AND MEATBALLS）

份量	4 份	準備時間	20 分鐘	烹調時間	大約 20 分鐘

肉丸：

8 盎司（225 公克）牛絞肉（後腰脊肉，80% 瘦肉；20% 脂肪）

4 盎司（110 公克）義大利香腸，去腸衣

¼ 顆小黃洋蔥，切碎

1 茶匙大蒜粉

1 茶匙猶太鹽

2 湯匙無鹽奶油，煎鍋備用

義大利麵：

2 湯匙無鹽奶油

2 條小型綠櫛瓜，螺旋切成細絲狀（大約 2 杯）

2 條小型黃櫛瓜，螺旋切成細絲狀（大約 2 杯）

1 顆橘色甜椒，切成細條狀

1 顆小型蕃茄，切丁

少許猶太鹽和黑胡椒粉

醬汁：

¼ 杯低脂牛奶

1 顆中型酪梨，搗成泥

少許猶太鹽和黑胡椒粉

裝飾：

¼ 杯現磨帕馬森起司粉（大約 ¾ 盎司）

01 烤箱預熱至 150℃。

02 製作肉丸：將牛絞肉、香腸、洋蔥、大蒜粉和鹽混合均勻。將混合好的牛肉餡分成 12 個 1 盎司（30 公克）的肉丸。用煎鍋以中火加熱 2 湯匙奶油 1 到 2 分鐘後，放入肉丸每面煎 1 到 2 分鐘，然後將肉丸移到烤盤上，放入烤箱烘烤 4 到 7 分鐘。

03 製作「義大利麵條」：在煎肉丸的煎鍋中加入 2 湯匙奶油，以中火加熱，放入櫛瓜麵條、甜椒、蕃茄拌炒 3 到 4 分鐘後，轉小火，慢慢煨煮至麵條和甜椒變軟，過程大約 5 分鐘，之後用鹽和胡椒調味。

04 當烘烤肉丸和煨煮麵條的同時可製作醬汁：將低脂牛奶倒入適用微波爐的碗中，放入微波爐加熱 1 到 2 分鐘。之後將酪梨泥倒入加熱好的牛奶中攪拌至光滑狀，最後用鹽和胡椒調味。

05 將麵條和蔬菜平分成 4 等分裝盤，每個盤子放 3 顆肉丸，之後淋上酪梨醬，並用帕馬森起司裝飾即可上桌。剩餘的麵條可存放密閉容器中冷藏保存 6 天。

營養資訊	
每份多量營養素含量	415 大卡
脂肪	32.7 公克
碳水化合物	9.8 公克
纖維	2.8 公克
蛋白質	23 公克

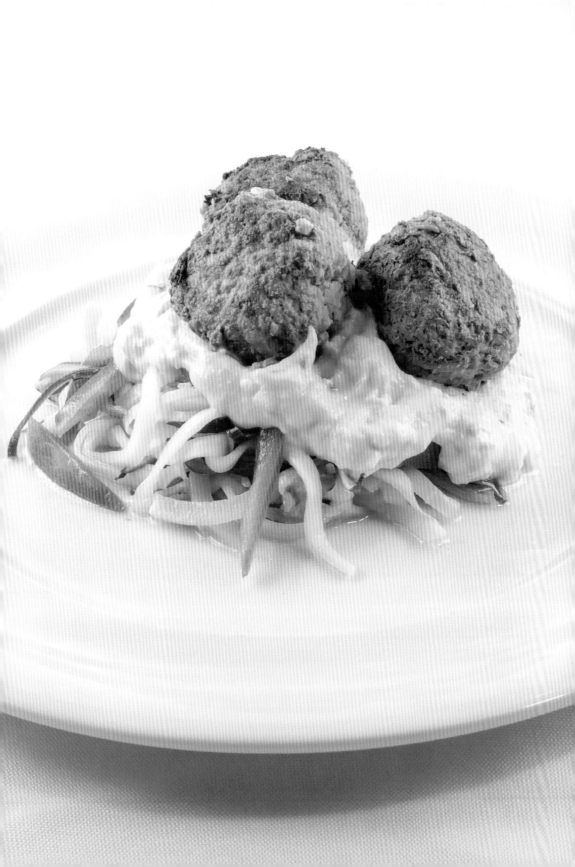

牧羊人派
(SHEPHERD'S PIE)

份量	6 份	準備時間	20 分鐘	烹調時間	大約 15 分鐘

¼ 杯（½ 條）無鹽奶油

2 顆雞蛋

½ 顆小白花椰菜花（直徑10
至12 公分），去莖取花部分
磨碎

2 湯匙去皮杏仁粉

1 湯匙洋車前子纖維粉

1 茶匙猶太鹽

½ 茶匙黑胡椒粉

¼ 茶匙塔塔粉

½ 杯煙燻高達起司絲（大約
2 盎司）

4 新鮮羅勒葉，切碎

3 條中型綠櫛瓜（每條大約
170 公克），1 條切丁，2 條
縱切成 ¼ 英吋（5 公釐）寬
的板狀

1 顆中型胡蘿蔔切丁

½ 顆小洋蔥，切片

¼ 杯生杏仁，切碎

1 磅羊絞肉

4 盎司（110 公克）英式豬肉
香腸（ban 公克 ers），去腸衣

2 湯匙橄欖油

裝飾：

2 湯匙新鮮切碎羅勒

01 將烤箱預熱至 220℃。

02 將奶油放入 12 英吋（30 公分）方形或 14 英吋（35 公分）圓形的鑄鐵鍋加熱融化。

03 將雞蛋的蛋白和蛋黃分開，放入不同的混合碗中。將白花椰菜、杏仁粉、洋車前子纖維粉、鹽和胡椒粉加入蛋黃中攪拌均勻。將蛋白打發呈泡沫狀後，加入塔塔粉繼續打發，直到呈山峰隆起狀，大約 3 分鐘。隨後將花椰菜混合物、高達起司和羅勒拌入打發的蛋白中備用。

04 將鑄鐵鍋的火調高至中火，然後放入櫛瓜、胡蘿蔔、洋蔥、杏仁拌炒 2 到 3 分鐘，過程中要不斷攪拌，隨後加入羊絞肉和香腸拌勻，之後將混合物壓平關火。

05 將花椰菜與蛋白混合物倒在羊肉混合物上，用抹刀將蛋白混合物平均鋪在羊肉上，最後淋上橄欖油，然後放入烤箱烘烤 12 至 14 分鐘，直至上層呈褐色。

06 烘烤的同時汆燙櫛瓜片：用 2½ 夸脫（2.3 公升）的平底鍋裝滿水煮沸後，放入櫛瓜汆燙 2 至 3 分鐘，然後取出瀝乾。

07 將烤好的牧羊人派從烤箱中取出，放在汆燙好的櫛瓜片上，用新鮮的羅勒裝飾即可上桌。剩餘的派儲存在密閉容器中冷藏可保存 4 天。

營養資訊	
每份多量營養素含量	517 大卡
脂肪	43.5 公克
碳水化合物	8.5 公克
纖維	3.8 公克
蛋白質	23 公克

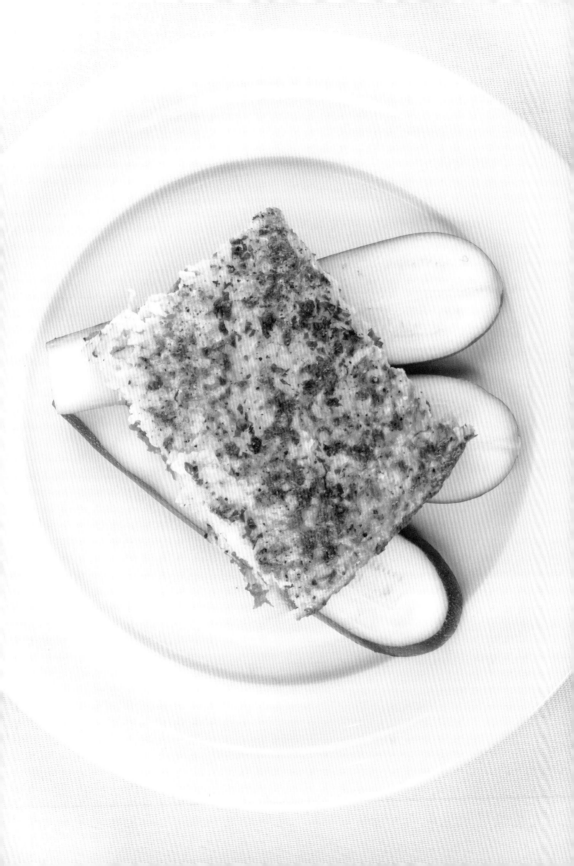

培根雜燴捲
(BACON-WRAPPED CAJUN CASSEROLE)

份量	6 份	準備時間	15 分鐘	烹調時間	大約 20 分鐘

14 片厚切培根

8 盎司（225 公克）豬內臟香腸（andouille sausage），切碎

1 條中型櫛瓜（大約 170 公克），縱向切成 3 片

4 盎司奶油起司（½ 杯），置室溫軟化

½ 紅色菊苣，切薄片

¼ 顆小型紅洋蔥，切薄片

¼ 杯切達起司絲(大約1 盎司)

營養資訊

每份多量營養素含量	487 大卡
脂肪	38.9 公克
碳水化合物	4.5 公克
纖維	0.7 公克
蛋白質	26.4 公克

01 烤箱預熱至 190℃，在平坦表面舖上烘培紙。將培根切片放在烘焙紙上，用保鮮膜覆蓋，然後用擀麵杖將培根擀平以壓成 ⅛ 英吋（3 公釐）厚。

02 將培根鋪在 9×5 英吋（20×10 公分）麵包盤的內層，使盤內完全覆蓋培根，並且將培根切片的末端懸掛在邊緣上。

03 將香腸壓入培根麵包盤底部，每層依序放入櫛瓜、奶油芝士、紅菊苣、紅洋蔥和切達起司。

04 將末端懸掛的培根條折疊在最上層，以便完全包覆所有的配料，之後放入烤箱烘烤 18 至 20 分鐘，直至內部溫度達到 70℃。

05 將雜燴捲從烤箱中取出，倒掉多餘的油脂後，把雜燴捲翻轉 180 度，原來的底部面朝上。烤箱溫控轉為燒烤，然後再將雜燴捲放回烤箱烘烤 3 至 5 分鐘，直到雜燴捲表層變酥脆。

06 將烤好的雜燴捲取出放到砧板上，切成 6 等分即可上桌。剩餘的雜燴捲存放在密閉容器中可保存 4 天。

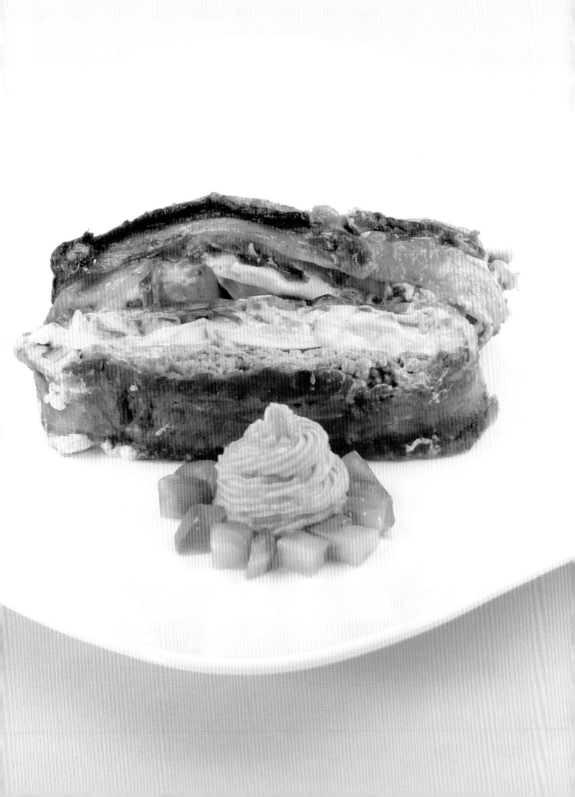

鮭魚菠菜燴飯

（SALMON OVER SPINACH RISOTTO）

份量	4 份	準備時間	15 分鐘	烹調時間	大約 20 分鐘

4 片（4 盎司、110 公克）大西洋鮭魚

少許猶太鹽和黑胡椒粉

2 湯匙新鮮時蘿切碎

4 湯匙（½ 條）無鹽奶油，分開備用

8 盎司（225 公克）菠菜，切碎

½ 顆小黃洋蔥，切碎

1 根小芹菜，切碎

½ 顆中型白花椰菜花（直徑 12 至 15 公分），去莖取花部分磨碎

2 顆大蒜，切碎

½ 杯魚高湯（第 432 頁）

¼ 杯動物性鮮奶油

¼ 杯帕馬森起司粉（大約 ¾ 盎司）

01 烤箱預熱至 150℃，用鹽、胡椒和 1 湯匙蒔蘿調味鮭魚。

02 用中火預熱鑄鐵煎鍋或其他適合烤箱的煎鍋。將 2 湯匙奶油放入鍋中，隨後放入鮭魚，魚皮面朝下煎 3 至 4 分鐘。在煎的時候，用湯匙不斷舀起奶油淋在鮭魚上，之後將鮭魚翻面，然後將煎鍋放入烤箱烘烤 5 到 7 分鐘，直到魚肉最厚的部分溫度達 65℃。

03 當鮭魚在烘烤時，用炒鍋以中火將剩餘的 2 湯匙奶油融化後，加入菠菜、洋蔥和芹菜拌炒 2 分鐘，再加入碎花椰菜拌炒 3 分鐘，最後放入大蒜、剩餘的蒔蘿，以及魚湯煨煮大約 5 分鐘，直到高湯蒸發，花椰菜類似米飯。

04 將動物性鮮奶油和帕馬森起司加入燴飯中，攪拌至奶油減少約四分之三，過程大約 2 分鐘，最後添加鹽和胡椒調味。上桌前將燴飯分成 4 等分，每份上層放一片鮭魚。剩餘的燴飯可存放在密閉容器中冷藏保存 4 天。

營養資訊	
每份多量營養素含量	441 大卡
脂肪	31.7 公克
碳水化合物	6.6 公克
纖維	3 公克
蛋白質	29.7 公克

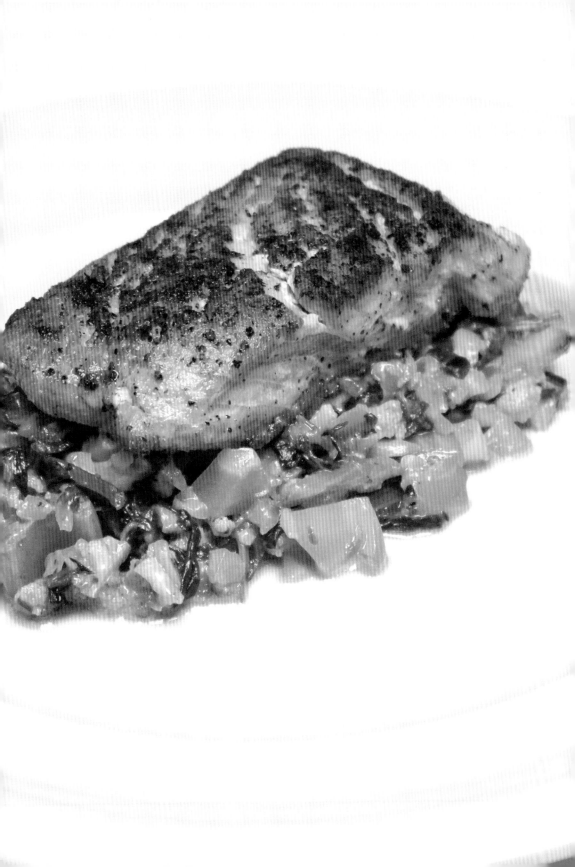

豬肚酸辣墨西哥餅

(BRAISED PORK BELLY TACOS WITH CHIPOTLE RED PEPPER CHUTNEY AND PICKLED JALAPEÑOS)

份量	12 個（每份 3 個）	準備時間	15 分鐘	烹調時間	大約 2 小時 15 分鐘

豬肚和酸辣醬：

2 湯匙椰子油，分開備用

1 顆中型蕃茄，切碎

1 顆小紅洋蔥，切片分開備用

1 條中型胡蘿蔔，切碎

3 罐切碎墨西哥辣椒

（chipotle），含 adobo 醬罐裝

1 杯牛骨高湯（第 429 頁）

1 茶匙萊姆汁

2 顆大蒜，壓碎

8 盎司（225 公克）豬肚

1 茶匙猶太鹽

1 茶匙黑胡椒粉

醃漬墨西哥辣椒：

1 杯水

¼ 杯白醋

1 杯猶太鹽

1 湯匙醃漬香料

2 根墨西哥辣椒，切片

餅殼：

12 盎司切達起司(大約 3 杯)，
分成 12 等分

裝飾：

6 顆櫻桃蕃茄，切成四分之一

1 顆酪梨，切丁

紅洋蔥片（上面配料預留）

2 顆萊姆，切成四分之一

01 烤箱預熱至 120℃。

02 在適用於烤箱的 5 夸脫（4.7 公升）平底鍋中，以中火將 1 湯匙椰子油加熱後，放入蕃茄、四分之三切片洋蔥（預留其他部分裝飾）和胡蘿蔔拌炒 3 到 4 分鐘，直到蔬菜呈褐色。之後加入碎辣椒拌炒 2 分鐘，然後加入高湯、萊姆汁和大蒜煮沸後轉小火燜煮，直至混合物收汁水量減少一半關火。

03 用高溫加熱炒鍋。同時，用剩下的 1 湯匙椰子油塗抹豬肚，並用鹽和胡椒調味。將豬肚油脂面放在炒鍋上煎 1 到 2 分鐘，直至上層呈褐色後翻面再煎 1 至 2 分鐘。然後將豬肚放入蔬菜混合物，用鋁箔蓋緊，放入烤箱燉烤 2 小時。

04 醃漬墨西哥辣椒：將水、醋、鹽和醃漬香料煮沸，之後加入切好的墨西哥辣椒再煮 1 分鐘後關火待涼，將醃漬水和墨西哥辣椒裝入罐中，放入冰箱備用。

05 豬肚燉煮 2 小時後，將其從平底鍋取出（燉汁留在平底鍋）放在砧板上，將豬肚切成 12 片。

06 製作酸辣醬：將燉鍋以大火將醬汁煮沸，轉文火燜煮至液體減少三分之一至二分之一，使質地濃稠。若要使酸辣醬滑順，可將醬料倒入食品加工機攪拌，或用粗棉布或細網過篩成泥。

07 製作餅殼：將木勺橫放在大碗上，用中火加熱大炒鍋。把 1 盎司（30 公克）起司放入炒鍋，將其分散成直徑為 2 至 3 英吋（5 至 7 公分）的圓形，煮 1 到 2 分鐘，直到起司融化開始呈褐色，然後用耐熱塑料刮刀轉面再煮 30 到 60 秒。之後取出起司放在木勺上，將其製成墨西

營養資訊	
每份多量營養素含量	767 大卡
脂肪	66.6 公克
碳水化合物	13.2 公克
纖維	3.5 公克
蛋白質	28.6 公克

哥玉米餅殼狀。大約 1 分鐘當餅殼硬化後,將其從木勺子上取出。

08 組合墨西哥餅:在每個餅殼上放一片豬肚、醬料、醃辣椒和酸辣醬,搭配萊姆片一起上桌。剩餘的墨西餅可存放密閉容器冷藏保存 2 天。

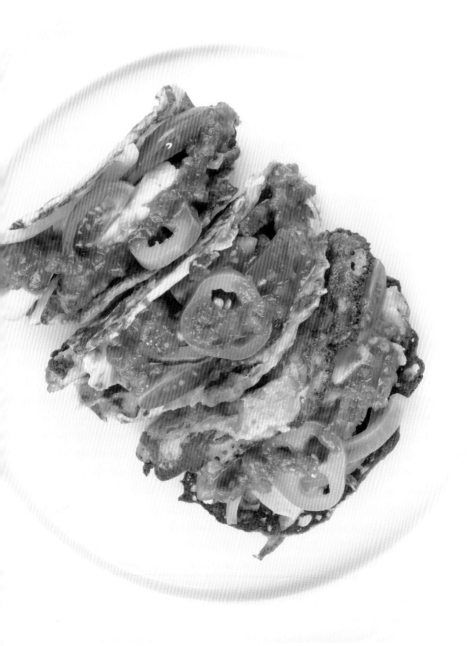

粉紅胡椒奶油扇貝蘆筍

(PAN-SEARED SCALLOPS WITH PINK PEPPERCORN CREAM SAUCE AND ASPARAGUS)

份量	2 份	準備時間	20 分鐘	烹調時間	大約 15 分鐘

蘆筍：

1 湯匙猶太鹽

20 根中型蘆筍（大約 7 英吋、17 公分長），去皮去後段

扇貝：

⅓ 杯無鹽奶油

12 個大型扇貝（大約 1¼ 磅、560 公克）洗淨

1 茶匙猶太鹽

¼ 茶匙現磨黑胡椒粉

2 顆大蒜去皮

1 湯匙粉紅色胡椒粒

4 湯匙動物性鮮奶油

裝飾：

喜馬拉雅鹽

營養資訊

每份多量營養素含量	520 大卡
脂肪	41.2 公克
碳水化合物	10.4 公克
纖維	3 公克
蛋白質	27.1 公克

01 汆燙蘆筍：用 5 夸脫（4.7 公升）平底鍋裝滿四分之三的水，加入 1 湯匙鹽，蓋上鍋蓋，以大火煮沸。將蘆筍放入沸水中汆燙 1 至 2 分鐘，然後取出備用。

02 以中火熱大煎鍋，放入奶油加熱 1 到 2 分鐘。

03 用鹽和胡椒粉調味扇貝。將大蒜和粉紅胡椒粒放入鍋中煎 3 到 4 分鐘，隨後放入扇貝煎 2 到 3 分鐘後翻轉再煎 1 到 2 分鐘，熟度大約 5 分熟後，取出扇貝備用。

04 將蘆筍放入煎扇貝的鍋中，用中火加熱 2 到 3 分鐘後，取出蘆筍備用。

05 把鮮奶油倒入平底鍋攪拌到與奶油完全融合。

06 將蘆筍平分在 4 個盤子裡，將扇貝放在蘆筍上，頂部灑上奶油醬後，用喜馬拉雅鹽裝飾即可。剩下的部分可存放密閉容器中保存 2 天。

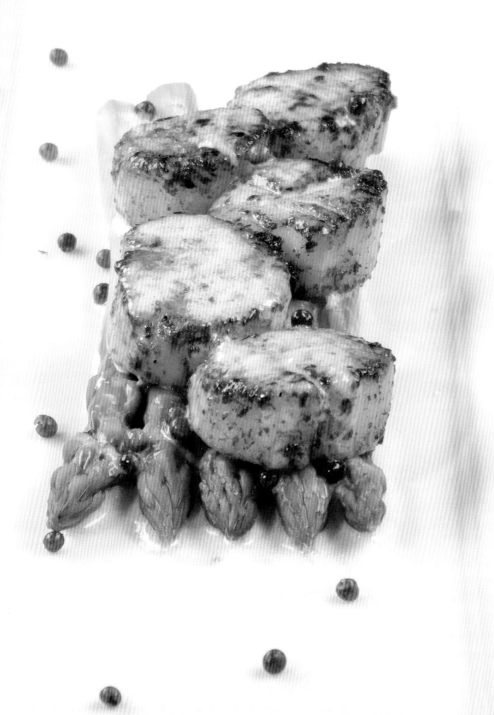

豬肩肉佐蜜汁配紫甘藍

(BRAISED PORK SHOULDER WITH DEMI-GLACE OVER PURPLE CABBAGE)

份量	4 份	準備時間	20 分鐘	烹調時間	2 個半至 3 個半小時

豬肩肉與蜜汁：

2 湯匙蕃茄醬，分開備用

1 湯匙椰子油或 MCT 油

1 湯匙煙燻辣椒粉

1 茶匙猶太鹽

1 磅（450 公克）無骨豬肩肉

2 湯匙無鹽奶油

1 顆小洋蔥，切碎

1 根中型胡蘿蔔，切碎

2 根中型芹菜，切碎

¼ 杯不甜紅酒

1 杯牛骨高湯（第 429 頁）

1 片月桂葉

5 顆黑胡椒粒

2 顆大蒜，去皮

5 枝新鮮荷蘭芹

3 枝新鮮百里香

2 枝新鮮龍嵩

⅛ 至 ¼ 茶匙玉米糖膠（自選）

甘藍：

1 湯匙猶太鹽

1 茶匙白醋

½ 顆紫甘藍，切片

2 湯匙無鹽奶油

¼ 杯不甜紅酒

少許猶太鹽和黑胡椒粉

蘋果切薄片，裝飾（自選）

01 烤箱預熱至 120℃

02 將 1 湯匙蕃茄醬、椰子油、煙燻辣椒粉和 1 茶匙鹽放入小盤攪拌後，均勻抹在豬肩肉備用。

03 用 4 夸脫（3.7 公升）適用烤箱的鍋子或荷蘭烤鍋，以中火加熱奶油 1 分鐘，然後倒入剩餘的 1 湯匙蕃茄醬和洋蔥、胡蘿蔔和芹菜拌炒 2 到 3 分鐘，直到蔬菜呈褐色後，加入紅酒和高湯煮沸，然後轉小火煨煮。

04 以大火熱炒鍋，放入豬肩肉油煎表面（每面煎大約 1 分鐘），之後將燒好的豬肉放入煨煮蔬菜的烤鍋裡。

05 製作滷包：將月桂葉、胡椒粒、大蒜、荷蘭芹、百里香和龍嵩將入棉布中，以麻線捆紮後，放入煨煮鍋內，蓋上蓋子（或用鋁箔紙包緊）放入烤箱煨烤 2 到 3 個小時，直到豬肉可輕易以刀子切開。

06 大約在豬肉煨烤好前 20 分鐘，汆燙一下甘藍：將 5 夸脫（4.7 公升）平底鍋裝滿水煮沸，放入 1 湯匙鹽和醋，之後將甘藍放入沸水中汆燙 30 至 45 秒，隨後取出放入冰水冰鎮冷卻。一旦冷卻後，瀝乾水分備用。

07 當豬肉煮好後，將其從鍋中取出（保留燉汁）放在砧板上，覆蓋鋁箔紙靜置一會。

08 準備一個細篩網或粗棉布放在乾淨的平底鍋上，將燉液倒入篩網瀝出醬汁，蔬菜可丟棄。將過濾好的汁液煮沸後轉小火燜煮 5 分鐘，並且將浮在上層的脂肪撈出。然後可繼續燜煮收汁到濃稠度足以黏在勺子表面，過程大約 10 分鐘，或者選擇加入玉米糖膠增加濃稠度。

09 甘藍：在炒鍋中加入 2 湯匙奶油，放入甘藍拌炒 3 到 4 分鐘，直到顏色開始變成棕色，加入紅酒降溫，蓋上鍋蓋煨 5 分鐘。之後打開鍋蓋，慢慢煮至所有液體蒸發後，用鹽和胡椒調味。

10 將豬肉切成 4 等分，每份放上大約 ½ 杯甘藍與淋上 2 湯匙醬汁。上桌前可用蘋果薄片裝飾。冷藏可保存 2 天。

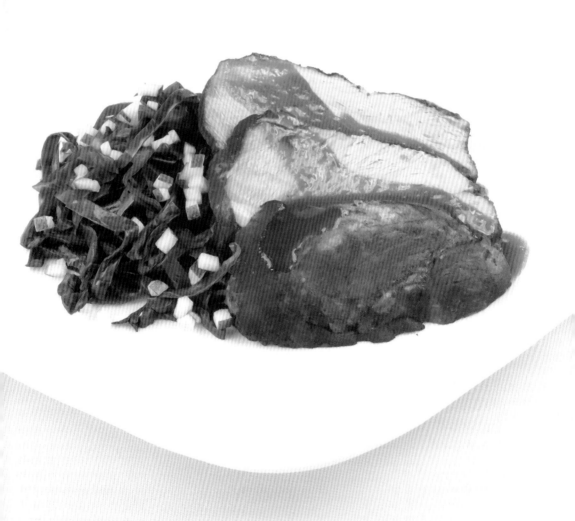

甜椒義大利香腸佐蕃茄蘑菇醬

(ITALIAN SAUSAGE–STUFFED BELL PEPPERS WITH TOMATO-MUSHROOM MARINARA)

份量	4 份	準備時間	15 分鐘	烹調時間	大約 45 分鐘

蕃茄醬汁：

1 湯匙橄欖油

¼ 顆小紅洋蔥，切碎

1 杯切碎磨菇

1 顆大型蕃茄切碎

½ 杯牛骨高湯（第 429 頁）

¼ 把新鮮羅勒，切碎

1 茶匙大蒜粉

¼ 杯動物性鮮奶油

¾ 杯帕馬森起司粉

內餡：

1 湯匙椰子油或 MCT 油

¼ 顆小白洋蔥，切碎

3 根青蔥，切碎

2 顆大蒜，切碎

4 盎司菠菜，切碎

8 盎司（225 公克）牛絞肉
（80% 瘦肉；20% 脂肪）

8 盎司（225 公克）義大利香
腸，去腸衣切碎

2 盎司奶油起司（¼ 杯）

2 盎司菲達起司（feta cheese）

2 茶匙義大利調味料

½ 茶匙猶太鹽

¼ 茶匙黑胡椒粉

2 湯匙高纖椰子粉

3 湯匙榛子粉，分開備用

4 顆小型甜椒，去籽挖空

1 湯匙亞麻籽粉

¾ 杯帕馬森起司粉

01 將烤箱預熱至 220℃，烤盤上鋪一層烘焙紙，並放上冷卻架。

02 製作義式蕃茄醬：將橄欖油倒入小鍋以中火加熱 1 到 2 分鐘後，加入紅洋蔥和蘑菇放入拌炒 3 到 4 分鐘，直到蔬菜開始呈褐色。

03 將蕃茄放入平底鍋煮 3 到 4 分鐘，倒入高湯、羅勒和大蒜粉煮沸後轉小火燉 15 至 20 分鐘，直到水量減少四分之一後，拌入動物性鮮奶油和帕馬森起司。

04 當燜煮蕃茄醬汁時，製作餡料：在大型煎鍋中以中火加熱椰子油 1 至 2 分鐘，隨後加入洋蔥、大蒜、菠菜拌炒 2 至 3 分鐘後，靜置冷卻。

05 將牛絞肉、香腸、奶油起司、菲達起司、義大利調味料、鹽、胡椒、菠菜和 ¼ 杯蕃茄醬汁混合均勻。

06 將椰子粉和 1 湯匙榛子粉混合後，均勻灑在甜椒的內層。每個甜椒塞入大約 5 盎司（140 公克）的餡料並放上烤架。

07 將剩下的 2 湯匙榛子粉、亞麻籽和起司粉拌勻後，均勻灑在甜椒上層。

08 烘烤 18 至 20 分鐘，直到內餡溫度達 65℃後，從烤箱取出，搭配剩餘的蕃茄醬汁即可上桌。將剩菜的肉餡甜椒存放在密閉容器中冷藏可保存 4 天。

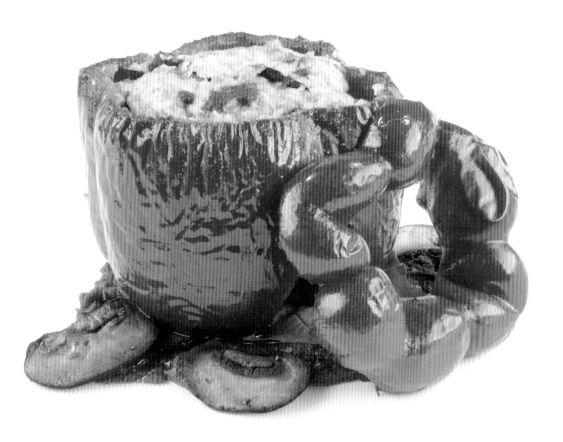

曼菲斯式烤雞佐青豆

（MEMPHIS-STYLE BARBECUED CHICKEN WITH GREEN BEANS AMANDINE）

| 份量 | 6 份 | 準備時間 | 10 分鐘，外加 20 分鐘醃雞肉 | 烹調時間 | 20 分鐘 |

醃汁：

1 杯雞高湯（第 431 頁）

¼ 杯蕃茄醬

2 湯匙烏斯特黑醋醬

（Worcestershire sauce）

2 湯匙醬油

1 湯匙蘋果醋

1 湯匙芥末醬

1 茶匙煙燻辣椒粉

1 茶匙洋蔥粉

1 茶匙大蒜粉

½ 茶匙孜然粉

⅛ 茶匙肉桂粉

⅛ 茶匙丁香粉

⅛ 茶匙肉豆蔻

12 隻雞腿

青豆：

1 湯匙猶太鹽

8 盎司（225 公克）青豆，洗淨去絲

2 湯匙無鹽奶油

¼ 杯切片杏仁

1 盎司（30 公克）杏仁甜味酒（自選）

烤肉醬：

保留的醬汁（預留自上方）

1 片月桂葉

01 醃汁：將高湯、蕃茄醬、黑醋醬、醬油、蘋果醋、芥末和香料放入大碗攪拌均勻。

02 把雞腿放進醃汁裡醃 20 分鐘。

03 以高溫預熱烤架。

04 汆燙青豆：將 5 夸脫（4.7 公升）平底鍋裝滿四分之三的水，加入鹽並煮沸。放入青豆汆燙 2 到 3 分鐘，瀝乾備用。

05 把雞腿從醃汁中取出，每面火烤 2 到 3 分鐘，直到內部溫度達到 85℃。如果外層過於焦化，則可將火烤時間減少到每面 1 至 2 分鐘，然後將雞肉放入 180℃烤箱內烘烤至完成熟透。

06 將醃汁倒入小平底鍋中煮沸後，加入月桂葉，然後慢慢燜煮直到水分減少四分之一或直到形成烤肉醬的濃稠度，過程大約 10 分鐘，隨後取出月桂葉。

07 當醃汁正在收汁時，完成青豆料理：用大型炒鍋以中大火融化奶油後，倒入青豆拌炒 3 到 4 分鐘，直到帶有青嫩口感，最後拌入杏仁和杏仁甜味酒（如果有）再拌炒一下，等到所有液體蒸發後即可關火。

08 將雞腿放在青豆上，淋上燒烤醬即可上桌。剩下的食物存放在密閉容器中可冷藏保存 4 天。

營養資訊	
每份多量營養素含量	440 大卡
脂肪	28.8 公克
碳水化合物	7.1 公克
纖維	2.1 公克
蛋白質	38.2 公克

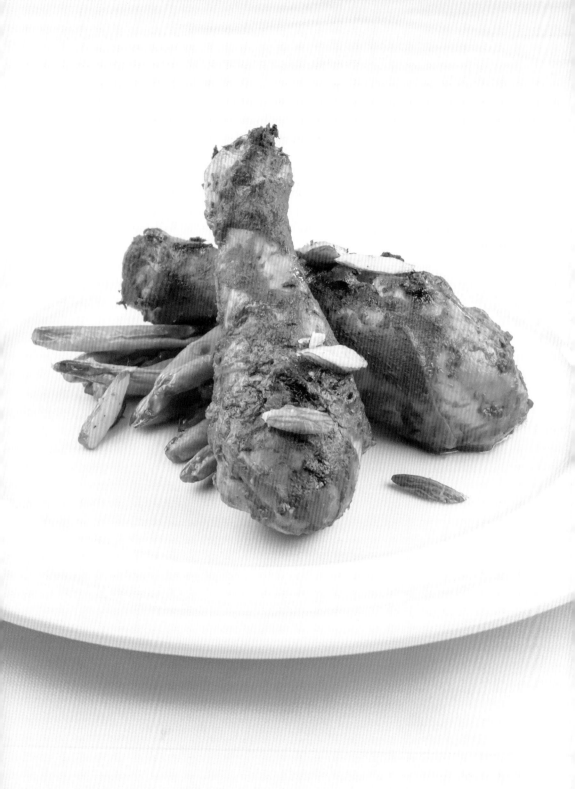

阿拉斯加捲佐拉差蒜泥蛋黃醬
（ALASKA ROLLS WITH SRIRACHA AIOLI）

份量 4份	準備時間 15分鐘	烹調時間 一

阿拉斯加捲：

1（8 盎司、225 公克）包奶油起司，置室溫融化

½ 茶匙洋蔥粉

½ 茶匙猶太鹽

4 片海苔捲皮

½ 條黃瓜，切薄片

12 盎司（340 公克）醃漬鮭魚（lox），分開備用

拉差蒜泥蛋黃醬：

3 湯匙經典蒜泥蛋黃醬（第435 頁）

2 茶匙拉搓香甜辣椒醬

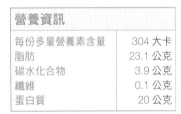

營養資訊	
每份多量營養素含量	304 大卡
脂肪	23.1 公克
碳水化合物	3.9 公克
纖維	0.1 公克
蛋白質	20 公克

01 將奶油起司、洋蔥粉和鹽倒入小碗中，用手拿攪拌機混合均勻。

02 在壽司墊或烘焙紙上鋪一張海苔片，將 2 盎司奶油芝士混合物、2 片薄黃瓜和 3 盎司醃漬鮭魚一層層鋪在海苔片上後捲起海苔，確保壽司墊或烘焙紙不要捲在壽司內。

03 用一個小碗將蛋黃醬和拉差醬混合均勻。

04 將每個壽司捲切成 8 等分，搭配拉差蒜泥蛋黃醬上桌。剩餘的壽司卷和拉差蒜泥蛋黃醬要存放在不同的密閉容器中，冷藏可保存 4 天。

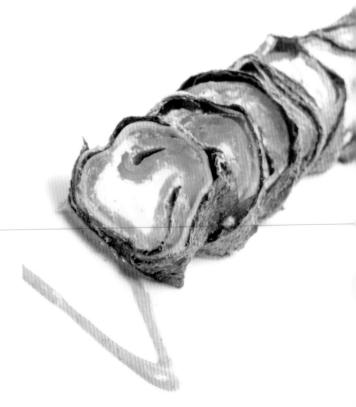

烤蘆筍佐帕馬森起司和喜馬拉雅鹽
（ROASTED ASPARAGUS WITH PARMESAN AND HIMALAYAN SALT）

份量　4 份　　　　準備時間　5 分鐘　　　　烹調時間　大約 15 分鐘

1½ 茶匙猶太鹽
20 根中型蘆薈，去尾端
1 湯匙椰子油或 MCT 油
¼ 顆小紅洋蔥，切片
¾ 杯現磨帕馬森起司粉（大約 2 盎司）
1 湯匙特級初榨橄欖油
喜馬拉雅鹽粗粒

營養資訊	
每份多量營養素含量	137 大卡
脂肪	10.7 公克
碳水化合物	4.4 公克
纖維	1.6 公克
蛋白質	7.4 公克

01　烤箱預熱至 200℃，烤盤上鋪一張烘焙紙。

02　在一個寬盤上（夠大到放入蘆筍擺平）倒入約三分之一滿的水，放入鹽煮沸後，將蘆筍汆燙 2 分鐘或直到變嫩。取出蘆筍並瀝乾。

03　用炒鍋以中火加熱椰子油 1 到 2 分鐘後，放入洋蔥拌炒 2 至 3 分鐘後取出備用。

04　把蘆筍放在烤盤上，撒上帕瑪森起司烘烤 5 至 6 分鐘，直至起司融化開始呈褐色。之後將蘆筍從烤箱取出，淋上橄欖油並撒上喜馬拉雅鹽。

05　將蘆筍和炒洋蔥一起裝盤即可上桌。剩餘的食物可存放密閉容器內冷藏可保存 5 天。

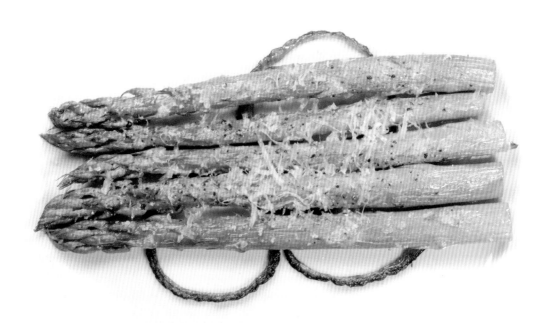

烤甜椒奶油青豆

（ROASTED RED PEPPER BROWN BUTTER GREEN BEAN）

份量	4 份	準備時間	10 分鐘	烹調時間	大約 15 分鐘

1 顆紅甜椒

1 湯匙橄欖油

3 湯匙無鹽奶油

1 磅（450 公克）青豆，洗淨去絲

½ 杯蔬菜高湯（第 428 頁）

少許猶太鹽和黑胡椒粉

營養資訊

每份多量營養素含量	151 大卡
脂肪	12.3 公克
碳水化合物	10.2 公克
纖維	3.9 公克
蛋白質	2.6 公克

01 在甜椒上抹一層橄欖油，用大火烤至焦狀後放入耐熱碗裡，用保鮮膜蓋住備用。

02 用大鍋以中火加熱奶油，使其達到高溫並呈焦化 2 至 3 分鐘後，拌入青豆拌炒 5 到 6 分鐘呈焦糖化後轉小火，隨後倒入高湯燜煮 4 至 5 分鐘，直至青豆變軟。

03 當青豆在煨煮的同時，剝除甜椒燒焦的表面，去核心和籽切成小塊，然後加到青豆中，最後用鹽和胡椒調味，完成後平分 4 等分攞盤。

04 冷熱皆可上桌。剩餘的食物可存放密閉容器中冷藏可保存 4 天。

提示：如果沒有火烤爐，你可以利用烤箱的炙烤功能。將橄欖油抹在甜椒後放在烤盤上，設定高溫炙烤4到5分鐘，過程中將烤盤前後翻轉一次，或者用燒烤設備也可以達到同樣的效果。

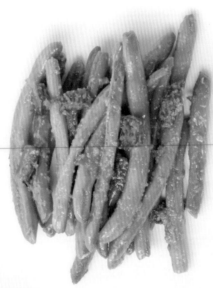

紅燒培根球芽甘藍

（BRAISED BACON-Y BRUSSELS）

份量　4 份　　　　　準備時間　5 分鐘　　　　　烹調時間　15 分鐘

4 片厚切培根，切碎

1 磅（450 公克）球芽甘藍，
對切

3 湯匙無鹽奶油

½ 杯牛骨高湯（第 429 頁）

猶太鹽和黑胡椒粉

10 顆罐裝珍珠洋蔥，對切

營養資訊	
每份多量營養素含量	189 大卡
脂肪	14 公克
碳水化合物	11.4 公克
纖維	4.3 公克
蛋白質	8 公克

O1　以小火煎培根 5 至 6 分鐘使油脂釋出。

O2　轉中火，放入奶油融化 1 至 2 分鐘後，加入球
芽甘藍拌炒 3 到 4 分鐘，等到外層呈酥脆狀後，
加入高湯用小火煨煮 4 到 5 分鐘，直到甘藍變
軟嫩，隨後用鹽和胡椒調味。

O3　上桌前在甘藍周圍灑上洋蔥，趁熱食用。剩餘
的甘藍可存在密閉容器中冷藏可保存 4 天。

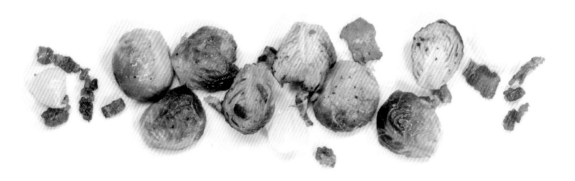

帕馬森起司茄子佐義式蕃茄醬
（EGGPLANT PARMESAN WITH MARINARA）

份量	4 份	準備時間	25 分鐘	烹調時間	20 分鐘

1 條茄子（大約 10 盎司、280 公克）切成 ¼ 英吋（5 公釐）厚圓片

1 夸脫（940 毫升）水

2 湯匙猶太鹽

3 湯匙橄欖油，煎鍋備用

義式蕃茄醬：

1 湯匙橄欖油

2 顆羅馬蕃茄，切碎

¼ 顆小紅洋蔥，切碎

2 顆大蒜，切碎

½ 杯蔬菜高湯（第 428 頁）

½ 把新鮮羅勒，切碎

麵衣：

¼ 杯去皮杏仁粉

¾ 杯現磨帕馬森起司粉（大約 2 盎司）

1 茶匙猶太鹽

淋醬：

1 湯匙特級初榨橄欖油

01 將切好的茄子放入裝滿水和加鹽的大碗中，靜置 15 至 20 分鐘。將茄子從水中取出瀝乾 5 分鐘，然後用餐巾紙拍乾。

02 製作義式蕃茄醬：在 2½ 夸脫（2.3 公升）平底鍋中以中火加熱 1 湯匙橄欖油後，放入蕃茄、洋蔥和大蒜拌炒 4 到 5 分鐘，直到洋蔥呈半透明狀，隨後加入高湯和羅勒燉煮 15 分鐘。

03 當義式蕃茄醬在煨煮的同時，將杏仁粉、帕馬森起司和鹽放入小碗裡。用大鍋以中火加熱 1 湯匙橄欖油 1 到 2 分鐘。將茄子切片兩面輕輕沾上杏仁粉混合物後，放入煎鍋煎 2 到 3 分鐘，可一次放入三片。

04 醬汁關火。可以將醬汁倒入食物攪拌器攪拌使其更滑順，或者保留其塊狀口感。上桌前，舀一些醬汁在盤子上，上面放 4 或 5 片茄子，最後淋上特級初榨橄欖油。剩餘的茄子和醬汁要分開存在密封容器中，冷藏可保存 5 天。

營養資訊

每份多量營養素含量	323 大卡
脂肪	27.3 公克
碳水化合物	8.6 公克
纖維	3.4 公克
蛋白質	10.7 公克

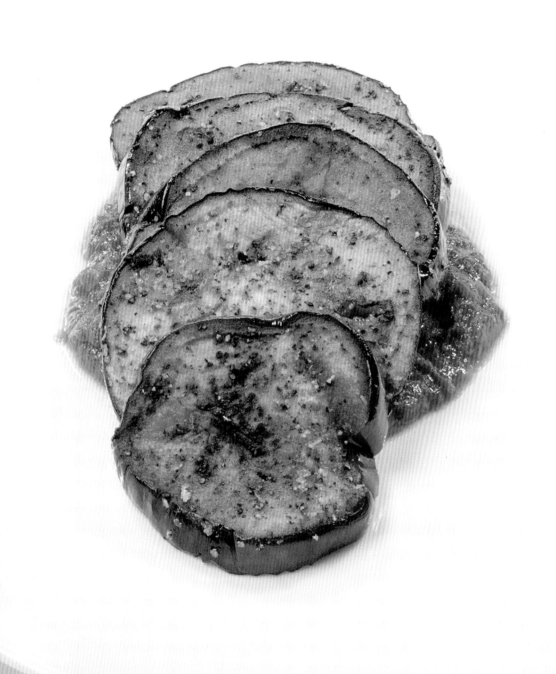

經典巧克力脆餅
（CLASSIC CHOCOLATE CHIP COOKIES）

份量	10 至 12 塊餅乾	**準備時間**	10 分鐘	**烹調時間**	15 至 18 分鐘

½ 杯去皮杏仁粉

¼ 杯高纖椰子粉

¼ 杯多用途綜合蛋白粉（Multi-Purpose Mix）

1 茶匙烘焙粉

¼ 茶匙猶太鹽

½ 杯（4 盎司）無鹽奶油，置室溫軟化

½ 杯粒狀赤藻糖醇

2 湯匙無糖楓糖漿

1 顆雞蛋

1 茶匙香草精

⅓ 杯烘焙專用黑巧克力碎片
（Dark Chocolate Bakin 公克 Chips）

營養資訊

每份多量營養素含量	
	111 大卡
脂肪	9.9 公克
碳水化合物	2.4 公克
纖維	1.5 公克
蛋白質	3.5 公克

01 烤箱預熱至 180℃，在烤盤鋪一張矽膠墊或烘焙紙。

02 將杏仁粉、椰子粉、蛋白粉和烘焙粉過篩放入大碗中，隨後加入鹽攪拌均勻備用。

03 用裝有攪拌棒的攪拌器，以低速將奶油打成乳狀，隨後緩慢加入赤藻糖醇，並繼續攪拌大約 30 秒，直到完全融合。

04 將楓糖漿、雞蛋和香草精倒入小碗攪拌均勻。當攪拌器以低速運轉時，將楓糖漿混合物緩慢倒入奶油混合物中，繼續攪拌 45 至 60 秒直至完全混合。

05 保持攪拌器低速運轉，慢慢將杏仁粉混合物倒入奶油混合物攪拌均勻。這時你可能需要用手以完成攪拌步驟。一旦混合物完全融合後，拌入巧克力脆片。

06 挖出 2 湯匙麵團，放在手掌中搓成球狀，之後放在烤盤上用湯匙壓扁，每片餅乾間隔大約 1 英吋（2.5 公分）。

07 烘烤 15 到 18 分鐘，直到邊緣開始呈褐色。烤好後，使用刮刀，輕輕拿出餅乾放到冷卻架上靜置 5 至 10 分鐘冷卻。

08 餅乾存放在密閉容器內可保存 5 天。

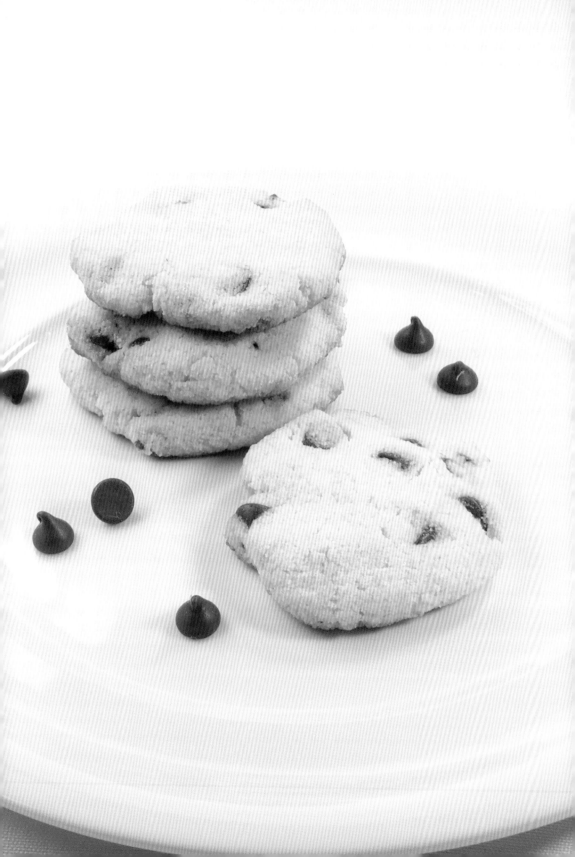

雙倍巧克力脆餅
（DOUBLE CHOCOLATE CHIP COOKIES）

份量	10 至 12 塊餅乾	準備時間	10 分鐘	烹調時間	15 至 18 分鐘

½ 杯去皮杏仁粉

¼ 杯巧克力蛋白粉

3 湯匙高纖椰子粉

1 湯匙黑可可粉

1 茶匙烘培粉

¼ 茶匙猶太鹽

½ 杯（4 盎司）無鹽奶油，
靜置室溫軟化

½ 杯粒狀赤藻糖醇

2 湯匙無糖楓糖漿

1 顆雞蛋

1 茶匙香草精

⅓ 杯烘焙專用黑巧克力碎片
（Dark Chocolate Bakin 公克 Chips）

營養資訊

每份多量營養素含量	
脂肪	110 大卡
碳水化合物	9.9 公克
纖維	2.7 公克
蛋白質	1.5 公克
	3.4 公克

01 烤箱預熱至 180℃，在烤盤鋪一張矽膠墊或烘焙紙。

02 將杏仁粉、椰子粉、蛋白粉、可可粉和烘焙粉過篩放入大碗中，隨後加入鹽攪拌均勻備用。

03 用裝有攪拌棒的攪拌器，以低速將奶油打成乳狀，隨後緩慢加入赤藻糖醇，並繼續攪拌大約 30 秒，直到完全融合備用。

04 將楓糖漿、雞蛋和香草精倒入小碗攪拌均勻。當攪拌器以低速運轉時，將楓糖漿混合物緩慢倒入奶油混合物中，繼續攪拌 45 至 60 秒直至完全混合。

05 保持攪拌器低速運轉，慢慢將杏仁粉混合物倒入奶油混合物攪拌均勻。這時你可能需要用手以完成攪拌步驟。一旦混合物完全融合後，拌入巧克力脆片。

06 挖出 2 湯匙麵團，放在手掌中搓成球狀，之後放在烤盤上用湯匙壓扁，每片餅乾間隔大約 1 英吋（2.5 公分）。

07 烘烤 15 到 18 分鐘，直到邊緣開始呈褐色。烤好後，使用刮刀，輕輕拿出餅乾放到冷卻架上靜置 5 至 10 分鐘冷卻。

08 餅乾存放在密閉容器內可保存 5 天。

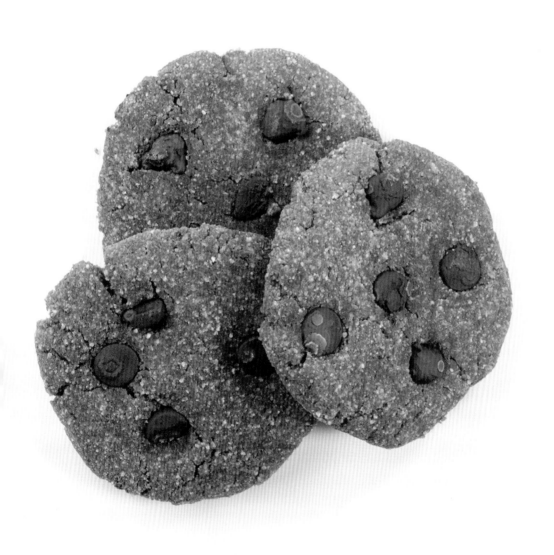

豆蔻焦糖楓香餅

（CARDAMOM SNICKERDOODLES WITH MAPLE BOURBON CARAMEL）

份量	8 至 10 塊餅乾（每份 1 塊）	準備時間	15 分鐘	烹調時間	8 至 11 分鐘

上桌前可搭配半顆葡萄，讓口感和風味形成對比。

餅乾：

½ 杯高纖椰子粉

2 湯匙去皮杏仁粉

2 湯匙榛子粉

1 湯匙洋車前子纖維粉

½ 茶匙猶太鹽

½ 茶匙肉桂粉

¼ 茶匙豆蔻粉

⅛ 茶匙肉豆蔻粉

⅛ 茶匙玉米糖膠

⅛ 茶匙純蔗糖素

⅛ 茶匙烘焙粉

½ 杯無糖杏仁奶

1 湯匙動物性鮮奶油

1 顆雞蛋

2 湯匙無鹽奶油，置室溫軟化

1 湯匙椰子油

1 湯匙代糖紅糖

1½ 茶匙香草精

½ 茶匙楓樹精（maple extract）

上層：

1 茶匙赤藻醣醇粉

1 茶匙肉桂粉

¼ 茶匙豆蔻粉

焦糖：

3 湯匙澄清奶油（第 434 頁）

1 湯匙粒狀赤藻醣醇

1 湯匙波本酒（自選）

½ 茶匙楓樹精

¼ 杯動物性鮮奶油

01 烤箱預熱至 180℃，在烤盤鋪一張矽膠墊或噴上一層烹飪油。

02 將椰子粉、杏仁粉、榛子粉、洋車前子纖維粉、鹽、玉米糖膠、蔗糖素和烘焙粉過篩放入大碗中備用。

03 把其他剩下的餅乾配料放入中碗攪拌均勻。

04 將濕性配料倒入乾性配料中，用橡皮鏟混合直到形成麵團狀。

05 挖出 2 湯匙麵團，放在手掌中搓成球狀，之後放在烤盤上用湯匙稍微壓扁，每片餅乾間隔大約 1 英吋（2.5 公分），之後放入烤箱烘烤 8 至 11 分鐘，直至餅乾邊緣開始呈褐色。

06 當餅乾在烘烤時，把上層配料攪拌均勻備用。

07 製作焦糖：以大火加熱澄清奶油 2 到 3 分鐘，直到釋出堅果味。隨後拌入赤藻糖醇、波本酒（如果有）和楓樹精攪拌，直到赤藻糖醇完全溶解，再加入鮮奶油，攪拌均勻後關火。

08 將餅乾取出，噴上烹飪油後灑上表層配料，然後用平坦的表面（如水杯底）將配料壓入餅乾，或者你也可以將餅乾表層放在火烤爐下（broiler）烘烤 1 分鐘。

09 將做好的餅乾移到冷卻架上，靜置冷卻 10 到 15 分鐘。上桌前可在每塊餅乾上淋 1 湯匙焦糖。

營養資訊

每份多量營養素含量	144 大卡
脂肪	13.5 公克
碳水化合物	3.6 公克
纖維	2.5 公克
蛋白質	2.1 公克

10　餅乾室溫可保存 5 天。焦糖冷藏可保存 1 週。若要再加熱焦糖，可放入微波爐以 20 秒為一單位微波 1 到 2 分鐘，直到呈流動性的液體。

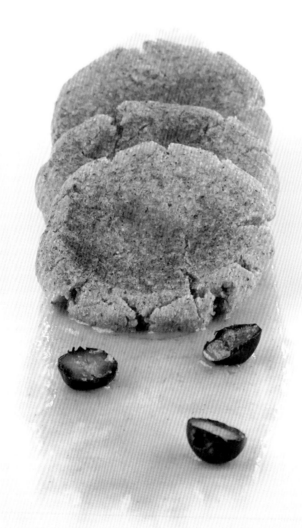

巧克力碎餅
（CHOCOLATE BARK）

份量	16 份	準備時間	10 分鐘	烹調時間	一

2 盎司（55 公克）無糖巧克力，切碎

2 盎司（55 公克）可可粉

少許純甜菊粉

少許猶太鹽

4 盎司（110 公克）碎夏威夷核果

¼ 杯（½ 條）無鹽奶油，置室溫軟化

少許純蔗糖素

¼ 杯椰子醬，置室溫軟化

¼ 杯無糖花生醬，置室溫

¼ 杯烘焙專用黑巧克力碎片
（Dark Chocolate Bakin 公克 Chips）

01 以 30 秒為單位，微波巧克力和可可約 2 到 3 分鐘，使其融化，過程中不時攪拌，隨後加入甜菊和鹽調味至完全融合。在 12 英吋（30 公分）的餐盤上噴一層烹飪油後，將巧克力混合物倒在盤子上。

02 把夏威夷拌入融化的奶油中，用純蔗糖素和鹽調味，然後均勻鋪在巧克力上。

03 把椰子醬和花生醬放在小碗中，用鹽調味後攪拌均勻。隨後將混合物平均倒在夏威夷堅果上，上層再灑上巧克力碎片，然後放入冰箱裡冷藏 3 到 4 分鐘。

04 上桌前，把巧克力碎片平分 16 等分，剩餘的巧克力冷藏可保存 1 週。

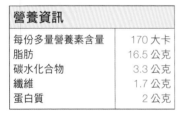

營養資訊

每份多量營養素含量	170 大卡
脂肪	16.5 公克
碳水化合物	3.3 公克
纖維	1.7 公克
蛋白質	2 公克

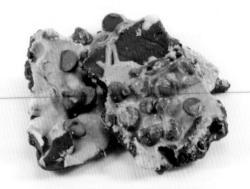

巧克力慕斯
（CHOCOLATE MOUSSE）

份量	4 份	準備時間	10 分鐘，外加冷藏 2 小時	烹調時間	2 至 4 分鐘

2 盎司（45 公克）無糖巧克力（100% 可可）

½ 杯動物性鮮奶油

2 湯匙赤藻醣醇粉

4 盎司（½ 杯）奶油起司，置室溫軟化

¼ 杯巧克力蛋白粉

½ 茶匙杏仁精

裝飾：
可可粉

上層：
生榛子切碎

打發鮮奶油

黑巧克力藍莓（可可含量 80% 至 100%）

營養資訊

每份多量營養素含量	323 大卡
脂肪	27.6 公克
碳水化合物	7 公克
纖維	2.9 公克
蛋白質	10.4 公克

01 把巧克力切成 ¼ 英吋（5 公釐），用微波爐以 15 秒為單位，高溫微波 2 到 4 分鐘，每次微波後攪拌一下，直到巧克力融化。

02 將鮮奶油和赤藻糖醇打發，直到形成中型山峰狀，大約 3 到 4 分鐘。

03 將奶油起司、蛋白粉、杏仁精和融化的巧克力攪拌均勻，隨後輕輕拌入打發的鮮奶油。

04 將慕斯分成 4 等分，放入 6 盎司（170 公克）的點心烤杯、罐子或雞尾酒杯內。若要更優雅的呈現，在將慕斯放入杯子前，先用水把杯子邊緣沾濕，然後灑上可可粉後再放入慕斯。食用前先冷藏至少 2 小時。

05 可選擇你喜愛的上層生酮點心一起食用。

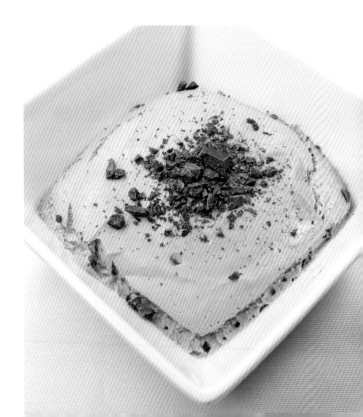

布朗尼杯子蛋糕
（SINGLE-SERVING BROWNIE MUG CAKE）

份量	1 份	準備時間	5 分鐘	烹調時間	大約 2 分鐘

2 湯匙動物性鮮奶油

2 茶匙粒狀赤藻醣醇

¼ 巧克力蛋白粉

2 湯匙 MCT 油粉末

¼ 茶匙小蘇打粉

少許猶太鹽

½ 杯無糖杏仁奶

1 茶匙香草精

1 顆雞蛋

1 湯匙可可粉

裝飾：

1 湯匙碎夏威夷核果

營養資訊

每份多量營養素含量	466 大卡
脂肪	35.2 公克
碳水化合物	12 公克
纖維	6.3 公克
蛋白質	31.7 公克

01 將鮮奶油倒入碗中打發，直到形成隆起山峰狀，大約 2 到 3 分鐘，隨後輕輕拌入赤藻糖醇後放入冰箱備用。

02 將蛋白粉、MCT 油粉、小蘇打和鹽過篩放入攪拌碗中。

03 在攪拌機中，將杏仁奶、香草精、雞蛋和可可粉攪拌均勻直到呈光滑狀。之後，將杏仁奶混合物倒入乾性配料中繼續攪拌至平滑，隨後將這些混合物輕輕拌入打發的鮮奶油中。

04 將麵糊倒入 16 盎司（450 毫升）或更大的杯子，在頂部留下至少 2 英吋（5 公分）的空間。之後蓋上保鮮膜用微波爐高溫微波 1 分鐘。再小心取出並打開保鮮膜（這時很燙，要小心不要被蒸汽燙傷）。

05 打開保鮮膜後，把杯子再放回微波爐，以高溫微波 30 到 45 秒，直到插入牙籤取出不沾黏。

06 上桌前，可以灑上碎堅果裝飾並趁熱食用。

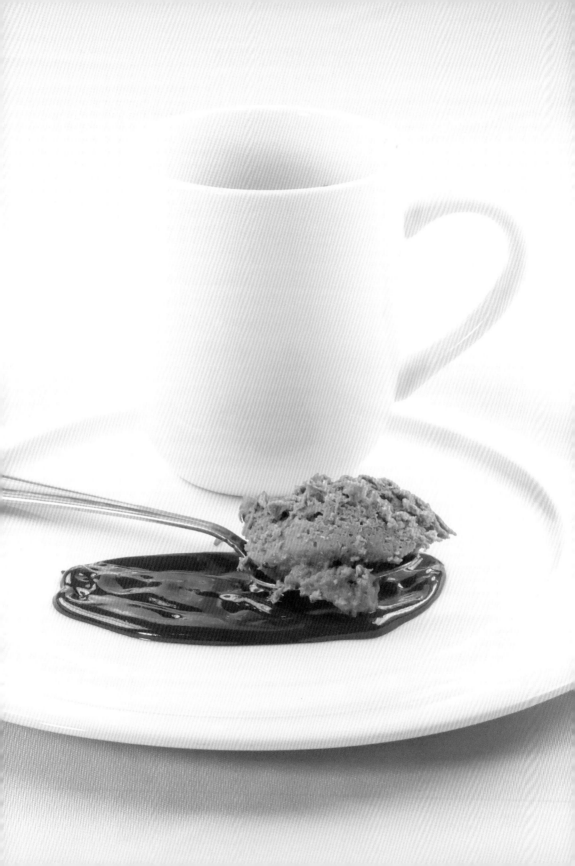

經典起司蛋糕
（CLASSIC CHEESE CAKE）

份量	12 吋蛋糕（16 份）	準備時間	10 分鐘，外加冷藏時間	烹調時間	大約 40 分鐘

內餡：

3（8 盎司、225 公克）包奶油起司，置室溫軟化

5 顆蛋黃

2 顆全蛋

¼ 杯香草蛋白粉

3 湯匙粒狀赤藻醣醇

1 茶匙香草精

½ 茶匙猶太鹽

餅皮

½ 杯（1 條）無鹽奶油，置室溫軟化

¼ 杯香草蛋白粉

¼ 杯高纖椰子粉

裝飾：

新鮮莓果

營養資訊	
每份多量營養素含量	258 大卡
脂肪	22.1 公克
碳水化合物	4 公克
纖維	1.2 公克
蛋白質	7.8 公克

01 烤箱預熱至 180℃，在 12 英吋（30 公分）彈簧扣模中噴上烹飪油。

02 使用電動攪拌機或手持電動攪拌機將內餡攪拌至呈平滑狀。

03 把餅皮的配料放入另一個碗，用叉子攪拌均勻，直到大致形成一個麵團。

04 把餅皮麵團壓入上好油的彈簧扣模內底部，烘烤大約 4 到 5 分鐘。

05 將烤好的餅皮從烤箱中取出，烤箱溫度轉為 150℃。

06 在烤箱裡放一個烤盤，裡面裝滿 ⅓ 的水，以利蒸烤。將餡料倒入烤好的餅皮內後，將彈簧扣模放入裝滿水的烤盤上，大約烘烤 32 到 35 分鐘，直到起司蛋糕變硬，但非褐色。

07 將烤好的蛋糕從烤箱取出，置於室溫降溫後，打開扣環拿出蛋糕，將蛋糕放入冰箱冷藏。

08 上桌前，將蛋糕切成 16 等分，再用莓果裝飾。剩餘的蛋糕可存在密閉容器內冷藏保存 1 週。

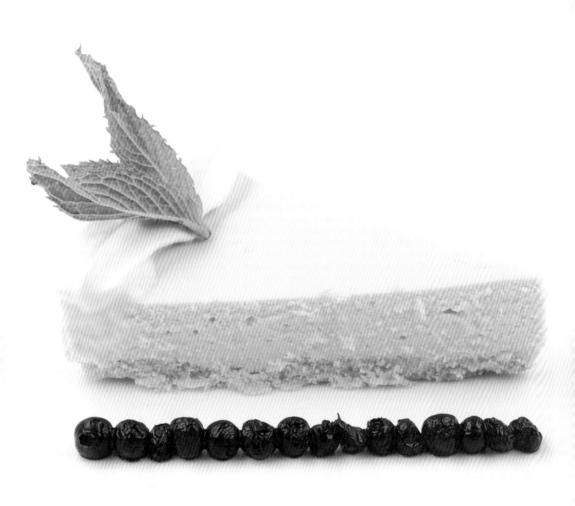

甜餅
（SUGAR COOKIES）

| 份量 | 10 到 12 個餅乾 | 準備時間 | 20 分鐘，外加 1 小時冷藏麵團 | 烹調時間 | 7 到 10 分鐘 |

⅓ 杯又 2 湯匙高纖椰子粉

⅓ 杯去皮杏仁粉

⅓ 杯香草蛋白粉

½ 茶匙烘焙粉

¼ 茶匙鹽

1 雞蛋

2 湯匙杏仁奶

1 茶匙香草精

⅛ 茶匙純蔗糖素

½ 杯（1 條）無鹽奶油，置室溫軟化

2 湯匙赤藻醣醇粉

⅓ 杯粒狀赤藻醣醇

營養資訊

每份多量營養素含量	92 大卡
脂肪	7.8 公克
碳水化合物	2.9 公克
纖維	1.3 公克
蛋白質	3 公克

01 將椰子粉、杏仁粉、蛋白粉、烘焙粉和鹽過篩放入攪拌碗中。

02 用另一個碗放入雞蛋、杏仁奶、香草精和純蔗糖素攪拌直到呈平滑狀備用。

03 用另一個碗，使用手持電動攪拌機，將奶油打成乳狀後，加入赤藻醣醇粉攪拌直到呈平滑狀。隨後慢慢加入雞蛋混合物直到完全融合。

04 將麵粉混合物拌入奶油混合物，直到混合均勻呈麵團狀後，用保鮮膜把麵團蓋起來放入冰箱冷藏 1 小時。

05 烤箱預熱至 180℃，在烤盤鋪上一層烘焙紙。

06 挖出 2 湯匙的麵團揉成球狀，放在烤盤上壓扁。每個餅乾的間隔大約為 1 英吋（2.5 公分）。

07 將壓好的餅乾放入烤箱烘烤 7 到 10 分鐘，直到邊緣開始變脆後（不要呈褐色），將餅乾取出放到冷卻架上降溫 5 分鐘。

08 將粒狀赤藻醣醇放入大碗中，然後把每個冷卻的餅乾放入其中，直到表層沾上赤藻醣醇。

09 餅乾存放在密閉容器內，室溫可保存 3 天。

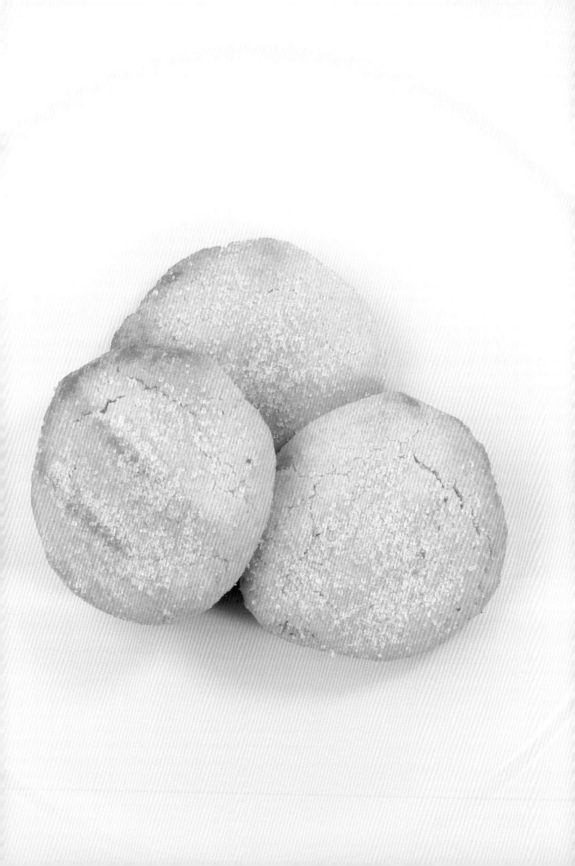

巧克力培根
（CHOCOLATE-COVERED BACON）

份量	6片（每份3片）	準備時間	5分鐘	烹調時間	大約10分鐘

6 片厚切培根

2 盎司（55 公克）無糖巧克力（100%可可），大致切碎

1 盎司（30 公克）可可醬

½ 茶匙香草精

¼ 茶匙純蔗糖素

⅛ 茶匙猶太鹽

營養資訊

每份多量營養素含量	276 大卡
脂肪	24.5 公克
碳水化合物	8.2 公克
纖維	4.8 公克
蛋白質	6.2 公克

01 在工作檯鋪一張烘焙紙（大約 10 英吋、25 公分長）。

02 以中火加熱大煎鍋 1 到 2 分鐘後放入培根，將培根煎到你喜好的脆度，大約 6 分鐘為較不脆的培根；10 分鐘為酥脆的培根。將煎好的培根從鍋中取出，用紙巾輕拍吸去多餘的油脂，然後靜置一旁備用。

03 把巧克力和可可醬放入適用微波爐的碗，用高溫以 15 秒為單位微波 2 到 4 分鐘，過程中不時攪拌直到巧克力熔化。隨後加入香草精、蔗糖素和鹽攪拌混合，靜置 2 到 3 分鐘冷卻。

04 取一根培根片，將一半浸入融化的巧克力中，隨後將沾上巧克力醬的培根放在烘焙紙上。重複以上步驟將所有培根沾上巧克力醬。上桌前，讓巧克力培根靜置 5 分鐘左右。

05 冷藏可保存 3 天。

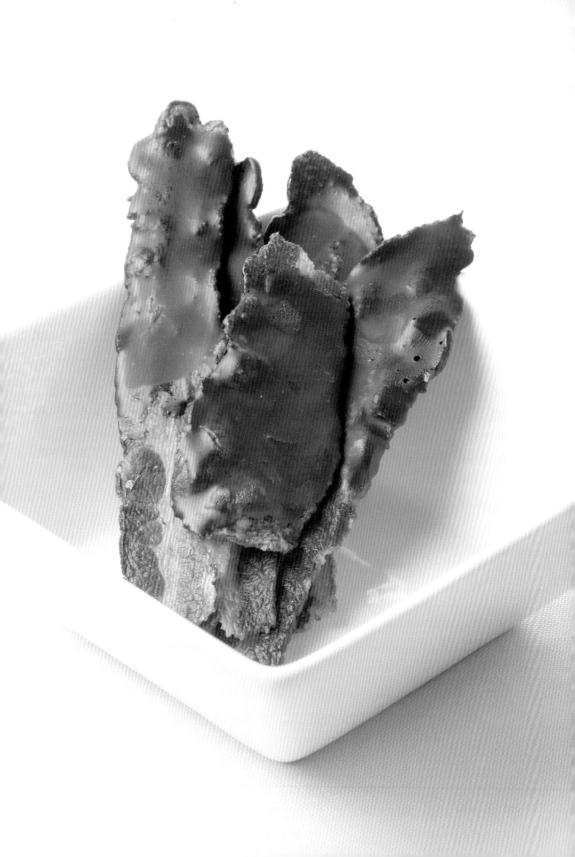

濃情巧克力蛋糕佐瑞士奶油糖霜
（RICH CHOCOLATE CUPCAKES WITH SWISS BUTTERCREAM）

| 份量 | 12 個杯子蛋糕（每份 1 個） | 準備時間 | 15 分鐘 | 烹調時間 | 12 到 15 分鐘 |

杯子蛋糕：

½ 杯去皮杏仁粉

½ 杯高纖椰子粉

¼ 杯巧克力蛋白粉

¼ 杯可可粉

½ 茶匙烘焙粉

½ 茶匙小蘇打

¼ 茶匙猶太鹽

⅛ 茶匙玉米糖膠

2 顆雞蛋

½ 杯無糖杏仁奶

⅓ 杯動物性鮮奶油

6 湯匙（¾ 條）無鹽奶油，低溫融化

2 盎司（55 公克）無糖巧克力，低溫融化

奶油糖霜：

½ 杯水

3 顆蛋白，置於室溫

¼ 杯粒狀赤藻醣醇

¾ 杯（1½ 條）無鹽奶油，置室溫軟化

1 茶匙香草精

少許猶太鹽

少許純甜菊粉

裝飾：

1 盎司（30 公克）無糖巧克力，刮成薄碎片

1 湯匙可可粉

01 烤箱預熱至 180℃，並且在 12 連馬芬烤模內鋪上襯紙。

02 將杏仁粉、椰子粉、蛋白粉、可可粉、焙焙粉、小蘇打、鹽、玉米糖膠過篩放入大碗備用。

03 用另一個碗，放入雞蛋、杏仁奶、鮮奶油、奶油和巧克力攪拌均勻。

04 將濕性配料拌入乾性配料中攪拌均勻後，將麵糊倒入烤膜，每孔大約三分之二滿，烘烤 12 到 15 分鐘，直到牙籤插入取出後不沾黏。

05 當蛋糕在烘烤的同時製作奶油糖霜：把水倒入 2½ 夸脫（2.3 公升）的平底鍋以中火中煮沸。

06 隔水加熱蛋白和赤藻醣醇，直到赤藻醣醇溶解，再持續加熱攪拌至 70℃，千萬不要讓溫度超過 70℃。隨後離開熱源，用手持電動攪拌機以高速攪拌直到呈光滑隆起山峰狀，過程大約 3 分鐘。

07 持續攪拌，同時 1 次加入 1 湯匙奶油，每次加入奶油後都要完全融合。當所有奶油加完後，加入香草精、鹽和甜菊調味。奶霜要攪拌至光滑，不可成塊狀。完成的奶霜可裝入擠花袋中備用。

08 將烤好的杯子蛋糕取出放到冷卻架上，靜置 5 到 10 分鐘冷卻後，每個蛋糕擠上一球奶油霜，並灑上巧克力片和可可粉即可上桌，室溫可保存 3 天，冷藏可保存 1 週。

營養資訊	
每份多量營養素含量	300 大卡
脂肪	27.8 公克
碳水化合物	6 公克
纖維	4.4 公克
蛋白質	7.3 公克

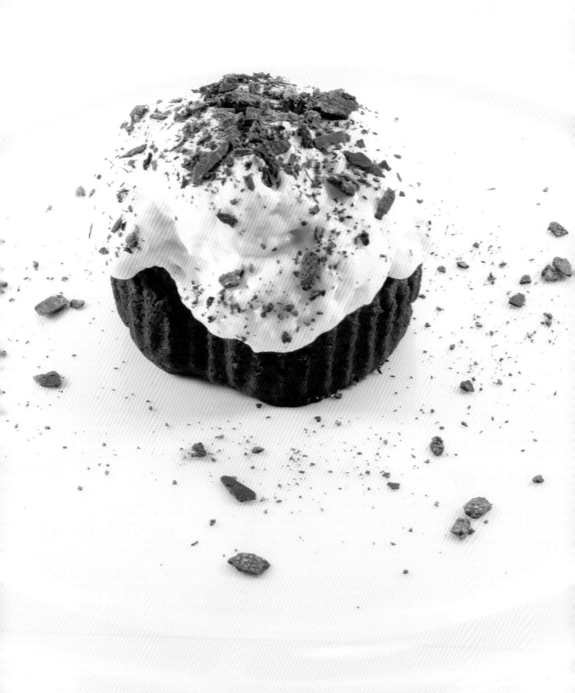

巧克力花生軟糖

（CHOCOLATE PEANUT BUTTER FUDGE）

| 份量 | 16 份 | 準備時間 | 5 分鐘，外加 1 到 2 個小時冷藏 | 烹調時間 | 少於 1 分鐘 |

¾ 杯動物性鮮奶油

3 湯匙可可醬（1½ 盎司）融化

3 湯匙椰子油，融化

2 湯匙無糖顆粒花生醬，置於室溫

½ 茶匙猶太鹽

⅛ 茶匙純蔗糖素

3 湯匙可可粉

½ 杯多用途綜合蛋白粉

上層：

1 茶匙粗海鹽

01　將鮮奶油以高溫微波 30 至 45 秒，直到變熱但不燙。隨後加入可可醬、椰子油、花生醬、鹽和蔗糖素攪拌直到完全混合。

02　將可可粉和蛋白粉過篩放入鮮奶油混合物中攪拌直到呈厚麵糊狀。隨後將混合物倒入 8 吋（20 公分）方形烤盤中，放入冰箱冷藏 1 到 2 小時直到變硬。

03　從冰箱取出軟糖灑上海鹽後，切成 16 等分即可上桌。剩下的軟糖放於冰箱冷藏可保存 1 週。

營養資訊

每份多量營養素含量	110 大卡
脂肪	10.3 公克
碳水化合物	1.5 公克
纖維	0.6 公克
蛋白質	3.9 公克

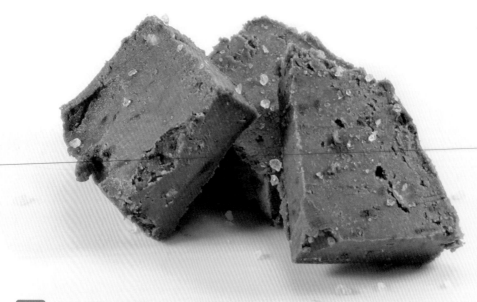

布朗尼軟糖
（FUDGE BROWNIES）

份量	16 份布朗尼（每份 1 個）	準備時間	10 分鐘	烹調時間	13 至 16 分鐘

½ 杯又 1 湯匙去皮杏仁粉

2 湯匙可可粉

1 茶匙烘焙粉

½ 杯夏威夷核果，壓碎

2 盎司無糖巧克力

¼ 杯椰子油

¼ 杯無鹽奶油

⅓ 杯粒狀赤藻醣醇

2 顆雞蛋

營養資訊

每份多量營養素含量	148 大卡
脂肪	13.9 公克
碳水化合物	2.9 公克
纖維	1.6 公克
蛋白質	2.7 公克

01 烤箱預熱至 180℃，將 8 英吋（20 公分）方型烤盤噴上烹飪油。

02 將杏仁粉、可可粉和烘焙粉過篩到小碗後再加入夏威夷核果。

03 將巧克力和椰子油放入微波爐中微波 2 到 3 分鐘，直到融化後拌入奶油攪拌均勻。

04 把赤藻醣醇和雞蛋攪拌均勻，直到完全融合。

05 將巧克力混合物拌入乾性配料中攪拌，完全混合後，再拌入雞蛋混合物攪拌直到形成麵糊。

06 將麵糊倒入烤盤，放入烤箱烘烤直到將牙籤插入取出不沾黏，大約 13 到 16 分鐘。將烤好的布朗尼取出，連同烤盤靜置 5 到 10 分鐘冷卻。

07 將布朗尼切成 16 等分即可上桌。剩餘的布朗尼存放在密閉容器中室溫可保存 4 天。

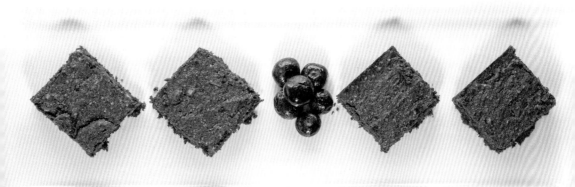

檸檬藍莓蛋糕
（SINGLE-SERVING LEMON BLUEBERRY CAKE）

份量	1份	準備時間	5分鐘	烹調時間	1分鐘

2 湯匙去皮杏仁粉

2 湯匙高纖椰子粉

½ 茶匙小蘇打

⅛ 茶匙玉米糖膠

2 湯匙無鹽奶油，低溫融化

1 顆雞蛋

1 茶匙代糖紅糖

2 湯匙藍莓

1 茶匙碎檸檬皮

1 茶匙現擠檸檬汁

裝飾：

1 顆藍莓

1 片薄荷葉

1 茶匙赤藻醣醇粉

01 將杏仁粉、椰子粉、小蘇打和玉米糖膠過篩放入小碗。

02 用另一個小碗，將奶油、雞蛋和烘培代糖混合均勻。

03 將濕性配料倒入乾性配料中混合均勻後，拌入藍莓、檸檬皮和檸檬汁，然後把麵糊放入容器中，用保鮮膜覆蓋以高溫微波 1 分鐘。

04 將微波好的蛋糕從微波爐中取出，用藍莓、薄荷葉和赤藻醣醇粉裝飾即可上桌或待涼食用。剩餘的蛋糕可蓋上蓋子冷藏可保存 1 週。

營養資訊

每份多量營養素含量	427 大卡
脂肪	37 公克
碳水化合物	12.3 公克
纖維	6.7 公克
蛋白質	11.3 公克

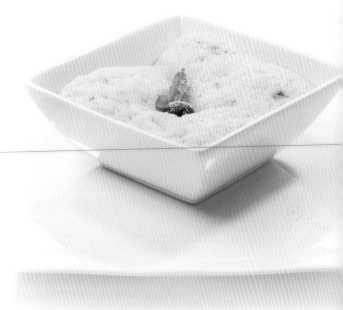

濃郁巧克力酪梨冰淇淋
(RICH CHOCOLATE AVOCADO ICE CREAM)

份量	4 到 6 份	準備時間	5 分鐘，外加冷卻冰淇淋、攪拌和冷凍時間	烹調時間	5 分鐘

1 杯全脂椰奶

½ 杯無糖杏仁奶

½ 茶匙猶太鹽

1 茶匙粒狀赤藻醣醇

⅛ 茶匙純蔗糖素

2 顆雞蛋

2 顆酪梨（每顆 225 公克）對切去籽

¼ 杯巧克力蛋白粉

3 湯匙可可粉

特殊工具：
製冰淇淋機

營養資訊

每份多量營養素含量	353 大卡
脂肪	29.8 公克
碳水化合物	11.3 公克
纖維	6.7 公克
蛋白質	12 公克

01 在你打算製作冰淇淋的 4 小時前，先將冰淇淋機的冷凍碗放入冰箱冷凍。

02 將椰奶、杏仁奶、鹽、赤藻醣醇和蔗糖素倒入 5 夸脫（4.7 公升）鍋中加熱直到沸騰，然後倒入攪拌機攪拌直到呈平滑狀。

03 將雞蛋放入中型耐熱碗中攪拌後，緩慢加入四分之一熱椰奶混合物，一次倒入 2 湯匙左右，持續攪拌到混合物融合。隨後蓋上攪拌器的蓋子，但取下填充蓋，將攪拌器轉至低速，然後慢慢將雞蛋和椰奶混合物倒入攪拌器中攪拌。

04 取下攪拌器蓋子，把酪梨果肉放進攪拌機中，用低速檔攪拌，隨後加入蛋白粉和可可粉，並持續混合直到混合物完全融合。

05 將攪拌碗放入冰箱，直到混合物完全冷凍，過程大約至少 4 小時。

06 將冷凍碗放入冰淇淋製造機內，根據製造機的使用說明攪拌冰淇淋。

07 把做好的冰淇淋倒入密閉容器內放入冰箱冷凍變硬，過程大約 20 分鐘。冰淇淋成品放入冰箱冷凍可保存 1 個月

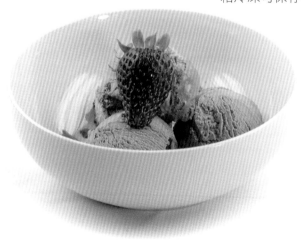

楓糖波本胡桃酪梨冰淇淋
（MAPLE BOURBON PECAN AVOCADO ICE CREAM）

份量	4 到 6 份	準備時間	5 分鐘，外加冷卻冰淇淋、攪拌和冷凍時間	烹調時間	5 分鐘

1 杯全脂椰奶

½ 杯無糖杏仁奶

½ 茶匙猶太鹽

1 茶匙粒狀赤藻醣醇

⅛ 茶匙純蔗糖素

2 顆雞蛋

2 顆酪梨（每顆 225 公克）
對切去籽

¼ 杯香草蛋白粉

½ 茶匙香草精

½ 茶匙楓樹精

½ 盎司（15 毫升）波本酒（自選）

¼ 杯碎胡桃

上層：

碎胡桃

特殊工具：

製冰淇淋機

營養資訊

每份多量營養素含量	285 大卡
脂肪	29.7 公克
碳水化合物	8.7 公克
纖維	4.3 公克
蛋白質	11.6 公克

01 在你打算製作冰淇淋的 4 小時前，先將冰淇淋機的冷凍碗放入冰箱冷凍。

02 將椰奶、杏仁奶、鹽、赤藻醣醇和蔗糖素倒入 5 夸脫（4.7 公升）鍋中加熱直到沸騰，然後倒入攪拌機攪拌直到呈平滑狀。

03 將雞蛋放入中型耐熱碗中攪拌後，緩慢加入四分之一熱椰奶混合物，一次倒入 2 湯匙左右，持續攪拌到混合物融合。隨後蓋上攪拌器的蓋子，但取下填充蓋，將攪拌器轉至低速，然後慢慢將雞蛋和椰奶混合物倒入攪拌器中攪拌。

04 取下攪拌器蓋子，把酪梨果肉放進攪拌機中，用低速檔攪拌，隨後加入香草蛋白粉、香草精、楓樹精和波本酒（如果有），並持續混合直到混合物完全融合。

05 將攪拌碗放入冰箱，直到混合物完全冷凍，過程大約至少 4 小時。

06 將冷凍碗放入冰淇淋製造機內，根據製造機的使用說明攪拌冰淇淋，並且在剩下最後 2 分鐘的攪拌時間內放入碎胡桃。

07 把做好的冰淇淋倒入密閉容器內放入冰箱冷凍變硬，過程大約 20 分鐘。冰淇淋成品放入冰箱冷凍可保存 1 個月。

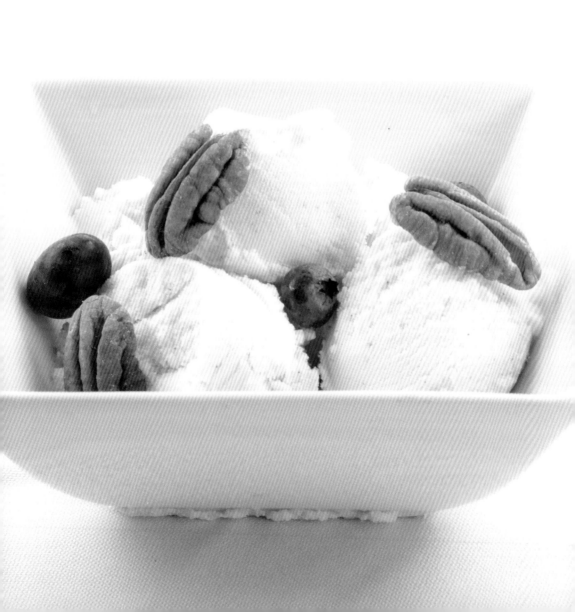

鹹味焦糖霜胡蘿蔔蛋糕
（CARROT CAKE WITH SALTED CARAMEL FROSTING）

份量	三層 9 吋蛋糕（8 份）	準備時間	30 分鐘	烹調時間	15 分鐘

蛋糕體：

¾ 杯去皮杏仁粉

½ 杯高纖椰子粉

¼ 杯多用途綜合蛋白粉
（Multi-Purpose Mix）

1 湯匙亞麻籽粉

1 茶匙烘焙粉

½ 茶匙玉米糖膠

2 茶匙肉桂粉

¼ 茶匙五香粉

¼ 茶匙丁香粉

¼ 茶匙肉豆蔻粉

½ 茶匙猶太鹽

5 顆雞蛋

½ 杯（1 條）無鹽奶油，融化

3 湯匙椰子油或 MCT 油

2 湯匙動物性鮮奶油

2 茶匙香草精

1 茶匙代糖紅糖

¼ 茶匙純蔗糖素（自選）

¾ 杯無糖杏仁奶

1 根胡蘿蔔（225 公克），切絲，保留一些裝飾用

¼ 杯胡桃，切碎

糖霜：

2（8 盎司、225 公克）包奶油起司，置室溫軟化

¼ 杯鹹味焦糖蛋白粉

2 湯匙無鹽奶油，置室溫軟化

1½ 茶匙肉桂粉

¼ 茶匙猶太鹽

裝飾：

¼ 杯整顆胡桃

01 將烤箱預熱至 170℃，將 3 個 9 英吋（22 公分）圓型烤盤噴上烹飪油。

02 蛋糕體：將杏仁粉、椰子粉、蛋白粉、亞麻籽、烘焙粉、¼ 茶匙玉米糖膠、五香粉、鹽過篩。

03 把蛋白蛋黃分開放入兩個大碗。在裝有蛋黃的碗中加入奶油、椰子油、鮮奶油、香草精、代糖和蔗糖素，用手持電動攪拌機攪拌均勻。

04 將蛋白打發起泡，加入剩下的 ¼ 茶匙玉米糖膠，使用手持電動攪拌機打發，直到呈隆起山峰狀，過程大約 2 至 3 分鐘。

05 將乾性配方拌入蛋黃攪拌均勻，再慢慢拌入打發的蛋白中，隨後拌入杏仁奶、胡蘿蔔絲和胡桃。將麵糊分成 3 等分倒入烤盤烘烤 11 到 15 分鐘，直到邊緣開始呈褐色，稍微脫離烤盤。

06 烘烤的同時製作糖霜：使用手持電動攪拌機將奶油起司、蛋白粉、奶油、肉桂粉和鹽混合均勻，直到呈光滑狀。

07 將烤好的蛋糕從烤盤中取出，放在冷卻架上 10 到 15 分鐘直到冷卻定型。

08 組合蛋糕：將蛋糕放在盤子上並抹上一層糖霜，然後疊上第二個蛋糕，同樣抹上一層糖霜，再疊上第三個蛋糕作為最後一層，剩餘的糖霜則均勻抹在整個蛋糕的頂層和兩側。

09 切成 8 等分並裝盤，搭配整顆胡桃和胡蘿蔔絲
即可上桌。冷藏可保存 1 週。

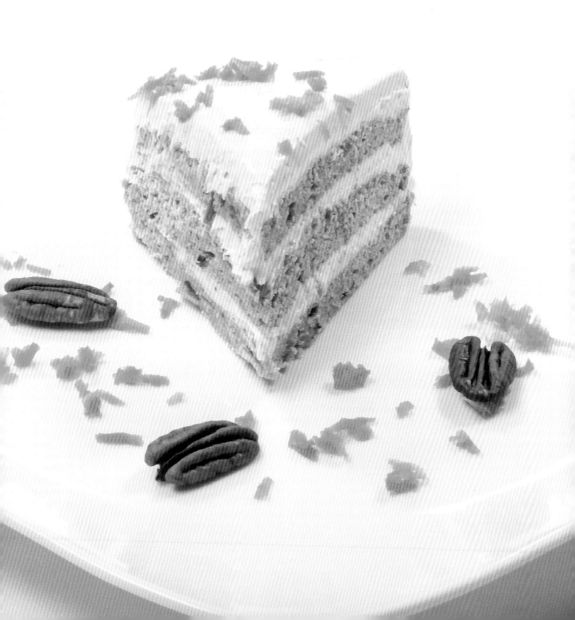

花生香蕉松露巧克力
（CHOCOLATE PEANUT BUTTER BANANA TRUFFLES）

份量	6 顆（每份 1 顆）	準備時間	10 分鐘，外加 10 分鐘冷凍	烹調時間	5 分鐘

花生醬餡料：

¼ 杯巧克力蛋白粉

1 盎司奶油起司（2 湯匙）置室溫軟化

2 湯匙無糖花生醬

2 湯匙無糖杏仁奶

1 湯匙無鹽奶油

1 湯匙粒狀赤藻醣醇

1 湯匙可可粉

¼ 茶匙猶太鹽

巧克力外層：

3 盎司無糖巧克力

1½ 盎司（40 公克）可可粉

⅛ 茶匙純蔗糖素

少許猶太鹽

淋醬：

1 盎司（30 公克）可可醬

¼ 茶匙香蕉精

1 滴食用黃色色素（自選）

營養資訊

每份多量營養素含量	212 大卡
脂肪	18.5 公克
碳水化合物	5.5 公克
纖維	2.6 公克
蛋白質	6.9 公克

01 將所有內餡配料倒入碗中混合均勻，搓成六顆高爾夫球大的球形放在烤盤上，每顆球插入一根牙籤，放入冰箱冷凍 10 分鐘。

02 同時，將巧克力外層的配料放入適用微波爐的碗中，以高溫 30 秒為一單位，微波 2 到 3 分鐘，過程中不時攪拌，直到巧克力融化均勻，溫度大約在 50℃。然後透過靜置冷卻與微波加熱的方式使巧克力的溫度維持在 31℃和 33℃之間，這樣其濃稠度才夠。

03 將花生球從冰箱中取出，浸入巧克力中均勻裹上表層。（過程中你可能需要再加熱巧克力，使其保持在最佳的溫度範圍）將裹好表層的巧克力球放到烤盤上並取出牙籤。

04 製作淋醬：將可可醬以高溫 15 秒為一單位，微波 2 到 3 分鐘後，加入香蕉精和黃色食用色素（如果有）攪拌均勻，之後放入塑膠袋或蛋糕擠花袋中。如果使用塑膠袋，要將截角剪下一角。隨後將淋醬擠在每顆球上，靜置室溫 3 至 5 分鐘直到淋醬變硬。

05 做好的巧克力球可立即食用，或放入密閉容器內冷藏可保存 1 週。

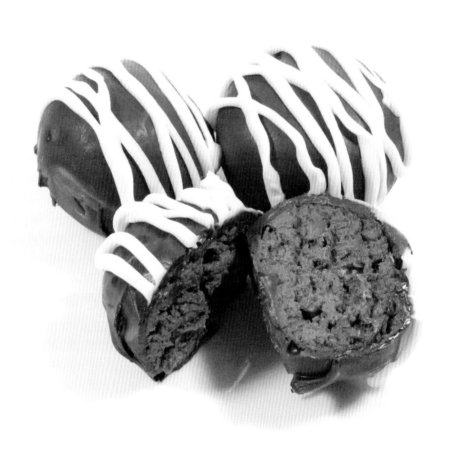

愛爾蘭奶油開心果蛋糕
（IRISH CREAM PISTACHIO CAKE SQUARES）

份量 12 份	準備時間 10 分鐘	烹調時間 35 至 40 分鐘

脆皮：

½ 杯高纖椰子粉

2 湯匙香草蛋白粉

少許猶太鹽

¼ 杯（½ 條）無鹽奶油，融化

1 湯匙椰子醬（coconut manna）

½ 茶匙肉桂粉

1 茶匙動物性鮮奶油

蛋糕體：

¼ 杯去皮杏仁粉

2 湯匙高纖椰子粉

2 湯匙香草蛋白粉

1 包（8 盎司、225 公克）起司奶油，置室軟化

¼ 杯（½ 條）無鹽奶油，融化

3 顆雞蛋，置室溫

2 湯匙愛爾蘭奶酒（自選）

½ 茶匙香草精

2 湯匙粒狀赤藻醣醇

½ 茶匙肉桂粉

¼ 茶匙純甜菊粉

¼ 茶匙猶太鹽

少許肉豆蔻粉

8 盎司（225 公克）開心果

01 烤箱預熱至 200℃，將 8 英吋（20 公分）方形烤盤噴上烹飪油。

02 製作脆皮：將所有脆皮配料放入中碗混合均勻，直到形成一個鬆散麵團後，把麵團壓在烤盤底部烘烤 7 到 9 分鐘，直到邊緣開始呈褐色後取出，靜置一旁備用。

03 製作蛋糕：將杏仁粉、椰子粉和蛋白粉過篩放入大碗。

04 將奶油起司、奶油、雞蛋、奶酒（如果有）、香草精、赤藻醣醇、肉桂粉、甜菊粉、鹽和肉豆蔻放入另一個碗，用手持電動攪拌機混合均勻。將濕性配料倒入乾性配料中攪拌至均勻後，將 5 盎司（140 公克）開心果拌入麵糊攪拌。將麵糊倒入烤盤烘烤 35 到 40 分鐘，直到邊緣呈褐色，且兩側稍微脫離烤盤。

05 將烤好的蛋糕取出，靜置冷卻後切成 12 等分，並用剩餘的開心果做裝飾即可上桌。冷藏可保存 5 天。

營養資訊	
每份多量營養素含量	392 大卡
脂肪	26.9 公克
碳水化合物	9.5 公克
纖維	4.6 公克
蛋白質	11.2 公克

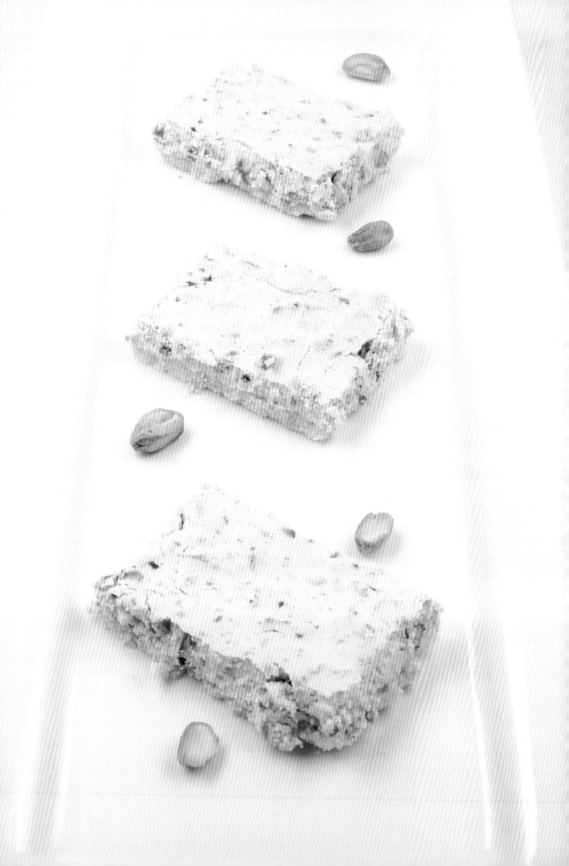

蔬菜高湯
（VEGETABLE STOCK）

份量	2 夸脫（1.8 公升）（每份 1 杯）	準備時間	10 分鐘	烹調時間	30 至 35 分鐘

製作湯品或醬汁時，可用蔬菜高湯取代水。它沒有牛肉、雞肉或魚類那麼強烈的味道，是燉菜、湯品很好的基底，也可作為炒肉或炒菜去漬收汁的液體。

2 湯匙無鹽奶油

1 顆紅洋蔥（225 公克），切塊

2 根芹菜（每根 110 公克），切塊

2 根胡蘿蔔（每根 110 公克），去皮切塊

6 顆大蒜，切碎

2 夸脫（1.8 公升）水

6 枝新鮮荷蘭芹

6 枝新鮮百里香

2 片月桂葉

1 茶匙猶太鹽

01 以中火將奶油加熱 1 至 2 分鐘後，加入洋蔥、芹菜、胡蘿蔔、大蒜拌炒 2 到 3 分鐘，過程中要不時攪拌。

02 將水倒入鍋中攪拌。加入荷蘭芹、百里香、月桂葉和鹽再攪拌一次，等到水煮沸後轉小火煨煮 30 到 35 分鐘。

03 將漏勺與棉布放在耐熱容器上，隨後倒入高湯濾出蔬菜，殘餘的蔬菜可丟棄。

04 蔬菜高湯存放在密閉容器內冷藏可保存 1 週，冷凍可保存 2 個月。

營養資訊

每份多量營養素含量	8 大卡
脂肪	0.5 公克
碳水化合物	0.3 公克
纖維	0.1 公克
蛋白質	0.1 公克

牛骨高湯

（BROWN BEEF STOCK）

| 份量 | 2 夸脫（1.8 公升）（每份 1 杯） | 準備時間 | 15 分鐘 | 烹調時間 | 5 至 6 小時 |

2 磅（900 公克）牛骨，鋸成
2 英吋（5 公分）碎片

2 湯匙無鹽奶油

1 顆紅洋蔥（225 公克），切塊

2 根芹菜（每根 110 公克），切塊

2 根胡蘿蔔（每根 110 公克），去皮切塊

6 顆大蒜，切碎

½ 杯不甜紅酒（自選）

2 夸脫（1.8 公升）水

6 枝新鮮荷蘭芹

6 枝新鮮百里香

2 片月桂葉

1 茶匙猶太鹽

營養資訊

每份多量營養素含量	14 大卡
脂肪	0.5 公克
碳水化合物	0.3 公克
纖維	0.1 公克
蛋白質	2 公克

01 烤箱預熱至 200℃。

02 用冷水將牛骨沖洗乾淨，然後放在烤盤上烤 45 到 60 分鐘，直到骨頭呈褐色但沒有燒焦；如果骨頭燒焦，高湯會殘留焦味。

03 當牛骨烘烤的同時，用煮湯鍋以中火將奶油加熱 1 至 2 分鐘後，加入洋蔥、芹菜、胡蘿蔔、大蒜拌炒 2 到 3 分鐘，過程中要不時攪拌。隨後倒入紅酒（如果有）燜煮 1 至 2 分鐘。

04 將水倒入鍋中攪拌。加入烤好的牛骨和烤盤上殘留的湯汁、荷蘭芹、百里香、月桂葉和鹽再攪拌一次，等到水煮沸後轉小火煨煮 4 到 5 個小時，直到湯汁呈褐色並浮出一層白色脂肪。將湯鍋從爐上移開一半，只有半邊的鍋子接觸火源，這樣油脂會浮在鍋子的一邊，方便撈出油脂。

05 將漏勺與棉布放在耐熱容器上，隨後倒入高湯濾出牛骨和蔬菜，殘餘的蔬菜和牛骨可丟棄。隨後將高湯倒入乾淨的鍋中煮沸，並撈去所有浮在表層的白色脂肪。

06 牛骨高湯存放在密閉容器內冷藏可保存 1 週，冷凍可保存 2 個月。

提示：當高湯完全冷卻時，其脂肪會浮在表層形成厚實的白色脂層，這時你可以用湯匙輕易去除。

牛骨清湯
（WHITE BEEF STOCK）

份量	2 夸脫（1.8 公升）（每份 1 杯）	準備時間	15 分鐘	烹調時間	2.5 至 3.5 小時

2 磅（900 公克）牛骨，鋸成
2 英吋（5 公分）碎片

4 夸脫（3.7 公升）水

2 湯匙無鹽奶油

1 顆紅洋蔥（225 公克），切
塊

2 根芹菜（每根 110 公克），
切塊

2 根胡蘿蔔（每根 110 公克），
去皮切塊

6 顆大蒜，切碎

6 枝新鮮荷蘭芹

6 枝新鮮百里香

2 片月桂葉

1 茶匙猶太鹽

營養資訊

每份多量營養素含量	14 大卡
脂肪	0.5 公克
碳水化合物	0.3 公克
纖維	0.1 公克
蛋白質	2 公克

01 用冷水將牛骨沖洗乾淨後，放入煮湯鍋中，加入 2 夸脫（1.8 公升）水煮沸 2 至 3 分鐘，隨後取出牛骨再沖洗一次備用。將煮沸的水倒掉。

02 用煮湯鍋以中火將奶油加熱 1 至 2 分鐘後，加入洋蔥、芹菜、胡蘿蔔、大蒜拌炒 2 到 3 分鐘，過程中要不時攪拌。

03 將剩下的 2 夸脫（1.8 公升）水倒入鍋中攪拌。加入汆燙過的牛骨、荷蘭芹、百里香、月桂葉和鹽再攪拌一次，等到水煮沸後轉小火煨煮 2 到 3 個小時，直到浮出一層白色脂肪。將湯鍋從爐上移開一半，只有半邊的鍋子接觸火源，這樣油脂會浮在鍋子的一邊，方便撈出油脂。

04 將漏勺與棉布放在耐熱容器上，隨後倒入高湯濾出牛骨和蔬菜，殘餘的蔬菜和牛骨可丟棄。隨後將高湯倒入乾淨的鍋中煮沸，並撈去所有浮在表層的白色脂肪。

05 牛骨清湯存放在密閉容器內冷藏可保存 1 週，冷凍可保存 2 個月。

雞高湯
（CHICKEN STOCK）

份量 2 夸脫（1.8 公升）（每份 1 杯）　　**準備時間** 15 分鐘　　**烹調時間** 2 至 2.5 小時

2 磅（900 公克）雞骨頭（背、頸、爪或雞翅），切成 2 英吋（5 公分）大小

4 夸脫（3.7 公升）水

2 湯匙無鹽奶油

1 顆紅洋蔥（225 公克），切塊

2 根芹菜（每根 110 公克），切塊

2 根胡蘿蔔（每根 110 公克），去皮切塊

6 顆大蒜，切碎

6 枝新鮮荷蘭芹

6 枝新鮮百里香

2 片月桂葉

1 茶匙猶太鹽

營養資訊

每份多量營養素含量	6 大卡
脂肪	0.4 公克
碳水化合物	0.3 公克
纖維	0.1 公克
蛋白質	0.3 公克

01 用冷水將雞骨沖洗乾淨後，放入煮湯鍋中，加入 2 夸脫（1.8 公升）水煮沸 2 至 3 分鐘，隨後取出雞骨再沖洗一次備用。將煮沸的水倒掉。

02 用煮湯鍋以中火將奶油加熱 1 至 2 分鐘後，加入洋蔥、芹菜、胡蘿蔔、大蒜拌炒 2 到 3 分鐘，過程中要不時攪拌

03 將剩下的 2 夸脫（1.8 公升）水倒入鍋中攪拌。加入汆燙過的雞骨、荷蘭芹、百里香、月桂葉和鹽再攪拌一次，等到水煮沸後轉小火煨煮 1 個半到 2 個小時，直到浮出一層白色脂肪。將湯鍋從爐上移開一半，只有半邊的鍋子接觸火源，這樣油脂會浮在鍋子的一邊，方便撈出油脂。

04 將漏勺與棉布放在耐熱容器上，隨後倒入高湯濾出雞骨和蔬菜，殘餘的蔬菜和雞骨可丟棄。隨後將高湯倒入乾淨的鍋中煮沸，並撈去所有浮在表層的白色脂肪。

05 雞骨高湯存放在密閉容器內冷藏可保存 1 週，冷凍可保存 2 個月。

魚高湯
（FISH STOCK）

份量	2 夸脫（1.8 公升）（每份 1 杯）	準備時間	15 分鐘	烹調時間	1 至 1.5 小時

2 湯匙無鹽奶油

1 顆紅洋蔥（225 公克），切塊

2 根芹菜（每根 110 公克），切塊

2 根胡蘿蔔（每根 110 公克），去皮切塊

6 顆大蒜，切碎

½ 杯白酒

2 夸脫（1.8 公升）水

2 磅（900 公克）白魚類骨頭，如鯛魚、鱸音或比目魚，切塊

6 枝新鮮荷蘭芹

6 枝新鮮百里香

2 片月桂葉

1 茶匙猶太鹽

營養資訊

每份多量營養素含量	3 大卡
脂肪	0.2 公克
碳水化合物	0.3 公克
纖維	0.1 公克
蛋白質	0.1 公克

01 以中火將奶油加熱 1 至 2 分鐘後，加入洋蔥、芹菜、胡蘿蔔、大蒜拌炒 2 到 3 分鐘，過程中要不時攪拌，隨後倒入白酒（如果有）。

02 將 2 夸脫（1.8 公升）水倒入鍋中攪拌後，加入魚骨、荷蘭芹、百里香、月桂葉和鹽再攪拌一次，等到水煮沸後轉小火煨煮 1 個到 1 個半小時，直到浮出薄薄一層白色脂肪。將湯鍋從爐上移開一半，只有半邊的鍋子接觸火源，這樣油脂會浮在鍋子的一邊，方便撈出油脂。

03 將漏勺與棉布放在耐熱容器上，隨後倒入高湯濾出魚骨和蔬菜，殘餘的蔬菜和魚骨可丟棄。隨後將高湯倒入乾淨的鍋中煮沸，並撈去所有浮在表層的白色脂肪。

04 雞骨高湯存放在密閉容器內冷藏可保存 1 週，冷凍可保存 2 個月。

荷蘭醬
（HOLLANDAISE）

份量 1杯（每份2湯匙）　　**準備時間** 5分鐘　　**烹調時間** 10分鐘

½ 杯水

4 顆蛋黃，置室溫

1 湯匙檸檬汁

4 盎司（110 公克）澄清奶油
（下頁）或無鹽奶油，融化

辣椒醬

少許猶太鹽和白胡椒

營養資訊	
每份多量營養素含量	134 大卡
脂肪	14.2 公克
碳水化合物	0 公克
纖維	0 公克
蛋白質	1.6 公克

01 用一個小平底鍋加熱水直到沸騰。

02 將蛋黃放入中型耐熱碗中攪拌至液化後，拌入檸檬汁攪拌，直到混合物體積呈 2 倍大。隨後把碗放在煮沸的水上，將蛋黃混合物攪拌 2 到 3 分鐘直到氣泡產生，混合物開始變濃稠。過程中要持續攪拌以防止蛋黃煮熟或黏在碗邊；過程中不要讓混合物的溫度超過 70℃，不然蛋黃會開始變熟。

03 以每次 1 湯匙的量慢慢加入奶油攪拌，在上一匙奶油完全融合後再加入下一匙奶油。重複這個過程，直到混合物體積呈 2 倍大，顏色變淡呈乳脂狀。這稱為絲帶階段，因為當你拉起混合物時，它會留下一道可見的痕跡一陣子。

04 將荷蘭醬移開熱源，用辣椒醬、鹽和胡椒調味，做好的荷蘭醬以隔水保溫備用或冷卻放入密閉容器冷藏 1 天。如果要加熱荷蘭醬，可以使用隔水加熱法，過程中要不時攪拌，直到溫度達到 60℃ 至 70℃。加熱完後請立即食用，若放得太久，它可能會油水分離。

澄清奶油和印度酥油
（CLARIFIED BUTTER AND GHEE）

份量	12盎司（340公克）	準備時間	5分鐘	烹調時間	澄清奶油大約15分鐘；印度酥油大約25分鐘

澄清奶油和印度酥油一開始的製作過程完全相同，差別只在於加熱時間的長短。加熱奶油時，它會分離成三層，這時可過濾製成澄清奶油。如果繼續加熱，使水分蒸發更多，讓乳脂呈固體與褐色，這時最終的成品即為印度酥油，多了一點堅果香，且發煙點較高，保存期限也較長。

16 盎司（450 公克）無鹽奶油

營養資訊	
每份多量營養素含量	119 大卡
脂肪	13.5 公克
碳水化合物	0 公克
纖維	0 公克
蛋白質	0 公克

01 用小鍋以小火融化奶油，在耐熱的容器上放置棉布細篩網。

02 用文火讓奶油起泡，並慢慢煮沸，之後奶油會開始分成三層。大約 12 到 15 分鐘後，上層是一層薄薄的泡沫，中間層為透明金黃色，底層則為奶油層或乳固體。中間金黃色那一層就是澄清奶油，必須與其他兩層分離。所以一旦出現三層，請參見步驟 3 以製作澄清奶油，酥油則跳到步驟 4。

03 製作澄清奶油：這時關火靜置冷卻約 5 分鐘。用一個大勺子，撈出薄薄的泡沫上層丟棄，然後將奶油倒入棉布中，去除上層殘餘的泡沫層和底層的乳固體。澄清奶油可溫熱使用或冷卻並儲存作為日後之用。

04 製作酥油：繼續加熱奶油 5 到 10 分鐘，直到散發堅果香和底層乳固體呈褐色（這時要留意，千萬不要焦掉）。撈掉頂部薄薄泡沫層，並將奶油用棉布過濾倒進耐熱容器中，以去除頂層殘餘的泡沫和乳固體。酥油可以溫熱使用，或冷卻和儲存以備日後之用。

05 澄清奶油或印度酥油存放在密閉容器冷藏，澄清奶油可保存大約 3 週，印度酥油可保存大約 4 週。

經典蒜泥蛋黃醬
（CLASSIC AIOLI）

份量 大約 ½ 杯（每份 1 湯匙）　　**準備時間** 10 分鐘　　**烹調時間** 一

1 顆蛋黃

1 茶匙檸檬汁

2 顆大蒜，搗成泥狀

½ 茶匙猶太鹽

½ 茶匙第戎芥末

½ 杯特級初榨橄欖油

½ 杯葡萄籽油

少許黑胡椒粉

營養資訊

每份多量營養素含量	126 大卡
脂肪	14.1 公克
碳水化合物	0.3 公克
纖維	0 公克
蛋白質	0 公克

01 將蛋黃、檸檬汁、蒜泥、鹽和芥末放入中型碗攪拌均勻。

02 添加 1 湯匙橄欖油攪拌均勻，直到油開始與其他成分融合。再慢慢少量穩定的倒入剩餘的橄欖油和葡萄籽油，過程中要不斷攪拌使油和蛋黃乳化融合。

03 用胡椒調味後即可食用，儲存在密閉容器中冷藏可保存 10 天。

變化後

培根蒜泥蛋黃醬

以溫熱培根脂肪取代 ½ 杯葡萄油。培根的脂肪應是液態狀，但不會燙到將蛋黃煮熟。適合的溫度在38℃到48℃之間。

第九章：

常見的問題

一般

酮體如何生成？

酮體是在肝臟分解脂肪的過程中產生。當碳水化合物攝取量很低時（胰島素也變低），脂肪會被分解成為主要的燃料。

大腦可利用酮體嗎？

有別於大多數脂肪酸，酮體可被大腦吸收，並且作為能量來源。事實上，大腦可能偏愛酮體勝於葡萄糖；研究指出，隨著血酮升高，大腦對酮體的攝取量會增加（Cunnane 等人, 2011）。此外，還有大量的研究顯示，生酮飲食對各種類型受損的神經元具有保護大腦的作用，原因可能是由於神經元透過酮體收到更多的儲備燃料，因此氧化應激和發炎現象減少（Gasior, Rogawski 和 Hartman, 2006）。即使在大腦葡萄糖攝取能力受損的情況下，例如患有阿茲海默症、帕金森氏症和創傷性腦損傷的患者，其大腦也可以利用酮體。

哪些組織會利用酮體？

幾乎所有的細胞和組織都可以利用酮體，除了肝臟（它們的製造點）。某些細胞，如大腦某些區域細胞和紅血球細胞，只能使用葡萄糖作為能量，但身體可以透過糖質新生作用產生大量葡萄糖（參考第 25 頁），以便在碳水化合物消耗量低時提供細胞所需的能量。

生酮飲食安全嗎？

安全。如果採取完善的生酮飲食計畫，生酮飲食對大多數人來說是安全的（Kang 等人, 2007；Suo 等人, 2013；Freeman 等人, 1998）。但是，如果圖 9.1 中列出的任何情況符合你的條件，那麼生酮飲食可能就不適合你。你要先諮詢你的醫生。

圖表 9.1. 可能不建議或應徹底監控生酮飲食的條件和情況。

生酮飲食不適用於以下情況

- 肉毒鹼缺乏症
- 肉鹼結合酵素缺乏症第一型／第二型
- β - 氧化反應缺陷症（脂肪酸氧化作用缺陷症）
- 線粒體 HMG-CoA 還原酶合成缺陷（Mitochondrial 3-hydroxy-3-methylglutaryl-CoA synthase deficiency）
- 中鏈醯輔酶 A 去氫酶缺乏症（Medium-chain Acyl dehydrogenase deficiency）
- 長鏈醯輔酶 A 去氫酶缺乏症（Long-chain Acyl dehydrogenase）
- 腸胃蠕動能力受損
- 懷孕
- 腎臟衰竭
- 丙酮酸酶缺乏症（Pyruvate carboxylase deficiency）
- 紫質症（Porphyria）
- 胰臟炎
- 膽囊疾病
- 肝臟功能受損
- 脂肪消化能力受損
- 胃繞道手術
- 腹部腫瘤

低碳水化合物飲食和生酮飲食有何區別？

「低碳水化合物」沒有嚴格的定義。一些研究指出，低碳水化合物飲食是碳水化合物含量低於 30％的飲食（Bueno 等人, 2013）。生酮飲食通常對碳水化合物的限制更嚴格，甚至低至總熱量的 5％（Freeman、Kossoff 和 Hartman, 2007）。所以，生酮飲食肯定是低碳飲食，但並非所有低碳水化合物飲食都是生酮飲食。生酮飲食對碳水化合物的嚴格限制才能產生酮體（Young, 1971）。

阿特金斯飲食和生酮飲食有何區別？

儘管阿特金斯飲食和生酮飲食有相似的特點，但它們的碳水化合物、蛋白質和脂肪攝取量不同。阿特金斯飲食的誘導階段與生酮飲食非常類似，然而，最終阿特金斯飲食會引入更多的碳水化合物和蛋白質。特別是在一開始，生酮飲食含有適量的蛋白質和極低碳水化合物。但久而久之，當你的身體適應後，你就能拿捏蛋白質和碳水化合物的比例，同時應用脂肪補足其餘的卡路里。

營養性入酮和酮酸血症有何區別？

營養性入酮的特點在於酮體增加是在控制之下，同時降低血糖值和正常血液酸鹼值。酮酸血症的特點是不受控的酮體增加（高於 15mmol／L），且血糖值升高，導致血液酸鹼值降至危害身體的程度（Cartwright 等人，2012），特別是第一型糖尿病患者要留心。生酮飲食和酮體補充劑通常不會使血酮值升高超過 5 至 7 mmol／L（Veech 等人，2004）。

我會感到餓嗎？

不會，如果你採取完善的生酮飲食，生酮飲食不僅脂肪含量高，同時酮體似乎也會減少飢餓的信號（見第 99 頁）。研究讓生酮飲食的受試者盡量多吃東西，但與非生酮飲食相比，他們仍傾向於攝取較少的卡路里，且飢餓感也較少，並且減掉更多的體重（Johnstone 等人，2008）。這可能是因為脂肪的熱量更集中；然而，研究也指出，處於入酮狀態可以減少飢餓信號（Sumithran 等人，2011）。另外的研究發現，攝取脂肪可以降低負責食慾信號的激素（Sumithran 等人，2013），所以不會有長期飢餓的問題。

我需要計算卡路里嗎？

當你剛開始採取生酮飲食時，我們建議追蹤營養素和卡路里的攝取量，以便掌握並確保你得到適當的數量。但是，當你適應生酮後不久，通常你應該能吃到飽，同時監測碳水化合物的攝取量。不要讓碳水化合物攝取量在不知不覺中變得太高。事實上，那些適應生酮的人往往會在無意中降低卡路里攝取量，因為他們很快就感覺到飽了。如果可能的話，一旦你抓到其中的訣竅，讓自己吃飽即可；進入生酮適應的食慾會確保你攝取足夠的卡路里而不會暴飲暴食（Volek 等人, 2002）。不過，那些使用生酮飲食進行治療的個人應該控制一定程度的卡路里攝取量以達到最佳的效果。

我要追蹤淨碳水化合物還是總碳水化合物攝取量？

這是我們最常見的問題之一，我們在第 61 頁已深入探討過（我們提醒你留意「纖維」標籤的誤導）。我們一般的建議是在生酮飲食開始時追蹤總碳水化合物，等到一旦掌握碳水化合物之後，你就可以轉換淨碳水化合物，以確保你得到足夠的纖維。讓自己成為自己的科學家，看什麼方式對你最有效！

我一定得遵照特定的營養素比例（如 75% 脂肪、20% 蛋白質和 5% 碳水化合物）嗎？

目標放在營養素的比例可能是一個很好的開始，但請記住，最適合你和你的生活方式的比率可能與最適合其他人的比率不同，關鍵在於保持低碳水化合物、適量蛋白質和中高脂肪攝取量。讓自己玩得開心，並且調整飲食，直到找出最適合你的比例。一旦你將生酮飲食個人化以符合你的需求，並且持續一段時間後，你將更瞭解該取捨哪些以維持最佳比例，而且你可能不需要再嚴格計算營養素的含量。

為了減重和改善我的健康狀況，在採取生酮飲食時，我需要運動嗎？

大量研究指出，在沒有運動下採取生酮飲食，身體的結構（例如，脂肪質量降低和肌肉質量維持或增加）和血脂（例如，三酸甘油脂和總膽固醇值降低和 HDL 膽固醇值升高）獲得改善（Yancy 等人, 2004；Volek 等人, 2004）。然而，運動是健康生活型態重要的關鍵之一，它可以大幅改善生酮飲食的效果。基於這個原因，我們強烈建議某些類型的體能活動或鍛煉，即使只是每天步行 10,000 步（約 5 英哩）。我們的同事史帝芬·康儂（Stephen Cunnane）博士發現，即使是適度的步行也會增加大腦酮體的攝取量，所以多到戶外走走吧！

我每天都要遵循生酮飲食嗎？

在第 109 頁中，我們談到傳統生酮飲食循環法，也就是平日採取生酮，週末回到攝取碳水化合物。儘管我們不認為這是最好的方法，但我們確實傾向每週 6 天採取「生酮」，並且在一週的某一天採取低碳水化合物、高蛋白質和適量脂肪。對我們來說，這不是一個「增碳」的日子，而是一個「增加蛋白質」的日子，在這一天，我們會吃較多的蛋白質，但仍然攝取低碳水化合物食物。這種方法可以幫助正在鍛鍊或在生酮飲食上達到高原期的人。與其瘋狂補充碳水化合物，不如增加蛋白質以協助你繼續朝著目標邁進。

營養素和補充品

我需要攝取碳水化合物來補充糖原嗎？

研究指出，身體不需要碳水化合物來補充糖原（Pascoe 等人, 1993），而且研究發現，生酮適應的運動員，他們的肌肉糖原補充和修復速度與碳水化合物適應的運動員相當（Volek 等人, 2016）。在生酮飲食一開始時，由於你的身體正在適應燃燒脂肪，你的糖原儲存量可能有限，不過一旦完全適應後，糖原儲存量很快就能回復。我們在第 202 頁有深入的探討。

我需要增加鈉的攝取量嗎？

生酮飲食確實會降低體內的鈉含量，所以多攝取一點鈉是一個不錯的主意（Tiwari, Riazi 和 Ecelbarger, 2007）（鈉和電解質的更多訊息，請參閱第 72 頁）。喜馬拉雅鹽是一種有益的來源，因為它含有多種礦物質，包括鈉、鈣、鉀、碘和鎂，且鈉含量與食鹽類似，但其晶體較大且風味更佳。

我還需要補充其他電解質嗎？

在生酮飲食中，鉀、鎂和鈣也會流失，相關的補充資訊請參閱第 72 頁。

我應該顧慮纖維嗎？

當轉換成生酮飲食時，纖維攝取量下降是很常見的，因為富含纖維的食物通常碳水化合物含量都很高，尤其是蔬菜和穀物。纖維是維持身體健康極為重要的關鍵營養素，雖然在技術上它是一種碳水化合物，但它不會增加血糖或胰島素值，所以我們強烈建議盡量攝取足夠的纖維。但是，要留意異麥芽寡糖（IMO）是「高纖」蛋白棒常見的纖維種類，但卻可能產生血糖和胰島素反應。 有幾種品牌的高纖蛋白棒含有可溶性玉米纖維，這種成分不會使血糖或胰島素升高，因此檢查成分標籤非常重要（關於纖維的更多訊息，請參閱第 61 頁）。

蛋白質攝取過量會使我脫酮嗎？

儘管一些胺基酸（例如亮胺酸和賴胺酸）可以轉化為酮體，但其他胺基酸會轉化為葡萄糖，因此如果攝取過量則可能使血糖和胰島素值升高。出於這個原因，我們建議蛋白質攝取量不超過總卡路裡的 20％到 35％。請記住，蛋白質的最佳值因人而異，例如，使用生酮飲食控制癲癇的患者所需的蛋白質量則少於用來試圖增加肌肉質量的人。讓自己成為自己的科學家！（有關蛋白質的更多信息，請參閱第 71 頁。）

碳水化合物會讓我變胖嗎？

我們並不想將碳水化合物妖魔化，視它為當今社會面臨肥胖流行病的唯一禍首。相反，我們希望改變健康飲食的範例，協助人們將碳水化合物視為有用的工具，而非必需品。雖然長期攝取高碳水化合物可能會導致慢性高血糖和胰島素水平，造成代謝變化，例如胰島素阻抗，進而增加肥胖的可能性，但仍然有許多人在攝取碳水化合物的情況下保有健康的身體。

有哪些特定脂肪是我要避免的嗎？

雖然我們喜歡脂肪，但要留意，並不是所有的脂肪都是一樣的。已知 Omega-6 脂肪酸會助長發炎，這與許多慢性疾病有關。但還是要確保你的 Omega-3 和 Omega-6 脂肪酸平衡，以獲得最佳的成效。同樣，反式脂肪對健康有害，要儘量避免。（有關脂肪類型的更多訊息，請參閱第 65 頁）。最後，如果你在生酮飲食中遇到高原期或障礙，我們發現，在增加不飽和脂肪的同時，稍微降低乳脂肪和飽和脂肪或許有助於改善情況。

脂肪有可能攝取過量嗎？

當你已適應生酮後，你的身體在利用脂肪作為燃料方面會變得更有效率，一些研究顯示，光是脂肪攝取過量可能不會導致體重顯著增加。但是別忘了，脂肪是高熱量，每公克含有 9 大卡。攝取過量的脂肪會使卡路里攝取量增加，進而阻礙減重；攝取過多的膳食脂肪可能會讓你的身體無法分解本身的脂肪儲備量作為能量。和所有東西一樣，保持飲食中的脂肪含量，不要暴飲暴食，不要吃奶油之類的糖果棒！

我的脂肪攝取來源全都是飽和脂肪嗎？

我們在第 65 頁探討不同類型的脂肪及其對身體的影響。如前所述，飽和脂肪不應該被妖魔化，特別是在生酮飲食上。然而，我們發現當飽和脂肪占我們總脂肪攝取量的 50％時，我們的身體適應最好，其餘的為來自單元不飽和脂，如椰子油和酪梨油。這可以部分解釋為什麼這麼多的生酮飲食研究，在膽固醇和三酸甘油脂值方面有不同的研究結果。如果你擔心這些因素，最明智的作法就是確保攝取平衡的飽和脂肪和單元不飽和脂肪。無須在意某些健康組織和媒體的聲明，在完善的生酮飲食計畫中，你都不用害怕攝取椰子油或飽和脂肪。

什麼是外源性酮體？

外源性酮體是粉末或液體形式的補充酮體。粉末形式通常會與礦物質，如鈣、鈉和鎂結合；液體形式主要是由酮酯組成（關於外源性酮體的更多訊息，請參閱第四章）。

外源性酮體能讓我減重嗎？

外源性酮體可能無法直接減重。記住，它們是一種能量源，確實含有熱量。然而，血酮值升高已被證實可以減少飢餓感（Sumithran 等人，2011），增加新線粒體的產量，並且降低體重增加與食物攝取量的比例（Bough 等人，2006），這可能促使體內燃燒更多脂肪，間接減少體重（有關外源性酮體和減重的更多訊息，請參閱第 112 頁）。

MCTs 和外源性酮體一樣嗎？

不一樣。MCTs 一旦在肝臟中分解後就可以轉化為酮體（Rebello 等人，2015）。然而，一些研究指出，這需要極大量的 MCT（超過 20 公克）才能獲得只要幾公克外源性酮體就能達到的效果（Misell, Lagomarcino, Schuster 和 Kern, 2001）（有關 MCT 的更多訊息，請參閱第 82 頁）。

MCT 補充劑安全嗎？

安全！在每天攝取 30 公克 MCT（比通常的劑量高出許多）長達 30 天的個體中未發現不良的反應（CourchesneLoyer 等人, 2013）。此外，每 1 公斤體重攝取 1 公克 MCT 已被證實為安全的劑量（Traul, Driedger, Ingle 和 Nakhasi, 2000）。但是，MCT 可能會有腸胃副作用，如噁心和腹瀉，所以我們強烈建議你慢慢增量以建立你的耐受性。

外源性酮體安全嗎？

在人類和動物實驗中，外源性酮酯已被證實是安全（Clarke 等人, 2012；Kesl 等人, 2016；Evans, Cogan 和 Egan, 2016）。另外，酮鹽已被授予 GRAS（公認為安全的）。一些動物和人體研究已經使用酮鹽和酮酯，且沒有發現不良副作用。不過，與任何補充劑一樣，你要尋找經由第三方（Informed Choice

或 NSF）測試合格的外源性酮體化合物，以確保其品質和經過臨床研究。

生酮適應

要花多久時間才能進入生酮狀態？

當血酮值上升至 0.3 至 0.5 mmol / L 時，這時就會進入所謂的生酮狀態。限制兩天的碳水化合物就可達到這個水平（Bilsborough & Crowe, 2003）。但是，達到這種血酮值並不代表你已生酮適應，也就是身體使用脂肪作為主要燃料。若要完全適應生酮可能需要更長的時間，確切的時間長短因人而異。

什麼是生酮適應？

當你進入生酮適應時，這表示你的身體已經從主要使用葡萄糖作為燃料，轉換到以使用脂肪和酮體為主。一旦生酮適應後，你會開始體驗到飽腹感、飢餓感，甚至認知功能和專注力的變化 （有關生酮適應的更多訊息，請參閱第 23 頁）。

如何知道我是否已進入生酮狀態？

血酮值可以使用尿酮試紙、血酮機和呼吸酮體檢測儀測試。測試 BHB 的血酮機被認為是最標準的測試法。呼氣分析法被證實在測量丙酮方面是有效的（Musa-Veloso, Likhodii 和 Cunnane, 2002），而尿酮試紙分析法則可以測量乙醯乙酸。尿酮試紙在飲食一開始時測量結果顯著，但是一旦你達到生酮適應後，由於身體利用酮體的效率提高，尿液中的酮體化合物會減少，因此無法作為入酮程度的可靠指標。

如果我服用外源性酮體，我是否會進入生酮適應？

在服用酮體補充劑而不降低碳水化合物攝取量的情況下，你不會完全進入生酮適應。目前我們尚不清楚長期服用補充劑是否會促使生酮適應產生變化（例如，透過增加酮體轉運蛋白的數量，使酮體進入組織的能力增強），不過，若要完全進入生酮適應，限制一定程度的碳水化合物是必要的。

生酮飲食最佳的血酮值為何？

這很難說；取決於入酮的原因。只要血酮值大於 0.3 mmol / L，你就是進入生酮狀態。許多人認為血酮值越高越好，但這點尚待確認。有些長期處於生酮適應的人，他們的身體對酮體的利用率特別高，因此血液循環中沒有大量的酮體存在。對於如癲癇和其他神經系統疾病的健康問題，高血酮值或許有益，特別是外源性酮體或高劑量 MCT 可能有助於達到這樣的水平。

何謂生酮不適症？

生酮不適症是當你在適應生酮飲食時會出現的一系列症狀，其中包括精神混沌、噁心、頭痛和便秘。一份設計完善的生酮飲食會考慮到電解質、纖維和水合作用以緩解這些症狀（更多關於生酮不適症和如何處理的訊息，請參閱第 284 頁）。

我剛開始生酮飲食，但覺得不適，我可以怎麼做呢？

在開始生酮飲食後的最初幾天可能會產生不適感，通常稱為生酮不適症。幸運的是，這種不適是暫時的，可以透過採取一些預防措施來完全或部分緩解。首先，留意你的電解質，鈉、鉀或鈣缺乏會使你感到不適（請參閱第 72 頁）。其次，留意你的水合作用，在生酮飲食開始時很容易脫水。第三，留意你的纖維攝取量，如果你的纖維不足，你可能會便秘（請參閱第 61 頁）。重點：補充電解質，喝大量的水，並且確保攝取足夠的纖維。

我可以加快生酮適應的過渡期嗎？

我們的實驗室發現這有可能。運動，特別是高強度運動是可以加速過渡階段，因為它有助於迅速耗盡糖原儲存量，迫使身體更依賴脂肪。此外，以斷食或間歇性斷食（見 74 頁）開啟生酮飲食之路能迅速增加酮體生成。

適合與避免的食物

採取生酮飲食可以飲酒嗎？

某些酒類，如葡萄酒、威士忌和伏特加，在採取生酮飲食時可適量飲用。一些研究發現，喝紅酒似乎不會危害生酮的狀態 Pérez-Guisado, Muñoz-Serrano 和 Alonso-Moraga, 2008）。事實上，有些釀酒商為了使他們的葡萄酒更加適合生酮飲食，甚至完全去除糖分。在採取生酮飲食時，特別要留意黑啤酒（如 lagers, stouts, porters 和 ales）和碳水化合物含量較高的調酒飲料。

我可以喝咖啡嗎？

生酮飲食可以喝咖啡，但不要加糖。值得一提的是，一些研究發現咖啡因是生酮食物，也就是有助於酮體產生（Johnston, Clifford 和 Morgan, 2003；Vandenberghe 等人, 2016）。因此，有些人會以一杯濃咖啡加鮮奶油和 MCT 油作為一天的開始。

我可以吃水果嗎？

大多數水果都富含天然糖分，因此謹慎留意生酮飲食中的水果攝取量很重要。升糖指數低的水果，如莓果，可以適度的攝取。雖然水果含有維生素和其他營養物質，但在完善的生酮飲食規劃中，我們也可以從其他來源獲得這些營養素。

我可以吃乳製品嗎？

乳糖低的乳製品（牛奶中含有的糖），如鮮奶油、奶油和起司，在生酮飲食中可適量攝取。乳糖高的乳製品，如牛奶和優格則應該限制，或者對某些人來說要完全去除。我們經常發現，那些在生酮飲食中掙扎的人往往攝取過多的乳製品，稍微減少攝取量有助於改善困境。

何種甜味劑最適合生酮飲食？

我們建議盡可能使用天然甜味劑。甜菊糖、赤藻糖醇、羅漢果，以及一種名為稀少糖（allulose）的新天然甜味劑是首選。菊糖也很常見，但許多人對它不耐受，往往在食用後出現腸胃道症狀。 在人工甜味劑中，最好的選擇是純蔗糖素和阿斯巴甜。這些是市面上人工甜味劑產品中常見的成分，不過，市面上的產品還包括如麥芽糖糊精和葡萄糖等成分——這些都是糖——因此純的蔗糖素和阿斯巴甜是最好的類型。

訓練和運動表現

生酮飲食如何影響運動表現？

在飲食一開始時，運動表現可能會下降（Burke 等人，2000；Phinney 等人，1980）。然而，研究發現，隨著時間推移，這些體能下降的情況會慢慢好轉（Phinney 等人，1980；Paoli 等人，2012）。一些研究，包括我們實驗室所進行的研究發現，與對照組相比，採取生酮飲食進行阻力肌力訓練的人，也能發展相當的強度（Sharp 等人，2015；Gregory，2016）。（有關訓練和運動表現的更多訊息，請參閱第五章第五節）。

生酮飲食會讓我失去肌肉嗎？

研究指出，保持蛋白質攝取量在每公斤體重的 1.2 至 1.6 公克左右，可使人維持或增加淨體重。研究發現，在生酮飲食中，即使是限制卡路里的個體，他們所減掉的體重有 95% 是脂肪（Young、Scanlan、Im 和 Lutwak，1971），而那些採取生酮飲食但卡路里維持不變的人，其肌肉質量則有增無減（Volek 等人，2002）。生酮飲食對肌肉質量具有正面的影響，部分歸因於酮體具有保留蛋白質與合成代謝的作用（更多肌肉維護的訊息，見第 211 頁）。

為了運動表現，我應該執行集中式生酮飲食（TKD）嗎？

集中式生酮飲食（Targeted ketogenic dieting）涉及在訓練期間（訓練之前、訓練期間或訓練之後）加入碳水化合物。透過這種作法，在訓練期間分泌的腎上腺素會使你因碳水化合物所引發的胰島素反應變得遲鈍（從而預防因攝取碳水化合物所帶來的生酮負面作用），但可能會帶給你敏銳的認知效應（King 等人, 1988）。目前沒有任何關於 TKD 的研究，但是那些訓練有素的個人指出，運用這種方法有很大的益處。記住，你的特定目標（減重、增加肌肉、體能等）將決定何種類型最適合你。

無論如何，除非你已完全生酮適應，不然我們不建議在這之前嘗試 TKD，同時，我們建議你在訓練之前或訓練期間，先從攝取少量碳水化合物（即少於 30 公克）開始。

生酮飲食最適合什麼類型的運動？

任何運動都比不運動來得好！然而，我們在實驗室發現，高強度的運動可以增加酮體生成。因此要努力多動，並且嘗試結合阻力訓練與某種類型的心肺運動，即使只是每餐飯後散步也可。

斷食

生酮飲食可以斷食嗎？

生酮飲食不僅可以進行斷食，而且可能還有利於酮體生成（Reichard 等人, 1974）。然而研究發現，斷食不是必要的——在不斷食的情況下依然可以產生酮體（Kim, Kang, Park 和 Kim, 2004）。我們建議你在生酮飲食的過程中，在某個時間點嘗試一下，以瞭解你是否適合斷食（請參閱第 74 頁）。

斷食安全嗎？

我們都經歷過斷食階段，睡眠期間就算是斷食。我們的狩獵祖先們，在他們一生中都經歷過斷食期。雖然長期禁食可能不利於某些情況，例如皮質醇水平失控或懷孕期間，然而，研究發現，在一般情況下，將斷食應用於個人生活型態上是安全無虞的（Michalsen 等人, 2005）。

我可以應用哪些斷食法？

斷食法主要有三種：

· 間歇性進食：一天某個時段斷食，之後有一段進食的時間

· 交替日進食：斷食整整一天後，第二天則正常飲食。

· 完全斷食：在幾天甚至幾週內完全限制食物。

更多斷食資訊請參考第 74 頁。

我一定要吃早餐嗎？

與你從小到大被告知的情況相反，早餐未必是一天中最重要的一餐。如果你選擇斷食，你當然可以跳過早餐，或者甚至來個「脂肪斷食」（見下一個問題）咖啡與 MCTs 早餐，然後等到下午再吃你的第一餐。

什麼是脂肪斷食？

脂肪斷食從字面上看就是：在斷食期間只攝取脂肪。研究指出，光吃脂肪不會使胰島素升高（Welle, Lilavivat 和 Campbell, 1981)，反而可以提高胰島素的敏感性（Boden, Chen, Rosner 和 Barton, 1995），並且出現類似身體在一般斷食期間的反應。因此，咖啡加 MCT 油或鮮奶油可能達到類似斷食時的反應。

健康的問題

生酮飲食能協助我處理特定的健康問題嗎？

當然可以。肥胖和胰島素阻抗是許多疾病的根源，其中包括第二型糖尿病和心臟病，而且生酮飲食確實可以改善這兩者的情況。此外，有強力的證據指出，生酮飲食有益於癲癇和 Glut（葡萄糖轉運蛋白）缺陷等病症（Veech, 2004）。在第五章第六節中，我們探討了飲食如何有助於第二型糖尿病、阿茲海默症、帕金森氏症、ALS（肌萎縮性脊髓側索硬化症）、多發性硬化症、抑鬱症、創傷後壓力症候群和癌症等。

什麼是胰島素阻抗，我怎麼知道我有沒有？

胰島素阻抗是身體無法有效利用胰島素，這種激素是將葡萄糖從血液輸送到細胞內。胰島素阻抗意味著胰島素與細胞無法正常交流，因而可能導致許多代謝疾病，特別是第二型糖尿病。如果你經常感覺昏昏欲睡，且容易因攝取碳水化合物而體重增加，那麼很可能你有某種程度的胰島素阻抗。你可以要求醫生測試你的空腹血糖和胰島素值，或者如果可能的話，進行口服葡萄糖耐受測試（關於胰島素阻抗的更多訊息，請參閱第 27 頁）。

在家進行口服葡萄糖耐受測試：

⑴ 隔夜斷食 12 小時，在清晨醒來時測量你的空腹血糖值，這就是你的基線（理想介於 80 和 120 mg / dL）。

⑵ 喝下 75 公克葡萄糖或含糖飲料，如柳橙汁或運動飲料。

⑶ 在 120 分鐘內測量血糖值（每 0、30、60、90 和 120 分鐘進行一次測量）。

⑷ 記錄你的數值，並且與你的基線做比較。

自從我開始生酮飲食後，我的膽固醇上升了，我該怎麼辦呢？

總膽固醇並不是最佳的指標，因為它沒有考慮到膽固醇的結構組成。生酮飲食已經證明可以增加 HDL 膽固醇（Yancy 等人, 2004），而這會使總膽固醇增加，但整體上對健康是有益的。確保醫生為你做血脂測試分析，並留意更好的指標，如 VLDL、LCL 粒徑，LDL 與 HDL 的比例，三酸甘油脂，甚至高敏感的 CRP（C 反應蛋白，這不是一般膽固醇測試的部分）。此外，關於這個問題，請參閱為何改變生酮飲食的脂肪組成可能有助於膽固醇概況的潛在原因探討（膽固醇和三酸甘油脂的更多訊息，請參閱第 130 頁）。

高脂飲食會使三酸甘油脂升高嗎？

不會！攝取大量脂肪會造成三酸甘油脂升高是一個常見的迷思。研究發現，當高脂飲食搭配限制碳水化合物時，三酸甘油脂水平實際上會下降（Sharman 等人, 2002）。

我的醫生說生酮飲食是不好的，我該怎麼辦？

儘管所有的研究都顯示生酮的效益，但我們總是聽到這類的評論。你能做的最好的事情是自我教育，並且向醫生提供這方面的教育資訊。如果依然行不通，或許是時候考慮換一位支持你的醫生。你可以在 http://ketogenic.com/tools/keto-clinicians-finder/ 中找到支持生酮飲食的醫生名單。

日常問題

生酮飲食可以外食嗎？

絕對可以。事實上，我們發現生酮飲食外食比低脂飲食外食還要容易許多。一份美味的科布（Cobb）沙拉或一份帶脂肉塊加上奶油烹調的蔬菜，這樣絕對不會出錯。小心隱藏的碳水化合物，例如醬汁和沙拉醬中使用的碳水化合物。在點餐之前，不要害怕詢問服務員關於他們如何料理食物。

如果出外旅行想帶點零食，你可以攜帶堅果、脆豬皮和帕馬森起司。

如果我碰到減肥高原期，我該怎麼辦？

與任何飲食計畫一樣，生酮飲食也可能達到高原期。如果你發生這種情況，這時正是時候重新評估你的飲食，你可以問自己以下幾個問題：

· 我的碳水化合物是否夠低？

· 我試過增加或減少蛋白質攝取量嗎？

· 我的總卡路里攝取量是多少？

· 我試過去除乳製品嗎？

· 我是否攝取太多人工甜味劑？

· 我試過追蹤我的營養素和測量我的食物嗎？

記住，數字未必一定能告訴你內在的變化。如果你減掉 2 英磅脂肪並增加 2 英磅肌肉，那你的體重可能沒有任何變動，但你確實是減去脂肪並增加肌肉，而這正是你想要的目標。

如果我一個週末「作弊」會怎麼樣？

儘管每個週末攝取較多的碳水化合物可能不怎麼理想（參考第 441 頁關於「增碳」的問題），但總會有「閃失」的時候，儘管這應該很少見，但你也不必為此驚慌失措。如果你因此脫酮，你可能會覺得昏昏欲睡，或者在短期內很難專注，不過一旦你回到正軌，很快就可以恢復正常。生酮適應的時間越長，在作弊日之後，你就能越快回到入酮。記住，生酮飲食是一種生活型態，而不是臨時的解決方案，這是一場長盤決勝的賽事。

我想協助家人或朋友嘗試生酮飲食，我要如何引導他們入門？

首先告訴他們關於生酮飲食和提供相關教育資訊，如這本書或其他線上資源，例如網站：Ketogenic.com。與他們分享關於你的個人生酮飲食經驗：聆聽他人的經驗分享往往有助於人們敞開心胸接受新的事物。

參考資料

第一章

Adam-Perrot, A., P. Clifton, and F. Brouns. "Low-carbohydrate diets: nutritional and physiological aspects." Obesity Reviews 7, no. 1 (2006): 49–58. doi: 10.1111/j.1467-789X.2006.00222.x

Ballard, K. D., E. E. Quann, B. R. Kupchak, B. M. Volk, D. M. Kawiecki, M. L. Fernandez, ... and J. S. Volek. "Dietary carbohydrate restriction improves insulin sensitivity, blood pressure, microvascular function, and cellular adhesion markers in individuals taking statins." Nutrition Research 33, no. 11 (2013): 905–12. doi: 10.1016/j.nutres.2013.07.022

Bliss, M. The Discovery of Insulin. Chicago: University of Chicago Press: 1982. Brehm B. J., R. J. Seeley, S. R. Daniels, and D. A. D'Alessio. "A randomized trial comparing a very low carbohydrate diet and a calorie restricted low fat diet on body weight and cardiovascular risk factors in healthy women." Journal of Clinical Endocrinology & Metabolism 88 (2003): 1617–23. doi: 10.1210/jc.2002-021480

Cahill Jr., G. F. "Fuel metabolism in starvation." Annual Review of Nutrition 26 (2006): 1–22. doi: 10.1146/annurev.nutr.26.061505.111258

Cahill Jr., G. F., M. G. Herrera, A. Morgan, J. S. Soeldner, J. Steinke, P. L. Levy, ... and D. M. Kipnis. "Hormone-fuel interrelationships during fasting." Journal of Clinical Investigation 45, no. 11 (1966): 1751. doi: 10.1172/JCI105481

Cartwright, M. M., W. Hajja, S. Al-Khatib, M. Hazeghazam, D. Sreedhar, R. N. Li, ... and R. W. Carlson. "Toxigenic and metabolic causes of ketosis and ketoacidotic syndromes." Critical Care Clinics 28, no. 4 (2012): 601–31. doi: 10.1016/j.ccc.2012.07.001

Coggan A. R., C. A. Raguso, A. Gastaldelli, L. S. Sidossis, and C. W. Yeckel. "Fat metabolism during high-intensity exercise in endurance-trained and untrained men." Metabolism 49, no. 1 (2000): 122–28.

Feinman, R. D., and E. J. Fine. "Thermodynamics and metabolic advantage of weight loss diets." Metabolic Syndrome and Related Disorders 1, no. 3 (2003): 209–19. doi: 10.1089/154041903322716688

Gregory, R. M., H. Hamdan, D. M. Torisky, and J. D. Akers. "A low-carbohydrate ketogenic diet combined with 6-weeks of CrossFit training improves body composition and performance." International Journal of Sports and Exercise Medicine 3, no. 2 (2017). In press. doi: 10.23937/24695718/1510054

Hatori, M., C. Vollmers, A. Zarrinpar, L. DiTacchio, E. A. Bushong, S. Gill, ... and M. H. Ellisman. "Time-restricted feeding without reducing caloric intake prevents metabolic diseases in mice fed a high-fat diet." Cell Metabolism 15, no. 6 (2012): 848–60. doi: 10.1016/j.cmet.2012.04.019

Klein, S., and R. R. Wolfe. "Carbohydrate restriction regulates the adaptive response to fasting." American Journal of Physiology-Endocrinology and Metabolism 262, no. 5 (1992): E631–36.

Lin, S., T. C. Thomas, L. H. Storlien, and X. F. Huang. "Development of high fat diet-induced obesity and leptin resistance in C57Bl/6J mice." International Journal of Obesity 24, no. 5 (2000): 639–46.

Martinez L. R., and E. M. Haymes. "Substrate utilization during treadmill running in prepubertal girls and women." Medicine and Science in Sports and Exercise 24 (1992): 975–83.

Owen, O. E. "Ketone bodies as a fuel for the brain during starvation." Biochemistry and Molecular Biology Education 33, no. 4 (2005): 246–51.

Paoli, A., A. Rubini, J. S. Volek, and K. A. Grimaldi. "Beyond weight loss: a review of the therapeutic uses of very-low-carbohydrate (ketogenic) diets." European Journal of Clinical Nutrition 67, no. 8 (2013): 789–96. doi: 10.1038/ejcn.2013.116

Phinney, S. D., E. S. Horton, E. A. H. Sims, J. S. Hanson, and E. Danforth, Jr. "Capacity for moderate exercise in obese subjects after adaptation to a hypocaloric, ketogenic diet." Journal of Clinical Investigation 66 (1980): 1152–61. doi: 10.1172/JCI109945

Platt, M. W., and S. Deshpande. "Metabolic adaptation at birth." Seminars in Fetal and Neonatal Medicine 10, no. 4 (2005): 341–50. doi: 10.1016/j.siny.2005.04.001

Samaha, F. F., N. Iqbal, P. Seshadri, K. L. Chicano, D. A. Daily, J. McGrory, T. Williams, M. Williams, E. J. Gracely, and L. Stern. "A low-carbohydrate as compared with a low-fat diet in severe obesity." New England Journal of Medicine 348 (2003): 2074–81. doi: 10.1056/NEJMoa022637

Sharman, M. J., W. J. Kraemer, D. M. Love, N. G. Avery, A. L. Gómez, T. P. Scheett, and J. S. Volek. "A ketogenic diet favorably affects serum biomarkers for cardiovascular disease in normal-weight men." Journal of Nutrition 132, no. 7 (2002): 1879–85.

Veech, R. L. "The therapeutic implications of ketone bodies: the effects of ketone bodies in pathological conditions: ketosis, ketogenic diet, redox states, insulin resistance, and mitochondrial metabolism." Prostaglandins, Leukotrienes and Essential Fatty Acids 70, no. 3 (2004): 309–19. doi: 10.1016/j.plefa.2003.09.007

Volek, J. S., T. Noakes, and S. D. Phinney. "Rethinking fat as a fuel for endurance exercise." European Journal of Sport Science 15, no. 1 (2015): 13–20. doi: 10.1080/17461391.2014.959564

Young, C. M., S. S. Scanlan, H. S. Im, and L. Lutwak. "Effect on body composition and other parameters in obese young men of carbohydrate level of reduction diet." American Journal of Clinical Nutrition 24, no. 3 (1971): 290–96.

第二章

Amiel, S. A., H. R. Archibald, G. Chusney, A. J. Williams, and E. A. Gale. "Ketone infusion lowers hormonal responses to hypoglycaemia: evidence for acute cerebral utilization of a non-glucose fuel." Clinical Science 81, no. 2 (1991): 189–94.

Arase, K., J. S. Fisler, N. S. Shargill, D. A. York, and G. A. Bray. "Intracerebroventricular infusions of 3-OHB and insulin in a rat model of dietary obesity." American Journal of Physiology-Regulatory, Integrative and Comparative Physiology 255, no. 6 (1988): R974–81.

Atkins, R. C. Dr. Atkins' Diet Revolution: The High Calorie Way to Stay Thin Forever. D. McKay Co., 1972.

Bailey, C. H. "Atheroma and other lesions produced in rabbits by cholesterol feeding." Journal of Experimental Medicine 23, no. 1 (1916): 69–84.

Banting, W. Letter on Corpulence, addressed to the public...with addenda. (1869). Harrison

Bennett, J. Muscles, Sex, Money, & Fame. Lulu.com, 2013.

Brillat-Savarin, J. A. (MFK Fisher, trans.). "The physiology of taste: Or, meditations on transcendental gastronomy." Washington, D.C.: Counterpoint, 1999. (Original work published 1825.)

Conklin, H. W. "Cause and treatment of epilepsy." Journal of the American Osteopathic Association 22, no. 1 (1922): 11–14.

D'Agostino, D. P., R. Pilla, H. E. Held, C. S. Landon, M. Puchowicz, H. Brunengraber, ... and J. B. Dean. "Therapeutic ketosis with ketone ester delays central nervous system oxygen toxicity seizures in rats." American Journal of Physiology-Regulatory, Integrative and Comparative Physiology 304, no. 10 (2013): R829–36.

Drenick, E. J., L. C. Alvarez, G. C. Tamasi, and A. S. Brickman. "Resistance to symptomatic insulin reactions after fasting." Journal of Clinical Investigation 51, no. 10 (1972): 2757.

Freeman, J. M. Seizures and Epilepsy in Childhood: A Guide for Parents. Baltimore: Johns Hopkins University Press, 1997.

Geyelin, H. R. "Fasting as a method for treating epilepsy." Med Rec 99 (1921): 1037–9.

Geyelin, H. R. "The relation of chemical influences, including diet and endocrine disturbances, to epilepsy." Annals of Internal Medicine 1929 (2): 678–81.

Hendricks, M. "High fat and seizure free." Johns Hopkins Magazine, April 1995: 14–20.

Hunt, W. R. Body Love: The Amazing Career of Bernarr Macfadden. Chicago: Popular Press, 1989.

Kashiwaya, Y., T. Takeshima, N. Mori, K. Nakashima, K. Clarke, and R. L. Veech. "d-β-Hydroxybutyrate protects neurons in models of Alzheimer's and Parkinson's disease." Proceedings of the National Academy of Sciences 97, no. 10 (2000): 5440–4.

Kashiwaya, Y., M. T. King, and R. L. Veech. "Substrate signaling by insulin: a ketone bodies ratio mimics insulin action in heart." American Journal of Cardiology 80, no. 3A (1997): 50A–64A.

Kearns, C. E., L. A. Schmidt, and S. A. Glantz. "Sugar industry and coronary heart disease research: a historical analysis of internal industry documents." JAMA Internal Medicine 176, no. 11 (2016): 1680–5. doi: 10.1001/jamainternmed.2016.5394.

Keys, A. "Atherosclerosis: A Problem in Newer Public Health." Atherosclerosis 1 (1953): 19.

Keys, A. "Epidemiological studies related to coronary heart disease: characteristics of men aged 40–59 in seven countries." Acta Medica Scandinavica 180, no. 460 (1966): 4–5.

Keys, A. "Seven countries. A multivariate analysis of death and coronary heart disease." Cambridge, MA: Harvard University Press, 1980.

Keys, A., O. Mickelsen, E. V. O. Miller, and C. B. Chapman. "The relation in man between cholesterol levels in the diet and in the blood." American Association for the Advancement of Science. Science 112 (1950): 79–81.

Lardy, H. A., and P. H. Phillips. "Studies of fat and carbohydrate oxidation in mammalian spermatozoa." Archives of Biochemistry 6, no. 1 (1945): 53–61.

Lennox, W. G., and S. Cobb. "Studies in epilepsy. VIII: The clinical effect of fasting." Archives of Neurology & Psychiatry 20 (1928): 771–9.

Lozano, R., C. J. Murray, A. D. Lopez, and T. Satoh. "Miscoding and misclassification of ischaemic heart disease mortality." Global Program on Evidence for Health Policy Discussion Paper (2001): 12.

Mackarness, R. Eat Fat and Grow Slim. London: Harvill Press, 1958. McGandy, R. B., D. M. Hegsted, and F. J. Stare. "Dietary fats, carbohydrates and atherosclerotic vascular disease." New England Journal of Medicine 277, no. 4 (1967): 186–92.

McGovern, G. "Dietary goals for the United States." Report of the Select Committee on Nutrition and Human Needs of the United States Senate. Washington, D.C.: U.S. Government Printing Office, 1977.

Milton, K. "Hunter-gatherer diets—a different perspective." American Journal of Clinical Nutrition 71, no. 3 (2000): 665–7.

Noakes, T., J. Proudfoot, and S. A. Creed. The Real Meal Revolution: The Radical, Sustainable Approach to Healthy Eating. London: Hachette UK, 2015.

Pennington, A. W. "A reorientation on obesity." New England Journal of Medicine 248, no. 23 (1953): 959–64.

Peterman, M. G. "The ketogenic diet in epilepsy." Journal of the American Medical Association 84, no. 26 (1925): 1979–83.

Swink T. D., E. P. G. Vining, and J. M. Freeman. "The ketogenic diet: 1997." Advances in Pediatrics 44 (1997): 297–329.

Taller, H. Calories Don't Count. New York: Simon & Schuster, 1961.

Teicholz, N. The Big Fat Surprise: Why Butter, Meat and Cheese Belong in a Healthy Diet. New York: Simon & Schuster, 2014.

Temkin, O. The Falling Sickness: A History of Epilepsy from the Greeks to the Beginnings of Modern Neurology. Baltimore: Johns Hopkins University Press, 1994.

Wartella, E. A., A. H. Lichtenstein, and C. S. Boon, eds. "History of Nutrition Labeling." In Institute of Medicine Committee on Examination of Frontof-Package Nutrition Rating Systems and Symbols. Washington, D.C.: National Academies Press, 2010.

Welch, H. W., F. J. Goodnow, S. Flexner, et al. "Memorial meeting for Dr. John Howland." Bull. 000 Johns Hopkins Hospital 41 (1927): 311–21.

Westman, E. C., J. S. Volek, and S. D. Phinney. New Atkins for a New You: The Ultimate Diet for Shedding Weight and Feeling Great. New York: Fireside, 2010. Wheless, J. W. "History and origin of the ketogenic diet." In Epilepsy and the Ketogenic Diet (31–50). Humana Press, 2004.

Yerushalmy, J., and H. E. Hilleboe. "Fat in the diet and mortality from heart disease; a methodologic note." New York State Journal of Medicine 57, no. 14 (1957): 2343–54.

Yudkin, J. "Patterns and trends in carbohydrate consumption and their relation to disease." Proceedings of the Nutrition Society 23 (1964): 149–62.

Yudkin, J. Pure, White, and Deadly: The New Facts About the Sugar You Eat as a Cause of Heart Disease, Diabetes, and Other Killers. London: DavisPoynter Limited, 1972.

第三章

Alderman M. H., H. Cohen, and S. Madhavan. "Dietary sodium intake and mortality: the National Health and Nutrition Examination Survey (NHANES I)." The Lancet 351, no. 9105 (1998): 781–5.

Cohen, I. A. "A model for determining total ketogenic ratio (TKR) for evaluating the ketogenic property of a weight-reduction diet." Medical Hypotheses 73, no. 3 (2009): 377–81.

DeFronzo, R. A. "The effect of insulin on renal sodium metabolism." Diabetologia 21, no. 3 (1981): 165–71.

Duncan, S. H., et al. "Reduced dietary intake of carbohydrates by obese subjects results in decreased concentrations of butyrate and butyrateproducing bacteria in feces." Applied and Environmental Microbiology 73.4 (2007): 1073–8.

Forsythe, C. E., S. D. Phinney, R. D. Feinman, B. M. Volk, D. Freidenreich, E. Quann, ... and D. M. Bibus. "Limited effect of dietary saturated fat on plasma saturated fat in the context of a low carbohydrate diet." Lipids 45, no. 10 (2010): 947–62.

Fuehrlein, B. S., M. S. Rutenberg, J. N. Silver, M. W. Warren, D. W. Theriaque, G. E. Duncan, ... and M. L. Brantly. "Differential metabolic effects of saturated versus polyunsaturated fats in ketogenic diets." Journal of Clinical Endocrinology & Metabolism 89, no. 4 (2004): 1641–5.

Guerrera, M. P., S. L. Volpe, and J. J. Mao. "Therapeutic uses of magnesium." American Family Physician 80, no. 2 (2009): 157–62.

Hatori, M., C. Vollmers, A. Zarrinpar, L. DiTacchio, E. A. Bushong, S. Gill, ... and M. H. Ellisman. "Time-restricted feeding without reducing caloric intake prevents metabolic diseases in mice fed a high-fat diet." Cell Metabolism 15, no. 6 (2012): 848–60.

Heilbronn, L. K., S. R. Smith, C. K. Martin, S. D. Anton, and E. Ravussin. "Alternate-day fasting in nonobese subjects: effects on body weight, body composition, and energy metabolism." American Journal of Clinical Nutrition 81, no. 1 (2005): 69–73.

Hennebelle, M., A. Courchesne-Loyer, V. St-Pierre, C. Vandenberghe, C. A. Castellano, M. Fortier, ... and S. C. Cunnane. "Preliminary evaluation of a differential effect of an α-linolenate-rich supplement on ketogenesis and plasma ω-3 fatty acids in young and older adults." Nutrition 32, nos. 11–12 (2016): 1211–6.

Johnson, J. B., W. Summer, R. G. Cutler, B. Martin, D. H. Hyun, V. D. Dixit, ... and O. Carlson. "Alternate day calorie restriction improves clinical findings and reduces markers of oxidative stress and inflammation in overweight adults with moderate asthma." Free Radical Biology and Medicine 42, no. 5 (2007): 665–74.

Kossoff, E. H., H. Rowley, S. R. Sinha, and E. P. Vining. "A prospective study of the modified Atkins diet for intractable epilepsy in adults." Epilepsia 49, no. 2 (2008): 316–9.

La Bounty, P. M., B. I. Campbell, J. Wilson, E. Galvan, J. Berardi, S. M. Kleiner, ... and A. Smith. "International Society of Sports Nutrition position stand: meal frequency." Journal of the International Society of Sports Nutrition 8, no. 1 (2011): 1.

Mensink, R. P., P. L. Zock, A. D. Kester, and M. B. Katan. "Effects of dietary fatty acids and carbohydrates on the ratio of serum total to HDL cholesterol and on serum lipids and apolipoproteins: a meta-analysis of 60 controlled trials." American Journal of Clinical Nutrition 77, no. 5 (2003): 1146–55.

Mutungi, G., J. Ratliff, M. Puglisi, M. Torres-Gonzalez, U. Vaishnav, J. O. Leite, ... and M. L. Fernandez. "Dietary cholesterol from eggs increases plasma HDL cholesterol in overweight men consuming a carbohydrate-restricted diet." Journal of Nutrition 138, no. 2 (2008): 272–6.

Napoli, N., J. Thompson, R. Civitelli, and R. C. Armamento-Villareal. "Effects of dietary calcium compared with calcium supplements on estrogen metabolism and bone mineral density." American Journal of Clinical Nutrition 85, no. 5 (2007): 1428–33.

Pfeifer, H. H., and E. A. Thiele. "Low-glycemic-index treatment: a liberalized ketogenic diet for treatment of intractable epilepsy." Neurology 65, no. 11 (2005): 1810–2.

Pfeifer, H. H., D. A. Lyczkowski, and E. A. Thiele. "Low glycemic index treatment: implementation and new insights into efficacy." Epilepsia 49, suppl 8 (2008): 42–45.

Phinney, S. D. "Ketogenic diets and physical performance." Nutrition & Metabolism 1, no. 1 (2004): 1. Phinney, S. D., B. R. Bistrian, W. J. Evans, E. Gervino, and G. L. Blackburn. "The human metabolic response to chronic ketosis without caloric restriction: preservation of submaximal exercise capability with reduced carbohydrate oxidation." Metabolism 32, no. 8 (1983): 769–76.

Rabast, U., K. H. Vornberger, and M. Ehl. "Loss of weight, sodium and water in obese persons consuming a high-or low-carbohydrate diet." Annals of Nutrition and Metabolism 25, no. 6 (1981): 341–9.

Reddy, S. T., C. Y. Wang, K. Sakhaee, L. Brinkley, and C. Y. Pak. "Effect of low-carbohydrate high-protein diets on acid-base balance, stone-forming propensity, and calcium metabolism." American Journal of Kidney Diseases 40, no. 2 (2002): 265–74.

Schoenfeld, B. J., A. A. Aragon, and J. W. Krieger. "Effects of meal frequency on weight loss and body composition: a meta-analysis." Nutrition Reviews 73, no. 2 (2015): 69–82.

St-Onge, M. P., et al. "Medium-versus long-chain triglycerides for 27 days increases fat oxidation and energy expenditure without resulting in changes in body composition in overweight women." International Journal of Obesity 27, no. 1 (2003): 95–102.

Swanson, D., R. Block, and S. A. Mousa. "Omega-3 fatty acids EPA and DHA: health benefits throughout life." Advances in Nutrition: An International Review Journal 3, no. 1 (2012): 1–7.

Tsuji, H., et al. "Dietary medium-chain triacylglycerols suppress accumulation of body fat in a double-blind, controlled trial in healthy men and women." Journal of Nutrition 131.11 (2001): 2853–9.

Van Wymelbeke, V., A. Himaya, J. Louis-Sylvestre, and M. Fantino. "Influence of medium-chain and long-chain triacylglycerols on the control of food intake in men." American Journal of Clinical Nutrition 68, no. 2 (1998): 226–34.

Varady, K. A., S. Bhutani, M. C. Klempel, C. M. Kroeger, J. F. Trepanowski, J. M. Haus, ... and Y. Calvo. "Alternate day fasting for weight loss in normal weight and overweight subjects: a randomized controlled trial." Nutrition Journal 12, no. 1 (2013): 1.

Volek, J. S., A. L. Gómez, and W. J. Kraemer. "Fasting lipoprotein and postprandial triacylglycerol responses to a low-carbohydrate diet supplemented with n-3 fatty acids." Journal of the American College of Nutrition 19, no. 3 (2000): 383–91.

Westman, E. C., W. S. Yancy, J. S. Edman, K. F. Tomlin, and C. E. Perkins. "Effect of 6-month adherence to a very low carbohydrate diet program." American Journal of Medicine 113, no. 1 (2002): 30–36.

Willi, S. M., M. J. Oexmann, N. M. Wright, N. A. Collop, and L. L. Key. "The effects of a high-protein, low-fat, ketogenic diet on adolescents with morbid obesity: body composition, blood chemistries, and sleep abnormalities." Pediatrics 101, no. 1 (1998): 61–67.

第四章

Abou-Hamdan, M., E. Cornille, M. Khrestchatisky, M. de Reggi, and B. Gharib. "The energy crisis in Parkinson's disease: a therapeutic target." In Etiology and Pathophysiology of Parkinson's Disease, A. Q. Rana, ed. (2011). INTECH Open Access Publisher. doi: 10.5772/17369.

Abraham, R. "Ketones: controversial new energy drink could be next big thing in cycling." Cycling Weekly, last modified January 9, 2015. www. cyclingweekly.co.uk/news/latest-news/ketones-controversial-newenergy-drink-next-big-thing-cycling-151877

Alzheimer's Association. "2015 Alzheimer's disease facts and figures." Alzheimer's & Dementia: Journal of the Alzheimer's Association 11, no. 3 (2015): 332–84.

Amiel, S. A., H. R. Archibald, G. Chusney, A. J. Williams, and E. A. Gale. "Ketone infusion lowers hormonal responses to hypoglycaemia: evidence for acute cerebral utilization of a non-glucose fuel." Clinical Science 81, no. 2 (1991): 189–94.

Arase, K., J. S. Fisler, N. S. Shargill, D. A. York, and G. A. Bray. "Intracerebroventricular infusions of 3-OHB and insulin in a rat model of dietary obesity." American Journal of Physiology-Regulatory, Integrative and Comparative Physiology 255, no. 6 (1988): R974–81.

Belanger, H. G., R. D. Vanderploeg, and T. McAllister. "Subconcussive blows to the head: a formative review of short-term clinical outcomes." Journal of Head Trauma Rehabilitation 31, no. 3 (2016): 159–66.

Bergen, S. S., S. A. Hashim, and T. B. Van Itallie. "Hyperketonemia induced in man by medium-chain triglyceride." Diabetes 15, no. 10 (1966): 723–5.

Bergsneider, M., D. A. Hovda, E. Shalmon, D. F. Kelly, P. M. Vespa, N. A. Martin, ... and D. P. Becker. "Cerebral hyperglycolysis following severe traumatic brain injury in humans: a positron emission tomography study." Journal of Neurosurgery 86, no. 2 (1997): 241–51.

Biden, T. J., and K. W. Taylor. "Effects of ketone bodies on insulin release and islet-cell metabolism in the rat." Biochemical Journal 212, no. 2 (1983): 371–7.

Biros, M. H., and R. Nordness. "Effects of chemical pretreatment on posttraumatic cortical edema in the rat." American Journal of Emergency Medicine 14, no. 1 (1996): 27–32.

Bonuccelli, G., A. Tsirigos, D. Whitaker-Menezes, S. Pavlides, R. G. Pestell, B. Chiavarina, ... and F. Sotgia. "Ketones and lactate 'fuel' tumor growth and metastasis: evidence that epithelial cancer cells use oxidative mitochondrial metabolism." Cell Cycle 9, no. 17 (2010): 3506–14.

Boumezbeur, F., G. F. Mason, R. A. de Graaf, K. L. Behar, G. W. Cline, G. I. Shulman, ... and K. F. Petersen. "Altered brain mitochondrial metabolism in healthy aging as assessed by in vivo magnetic resonance spectroscopy." Journal of Cerebral Blood Flow & Metabolism 30, no. 1 (2010): 211–21.

Cahill Jr., G. F. "Starvation in man." New England Journal of Medicine 282, no. 12 (1970): 668–75.

Chavko, M., J. C. Braisted, and A. L. Harabin. "Attenuation of brain hyperbaric oxygen toxicity by fasting is not related to ketosis." Undersea & Hyperbaric Medicine 26, no. 2 (1999): 99.

Chini, C. C., M. G. Tarragó, and E. N. Chini. "NAD and the aging process: role in life, death and everything in between." Molecular and Cellular Endocrinology (2016). doi: 10.1016/j.mce.2016.11.003.

Ciarlone, S. L., J. C. Grieco, D. P. D'Agostino, and E. J. Weeber. "Ketone ester supplementation attenuates seizure activity, and improves behavior and hippocampal synaptic plasticity in an Angelman syndrome mouse model." Neurobiology of Disease 96 (2016): 38–46.

Clarke, K., K. Tchabanenko, R. Pawlosky, E. Carter, M. T. King, K. Musa-Veloso, ... and R. L. Veech. "Kinetics, safety and tolerability of (R)-3-hydroxybutyl (R)-3-hydroxybutyrate in healthy adult subjects." Regulatory Toxicology and Pharmacology 63, no. 3 (2012): 401–8.

Clarke, K., and P. Cox. (2013). U.S. Patent Application No. 14/390,495.

Costantini, L. C., L. J. Barr, J. L. Vogel, and S. T. Henderson. "Hypometabolism as a therapeutic target in Alzheimer's disease." BMC Neuroscience 9, no. 2 (2008): 1.

Courchesne-Loyer, A., M. Fortier, J. Tremblay-Mercier, R. Chouinard-Watkins, M. Roy, S. Nugent, ... and S. C. Cunnane. "Stimulation of mild, sustained ketonemia by medium-chain triacylglycerols in healthy humans: estimated potential contribution to brain energy metabolism." Nutrition 29, no. 4 (2013): 635–40.

Courchesne-Loyer, A., E. Croteau, C. A. Castellano, V. St-Pierre, M. Hennebelle, and S. C. Cunnane. "Inverse relationship between brain glucose and ketone metabolism in adults during short-term moderate dietary ketosis: A dual tracer quantitative positron emission tomography study." Journal of Cerebral Blood Flow & Metabolism (2016). doi: 10.1177/0271678X16669366.

Cox, P. J., T. Kirk, T. Ashmore, K. Willerton, R. Evans, A. Smith, ... and M. T. King. "Nutritional ketosis alters fuel preference and thereby endurance performance in athletes." Cell Metabolism 24, no. 2 (2016): 256–68.

Cunnane, S., S. Nugent, M. Roy, A. Courchesne-Loyer, E. Croteau, S. Tremblay, ... and H. Begdouri. "Brain fuel metabolism, aging, and Alzheimer's disease." Nutrition 27, no. 1 (2011): 3–20.

Cunnane, S. C., A. Courchesne-Loyer, C. Vandenberghe, V. St-Pierre, M. Fortier, M. Hennebelle, ... and C. A. Castellano. "Can ketones help rescue brain fuel supply in later life? Implications for cognitive health during aging and the treatment of Alzheimer's disease." Frontiers in Molecular Neuroscience 9 (2016): 53.

D'Agostino, D. P., R. Pilla, H. E. Held, C. S. Landon, M. Puchowicz, H. Brunengraber, ... and J. B. Dean. "Therapeutic ketosis with ketone ester delays central nervous system oxygen toxicity seizures in rats." American Journal of Physiology-Regulatory, Integrative and Comparative Physiology 304, no. 10 (2013): R829–36.

Dahlhamer, J. M. "Prevalence of inflammatory bowel disease among adults aged ≥ 18 years—United States, 2015." Morbidity and Mortality Weekly Report 65 (2016).

Desrochers, S., F. David, M. Garneau, M. Jetté, and H. Brunengraber. "Metabolism of R-and S-1, 3-butanediol in perfused livers from meal-fed and starved rats." Biochemical Journal 285, no. 2 (1992): 647–53.

Desrochers, S., P. Dubreuil, J. Brunet, M. Jette, F. David, B. R. Landau, and H. Brunengraber. "Metabolism of (R, S)-1, 3-butanediol acetoacetate esters, potential parenteral and enteral nutrients in conscious pigs." American Journal of Physiology-Endocrinology and Metabolism 268, no. 4 (1995): E660–7.

Egan, B., and D. P. D'Agostino. "Fueling performance: ketones enter the mix." Cell Metabolism 24, no. 3 (2016): 373–5.

Felts, P. W., O. B. Crofford, and C. R. Park. "Effect of infused ketone bodies on glucose utilization in the dog." Journal of Clinical Investigation 43, no. 4 (1964): 638.

Fine, E. J., C. J. Segal-Isaacson, R. D. Feinman, S. Herszkopf, M. C. Romano, N. Tomuta, ... and J. A. Sparano. "Targeting insulin inhibition as a metabolic therapy in advanced cancer: a pilot safety and feasibility dietary trial in 10 patients." Nutrition 28, no. 10 (2012): 1028–35.

Freund, G., and R. L. Weinsier. "Standardized ketosis in man following medium chain triglyceride ingestion." Metabolism 15, no. 11 (1966): 980–91.

Frey, S., G. Geffroy, V. Desquiret-Dumas, N. Gueguen, C. Bris, S. Belal, ... and G. Lenaers. "The addition of ketone bodies alleviates mitochondrial dysfunction by restoring complex I assembly in a MELAS cellular model." Biochimica et Biophysica Acta 1863, no. 1 (2017): 284–91.

Gasior, M., A. French, M. T. Joy, R. S. Tang, A. L. Hartman, and M. A. Rogawski. "The anticonvulsant activity of acetone, the major ketone body in the ketogenic diet, is not dependent on its metabolites acetol, 1, 2-propanediol, methylglyoxal, or pyruvic acid." Epilepsia 48, no. 4 (2007): 793–800.

Goldstein, J. L., and B. Cryer. "Gastrointestinal injury associated with NSAID use: a case study and review of risk factors and preventative strategies." Drug, Healthcare and Patient Safety 7 (2015): 31.

Gueldry, S., and J. Bralet. "Effect of D- and L-1, 3-butanediol isomers on glycolytic and citric acid cycle intermediates in the rat brain." Metabolic Brain Disease 10, no. 4 (1995): 293–301.

Hashim, S. A., and T. B. VanItallie. "Ketone body therapy: from the ketogenic diet to the oral administration of ketone ester." Journal of Lipid Research 55, no. 9 (2014): 1818–26.

Hoge, C. W., D. McGurk, J. L. Thomas, A. L. Cox, C. C. Engel, and C. A. Castro. "Mild traumatic brain injury in US soldiers returning from Iraq." New England Journal of Medicine 358, no. 5 (2008): 453–63.

Hootman, J. M., R. Dick, and J. Agel. "Epidemiology of collegiate injuries for 15 sports: summary and recommendations for injury prevention initiatives." Journal of Athletic Training 42, no. 2 (2007): 311.

Hu, Z. G., H. D. Wang, W. Jin, and H. X. Yin. "Ketogenic diet reduces cytochrome c release and cellular apoptosis following traumatic brain injury in juvenile rats." Annals of Clinical & Laboratory Science 39, no. 1 (2009): 76–83.

Izumi, Y., K. Ishii, H. Katsuki, A. M. Benz, and C. F. Zorumski. "Betahydroxybutyrate fuels synaptic function during development. Histological and physiological evidence in rat hippocampal slices." Journal of Clinical Investigation 101, no. 5 (1998): 1121.

Johnson, R. E., F. Sargent, and R. Passmore. "Normal variations in total ketone bodies in serum and urine of healthy young men." Quarterly Journal of Experimental Physiology and Cognate Medical Sciences 43, no. 4 (1958): 339–44.

Kashiwaya, Y., C. Bergman, J. H. Lee, R. Wan, M. T. King, M. R. Mughal, ... and R. L. Veech. "A ketone ester diet exhibits anxiolytic and cognition-sparing properties, and lessens amyloid and tau pathologies in a mouse model of Alzheimer's disease." Neurobiology of Aging 34, no. 6 (2013): 1530–9.

Kashiwaya, Y., K. Sato, N. Tsuchiya, S. Thomas, D. A. Fell, R. L. Veech, and J. V. Passonneau. "Control of glucose utilization in working perfused rat heart." Journal of Biological Chemistry 269, no. 41 (1994): 25502–14.

Kashiwaya, Y., T. Takeshima, N. Mori, K. Nakashima, K. Clarke, and R. L. Veech. "d-β-hydroxybutyrate protects neurons in models of Alzheimer's and Parkinson's disease." Proceedings of the National Academy of Sciences 97, no. 10 (2000): 5440–4.

Kashiwaya, Y., R. Pawlosky, W. Markis, M. T. King, C. Bergman, S. Srivastava, ... and R. L. Veech. "A ketone ester diet increases brain malonyl-CoA and uncoupling proteins 4 and 5 while decreasing food intake in the normal Wistar rat." Journal of Biological Chemistry 285, no. 34 (2010): 25950–6.

Katayama, Y., D. P. Becker, T. Tamura, and D. A. Hovda. "Massive increases in extracellular potassium and the indiscriminate release of glutamate following concussive brain injury." Journal of Neurosurgery 73, no. 6 (1990): 889–900.

Keith, H. M. "Factors influencing experimentally produced convulsions." Archives of Neurology & Psychiatry 29, no. 1 (1933): 148–54.

Keith, H. M., G. W. Stavraky, C. H. Rogerson, D. H. Hardcastle, and K. Duguid. "Experimental convulsions induced by administration of thujone." Journal of Nervous and Mental Disease 84, no. 1 (1936): 84.

Kemper, M. F., A. Miller, R. J. Pawlosky, and R. L. Veech. "Administration of a novel β-hydroxybutyrate ester after radiation exposure suppresses in vitro lethality and chromosome damage, attenuates bone marrow suppression in vivo." FASEB Journal 30, suppl 1 (2016): 627.3.

Kephart, W., M. Holland, P. Mumford, B. Mobley, R. Lowery, M. Roberts, and J. Wilson. "The effects of intermittent ketogenic dieting as well as ketone salt supplementation on body composition and circulating health biomarkers in exercising rodents." FASEB Journal 30, suppl 1 (2016): lb383.

Kesl, S. L., A. M. Poff, N. P. Ward, T. N. Fiorelli, C. Ari, A. J. Van Putten, ... and D. P. D'Agostino. "Effects of exogenous ketone supplementation on blood ketone, glucose, triglyceride, and lipoprotein levels in Sprague–Dawley rats." Nutrition & Metabolism 13 (2016): 9.

Kesl, S. L., M. Wu, L. J. Gould, and D. P. D'Agostino. "Potential mechanisms of action for exogenous ketone enhancement of ischemic wound healing in young and aged Fischer rats." FASEB Journal 30, suppl 1 (2016): 1036.9.

Laffel, L. "Ketone bodies: a review of physiology, pathophysiology and application of monitoring to diabetes." Diabetes/Metabolism Research and Reviews 15, no. 6 (1999): 412–26.

Lardy, H. A., and P. H. Phillips. "Studies of fat and carbohydrate oxidation in mammalian spermatozoa." Archives of Biochemistry 6, no. 1 (1945): 53–61.

Lee, Y. S., W. S. Kim, K. H. Kim, M. J. Yoon, H. J. Cho, Y. Shen, ... and C. Hohnen-Behrens. "Berberine, a natural plant product, activates AMPactivated protein kinase with beneficial metabolic effects in diabetic and insulin-resistant states." Diabetes 55, no. 8 (2006): 2256–64.

Likhodii, S. S., I. Serbanescu, M. A. Cortez, P. Murphy, O. C. Snead, and W. M. Burnham. "Anticonvulsant properties of acetone, a brain ketone elevated by the ketogenic diet." Annals of Neurology 54, no. 2 (2003): 219–26.

Liu, Y., F. Liu, K. Iqbal, I. Grundke-Iqbal, and C. X. Gong. "Decreased glucose transporters correlate to abnormal hyperphosphorylation of tau in Alzheimer disease." FEBS Letters 582, no. 2 (2008): 359–64.

Loridan, L., and B. Senior. "Effects of infusion of ketones in children with ketotic hypoglycemia." Journal of Pediatrics 76, no. 1 (1970): 69–74.

Maalouf, M., P. G. Sullivan, L. Davis, D. Y. Kim, and J. M. Rho. "Ketones inhibit mitochondrial production of reactive oxygen species production following glutamate excitotoxicity by increasing NADH oxidation." Neuroscience 145, no. 1 (2007): 256–64.

Madison, L. L., D. Mebane, R. H. Unger, and A. Lochner. "The hypoglycemic action of ketones. II. Evidence for a stimulatory feedback of ketones on the pancreatic beta cells." Journal of Clinical Investigation 43, no. 3 (1964): 408–15.

Magee, B. A., N. Potezny, A. M. Rofe, and R. A. Conyers. "The inhibition of malignant cell growth by ketone bodies." Australian Journal of Experimental Biology and Medical Science 57, no. 5 (1979): 529–39.

McKenzie, A. "CXL.—The resolution of β-hydroxybutyric acid into its optically active components." Journal of the Chemical Society, Transactions 81 (1902): 1402–12.

McNally, M. A., and A. L. Hartman. "Ketone bodies in epilepsy." Journal of Neurochemistry 121, no. 1 (2012): 28–35. Meenakshi, C., K. Latha Kumari, and C. S. Shyamala Devi. "Biochemical studies on the effects of S-1, 3-butanediol of diabetes induced rats." Indian Journal of Physiology and Pharmacology 39 (1995): 145–8.

Mejía-Toiber, J., T. Montiel, and L. Massieu. "D-β-hydroxybutyrate prevents glutamate-mediated lipoperoxidation and neuronal damage elicited during glycolysis inhibition in vivo." Neurochemical Research 31, no. 12 (2006): 1399–408.

Misell, L. M., N. D. Lagomarcino, V. Schuster, and M. Kern. "Chronic mediumchain triacylglycerol consumption and endurance performance in trained runners." Journal of Sports Medicine and Physical Fitness 41, no. 2 (2001): 210.

Murray, A. J., N. S. Knight, M. A. Cole, L. E. Cochlin, E. Carter, K. Tchabanenko, ... and R. M. Deacon. "Novel ketone diet enhances physical and cognitive performance." FASEB Journal fj-201600773R (2016).

Nair, K. S., S. L. Welle, D. Halliday, and R. G. Campbell. "Effect of betahydroxybutyrate on whole-body leucine kinetics and fractional mixed skeletal muscle protein synthesis in humans." Journal of Clinical Investigation 82, no.

1 (1988): 198.

Nath, M. C., and H. D. Brahmachari. "Experimental hyperglycaemia by injection of intermediary fat metabolism products in rabbits." Nature 154 (1944): 487.

Neptune, E. M. "Changes in blood glucose during metabolism of ß-hydroxybutyrate." American Journal of Physiology—Legacy Content 187, no. 3 (1956): 451–3.

Newman, J. C., and E. Verdin. "β-hydroxybutyrate: much more than a metabolite." Diabetes Research and Clinical Practice 106, no. 2 (2014): 173–81.

Newport, M. T. "Alzheimer's disease: what if there was a cure?" ReadHowYouWant (2013).

Newport, M. T., T. B. VanItallie, Y. Kashiwaya, M. T. King, and R. L. Veech. "A new way to produce hyperketonemia: use of ketone ester in a case of Alzheimer's disease." Alzheimer's & Dementia 11, no. 1 (2015): 99–103.

Nonaka, Y., T. Takagi, M. Inai, S. Nishimura, S. Urashima, K. Honda, ... and S. Terada. "Lauric acid stimulates ketone body production in the KT-5 astrocyte cell line." Journal of Oleo Science 65, no. 8 (2016): 693–9.

Paoli, A., G. Bosco, E. M. Camporesi, and D. Mangar. "Ketosis, ketogenic diet and food intake control: a complex relationship." Frontiers in Psychology 6 (2015): 27.

Papandreou, D., E. Pavlou, E. Kalimeri, and I. Mavromichalis. "The ketogenic diet in children with epilepsy." British Journal of Nutrition 95, no. 01 (2006): 5–13.

Plecko, B., S. Stoeckler-Ipsiroglu, E. Schober, G. Harrer, V. Mlynarik, S. Gruber, ... and O. Ipsiroglu. "Oral β-hydroxybutyrate supplementation in two patients with hyperinsulinemic hypoglycemia: monitoring of β-hydroxybutyrate levels in blood and cerebrospinal fluid, and in the brain by in vivo magnetic resonance spectroscopy." Pediatric Research 52, no. 2 (2002): 301–6.

Poff, A. M., C. Ari, P. Arnold, T. N. Seyfried, and D. P. D'Agostino. "Ketone supplementation decreases tumor cell viability and prolongs survival of mice with metastatic cancer." International Journal of Cancer 135, no. 7 (2014): 1711–20.

Poff, A., N. Ward, T. Seyfried, and D. D'Agostino. "Combination ketogenic diet, ketone supplementation, and hyperbaric oxygen therapy inhibits metastatic spread, slows tumor growth, and increases survival time in mice with metastatic cancer (123.7)." FASEB Journal 28, suppl 1 (2014): 123.7.

Poff, A., S. Kesl, N. Ward, and D. D'Agostino. "Metabolic effects of exogenous ketone supplementation–an alternative or adjuvant to the ketogenic diet as a cancer therapy?" FASEB Journal 30, suppl 1 (2016): 1167.2.

Prins, M. L., and C. C. Giza. "Induction of monocarboxylate transporter 2 expression and ketone transport following traumatic brain injury in juvenile and adult rats." Developmental Neuroscience 28, nos. 4–5 (2006): 447–56.

Prins, M. L., S. M. Lee, L. S. Fujima, and D. A. Hovda. "Increased cerebral uptake and oxidation of exogenous βHB improves ATP following traumatic brain injury in adult rats." Journal of Neurochemistry 90, no. 3 (2004): 666–72.

Prins, M. L., L. S. Fujima, and D. A. Hovda. "Age-dependent reduction of cortical contusion volume by ketones after traumatic brain injury." Journal of Neuroscience Research 82, no. 3 (2005): 413–20.

Reger, M. A., S. T. Henderson, C. Hale, B. Cholerton, L. D. Baker, G. S. Watson, ... and S. Craft. "Effects of β-hydroxybutyrate on cognition in memoryimpaired adults." Neurobiology of Aging 25, no. 3 (2004): 311–4.

Rho, J. M., G. D. Anderson, S. D. Donevan, and H. S. White. "Acetoacetate, acetone, and dibenzylamine (a contaminant in l-(+)-β-hydroxybutyrate) exhibit direct anticonvulsant actions in vivo." Epilepsia 43, no. 4 (2002): 358–61.

Ritter, A. M., C. S. Robertson, J. C. Goodman, C. F. Contant, and R. G. Grossman. "Evaluation of a carbohydrate-free diet for patients with severe head injury." Journal of Neurotrauma 13, no. 8 (1996): 473–85.

Robinson, A. M., and D. H. Williamson. "Physiological roles of ketone bodies as substrates and signals in mammalian tissues." Physiological Reviews 60, no. 1 (1980): 143–87.

Rodger, S. "Oral ketone supplementation: effect on cognitive function, physiology and exercise performance." Master's Thesis (2015).

Rossi, R., S. D. Örig, E. Del Prete, and E. Scharrer. "Suppression of feed intake after parenteral administration of D-β-hydroxybutyrate in pygmy goats." Journal of Veterinary Medicine Series A 47, no. 1 (2000): 9–16.

Rothwell, N. J., and M. J. Stock. "A role for brown adipose tissue in dietinduced thermogenesis." Nature 281, no. 5726 (1979): 31.

Sato, K., Y. Kashiwaya, C. A. Keon, N. Tsuchiya, M. T. King, G. K. Radda, ... and R. L. Veech. "Insulin, ketone bodies, and mitochondrial energy transduction." FASEB Journal 9, no. 8 (1995): 651–8.

Schultz, L. H., V. R. Smith, and H. A. Lardy. "The effect of the administration of various fatty acids on the blood ketone levels of ruminants." Journal of Dairy Science 32, no. 9 (1949): 817–22.

Seale, P., and M. A. Lazar. "Brown fat in humans: turning up the heat on obesity." Diabetes 58, no. 7 (2009): 1482–4.

Senior, B., and L. Loridan. "Direct regulatory effect of ketones on lipolysis and on glucose concentrations in man." Nature 219, no. 5149 (1968): 83–4.

Sherwin, R. S., R. G. Hendler, and P. Felig. "Effect of ketone infusions on amino acid and nitrogen metabolism in man." Journal of Clinical Investigation 55, no. 6 (1975): 1382.

Simpson, I. A., K. R. Chundu, T. Davies-Hill, W. G. Honer, and P. Davies. "Decreased concentrations of GLUT1 and GLUT3 glucose transporters in the brains of patients with Alzheimer's disease." Annals of Neurology 35, no. 5 (1994): 546–51.

Skinner, R., A. Trujillo, X. Ma, and E. A. Beierle. "Ketone bodies inhibit the viability of human neuroblastoma cells." Journal of Pediatric Surgery 44, no. 1 (2009): 212–6.

Smith, S. L., D. J. Heal, and K. F. Martin. "KTX 0101: a potential metabolic approach to cytoprotection in major surgery and neurological disorders." CNS Drug Reviews 11, no. 2 (2005): 113–40.

Srivastava, S., Y. Kashiwaya, M. T. King, U. Baxa, J. Tam, G. Niu, ... and R. L. Veech. "Mitochondrial biogenesis and increased uncoupling protein 1 in brown adipose tissue of mice fed a ketone ester diet." FASEB Journal 26, no. 6 (2012): 2351–62.

Suzuki, M., M. Suzuki, Y. Kitamura, S. Mori, K. Sato, S. Dohi, ... and A. Hiraide. "Beta-hydroxybutyrate, a cerebral function improving agent, protects rat brain against ischemic damage caused by permanent and transient focal cerebral ischemia." Japanese Journal of Pharmacology 89, no. 1 (2002): 36–43.

Thio, L. L., M. Wong, and K. A. Yamada. "Ketone bodies do not directly alter excitatory or inhibitory hippocampal synaptic transmission." Neurology 54, no. 2 (2000): 325–31.

Thomas, G. N. W. "Sugar and migraine." British Medical Journal 2, no. 3326 (1924): 598.

Tidwell, H. C., and H. E. Axelrod. "Blood sugar after injection of acetoacetate." Journal of Biological Chemistry 172, no. 1 (1948): 179–84.

Tieu, K., C. Perier, C. Caspersen, P. Teismann, D. C. Wu, S. D. Yan, ... and S. Przedborski. "D-β-hydroxybutyrate rescues mitochondrial respiration and mitigates features of Parkinson disease." Journal of Clinical Investigation 112, no. 6 (2003): 892–901.

Tsai, Y. C., Y. C. Chou, A. B. Wu, C. M. Hu, C. Y. Chen, F. A. Chen, and J. A. Lee. "Stereoselective effects of 3-hydroxybutyrate on glucose utilization of rat cardiomyocytes." Life Sciences 78, no. 12 (2006): 1385–91.

Valayannopoulos, V., F. Bajolle, J. B. Arnoux, S. Dubois, N. Sannier, C. Baussan, ... and A. Vassault. "Successful treatment of severe cardiomyopathy in glycogen storage disease type III With D, L-3-hydroxybutyrate, ketogenic and high-protein diet." Pediatric Research 70, no. 6 (2011): 638–41.

Van Hove, J. L., S. Grünewald, J. Jaeken, P. Demaerel, P. E. Declercq, P. Bourdoux, ... and J. V. Leonard. "D, L-3-hydroxybutyrate treatment of multiple acyl-CoA dehydrogenase deficiency (MADD)." The Lancet 361, no. 9367 (2003): 1433–5.

VanItallie, T. B., and T. H. Nufert. "Ketones: metabolism's ugly duckling." Nutrition Reviews 61, no. 10 (2003): 327–41.

Van Wymelbeke, V., A. Himaya, J. Louis-Sylvestre, and M. Fantino. "Influence of medium-chain and long-chain triacylglycerols on the control of food intake in men." American Journal of Clinical Nutrition 68, no. 2 (1998): 226–34.

Veech, R. L., B. Chance, Y. Kashiwaya, H. A. Lardy, and G. F. Cahill. "Ketone bodies, potential therapeutic uses." IUBMB Life 51, no. 4 (2001): 241–7.

Veech, R. L. "The therapeutic implications of ketone bodies: the effects of ketone bodies in pathological conditions: ketosis, ketogenic diet, redox states, insulin resistance, and mitochondrial metabolism." Prostaglandins, Leukotrienes and Essential Fatty Acids 70, no. 3 (2004): 309–19.

Wang, D., A. Pannerec, J. Feige, N. Christinat, M. Masoodi, and E. Mitchell. "Cognition and synaptic-plasticity related changes in aged rats supplemented with 8-and 10 carbon medium chain triglycerides." FASEB Journal 29, suppl 1 (2015): LB291.

Wang, Y., N. Liu, W. Zhu, K. Zhang, J. Si, M. Bi, ... and J. Wang. "Protective effect of β-hydroxybutyrate on glutamate induced cell death in HT22 cells." International Journal of Clinical Experimental Medicine 9, no. 12 (2016):

23433–9.

West, A. C., and R. W. Johnstone. "New and emerging HDAC inhibitors for cancer treatment." Journal of Clinical Investigation 124, no. 1 (2014): 30–39. White, H., and B. Venkatesh. "Clinical review: ketones and brain injury." Critical Care 15, no. 2 (2011): 1.

Williams, S., C. Basualdo-Hammond, R. Curtis, and R. Schuller. "Growth retardation in children with epilepsy on the ketogenic diet: a retrospective chart review." Journal of the Academy of Nutrition and Dietetics 102, no. 3 (2002): 405.

Yin, J. X., M. Maalouf, P. Han, M. Zhao, M. Gao, T. Dharshaun, ... and E. M. Reiman. "Ketones block amyloid entry and improve cognition in an Alzheimer's model." Neurobiology of Aging 39 (2016): 25–37.

Youm, Y. H., K. Y. Nguyen, R. W. Grant, E. L. Goldberg, M. Bodagai, D. Kim ... and S. Kang. "The ketone metabolite [beta]-hydroxybutyrate blocks NLRP3 inflammasome-mediated inflammatory disease." Nature Medicine 21, no. 3 (2015): 263–269.

Young, C. M., S. S. Scanlan, H. S. Im, and L. Lutwak. "Effect on body composition and other parameters in obese young men of carbohydrate level of reduction diet." American Journal of Clinical Nutrition 24, no. 3 (1971): 290–6.

Zhang, Y., K. Guo, R. E. LeBlanc, D. Loh, G. J. Schwartz, and Y. H. Yu. "Increasing dietary leucine intake reduces diet-induced obesity and improves glucose and cholesterol metabolism in mice via multimechanisms." Diabetes 56, no. 6 (2007): 1647–54.

Zhao, W., M. Varghese, P. Vempati, A. Dzhun, A. Cheng, J. Wang, ... and G. M. Pasinetti. "Caprylic triglyceride as a novel therapeutic approach to effectively improve the performance and attenuate the symptoms due to the motor neuron loss in ALS disease." PLOS ONE 7, no. 11 (2012): e49191.

Zilberter, M., A. Ivanov, S. Ziyatdinova, M. Mukhtarov, A. Malkov, A. Alpár, ... and A. Pitkänen. "Dietary energy substrates reverse early neuronal hyperactivity in a mouse model of Alzheimer's disease." Journal of Neurochemistry 125, no. 1 (2013): 157–71.

"GRAS Exemption Claim for (R)-3-hydroxybutyl (R)-3-hydroxybutyrate." www. fda.gov/downloads/Food/ IngredientsPackagingLabeling/GRAS/ NoticeInventory/UCM403846

"Sports Concussion Statistics." Head Case. 2016. www.headcasecompany. com/concussion_info/stats_on_ concussions_sports

第五章 第一節

Amiel, S. A., et al. "Ketone infusion lowers hormonal responses to hypoglycaemia: evidence for acute cerebral utilization of a non-glucose fuel." Clinical Science 81, no. 18 (1991): 189–94.

Arase, K., J. S. Fisler, N. S. Shargill, D. A. York, and G. A. Bray. "Intracerebroventricular infusions of 3-OHB and insulin in a rat model of dietary obesity." American Journal of Physiology-Regulatory, Integrative and Comparative Physiology 255, no. 6 (1988): R974–81.

Ard, J. D., G. Miller, and S. Kahan. "Nutrition Interventions for Obesity." Medical Clinics of North America 100, no. 6 (2016): 1341–56.

Boden, G., K. Sargrad, C. Homko, M. Mozzoli, and T. P. Stein. "Effect of a low-carbohydrate diet on appetite, blood glucose levels, and insulin resistance in obese patients with type 2 diabetes." Annals of Internal Medicine 142, no. 6 (2005): 403–11.

Brehm, B. J., R. J. Seeley, S. R. Daniels, and D. A. D'Alessio. "A randomized trial comparing a very low carbohydrate diet and a calorie-restricted low fat diet on body weight and cardiovascular risk factors in healthy women." Journal of Clinical Endocrinology & Metabolism 88, no. 4 (2003): 1617–23.

Cecil, J. E., R. Tavendale, P. Watt, M. M. Hetherington, and C. N. Palmer. "An obesity-associated FTO gene variant and increased energy intake in children." New England Journal of Medicine 359, no. 24 (2008): 2558–66.

Corpeleijn, E., W. H. Saris, and E. E. Blaak. "Metabolic flexibility in the development of insulin resistance and type 2 diabetes: effects of lifestyle." Obesity Reviews 10, no. 2 (2009): 178–93.

Doucet, E., P. Imbeault, S. St-Pierre, N. Almeras, P. Mauriege, D. Richard, and A. Tremblay. "Appetite after weight loss by energy restriction and a low-fat diet-exercise follow-up." International Journal of Obesity 24, no. 7 (2000): 906–14.

Evans, E., A. L. Stock, and J. Yudkin. "The absence of undesirable changes during consumption of the low carbohydrate diet." Annals of Nutrition and Metabolism 17, no. 6 (1974): 360–7.

Fothergill, E., J. Guo, L. Howard, J. C. Kerns, N. D. Knuth, R. Brychta, ... and K. D. Hall. "Persistent metabolic adaptation 6 years after 'The Biggest Loser' competition." Obesity 24, no. 8 (2016): 1612–9.

Gibson, A. A., R. V. Seimon, C. M. Y. Lee, J. Ayre, J. Franklin, T. P. Markovic, ... and A. Sainsbury. "Do ketogenic diets really suppress appetite? A systematic review and meta-analysis." Obesity Reviews 16, no. 1 (2015): 64–76.

Hall, K. D., K. Y. Chen, J. Guo, Y. Y. Lam, R. L. Leibel, L. E. Mayer, ... and E. Ravussin. "Energy expenditure and body composition changes after an isocaloric ketogenic diet in overweight and obese men." American Journal of Clinical Nutrition 104, no. 2 (2016): 324–33.

Hession, M., C. Rolland, U. Kulkarni, A. Wise, and J. Broom. "Systematic review of randomized controlled trials of low-carbohydrate vs. low-fat/ low-calorie diets in the management of obesity and its comorbidities." Obesity Reviews 10, no. 1 (2009): 36–50.

Holland, A. M., W. C. Kephart, P. W. Mumford, C. B. Mobley, R. P. Lowery, J. J. Shake, ... and K. W. Huggins. "Effects of a ketogenic diet on adipose tissue, liver and serum biomarkers in sedentary rats and rats that exercised via resisted voluntary wheel running." American Journal of Physiology-Regulatory, Integrative and Comparative Physiology 311, no. 2 (2016): R337–51.

Hyatt, H. W., W. C. Kephart, A. M. Holland, P. W. Mumford, C. B. Mobley, R. P. Lowery, ... and A. N. Kavazis. "A ketogenic diet in rodents elicits improved mitochondrial adaptations in response to resistance exercise training compared to an isocaloric western diet." Frontiers in Physiology 7 (2016): 533.

Imes, C. C., and L. E. Burke. "The obesity epidemic: the USA as a cautionary tale for the rest of the world." Current Epidemiology Reports 1, no. 2 (2014): 82–8.

Johnston, Carol S., et al. "Ketogenic low-carbohydrate diets have no metabolic advantage over nonketogenic low-carbohydrate diets." American Journal of Clinical Nutrition 83, no. 5 (2006): 1055–61.

Johnstone, A. M., G. W. Horgan, S. D. Murison, D. M. Bremner, and G. E. Lobley. "Effects of a high-protein ketogenic diet on hunger, appetite, and weight loss in obese men feeding ad libitum." American Journal of Clinical Nutrition 87, no. 1 (2008): 44–55.

Kashiwaya, Y., R. Pawlosky, W. Markis, M. T. King, C. Bergman, S. Srivastava, ... and R. L. Veech. "A ketone ester diet increases brain malonyl-CoA and uncoupling proteins 4 and 5 while decreasing food intake in the normal Wistar rat." Journal of Biological Chemistry 285, no. 34 (2010): 25950–6.

Kasper, H., H. Thiel, and M. Ehl. "Response of body weight to a low carbohydrate, high fat diet in normal and obese subjects." American Journal of Clinical Nutrition 26, no. 2 (1973): 197–204.

Kekwick, A., and G. L. S. Pawan. "Calorie intake in relation to body-weight changes in the obese." The Lancet 268, no. 6935 (1956): 155–61.

Kennedy, A. R., et al. "A high-fat, ketogenic diet induces a unique metabolic state in mice." American Journal of Physiology-Endocrinology and Metabolism 292, no. 6 (2007): E1724–39.

Kephart, W., M. Holland, P. Mumford, B. Mobley, R. Lowery, M. Roberts, and J. Wilson. "The effects of intermittent ketogenic dieting as well as ketone salt supplementation on body composition and circulating health biomarkers in exercising rodents." FASEB Journal 30, suppl 1 (2016): lb383.

Krotkiewski, M. "Value of VLCD supplementation with medium chain triglycerides." International Journal of Obesity Related Metabolic Disorders 25, no. 9 (2001): 1393–400.

Liu, Y., W. Yang, and Y. Chiang. "How to reduce 500 kcal intake per day–My Plate." Obesity Reviews 15, no. 7 (2014): e10.

Llewellyn, C. H., M. Trzaskowski, C. H. van Jaarsveld, R. Plomin, and J. Wardle. "Satiety mechanisms in genetic risk of obesity." JAMA Pediatrics 168, no. 4 (2014): 338–44.

MacLean, P. S., A. Bergouignan, M. A. Cornier, and M. R. Jackman. "Biology's response to dieting: the impetus for weight regain." American Journal of Physiology-Regulatory, Integrative and Comparative Physiology 301, no. 3 (2011): R581–600.

Malik, V. S., W. C. Willett, and F. B. Hu. "Global obesity: trends, risk factors and policy implications." Nature

Reviews Endocrinology 9, no. 1 (2013): 13–27.

Martin, C. K., D. E. Bellanger, K. K. Rau, S. Coulon, and F. L. Greenway. "Safety of the Ullorex® oral intragastric balloon for the treatment of obesity." Journal of Diabetes Science and Technology 1, no. 4 (2007): 574–81.

Martin, C. K., D. Rosenbaum, H. Han, P. J. Geiselman, H. R. Wyatt, J. O. Hill, ... and S. Klein. "Change in food cravings, food preferences, and appetite during a low-carbohydrate and low-fat diet." Obesity 19, no. 10 (2011): 1963–70.

McClain, A. D., J. J. Otten, E. B. Hekler, and C. D. Gardner. "Adherence to a low-fat vs. low-carbohydrate diet differs by insulin resistance status." Diabetes, Obesity, and Metabolism 15, no. 1 (2013): 87–90.

McClernon, F. J., W. S. Yancy, J. A. Eberstein, R. C. Atkins, and E. C. Westman. "The effects of a low-carbohydrate ketogenic diet and a low-fat diet on mood, hunger, and other self-reported symptoms." Obesity 15, no. 1 (2007): 182–7.

McDonald, L. The Ketogenic Diet: A Complete Guide for the Dieter and Practitioner. Austin, Texas: Morris Publishing, 1998.

Nickols-Richardson, S. M., M. D. Coleman, J. J. Volpe, and K. W. Hosig. "Perceived hunger is lower and weight loss is greater in overweight premenopausal women consuming a low-carbohydrate/high-protein vs high-carbohydrate/low-fat diet." Journal of the American Dietetic Association 105, no. 9 (2005): 1433–7.

Nielsen, J. V., and E. A. Joensson. "Low-carbohydrate diet in type 2 diabetes: stable improvement of bodyweight and glycemic control during 44 months follow-up." Nutrition & Metabolism (London) 5 (2008): 14.

Obici, S., Z. Feng, K. Morgan, D. Stein, G. Karkanias, and L. Rossetti. "Central administration of oleic acid inhibits glucose production and food intake." Diabetes 51, no. 2 (2002): 271–5.

Paoli, A., G. Bosco, E. M. Camporesi, and D. Mangar. "Ketosis, ketogenic diet and food intake control: a complex relationship." Frontiers in Psychology 6 (2015): 27.

Paoli, A., et al. "Long term successful weight loss with a combination biphasic ketogenic Mediterranean diet and Mediterranean diet maintenance protocol." Nutrients 5, no. 12 (2013): 5205–17.

Phinney, S. D., B. R. Bistrian, W. J. Evans, E. Gervino, and G. L. Blackburn. "The human metabolic response to chronic ketosis without caloric restriction: preservation of submaximal exercise capability with reduced carbohydrate oxidation." Metabolism 32, no. 8 (1983): 769–76.

Phinney, S. D. "Ketogenic diets and physical performance." Nutrition & Metabolism 1, no. 1 (2004): 2.

Roberts, M. D., A. M. Holland, W. C. Kephart, C. B. Mobley, P. W. Mumford, R. P. Lowery, ... and R. K. Patel. "A putative low-carbohydrate ketogenic diet elicits mild nutritional ketosis but does not impair the acute or chronic hypertrophic responses to resistance exercise in rodents." Journal of Applied Physiology 120, no. 10 (2016): 1173–85.

Rosen J. C., J. Gross, D. Loew, and E. A. Sims. "Mood and appetite during minimal-carbohydrate and carbohydrate-supplemented hypocaloric diets." American Journal of Clinical Nutrition 42, no. 3 (1985): 371–9.

Rossi, R., S. D. Örig, E. Del Prete, and E. Scharrer. "Suppression of feed intake after parenteral administration of d-β β-hydroxybutyrate in pygmy goats." Journal of Veterinary Medicine Series A, 47, no. 1 (2000): 9–16.

Seale, P., and M. A. Lazar. "Brown fat in humans: turning up the heat on obesity." Diabetes 58, no. 7 (2009): 1482–4.

Sharp, M. H., R. P. Lowery, K. A. Shields, D. W. Hayes, J. R. Lane, J. T. Rauch, J. M. Partl, C. A. Hollmer, J. R. Minevich, J. Gray, E. O. DeSouza, and J. M. Wilson. "The effects of weekly carbohydrate reintroduction vs strict very low carbohydrate dieting on body composition." National Strength and Conditioning Association Conference (2015).

Short, K. R., K. S. Nair, and C. S. Stump. "Impaired mitochondrial activity and insulin-resistant offspring of patients with type 2 diabetes." New England Journal of Medicine 350, no. 23 (2004): 2419–21.

Sondike, S. B., N. Copperman, and M. S. Jacobson. "Effects of a lowcarbohydrate diet on weight loss and cardiovascular risk factor in overweight adolescents." Journal of Pediatrics 142, no. 3 (2003): 253–8.

Speliotes, E. K., C. J. Willer, S. I. Berndt, et al; MAGIC; Procardis Consortium. "Association analyses of 249,796 individuals reveal 18 new loci associated with body mass index." Nature Genetics 42, no. 11 (2010): 937–48.

Srivastava, S., Y. Kashiwaya, M. T. King, U. Baxa, J. Tam, G. Niu, ... and R. L. Veech. "Mitochondrial biogenesis and increased uncoupling protein 1 in brown adipose tissue of mice fed a ketone ester diet." FASEB Journal 26, no. 6 (2012): 2351–62.

Sumithran, P., and J. Proietto. "The defence of body weight: a physiological basis for weight regain after weight loss." Clinical Science 124, no. 4 (2013): 231–41.

Sumithran, P., L. A. Prendergast, E. Delbridge, K. Purcell, A. Shulkes, A. Kriketos, et al. "Ketosis and appetite-mediating nutrients and hormones after weight loss." European Journal of Clinical Nutrition 67(7) (2013): 759–64.

Sumithran, P., L. A. Prendergast, E. Delbridge, K. Purcell, A. Shulkes, A. Kriketos, and J. Proietto. "Long-term persistence of hormonal adaptations to weight loss." New England Journal of Medicine 365 (2011): 1597–604.

Swinburn, B. A., et al. "The global obesity pandemic: shaped by global drivers and local environments." The Lancet 378, no. 9793 (2011): 804–14.

Vander Wal, J. S., J. M. Marth, P. Khosla, K. C. Jen, and N. V. Dhurandhar. "Short-term effect of eggs on satiety in overweight and obese subjects." Journal of the American College of Nutrition 24, no. 6 (2004): 510–5.

Veech, R. L. "Ketone esters increase brown fat in mice and overcome insulin resistance in other tissues in the rat." Annals of the New York Academy of Sciences 1302, no. 1 (2013): 42–8.

Veldhorst, M. A., K. R. Westerterp, and M. S. Westerterp-Plantenga. "Gluconeogenesis and protein-induced satiety." British Journal of Nutrition 107, no. 04 (2012): 595–600.

Volek, J. S., D. J. Freidenreich, C. Saenz, L. J. Kunces, B. C. Creighton, J. M. Bartley, ... and E. C. Lee. "Metabolic characteristics of keto-adapted ultraendurance runners." Metabolism 65, no. 3 (2016): 100–10.

Volek, J. S., M. J. Sharman, D. M. Love, N. G. Avery, T. P. Scheett, and W. J. Kraemer. "Body composition and hormonal responses to a carbohydraterestricted diet." Metabolism 51, no. 7 (2002): 864–70.

Volek, J., M. J. Sharman, A. Gomez, D. A. Judelson, M. R. Rubin, G. Watson, ... and W. J. Kraemer. "Comparison of energy-restricted very lowcarbohydrate and low-fat diets on weight loss and body composition in overweight men and women." Nutrition & Metabolism (London) 1, no. 1 (2004): 13.

Willi, S. M., M. J. Oexmann, N. M. Wright, N. A. Collop, and L. L. Key. "The effects of a high-protein, low-fat, ketogenic diet on adolescents with morbid obesity: body composition, blood chemistries, and sleep abnormalities." Pediatrics 101, no. 1 (1998): 61–67.

Wilson J., R. Lowery, M. Roberts, M. Sharp, J. Joy, K. Shields, E. De Souza, J. Rauch, J. Partl, J. Volek, and D. D'Agostino. "The effects of ketogenic dieting on body composition, strength, power, and hormonal profiles in resistance training males." Accepted and in press at the Journal of Strength and Conditioning Research, 2016.

Wood, R. J., J. S. Volek, S. R. Davis, C. Dell'Ova, and M. L. Fernandez. "Effects of a carbohydrate-restricted diet on emerging plasma markers for cardiovascular disease." Nutrition & Metabolism 3, no. 1 (2006): 19.

Yancy Jr., W. S., M. K. Olsen, J. R. Guyton, R. P. Bakst, and E. C. Westman. "A low-carbohydrate, ketogenic diet versus a low-fat diet to treat obesity and hyperlipidemia: a randomized, controlled trial." Annals of Internal Medicine 140, no. 10 (2004): 769–77.

Young, C. M., S. S. Scanlan, H. S. Im, and L. Lutwak. "Effect on body composition and other parameters in obese young men of carbohydrate level of reduction diet." American Journal of Clinical Nutrition 24, no. 3 (1971): 290–6.

第五章 第二節

Aarsland, A., D. Chinkes, and R. R. Wolfe. "Contributions of de novo synthesis of fatty acids to total VLDL-triglyceride secretion during prolonged hyperglycemia/hyperinsulinemia in normal man." Journal of Clinical Investigation 98, no. 9 (1996): 2008–17.

Allen, F. M., E. Stillman, and R. Fitz. "Total dietary regulation in the treatment of diabetes" (no. 11). Rockefeller Institute for Medical Research (1919).

Amiel, S. A., H. R. Archibald, G. Chusney, A. J. Williams, and E. A. Gale. "Ketone infusion lowers hormonal responses to hypoglycaemia: evidence for acute cerebral utilization of a non-glucose fuel." Clinical Science 81, no. 2 (1991): 189–94.

Austin, M. A., M. C. King, K. M. Vranizan, and R. M. Krauss. "Atherogenic lipoprotein phenotype: a proposed genetic marker for coronary heart disease risk." Circulation 82, no. 2 (1990): 495–506.

Avena, N. M., P. Rada, and B. G. Hoebel. "Sugar and fat bingeing have notable differences in addictive-like behavior." Journal of Nutrition 139, no. 3 (2009): 623–8. doi: 10.3945/jn.108.097584.

Bedi K. C., N. W. Snyder, J. Brandimarto, M. Aziz, C. Mesaros, et al. "Evidence for intramyocardial disruption of lipid metabolism and increased myocardial ketone utilization in advanced human heart failure." Circulation 133, no. 8 (2016): 706–16. doi: 10.1161/CIRCULATIONAHA.115.017545.

Bierman, E. L., M. J. Albrink, and R. A. Arky. "Principles of nutrition and dietary recommendations for patients with diabetes mellitus." Diabetes 20, no. 9 (1971): 633–4. doi: 10.2337/diab.20.9.633.

Boden, G., K. Sargrad, C. Homko, M. Mozzoli, and T. P. Stein. "Effect of a low-carbohydrate diet on appetite, blood glucose levels, and insulin resistance in obese patients with type 2 diabetes." Annals of Internal Medicine 142, no. 6 (2005): 403–11.

Brand-Miller, J., S. Hayne, P. Petocz, and S. Colagiuri. "Low–glycemic index diets in the management of diabetes." Diabetes Care 26, no. 8 (2003): 2261–7.

Brunzell, J. D., R. L. Lerner, W. R. Hazzard, D. Porte Jr., and E. L. Bierman. "Improved glucose tolerance with high carbohydrate feeding in mild diabetes." New England Journal of Medicine 284, no. 10 (1971): 521–4.

Buse, J. B., K. S. Polonsky, and C. F. Burant. "Type 2 diabetes mellitus." Williams Textbook of Endocrinology, 10th Edition. (Philadelphia: Saunders, 2003): 1427–83.

Campbell, R. K. "Type 2 diabetes: where we are today: an overview of disease burden, current treatments, and treatment strategies." Journal of the American Pharmacists Association 49, suppl 1 (2009): S3–S9.

Chong, M. F., B. A. Fielding, and K. N. Frayn. "Mechanisms for the acute effect of fructose on postprandial lipemia." American Journal of Clinical Nutrition 85, no. 6 (2007): 1511–20.

Clark, M. "Is weight loss a realistic goal of treatment in type 2 diabetes?: The implications of restraint theory." Patient Education and Counseling 53, no. 3 (2004): 277–83.

Cooke, D. W., and L. Plotnick. "Type 1 diabetes mellitus in pediatrics." Pediatrics in Review 29, no. 11 (2008): 374–84. Coulston, A. M., C. B. Hollenbeck, A. L. Swislocki, and G. M. Reaven. "Persistence of hypertriglyceridemic effect of low-fat high-carbohydrate diets in NIDDM patients." Diabetes Care 12, no. 2 (1989): 94–101.

Dey, L., and A. S. Attele. "Type 2 diabetes." Traditional Chinese Medicine 231, no. 1 (2011): 1–16.

Donnelly, K. L., C. I. Smith, S. J. Schwarzenberg, J. Jessurun, M. D. Boldt, and E. J. Parks. "Sources of fatty acids stored in liver and secreted via lipoproteins in patients with nonalcoholic fatty liver disease." Journal of Clinical Investigation 115, no. 5 (2005): 1343–51.

Dreon, D. M., H. A. Fernstrom, B. Miller, and R. M. Krauss. "Low-density lipoprotein subclass patterns and lipoprotein response to a reduced-fat diet in men." FASEB Journal 8, no. 1 (1994): 121–6.

Dreon, D. M., H. A. Fernstrom, P. T. Williams, and R. M. Krauss. "A very-lowfat diet is not associated with improved lipoprotein profiles in men with a predominance of large, low-density lipoproteins." American Journal of Clinical Nutrition 69, no. 3 (1999): 411–8.

Dumesic, D. A., S. E. Oberfield, E. Stener-Victorin, J. C. Marshall, J. S. Laven, and R. S. Legro. "Scientific statement on the diagnostic criteria, epidemiology, pathophysiology, and molecular genetics of polycystic ovary syndrome." Endocrine Reviews 36, no. 5 (2015): 487–525.

Felts, P. W., O. B. Crofford, and C. R. Park. "Effect of infused ketone bodies on glucose utilization in the dog." Journal of Clinical Investigation 43, no. 4 (1964): 638–46.

Fujita, Y., A. M. Gotto, and R. M. Unger. "Basal and postprotein insulin and glucagon levels during a high and low carbohydrate intake and their relationships to plasma triglycerides." Diabetes 24, no. 6 (1975): 552–8.

Gannon, M. C., F. Q. Nuttall, A. Saeed, K. Jordan, and H. Hoover. "An increase in dietary protein improves the blood glucose response in persons with type 2 diabetes." American Journal of Clinical Nutrition 78, no. 4 (2003): 734–41.

Gannon, M. C., and F. Q. Nuttall. "Effect of a high-protein, low-carbohydrate diet on blood glucose control in people with type 2 diabetes." Diabetes 53, no. 9 (2004): 2375–82.

Garg, A., A. Bonanome, S. M. Grundy, Z. J. Zhang, and R. H. Unger. "Comparison of a high-carbohydrate diet with a high-monounsaturatedfat diet in patients with non-insulin-dependent diabetes mellitus." New England Journal of Medicine 319, no. 13 (1988): 829–34.

German, J. B., J. T. Smilowitz, and A. M. Zivkovic. "Lipoproteins: When size really matters." Current Opinion in Colloid & Interface Science 11, no. 2 (2006): 171–83.

Ginsberg, H. N., P. Kris-Etherton, B. Dennis, P. J. Elmer, A. Ershow, M. Lefevre, ... and K. Stewart. "Effects of reducing dietary saturated fatty acids on plasma lipids and lipoproteins in healthy subjects." Arteriosclerosis,

Thrombosis, and Vascular Biology 18, no. 3 (1998): 441–9.

Grundy, S. M. "Small LDL, atherogenic dyslipidemia, and the metabolic syndrome." Circulation 95, no. 1 (1997): 1–4.

Haffner, S., and H. B. Cassells. "Metabolic syndrome–a new risk factor of coronary heart disease?" Diabetes Obesity and Metabolism 5, no. 6 (2003): 359–70.

Hedderson, M. M., E. P. Gunderson, and A. Ferrara. "Gestational weight gain and risk of gestational diabetes mellitus." Obstetrics and Gynecology 115, no. 3 (2010): 597–604.

Heilbronn, L. K., M. Noakes, and P. M. Clifton. "Effect of energy restriction, weight loss, and diet composition on plasma lipids and glucose in patients with type 2 diabetes." Diabetes Care 22, no. 6 (1999): 889–95.

Heilbronn, L. K., Noakes, M., and Clifton, P. M. "The effect of high- and low-glycemic index energy restricted diets on plasma lipid and glucose profiles in type 2 diabetic subjects with varying glycemic control." Journal of the American College of Nutrition 21, no. 2 (2002): 120–7.

Hokanson, J. E., and M. A. Austin. "Plasma triglyceride level is a risk factor for cardiovascular disease independent of high-density lipoprotein cholesterol level: a metaanalysis of population-based prospective studies." Journal of Cardiovascular Risk 3, no. 2: (1996): 213–9.

Hussain, T. A., T. C. Mathew, A. A. Dashti, S. Asfar, N. Al-Zaid, and H. M. Dashti. "Effect of low-calorie versus low-carbohydrate ketogenic diet in type 2 diabetes." Nutrition 28, no. 10 (2012): 1016–21. doi: 10.1016/j.nut.2012.01.016.

Joslin, E. P. A Diabetic Manual for the Mutual Use of Doctor and Patient. Philadelphia and New York: Lea & Febiger, 1919. Kasper, H., H. Thiel, and M. Ehl. "Response of body weight to a low carbohydrate, high fat diet in normal and obese subjects." American Journal of Clinical Nutrition 26, no. 2 (1973): 197–204.

Katzel, L. I., M. J. Busby-Whitehead, E. M. Rogus, R. M. Krauss, and A. P. Goldberg. "Reduced adipose tissue lipoprotein lipase responses, postprandial lipemia, and low high-density lipoprotein-2 subspecies levels in older athletes with silent myocardial ischemia." Metabolism 43, no. 2 (1994): 190–8.

Kesl, S. L., A. M. Poff, N. P. Ward, T. N. Fiorelli, C. Ari, A. J. Van Putten, ... and D. P. D'Agostino. "Effects of exogenous ketone supplementation on blood ketone, glucose, triglyceride, and lipoprotein levels in Sprague–Dawley rats." Nutrition & Metabolism 13, no. 1 (2016): 9.

Klein, S., and Wolfe, R. R. "Carbohydrate restriction regulates the adaptive response to fasting." American Journal of Physiology-Endocrinology and Metabolism 262, no. 5 (1992): E631–6.

Lemieux, I., B. Lamarche, C. Couillard, A. Pascot, B. Cantin, J. Bergeron, ... and J. P. Després. "Total cholesterol/HDL cholesterol ratio vs LDL cholesterol/HDL cholesterol ratio as indices of ischemic heart disease risk in men: the Quebec Cardiovascular Study." Archives of Internal Medicine 161, no. 22 (2001): 2685–92.

Leonetti, F., F. Campanile, F. Coccia, D. Capoccia, L. Alessandroni, et al. "Very low-carbohydrate ketogenic diet before bariatric surgery: prospective evaluation of a sequential diet." Obesity Surgery 25, no. 1 (2015): 64–71. doi: 10.1007/s11695-014-1348-1.

Masino, S. A. (Ed.). Ketogenic Diet and Metabolic Therapies: Expanded Roles in Health and Disease. New York: Oxford University Press, 2016.

Mavropoulos, J. C., W. S. Yancy, J. Hepburn, and E. C. Westman. "The effects of a low-carbohydrate, ketogenic diet on the polycystic ovary syndrome: a pilot study." Nutrition & Metabolism 2, no. 1 (2005): 35. doi: 10.1186/17437075-2-35.

McKenzie, A. L., S. J. Hallberg, B. C. Creighton, B. M. Volk, T. M. Link, M. K. Abner, ... and S. D. Phinney. "A novel intervention including individualized nutritional recommendations reduces hemoglobin A1c level, medication use, and weight in type 2 diabetes." JMIR Diabetes 2, no. 1 (2017): e5.

McLaughlin, T., G. Reaven, F. Abbasi, C. Lamendola, M. Saad, D. Waters, ... and R. M. Krauss. "Is there a simple way to identify insulin-resistant individuals at increased risk of cardiovascular disease?" American Journal of Cardiology 96, no. 3 (2005): 399–404.

Morgan, W. Diabetes Mellitus: Its History, Chemistry, Anatomy, Pathology, Physiology, and Treatment and Cases Successfully Treated. Sett Dey & Co., 1973.

Nuttall, F. Q., R. M. Almokayyad, and M. C. Gannon. "Comparison of a carbohydrate-free diet vs. fasting on plasma glucose, insulin and glucagon in type 2 diabetes." Metabolism 64, no. 2 (2015): 253–62. doi: 10.1016/j.metabol.2014.10.004.

Ogurtsova, K., J. D. da Rocha Fernandes, Y. Huang, U. Linnenkamp, L. Guariguata, N. H. Cho, ... and L. E.

Makaroff. "IDF Diabetes Atlas: Global estimates for the prevalence of diabetes for 2015 and 2040." Diabetes Research and Clinical Practice 128 (2017): 40–50.

Paoli, A. "Ketogenic diet for obesity: friend or foe?" International Journal of Environmental Research and Public Health 11, no. 2 (2014): 2092–107. doi: 10.3390/ijerph110202092.

Paoli, A., A. Rubini, J. S. Volek, and K. A. Grimaldi. "Beyond weight loss: a review of the therapeutic uses of very-low-carbohydrate (ketogenic) diets." European Journal of Clinical Nutrition 67, no. 8 (2013): 789–96.

Parks, E. J. "Changes in fat synthesis influenced by dietary macronutrient content." Proceedings of the Nutrition Society 61, no. 2 (2002): 281–6. doi: 10.1079/PNS2002148.

Poplawski, M. M., J. W. Mastaitis, F. Isoda, F. Grosjean, F. Zheng, et al. "Reversal of diabetic nephropathy by a ketogenic diet." PLOS ONE 6, no. 4 (2011): e18604. doi: 10.1371/journal.pone.0018604.

Retzlaff, B. M., Walden, C. E., Dowdy, A. A., McCann, B. S., Anderson, K. V., and R. H. Knopp. "Changes in plasma triacylglycerol concentrations among free-living hyperlipidemic men adopting different carbohydrate intakes over 2 y: the Dietary Alternatives Study." American Journal of Clinical Nutrition 62, no. 5 (1995): 988–95.

Rizkalla, S. W., Taghrid, L., Laromiguiere, M., Huet, D., Boillot, J., Rigoir, A., ... and G. Slama. "Improved plasma glucose control, whole-body glucose utilization, and lipid profile on a low-glycemic index diet in type 2 diabetic men." Diabetes Care 27, no. 8 (2004): 1866–72.

Samaha, F. F., N. Iqbal, P. Seshadri, K. L. Chicano, D. A. Daily, et al. "A low-carbohydrate as compared with a low-fat diet in severe obesity." New England Journal of Medicine 348 (2003): 2074–81. doi: 10.1056/ NEJMoa022637.

Sansum, W. D., N. R. Blatherwick, and R. Bowden. "The use of high carbohydrate diets in the treatment of diabetes mellitus." Journal of the American Medical Association 86, no. 3 (1926): 178–81.

Saslow, L. R., A. E. Mason, S. Kim, V. Goldman, R. Ploutz-Snyder, H. Bayandorian, ... and J. T. Moskowitz. "An online intervention comparing a very low-carbohydrate ketogenic diet and lifestyle recommendations versus a plate method diet in overweight individuals with type 2 diabetes: a randomized controlled trial." Journal of Medical Internet Research 19, no. 2 (2017): e36. doi: 10.2196/jmir.5806.

Sharman, M. J., A. L. Gómez, W. J. Kraemer, and J. S. Volek. "Very lowcarbohydrate and low-fat diets affect fasting lipids and postprandial lipemia differently in overweight men." Journal of Nutrition 134, no. 4 (2004): 880–5.

Sharman, M. J., W. J. Kraemer, D. M. Love, N. G. Avery, A. L. Gómez, T. P. Scheett, and J. S. Volek. "A ketogenic diet favorably affects serum biomarkers for cardiovascular disease in normal-weight men." Journal of Nutrition 132, no. 7 (2002): 1879–85.

Sparks, L. M., H. Xie, R. A. Koza, R. Mynatt, G. A. Bray, and S. R. Smith. "Highfat/low-carbohydrate diets regulate glucose metabolism via a long-term transcriptional loop." Metabolism 55, no. 11 (2006): 1457–63.

Srivastava, S., U. Bedi, and P. Roy. "Synergistic actions of insulin-sensitive and Sirt1-mediated pathways in the differentiation of mouse embryonic stem cells to osteoblast." Molecular and Cellular Endocrinology 361, no. 1 (2012): 153–64. doi: 10.1016/j.mce.2012.04.002.

Stone, D. B., and W. E. Connor. "The prolonged effects of a low cholesterol, high carbohydrate diet upon the serum lipids in diabetic patients." Diabetes 12, no. 2 (1963): 127–32.

Thompson, P. D., E. M. Cullinane, R. Eshleman, M. A. Kantor, and P. N. Herbert. "The effects of high-carbohydrate and high-fat diets on the serum lipid and lipoprotein concentrations of endurance athletes." Metabolism 33, no. 11 (1984): 1003–10.

Volek, J. S., M. J. Sharman, A. L. Gómez, C. DiPasquale, M. Roti, A. Pumerantz, and W. J. Kraemer. "Comparison of a very low-carbohydrate and low-fat diet on fasting lipids, LDL subclasses, insulin resistance, and postprandial lipemic responses in overweight women." Journal of the American College of Nutrition 23, no. 2 (2004): 177–84.

Volek, J. S., and R. D. Feinman. "Carbohydrate restriction improves the features of Metabolic Syndrome. Metabolic Syndrome may be defined by the response to carbohydrate restriction." Nutrition & Metabolism 2, no. 1 (2005): 31.

Volek, J. S., M. L. Fernandez, R. D. Feinman, and S. D. Phinney. "Dietary carbohydrate restriction induces a unique metabolic state positively affecting atherogenic dyslipidemia, fatty acid partitioning, and metabolic syndrome." Progress in Lipid Research 47, no. 5 (2008): 307–18.

Volek, J. S., S. D. Phinney, C. E. Forsythe, E. E. Quann, R. J. Wood, M. J. Puglisi, ... and R. D. Feinman. "Carbohydrate restriction has a more favorable impact on the metabolic syndrome than a low fat diet." Lipids 44, no. 4 (2009): 297–309. doi: 10.1007/s11745-008-3274-2.

Volek, J. S., M. J. Sharman, and C. E. Forsythe. "Modification of lipoproteins by very low-carbohydrate diets." Journal of Nutrition 135, no. 6 (2005): 1339–42.

Westman, E. C., W. S. Yancy, J. S. Edman, K. F. Tomlin, and C. E. Perkins. "Effect of 6-month adherence to a very low carbohydrate diet program." American Journal of Medicine 113, no. 1 (2002): 30–36.

Yancy Jr., W. S., M. C. Vernon, and E. C. Westman. "A pilot trial of a lowcarbohydrate, ketogenic diet in patients with type 2 diabetes." Metabolic Syndrome and Related Disorders 1, no. 3 (2003): 239–43.

Yancy, W. S., M. K. Olsen, J. R. Guyton, R. P. Bakst, and E. C. Westman. "A low-carbohydrate, ketogenic diet versus a low-fat diet to treat obesity and hyperlipidemia: a randomized, controlled trial." Annals of Internal Medicine 140, no. 10 (2004): 769–77.

Yu-Poth, S., G. Zhao, T. Etherton, M. Naglak, S. Jonnalagadda, and P. M. KrisEtherton. "Effects of the national cholesterol education program's step I and step II dietary intervention programs on cardiovascular disease risk factors: a meta-analysis." American Journal of Clinical Nutrition 69, no. 4 (1999): 632–46.

第五章 第三節

Appelberg, K. S., D. A. Hovda, and M. L. Prins. "The effects of a ketogenic diet on behavioral outcome after controlled cortical impact injury in the juvenile and adult rat." Journal of Neurotrauma 26, no. 4 (2009): 497–506. doi: 10.1089/neu.2008.0664.

Aveseh, M., R. Nikooie, V. Sheibani, and S. Esmaeili-Mahani. "Endurance training increases brain lactate uptake during hypoglycemia by up regulation of brain lactate transporters." Molecular and Cellular Endocrinology 394, nos. 1–2 (2014): 29–36. doi: 10.1016/j.mce.2014.06.019.

Balaban, R. S., S. Nemoto, and T. Finkel. "Mitochondria, oxidants, and aging." Cell 120, no. 4 (2005): 483–95.

Barborka, C. J. "Epilepsy in adults: results of treatment by ketogenic diet in one hundred cases." Archives of Neurology & Psychiatry 23, no. 5 (1930): 904–14.

Barkhoudarian, G., D. A. Hovda, and C. C. Giza. "The molecular pathophysiology of concussive brain injury." Clinics in Sports Medicine 30, no. 1 (2011): 33–48. Bastible, C. "The ketogenic treatment of epilepsy." Irish Journal of Medical Science (1926–1967) 6, no. 9 (1931): 506–20.

Bellucci, A., G. Collo, I. Sarnico, L. Battistin, C. Missale, and P. Spano. "Alpha-synuclein aggregation and cell death triggered by energy deprivation and dopamine overload are counteracted by D2/D3 receptor activation." Journal of Neurochemistry 106, no. 2 (2008): 560–77. doi: 10.1111/j.1471-4159.2008.05406.x.

Betarbet, R., T. B. Sherer, G. MacKenzie, M. Garcia-Osuna, A. V. Panov, and J. T. Greenamyre. "Chronic systemic pesticide exposure reproduces features of Parkinson's disease." Nature Neuroscience 3: (2000): 1301–6.

Biros, M. H., and R. Nordness. "Effects of chemical pretreatment on posttraumatic cortical edema in the rat." American Journal of Emergency Medicine 14, no. 1 (1996): 27–32. doi: 10.1016/S0735-6757(96)90008-X.

Borghammer, P. "Perfusion and metabolism imaging studies in Parkinson's disease." European Journal of Neurology 17, no. 2 (2012): 314–20.

Borghammer, P., M. Chakravarty, K. Y. Jonsdottir, N. Sato, H. Matsuda, K. Ito, ... and A. Gjedde. "Cortical hypometabolism and hypoperfusion in Parkinson's disease is extensive: probably even at early disease stages." Brain Structure and Function 214, no. 4 (2010): 303–17. doi: 10.1007/ s00429-010-0246-0.

Bosco, D., et al. "Dementia is associated with insulin resistance in patients with Parkinson's disease." Journal of Neurological Science 315, no. 1–2 (2012): 39–43. doi: 10.1016/j.jns.2011.12.008.

Bough, K. J., and J. M. Rho. "Anticonvulsant mechanisms of the ketogenic diet." Epilepsia 48, no. 1 (2007): 43–58. Cantu, R. C. "Chronic traumatic encephalopathy in the National Football League." Neurosurgery 61, no. 2 (2007): 223–5.

Caraballo, R. H., R. O. Cersósimo, D. Sakr, A. Cresta, N. Escobal, and N. Fejerman. "Ketogenic diet in patients with Dravet syndrome." Epilepsia 46, no. 9 (2005): 1539–44.

Castellano, C. A., S. Nugent, N. Paquet, S. Tremblay, C. Bocti, G. Lacombe, ... and S. C. Cunnane. "Lower brain 18F-fluorodeoxyglucose uptake but normal 11C-acetoacetate metabolism in mild Alzheimer's disease dementia." Journal of Alzheimer's Disease 43, no. 4 (2015): 1343–53. doi: 10.3233/JAD-141074.

Castello, M. A., and S. Soriano. "On the origin of Alzheimer's disease. Trials and tribulations of the amyloid hypothesis." Ageing Research Reviews 13 (2014): 10–12. Cipriani, G., C. Dolciotti, L. Picchi, and U. Bonuccelli. "Alzheimer and his disease: a brief history." Neurological Sciences 32, no. 2 (2011): 275–9. doi: 10.1007/s10072-010-0454-7.

Cotter, D. G., D. A. d'Avignon, A. E. Wentz, M. L. Weber, and P. A. Crawford. "Obligate role for ketone body oxidation in neonatal metabolic homeostasis." Journal of Biological Chemistry 286, no. 9 (2011): 6902–10. doi: 10.1074/jbc.M110.192369.

Craft, S. "Insulin resistance syndrome and Alzheimer's disease: age- and obesity-related effects on memory, amyloid, and inflammation." Neurobiology of Aging 26, suppl 1 (2005): 65–69.

Cunnane, S. C., A. Courchesne-Loyer, V. St-Pierre, C. Vandenberghe, T. Pierotti, M. Fortier, ... and C. A. Castellano. "Can ketones compensate for deteriorating brain glucose uptake during aging? Implications for the risk and treatment of Alzheimer's disease." Annals of the New York Academy of Sciences 1367, no. 1 (2016): 12–20. doi: 10.1111/nyas.12999.

D'Agostino, D. P., R. Pilla, H. E. Held, C. S. Landon, M. Puchowicz, H. Brunengraber, ... and J. B. Dean. "Therapeutic ketosis with ketone ester delays central nervous system oxygen toxicity seizures in rats." American Journal of Physiology-Regulatory, Integrative and Comparative Physiology 304, no. 10 (2013): R829–R836. doi: 10.1152/ajpregu.00506.2012.

Davis, L. M., J. R. Pauly, R. D. Readnower, J. M. Rho, and P. G. Sullivan. "Fasting is neuroprotective following traumatic brain injury." Journal of Neuroscience Research 86, no. 8 (2008): 1812–22.

Deng-Bryant, Y., M. L. Prins, D. A. Hovda, and N. G. Harris. "Ketogenic diet prevents alterations in brain metabolism in young but not adult rats after traumatic brain injury." Journal of Neurotrauma 28, no. 9 (2011): 1813–25.

El-Rashidy, O. F., M. F. Nassar, I. A. Abdel-Hamid, R. H. Shatla, M. H. Abdel- Hamid, S. S. Gabr, ... and S. Y. Shaaban. "Modified Atkins diet vs classic ketogenic formula in intractable epilepsy." Acta Neurologica Scandinavica 128, no. 6 (2013): 402–8.

Faul M., L. Xu, M. M. Wald, and V. G. Coronado. "Traumatic brain injury in the United States: emergency department visits, hospitalizations and deaths 2002–2006." Centers for Disease Control and Prevention, National Center for Injury Prevention and Control, Atlanta, GA. (2010). Available at www. cdc.gov/TraumaticBrainInjury/.

Ferrucci, M., L. Pasquali, S. Ruggieri, A. Paparelli, and F. Fornai. "Alpha- synuclein and autophagy as common steps in neurodegeneration." Parkinsonism & Related Disorders 14, suppl 2 (2008): S180–4.

Gasior, M., M. A. Rogawski, and A. L. Hartman. "Neuroprotective and disease- modifying effects of the ketogenic diet." Behavioural Pharmacology 17, no. 5–6 (2006): 431–9.

George Jr., A. L. "Inherited channelopathiesassociated with epilepsy." Epilepsy Currents 4, no. 2 (2004): 65–70.

Giza, C. C., and D. A. Hovda. "The neurometaboliccascade of concussion." Journal of Athletic Training 36, no. 3 (2001): 228–35.

Global Burden of Disease Study 2013, Collaborators. "Global, regional, and national incidence, prevalence, and years lived with disability for 301 acute and chronic diseases and injuries in 188 countries, 1990–2013: a systematic analysis for the Global Burden of Disease Study 2013." The Lancet 386, no. 9995 (2015): 743–800.

Greene A. E., M. T. Todorova, R. McGowan, and T. N. Seyfried. "Caloric restriction inhibits seizure susceptibility in epileptic EL mice by reducing blood glucose." Epilepsia 42, no. 11 (2001): 1371–8.

Greene, A. E., M. T. Todorova, and T. N. Seyfried. "Perspectives on the metabolic management of epilepsy through dietary reduction of glucose and elevation of ketone bodies." Journal of Neurochemistry 86, no. 3 (2003): 529–37.

Hall, E. D., P. K. Andrus, and P. A. Yonkers. "Brain hydroxyl radical generation in acute experimental head injury." Journal of Neurochemistry 60, no. 2 (1993): 588–94.

Hawkins R. A., D. H. Williamson, and H. A. Krebs. "Ketone-body utilization by adult and suckling rat brain in vivo." Biochemical Journal 122, no. 1 (1971): 13–18.

Henderson, S. T., J. L. Vogel, L. J. Barr, F. Garvin, J. J. Jones, and L. C. Costantini. "Study of the ketogenic agent AC-1202 in mild to moderate Alzheimer's disease: a randomized, double-blind, placebo-controlled, multicenter trial." Nutrition & Metabolism 6 (2009): 31.

Hirsch, E. C., S. Hunot, P. Damier, and B. Faucheux. "Glial cells and inflammation in Parkinson's disease: a role in neurodegeneration?" Annals of Neurology 44, 3 suppl 1 (1998): S115–20.

Hootman, J. M., R. Dick, and J. Agel. "Epidemiology of collegiate injuries for 15 sports: summary and recommendations for injury prevention initiatives." Journal of Athletic Training 42, no. 2 (2007): 311–9.

Hovda, D. A., J. Lifshitz, J. A. Berry, H. Badie, A. Yoshino, and S. M. Lee. "Long-term changes in metabolic rates for glucose following mild, moderate, and severe concussive head injuries in adult rats." Society for Neuroscience. Abstract. (1994).

Hoyer, S. "Glucose metabolism and insulin receptor signal transduction in Alzheimer disease." European Journal of Pharmacology 490, no. 1–3 (2004): 115–25.

Hoyer, S., K. Oesterreich, and O. Wagner. "Glucose metabolism as the site of the primary abnormality in early-onset dementia of Alzheimer type?" Journal of Neurology 235, no. 3 (1988): 143–8.

Hu, Z. G., H. D. Wang, W. Jin, and H. X. Yin. "Ketogenic diet reduces cytochrome C release and cellular apoptosis following traumatic brain injury in juvenile rats." Annals of Clinical & Laboratory Science 39, no. 1 (2009): 76–83.

Huno, S., and E. C. Hirsch. "Neuroinflammatory processes in Parkinson's disease." Annals of Neurology 53, suppl 3 (2003): S49–58; discussion S60.

Huttenlocher, P. R., A. J. Wilbourn, and J. M. Signore. "Medium-chain triglycerides as a therapy for intractable childhood epilepsy." Neurology 21, no. 11 (1971): 1097–103.

Isaev, N. K., E. V. Stel'mashuk, and D. B. Zorov. "Cellular mechanisms of brain hypoglycemia." Biochemistry (Moscow) 72, no. 5 (2007): 471–8.

Izumi, Y., K. Ishii, H. Katsuki, A. M. Benz, and C. F. Zorumski. "Betahydroxybutyrate fuels synaptic function during development. Histological and physiological evidence in rat hippocampal slices." Journal of Clinical Investigation 101, no. 5 (1998): 1121–32.

Juge, N., et al. "Metabolic control of vesicular glutamate transport and release." Neuron 68 (2010): 99–211. doi: 10.1016/j.neuron.2010.09.002.

Juge, N., J. A. Gray, H. Omote, T. Miyaji, T. Inoue, C. Hara, ... and Y. Moriyama. "Metabolic control of vesicular glutamate transport and release." Neuron 68, no. 1 (2010): 99–112. doi: 10.1016/j.neuron.2010.09.002.

Kashiwaya, Y., T. Takeshima, N. Mori, K. Nakashima, K. Clarke, and R. L. Veech. "D-beta-hydroxybutyrate protects neurons in models of Alzheimer's and Parkinson's disease." Proceedings of the National Academy of Sciences 97, no. 10 (2000): 5440–4.

Kashiwaya, Y., C. Bergman, J. H. Lee, R. Wan, M. T. King, M. R. Mughal, ... and R. L. Veech. "A ketone ester diet exhibits anxiolytic and cognition-sparing properties, and lessens amyloid and tau pathologies in a mouse model of Alzheimer's disease." Neurobiology of Aging 34, no. 6 (2013): 1530–9. doi: 10.1016/j.neurobiolaging.2012.11.023.

Keith, H. M. "Factors influencing experimentally produced convulsions." Archives of Neurology & Psychiatry 29, no. 1 (1933): 148–54.

Keith, H. M., G. W. Stavraky, C. H. Rogerson, D. H. Hardcastle, and K. Duguid. "Experimental convulsions induced by administration of thujone." Journal of Nervous and Mental Disease 84, no. 1 (1936): 84.

Kim, D. Y., J. Vallejo, and J. M. Rho. "Ketones prevent synaptic dysfunction induced by mitochondrial respiratory complex inhibitors." Journal of Neurochemistry 114, no. 1 (2010): 130–41. doi: 10.1111/j.1471-4159.2010.06728.x.

Klein, P., J. Janousek, A. Barber, and R. Weissberger. "Ketogenic diet treatment in adults with refractory epilepsy." Epilepsy & Behavior 19, no. 4 (2010): 575–9. doi: 10.1016/j.yebeh.2010.09.016.

Kleinridders, A., H. A. Ferris, W. Cai, and C. R. Kahn. "Insulin action in brain regulates systemic metabolism and brain function." Diabetes 63, no. 7 (2014): 2232–43. doi: 10.2337/db14-0568.

Koerte, I. K., E. Nichols, Y. Tripodis, V. Schultz, S. Lehner, R. Igbinoba, ... and D. Kaufmann. "Impaired cognitive performance in youth athletes exposed to repetitive head impacts." Journal of Neurotrauma (2017): epub ahead of print. doi: 10.1089/neu.2016.4960.

Kossoff, E. H., M. C. Cervenka, B. J. Henry, C. A. Haney, and Z. Turner. "A decade of the modified Atkins diet (2003–2013): results, insights, and future directions." Epilepsy & Behavior 29, no. 3 (2013): 437–42.

Kossoff, E. H., and J. R. McGrogan. "Worldwide use of the ketogenic diet." Epilepsia 46, no. 2 (2005): 280–9.

Krikorian, R., M. D. Shidler, K. Dangelo, S. C. Couch, S. C. Benoit, and D. J. Clegg. "Dietary ketosis enhances memory in mild cognitive impairment." Neurobiology of Aging 33, no. 2 (2012): 425.e19–27. doi: 10.1016/j.neurobiolaging.2010.10.006.

Leino, R. L., D. Z. Gerhart, R. Duelli, B. E. Enerson, and L. R. Drewes. "Dietinduced ketosis increases monocarboxylate transporter (MCT1) levels in rat brain." Neurochemistry International 38, no. 6 (2001): 519–27.

Likhodi, S. S., and W. M. Burnham. "Ketogenic diet: does acetone stop seizures?" Medical Science Monitor 8, no. 8 (2002): HY19–24.

Lipman, I. J., M. E. Boykin, and R. E. Flora. "Glucose intolerance in Parkinson's disease." Journal of Chronic Diseases 27, no. 11–12 (1974): 573–9. Liu, Y., F. Liu, K. Iqbal, I. Grundke-Iqbal, and C. X. Gong. "Decreased glucose transporters correlate to abnormal hyperphosphorylation of tau in Alzheimer disease." FEBS Letters 582, no. 2 (2008): 359–64.

Lutas, A., and G. Yellen. "The ketogenic diet: metabolic influences on brain excitability and epilepsy." Trends in Neurosciences 36, no. 1 (2013): 32– 40. doi: 10.1016/j.tins.2012.11.005.

Lying-Tunell, U., B. S. Lindblad, H. O. Malmlund, and B. Persson. "Cerebral blood flow and metabolic rate of oxygen, glucose, lactate, pyruvate, ketone bodies and amino acids." Acta Neurologica Scandinavica 63, no. 6 (1981): 337–50.

Maalouf, M., P. G. Sullivan, L. Davis, D. Y. Kim, and J. M. Rho. "Ketones inhibit mitochondrial production of reactive oxygen species production following glutamate excitotoxicity by increasing NADH oxidation." Neuroscience 145, no. 1 (2007): 256–64. doi: 10.1016/j.neuroscience.2006.11.065.

Magiorkinis, E., K. Sidiropoulou, and A. Diamantis. "Hallmarks in the history of epilepsy: epilepsy in antiquity." Epilepsy & Behavior 17, no. 1 (2010): 103–8.

Massieu, L., M. L. Haces, T. Montiel, and K. Hernandez-Fonseca. "Acetoacetate protects hippocampal neurons against glutamate- mediated neuronal damage during glycolysis inhibition." Neuroscience 120, no. 2 (2003): 365–78. doi: 10.1016/S0306-4522(03)00266-5.

Mejía-Toiber, J., T. Montiel, and L. Massieu. "D-β-hydroxybutyrate prevents glutamate-mediated lipoperoxidation and neuronal damage elicited during glycolysis inhibition in vivo." Neurochemical Research 31, no. 12, (2006): 1399–408.

Muzykewicz, D. A., D. A. Lyczkowski, N. Memon, K. D. Conant, H. H. Pfeifer, and E. A. Thiele. "Efficacy, safety, and tolerability of the low glycemic index treatment in pediatric epilepsy." Epilepsia 50, no. 5 (2009): 1118–26. doi: 10.1111/j.1528-1167.2008.01959.x.

Neal, E. (Ed.). Dietary Treatment of Epilepsy: Practical Implementation of Ketogenic Therapy. Hoboken, NJ: John Wiley & Sons, 2012.

Neal, E. G., H. Chaffe, R. H. Schwartz, M. S. Lawson, N. Edwards, G. Fitzsimmons, ... and J. H. Cross. "The ketogenic diet for the treatment of childhood epilepsy: a randomised controlled trial." Lancet Neurology 7, no. 6 (2008): 500–6. doi: 10.1016/S1474-4422(08)70092-9.

Newport, M. T., T. B. VanItallie, Y. Kashiwaya, M. T. King, and R. L. Veech. "A new way to produce hyperketonemia: use of ketone ester in a case of Alzheimer's disease." Alzheimer's & Dementia 11, no. 1 (2015): 99–103.

Ogawa, M., H. Fukuyama, Y. Ouchi, H. Yamauchi, andJ. Kimura. "Altered energy metabolism in Alzheimer's disease." Journal of the Neurological Sciences 139, no. 1 (1996): 78–82.

Omalu, B. I., S. T. DeKosky, R. L. Minster, M. I. Kamboh, R. L. Hamilton, and C. H. Wecht. "Chronic traumatic encephalopathy in a National Football League player." Neurosurgery 57, no. 1 (2005): 128–34.

Ota, M., J. Matsuo, I. Ishida, K. Hattori, T. Teraishi, H. Tonouchi, ... and H. Kunugi. "Effect of a ketogenic meal on cognitive function in elderly adults: potential for cognitive enhancement." Psychopharmacology 233, no. 21– 22 (2016): 3797–802.

Panza, F., V. Solfrizzi, B. P. Imbimbo, R. Tortelli, A. Santamato, and G. Logroscino. "Amyloid-based immunotherapy for Alzheimer's disease in the time of prevention trials: the way forward." Expert Review of Clinical Immunology 10, no. 3 (2014): 405–419. doi: 10.1586/1744666X.2014.883921.

Parker, W. D., S. J. Boyson, and J. K. Parks. "Abnormalities of the electron transport chain in idiopathic Parkinson's disease." Annals of Neurology 26, no. 6 (1989): 719–23.

Polito, C., V. Berti, S. Ramat, E. Vanzi, M. T. De Cristofaro, G. Pellicanò, ... and A. Pupi. "Interaction of caudate dopamine depletion and brain metabolic changes with cognitive dysfunction in early Parkinson's disease." Neurobiology of Aging 33, no. 1 (2012): 206.e29–39.

Powell, K. L., S. M. Cain, T. P. Snutch, and T. J. O'Brien. "Low threshold T-type calcium channels as targets for novel epilepsy treatments." British Journal of Clinical Pharmacology 77, no. 5 (2014): 729–39. doi: 10.1111/ bcp.12205.

Prins, M. L., and J. H. Matsumoto. "The collective therapeutic potential of cerebral ketone metabolism in traumatic brain injury." Journal of Lipid Research 55, no. 12 (2014): 2450–7. doi: 10.1194/jlr.R046706.

Prins, M . L., Y. Deng-Bryant, S. Appelberg, and D. A. Hovda. "Changes in cerebral microvessel expression of MCT1 and GLUT1 following controlled cortical impact in juvenile and adult rats." Society for Neurotrauma 24, (2007): 1267.

Prins, M. L., L. S. Fujima, and D. A. Hovda. "Age-dependent reduction of cortical contusion volume by ketones after traumatic brain injury." Journal of Neuroscience Research 82, no. 3 (2005): 413–20.

Prins, M. L., and C. C. Giza. "Induction of monocarboxylate transporter-2 expression and ketone transport following traumatic brain injury in juvenile and adult rats." Developmental Neuroscience 28, no. 4–5 (2006): 447–56.

Prins, M. L., S. M. Lee, L. S. Fujima, andD. A. Hovda. "Increased cerebral uptake and oxidation of exogenous betaHB improves ATP following traumatic brain injury in adult rats." Journal of Neurochemistry 90, no. 3 (2004): 666–72.

Purves, D., G. J. Augustine, D. Fitzpatrick, L. C. Katz, A. S. LaMantia, J. O. McNamara, and S. M. Williams. "Circuits within the basal ganglia system." Neuroscience. 2nd Edition. Sunderland, MA: Sinauer Associates, 2001.

Rafii, M. S., and P. S. Aisen. "Recent developments in Alzheimer's disease therapeutics." BMC Medicine 7 (2009): 7. doi: 10.1186/1741-7015-7-7.

Raiff, M. C. Traumatic Brain Injury and Neurodegenerative Disease: A Literature Review (Doctoral dissertation, University of South Florida, St. Petersburg, 2015). Ramirez-Bermudez, J. "Alzheimer's disease: critical notes on the history of a medical concept." Archives of Medical Research 43, no. 8 (2012): 595–9. doi: 10.1016/j.arcmed.2012.11.008.

Reger, M. A., S. T. Henderson, C. Hale, B. Cholerton, L. D. Baker, G. S. Watson, ... and S. Craft. "Effects of β-hydroxybutyrate on cognition in memory- impaired adults." Neurobiology of Aging 25, no. 3 (2004): 311–4.

Rubin, J., and W. H. Church. "An initial analysis of a long-term ketogenic diet's impact on motor behavior, brain purine systems, and nigral dopamine neurons in a new genetic rodent model of Parkinson's disease." (2016). Masters Theses.

Sandyk, R. "The relationship between diabetes mellitus and Parkinson's disease." International Journal of Neuroscience 69, no. 1–4 (1993): 125–30.

Santiago, J. A., and J. A. Potashkin. "Shared dysregulated pathways lead to Parkinson's disease and diabetes." Trends in Molecular Medicine 19, no. 3 (2013): 176–86. doi: 10.1016/j.molmed.2013.01.002.

Schapira, A. H., J. M. Cooper, D. Dexter, J. B. Clark, P. Jenner, and C. D. Marsden. "Mitochondrial complex I deficiency in Parkinson's disease." Journal of Neurochemistry 54, no. 3 (1990): 823–7.

Schoeler, N. E., S. Wood, V. Aldridge, J. W. Sander, J. H. Cross, and S. M. Sisodiya. "Ketogenic dietary therapies for adults with epilepsy: feasibility and classification of response." Epilepsy & Behavior 37 (2014): 77–81. doi: 10.1016/j.yebeh.2014.06.007.

Schöll, M., O. Almkvist, K. Axelman, E. Stefanova, A. Wall, E. Westman, ... and A. Nordberg. "Glucose metabolism and PIB binding in carriers of a His163Tyrpresenilin 1 mutation." Neurobiology of Aging 32, no. 8 (2011): 1388–99. doi: 10.1016/j.neurobiolaging.2009.08.016.

Senior, K. "Dosing in phase II trial of Alzheimer's vaccine suspended." Lancet Neurology 1, no. 1 (2002): 3.

Sharifi, H., A. MohajjelNayebi, and S. Farajnia. "8-OH-DPAT (5-HT1A agonist) attenuates 6-hydroxy-dopamine-induced catalepsy and modulates inflammatory cytokines in rats." Iranian Journal of Basic Medical Sciences 16, no. 12 (2013): 1270–5.

Sharma, S., N. Sankhyan, S. Gulati, and A. Agarwala. "Use of the modified Atkins diet for treatment of refractory childhood epilepsy: a randomized controlled trial." Epilepsia 54, no. 3 (2013): 481–6.

Simpson, I. A., K. R. Chundu, T. Davies-Hill, W. G. Honer, and P. Davies. "Decreased concentrations of GLUT1 and GLUT3 glucose transporters in the brains of patients with Alzheimer's disease." Annals of Neurology 35, no. 5 (1994): 546–51.

Srivastava, S., Y. Kashiwaya, M. T. King, U. Baxa, J. Tam, G. Niu, ... and R. L. Veech. "Mitochondrial biogenesis and increased uncoupling protein 1 in brown adipose tissue of mice fed a ketone ester diet." FASEB Journal 26, no. 6 (2012): 2351–62. doi: 10.1096/fj.11-200410.

Stafstrom, C. E. "Persistent sodium current and its role in epilepsy." Epilepsy Currents 7, no. 1 (2007): 15–22. doi: 10.1111/j.1535-7511.2007.00156.x.

Suzuki, M., M. Suzuki, Y. Kitamura, S. Mori, K. Sato, S. Dohi, ... and A. Hiraide. "Beta-hydroxybutyrate, a cerebral function improving agent, protects rat brain against ischemic damage caused by permanent and transient focal cerebral ischemia." Japanese Journal of Pharmacology 89, no. 1 (2002): 36–43. doi.org/10.1254/jjp.89.36.

Sveinbjornsdottir, S. "The clinical symptoms of Parkinson's disease." Journal of Neurochemistry 139, suppl 1 (2016): 318–24. doi: 10.1111/jnc.13691.

Talbot, K., H. Y. Wang, H. Kazi, L. Y. Han, K. P. Bakshi, A. Stucky, ... and Z. Arvanitakis. "Demonstrated brain insulin resistance in Alzheimer's disease patients is associated with IGF-1 resistance, IRS-1 dysregulation, and cognitive decline." Journal of Clinical Investigation 122, no. 4 (2012): 1316–38.

Thio, L. L., M. Wong, andK. A. Yamada. "Ketone bodies do not directly alter excitatory or inhibitory hippocampal synaptic transmission." Neurology 54, no. 2 (2000): 325–31.

Thomas, S., M. L. Prins, M. Samii, and D. A. Hovda. "Cerebral metabolic response to traumatic brain injury sustained early in development: a 2-deoxy-D-glucoseautoradiographic study." Journal of Neurotrauma 17 (2000): 649–65.

Tieu, K., C. Perier, C. Caspersen, P. Teismann, D. C. Wu, S. D. Yan, A. Naini, M. Vila, V. Jackson-Lewis, and R. Ramasamy. "D-β-hydroxybutyrate rescues mitochondrial respiration and mitigates features of Parkinson disease." Journal of Clinical Investigation 112, no. 6 (2003): 892–901.

Van der Auwera, I., S. Wera, F. Van Leuven, and S. T. Henderson. "A ketogenic diet reduces amyloid beta 40 and 42 in a mouse model of Alzheimer's disease." Nutrition & Metabolism 2 (2005): 28. doi: 10.1186/1743-7075-2-28.

Vanitallie, T. B., C. Nonas, A. Di Rocco, K. Boyar, K. Hyams, and S. B. Heymsfield. "Treatment of Parkinson disease with diet-induced hyperketonemia: a feasibility study." Neurology 64, no. 4 (2005): 728–30.

Veech, R. L., B. Chance, Y. Kashiwaya, H. A. Lardy, and G. F. Cahill, Jr. "Ketone bodies, potential therapeutic uses." IUBMB Life 51, no. 4 (2001): 241–7.

Velarde, F., D. T. Fisher, and D. A. Hovda. "Fluid percussion injury induces prolonged changes in cerebral blood flow." Journal of Neurotrauma 9 (1992): 402.

Veneman, T., A. Mitrakou, M. Mokan, P. Cryer, and J. Gerich. "Effect of hyperketonemia and hyperlacticacidemia on symptoms, cognitive dysfunction, and counterregulatory hormone responses during hypoglycemia in normal humans." Diabetes 43, no. 11 (1994): 1311–7.

Vining, E. P., J. M. Freeman, K. Ballaban-Gil, C. S. Camfield, P. R. Camfield, G. L. Holmes, ... and J. W. Wheless. "A multicenter study of the efficacy of the ketogenic diet." Archives of Neurology 55, no. 11 (1998): 1433–7.

Wang, Y., N. Liu, W. Zhu, K. Zhang, J. Si, M. Bi, ... and J. Wang. "Protective effect of β-hydroxybutyrate on glutamate induced cell death in HT22 cells." International Journal of Clinical & Experimental Medicine 9, no. 12 (2016): 23433–9.

Wilder, R. M. "The effects of ketonemia on the course of epilepsy." Mayo Clinic Proceedings 2 (1921): 307–308.

Williams, S., C. Basualdo-Hammond, R. Curtis, and R. Schuller. "Growth retardation in children with epilepsy on the ketogenic diet: a retrospective chart review." Journal of the Academy of Nutrition and Dietetics 102, no. 3 (2002): 405–7.

Yamada, K. A., N. Rensing, and L. L. Thio. "Ketogenic diet reduces hypoglycemia- induced neuronal death in young rats." Neuroscience Letters 385, no. 3 (2005): 210–4.

Yamakami, I., and T. K. McIntosh. "Effects of traumatic brain injury on regional cerebral blood flow in rats as measured with radiolabeled microspheres." Journal of Cerebral Blood Flow & Metabolism 9, no. 1 (1989): 117–24.

Yang, X., and B. Cheng. "Neuroprotective and anti-inflammatory activities of ketogenic diet on MPTP-induced neurotoxicity." Journal of Molecular Neuroscience 42, no. 2 (2010): 145–53.

Yin, J. X., M. Maalouf, P. Han, M. Zhao, M. Gao, T. Dharshaun, ... and E. M. Reiman. "Ketones block amyloid entry and improve cognition in an Alzheimer's model." Neurobiology of Aging 39 (2016): 25–37. doi: 10.1016/j.neurobiolaging.2015.11.018.

Yokoyama, H., S. Takagi, Y. Watanabe, H. Kato, and T. Araki. "Role of reactive nitrogen and reactive oxygen species against MPTP neurotoxicity in mice." Journal of Neural Transmission 115, no. 6 (2008): 831–42.

Youm, Y. H., K. Y. Nguyen, R. W. Grant, E. L. Goldberg, M. Bodogai, D. Kim, ... and S. Kang. "The ketone metabolite [beta]-hydroxybutyrate blocks NLRP3 inflammasome-mediated inflammatory disease." Nature Medicine 21, no. 3 (2015): 263–9. doi: 10.1038/nm.3804.

Yudkoff, M., Y. Daikhin, T. M. Melø, I. Nissim, U. Sonnewald, and I. Nissim. "The ketogenic diet and brain metabolism of amino acids: relationship to the anticonvulsant effect." Annual Review of Nutrition 27 (2007): 415–20. doi: 10.1146/annurev.nutr.27.061406.093722.

Zhao, W. Q., and M. Townsend. "Insulin resistance and amyloidogenesis as common molecular foundation for type 2 diabetes and Alzheimer's disease." Biochimica et Biophysic Act. 1792, no. 5 (2009): 482–96.

Ziegler, D. R., L. C. Ribeiro, M. Hagenn, I. R. Siqueira, E. Araújo, I. L. S. Torres, C. Gottfried, C. A. Netto, and C. A. Gonçalves. "Ketogenic diet increases glutathione peroxidase activity in rat hippocampus." Neurochemistry Research 28, no. 12 (2003): 1793–7.

Zilberter, M., A. Ivanov, S. Ziyatdinova, M. Mukhtarov, A. Malkov, A. Alpár, ... and A. Pitkänen. "Dietary energy substrates reverse early neuronal hyperactivity in a mouse model of Alzheimer's disease." Journal of Neurochemistry 125, no. 1 (2013): 157–71. doi: 10.1111/jnc.12127. www.epilepsy.com/learn/types-epilepsy-syndromes/dravet-syndrome

第五章 第四節

Abdelwahab, M. G., K. E. Fenton, M. C. Preul, J. M. Rho, A. Lynch, P. Stafford, and A. C. Scheck. "The ketogenic diet is an effective adjuvant to radiation therapy for the treatment of malignant glioma." PLOS ONE 7, no. 5 (2012): e36197. doi: 10.1371/journal.pone.0036197.

Albanes, D. "Total calories, body weight, and tumor incidence in mice." Cancer Research 47, no. 8 (1987): 1987–92.

Algire, C., L. Amrein, M. Zakikhani, L. Panasci, L., and M. Pollak. "Metformin blocks the stimulative effect of a high-energy diet on colon carcinoma growth in vivo and is associated with reduced expression of fatty acid synthase." Endocrine-Related Cancer 17, no. 2 (2010): 351–60. doi: 10.1677/ERC-09-0252.

Allen, B. G., S. K. Bhatia, J. M. Buatti, K. E. Brandt, K. E. Lindholm, A. M. Button, ... and M. A. Fath. "Ketogenic diets enhance oxidative stress and radio-chemo-therapy responses in lung cancer xenografts." Clinical Cancer Research 19, no. 14 (2013): 3905–13. doi: 10.1158/1078-0432. CCR-12-0287.

Bauer, D. E., M. H. Harris, D. R. Plas, J. J. Lum, P. S. Hammerman, J. C. Rathmell, ... and C. B. Thompson. "Cytokine stimulation of aerobic glycolysis in hematopoietic cells exceeds proliferative demand." The FASEB Journal 18, no. 11 (2004): 1303–5.

Beck, S. A., and M. J. Tisdale. "Nitrogen excretion in cancer cachexia and its modification by a high fat diet in mice." Cancer Research 49, no. 14 (1989): 3800–4.

Cairns, R. A., I. S. Harris, and T. W. Mak. "Regulation of cancer cell metabolism." Nature Reviews Cancer 11, no. 2 (2011): 85–95. doi: 10.1038/nrc2981.

Chang, H. T., L. K. Olson, and K. A. Schwartz. "Ketolytic and glycolytic enzymatic expression profiles in malignant gliomas: implication for ketogenic diet therapy." Nutrition & Metabolism 10, no. 1 (2013): 47.

Chen, X., Y. Qian, and S. Wu. "The Warburg effect: evolving interpretations of an established concept." Free Radical Biology and Medicine 79 (2015): 253–63. doi: 10.1016/j.freeradbiomed.2014.08.027.

Colman, R. J., Anderson, R. M., Johnson, S. C., Kastman, E. K., Kosmatka, K. J., Beasley, T. M., ... and R. Weindruch. "Caloric restriction delays disease onset and mortality in rhesus monkeys." Science 325, no. 5937 (2009): 201–4. doi: 10.1126/science.1173635.

Cruz-Bermúdez, A., C. G. Vallejo, R. J. Vicente-Blanco, M. E. Gallardo, M. Á. Fernández-Moreno, M. Quintanilla, and R. Garesse. "Enhanced tumorigenicity by mitochondrial DNA mild mutations." Oncotarget 6, no. 15 (2015): 13628–43.

DeBerardinis, R. J., et al. "The biology of cancer: metabolic reprogramming fuels cell growth and proliferation." Cell Metabolism 7, no. 1 (2008): 11–20. doi: 10.1016/j.cmet.2007.10.002.

Fine, E. J., A. Miller, E. V. Quadros, J. M. Sequeira, and R. D. Feinman. "Acetoacetate reduces growth and ATP concentration in cancer cell lines which over-express uncoupling protein 2." Cancer Cell International 9 (2009): 14. doi: 10.1186/1475-2867-9-14.

Fine, E. J., C. J. Segal-Isaacson, R. D. Feinman, S. Herszkopf, M. C. Romano, N. Tomuta, ... and J. A. Sparano. "Targeting insulin inhibition as a metabolic therapy in advanced cancer: a pilot safety and feasibility dietary trial in 10 patients." Nutrition 28, no. 10 (2012): 1028–35. doi: 10.1016/j.nut.2012.05.001.

Freedland, S. J., J. Mavropoulos, A. Wang, M. Darshan, W. DemarkWahnefried, W. J. Aronson, ... and S. V. Pizzo. "Carbohydrate restriction, prostate cancer growth, and the insulin-like growth factor axis." The Prostate 68, no. 1 (2008): 11–19. doi: 10.1002/pros.20683.

Frezza, C., L. Zheng, O. Folger, K. N. Rajagopalan, E. D. MacKenzie, L. Jerby, ... and G. Kalna. "Haem oxygenase is synthetically lethal with the tumour suppressor fumarate hydratase." Nature 477, no. 7363 (2011): 225–8. doi: 10.1038/nature10363.

Gatenby, R. A., and R. J. Gillies. "Why do cancers have high aerobic glycolysis?" Nature Reviews Cancer 4, no. 11 (2004): 891–9. doi: 10.1038/ nrc1478.

Gnagnarella, P., S. Gandini, C. La Vecchia, and P. Maisonneuve. "Glycemic index, glycemic load, and cancer risk: a meta-analysis." American Journal of Clinical Nutrition 87, no. 6 (2008): 1793–801.

Groves, A. M., et al. "Non-[18 F] FDG PET in clinical oncology." Lancet Oncology 8, no. 9 (2007): 822–30. doi: 10.1016/S1470-2045(07)70274-7.

Guppy, M., E. Greiner, and K. Brand. "The role of the Crabtree effect and an endogenous fuel in the energy metabolism of resting and proliferating thymocytes." European Journal of Biochemistry 212, no. 1 (1993): 95–9.

Hanahan, D., and R. A. Weinberg . "The hallmarks of cancer." Cell 100, no. 1 (2000): 57–70. Hanahan, D., and R. A. Weinberg. "Hallmarks of cancer: the next generation." Cell 144, no. 5 (2011): 646–74. doi: 10.1016/j.cell.2011.02.013.

Ho, V. W., K. Leung, A. Hsu, B. Luk, J. Lai, S. Y. Shen, ... and B. H. Nelson. "A low carbohydrate, high protein diet slows tumor growth and prevents cancer initiation." Cancer Research 71, no. 13 (2011): 4484–93.

Hursting, S. D., S. M. Smith, L. M. Lashinger, A. E. Harvey, and S. N. Perkins. "Calories and carcinogenesis: lessons learned from 30 years of calorie restriction research." Carcinogenesis 31, no. 1 (2010): 83–89. doi: 10.1093/carcin/bgp280.

Jarrett, S. G., J. B. Milder, L. P. Liang, and M. Patel. "The ketogenic diet increases mitochondrial glutathione levels." Journal of Neurochemistry 106, no. 3 (2008): 1044–51.

Jeon, S. M., N. S. Chandel, and N. Hay. "AMPK regulates NADPH homeostasis to promote tumour cell survival during energy stress." Nature 485 (2012): 661–5. doi: 10.1038/nature11066.

Jiang, Y. S., and F. R. Wang. "Caloric restriction reduces edema and prolongs survival in a mouse glioma model." Journal of Neuro-Oncology 114, no. 1 (2013): 25–32. doi: 10.1007/s11060-013-1154-y.

Kaipparettu, B. A., Y. Ma, J. H. Park, T. L. Lee, Y. Zhang, P. Yotnda, ... and L. J. C. Wong. "Crosstalk from non-cancerous mitochondria can inhibit tumor properties of metastatic cells by suppressing oncogenic pathways." PLOS ONE 8, no. 5 (2013): e61747. doi: 10.1371/journal.pone.0061747.

Kato, I., G. Dyson, M. Snyder, H. R. Kim, and R. K. Severson. "Differential effects of patient-related factors on the outcome of radiation therapy for rectal cancer." Journal of Radiation Oncology 5, no. 3 (2016): 279–86.

Kemper, M. F., A. Miller, R. J. Pawlosky, and R. Veech. "Administration of a novel β-hydroxybutyrate ester after radiation exposure suppresses in vitro lethality and chromosome damage, attenuates bone marrow suppression in vivo." FASEB Journal 30, suppl 1 (2016): 627.3.

Kimura, Y., S. Kono., K. Toyomura, J. Nagano, T. Mizoue, M. A. Moore, ... and T. Okamura. "Meat, fish and fat intake in relation to subsite-specific risk of colorectal cancer: The Fukuoka Colorectal Cancer Study." Cancer Science 98, no. 4 (2007): 590–7.

Klement, R. J., and C. E. Champ. "Calories, carbohydrates, and cancer therapy with radiation: exploiting the five R's through dietary manipulation." Cancer and Metastasis Reviews 33, no. 1 (2014): 217–29. doi: 10.1007/ s10555-014-9495-3.

Klement, R. J., and R. A. Sweeney. "Impact of a ketogenic diet intervention during radiotherapy on body composition: I. Initial clinical experience with six prospectively studied patients." BMC Research Notes 9, no. 1 (2016): 143.

Ko, Y. H., P. L. Pedersen, and J. F. Geschwind. "Glucose catabolism in the rabbit VX2 tumor model for liver cancer: characterization and targeting hexokinase." Cancer Letters 173, no. 1 (2001): 83–91.

Ko, Y. H., B. L. Smith, Y. Wang, M. G. Pomper, D. A. Rini, M. S. Torbenson, ... and P. L. Pedersen. "Advanced cancers: eradication in all cases using 3-bromopyruvate therapy to deplete ATP." Biochemical and Biophysical Research Communications 324, no. 1 (2004): 269–75.

Ko, Y. H., H. A. Verhoeven, M. J. Lee, D. J. Corbin, T. J. Vogl, and P. L. Pedersen. "A translational study 'case report' on the small molecule 'energy blocker' 3-bromopyruvate (3BP) as a potent anticancer agent: from bench side to bedside." Journal of Bioenergetics and Biomembranes 44, no. 1 (2012): 163–70.

Koppenol, W. H., P. L. Bounds, and C. V. Dang. "Otto Warburg's contributions to current concepts of cancer metabolism." Nature Reviews Cancer 11, no. 5 (2011): 325–37. doi: 10.1038/nrc3038.

Kritchevsky, D. "Caloric restriction and cancer." Journal of Nutritional Science and Vitaminology 47, no. 1 (2001): 13–19.

Lee, C., L. Raffaghello, S. Brandhorst, F. M. Safdie, G. Bianchi, A. MartinMontalvo, ... and L. Emionite. "Fasting cycles retard growth of tumors and sensitize a range of cancer cell types to chemotherapy." Science Translational Medicine 4, no. 124 (2012): 124ra27. doi: 10.1126/ scitranslmed.3003293.

Lewis, N. E., and A. M. Abdel-Haleem. "The evolution of genome-scale models of cancer metabolism." Frontiers in Physiology 4 (2013): 237. doi: 10.3389/fphys.2013.00237.

Lin, H., S. Patel, V. S. Affleck, I. Wilson, D. M. Turnbull, A. R. Joshi, ... and E. A. Stoll. "Fatty acid oxidation is required for the respiration and proliferation of malignant glioma cells." Neuro-Oncology 19, no. 1 (2017): 43–54. doi: 10.1093/neuonc/now128.

Liotta, L. A., P. S. Steeg, and W. G. Stetler-Stevenson. "Cancer metastasis and angiogenesis: an imbalance of positive and negative regulation." Cell 64, no. 2 (1991): 327–36.

Liou, G. Y., and P. Storz. "Reactive oxygen species in cancer." Free Radical Research 44, no. 5 (2010): 479–96. doi: 10.3109/10715761003667554.

Liu, H., Y. P. Hu, N. Savaraj, W. Priebe, and T. J. Lampidis. "Hypersensitization of tumor cells to glycolytic inhibitors." Biochemistry 40, no. 18 (2001): 5542–7.

Lussier, D. M., E. C. Woolf, J. L. Johnson, K. S. Brooks, J. N. Blattman, and A. C. Scheck. "Enhanced immunity in a mouse model of malignant glioma is mediated by a therapeutic ketogenic diet." BMC Cancer 16 (2016): 310. doi: 10.1186/s12885-016-2337-7.

Magee, B. A., N. Potezny, A. M. Rofe, and R. A. Conyers. "The inhibition of malignant cell growth by ketone bodies." Australian Journal of Experimental Biology Medical Science 57, no. 5 (1979): 529–39.

Marsh, J., P. Mukherjee, and T. N. Seyfried. "Drug/diet synergy for managing malignant astrocytoma in mice: 2-deoxy-D-glucose and the restricted ketogenic diet." Nutrition & Metabolism 5 (2008): 33. doi: 10.1186/17437075-5-33.

Martinez-Outschoorn, U. E., M. Prisco, A. Ertel, A. Tsirigos, Z. Lin, S. Pavlides, ... and R. G. Pestell. "Ketones and lactate increase cancer cell 'stemness,' driving recurrence, metastasis and poor clinical outcome in breast cancer: achieving personalized medicine via Metabolo-Genomics." Cell Cycle 10, no. 8 (2011): 1271–86. doi: 10.4161/cc.10.8.15330.

Maurer, G. D., D. P. Brucker, O. Bähr, P. N. Harter, E. Hattingen, S. Walenta, ... and J. Rieger. "Differential utilization of ketone bodies by neurons and glioma cell lines: a rationale for ketogenic diet as experimental glioma therapy." BMC Cancer 11 (2011): 315. doi: 10.1186/1471-2407-11-315.

Mavropoulos, J. C., W. C. Buschemeyer, A. K. Tewari, D. Rokhfeld, M. Pollak, Y. Zhao, ... and W. Demark-Wahnefried. "The effects of varying dietary carbohydrate and fat content on survival in a murine LNCaP prostate cancer xenograft model." Cancer Prevention Research 2, no. 6 (2009): 557–65. doi: 10.1158/1940-6207.CAPR-08-0188.

Meidenbauer, J. J., N. Ta, and T. N. Seyfried. "Influence of a ketogenic diet, fish-oil, and calorie restriction on plasma metabolites and lipids in C57BL/6J mice." Nutrition & Metabolism 11 (2014): 23.

Miller, D. M., S. D. Thomas, A. Islam, D. Muench, and K. Sedoris. "c-Myc and cancer metabolism." Clinical Cancer Research 18, no. 20 (2012): 5546– 53. doi: 10.1158/1078-0432.CCR-12-0977.

Moreno-Sánchez, R., S. Rodríguez-Enríquez, A. Marín-Hernández, and E. Saavedra. "Energy metabolism in tumor cells." FEBS Journal 274, no. 6 (2007): 1393–418.

Morscher, R. J., S. Aminzadeh-Gohari, R. G. Feichtinger, J. A. Mayr, R. Lang, D. Neureiter, ... and B. Kofler. "Inhibition of neuroblastoma tumor growth by ketogenic diet and/or calorie restriction in a CD1-Nu mouse model." PLOS ONE 10, no. 6 (2015): e0129802. doi: 10.1371/journal.pone.0129802.

Mukherjee, P., A. V. Sotnikov, H. J. Mangian, J. R. Zhou, W. J. Visek, and S. K. Clinton. "Energy intake and prostate tumor growth, angiogenesis, and vascular endothelial growth factor expression." Journal of the National Cancer Institute 91, no. 6 (1999): 512–23. doi: 10.1093/jnci/91.6.512.

Mukherjee, S. The Emperor of All Maladies: A Biography of Cancer. New York: Simon and Schuster, 2010.

Mulrooney, T. J., J. Marsh, I. Urits, T. N. Seyfried, and P. Mukherjee. "Influence of caloric restriction on constitutive expression of NF- κ B in an experimental mouse astrocytoma." PLOS ONE 6, no. 3 (2011): e18085. doi: 10.1371/journal.pone.0018085.

Nebeling, L. C., F. Miraldi, S. B. Shurin, and E. Lerner. "Effects of a ketogenic diet on tumor metabolism and nutritional status in pediatric oncology patients: two case reports." Journal of the American College of Nutrition 14, no. 2 (1995): 202–8.

Otto, C., U. Kaemmerer, B. Illert, B. Muehling, N. Pfetzer, R. Wittig, ... and J. F. Coy. "Growth of human gastric cancer cells in nude mice is delayed by a ketogenic diet supplemented with omega-3 fatty acids and mediumchain triglycerides." BMC Cancer 8 (2008): 122. doi: 10.1186/1471-24078-122.

Pelser, C., A. M. Mondul, A. R. Hollenbeck, and Y. Park. "Dietary fat, fatty acids, and risk of prostate cancer in the NIH-AARP diet and health study." Cancer Epidemiology and Prevention Biomarkers 22, no. 4 (2013): 697– 707. doi: 10.1158/1055-9965.EPI-12-1196-T.

Poff, A. M., C. Ari, P. Arnold, T. N. Seyfried, and D. P. D'Agostino. "Ketone supplementation decreases tumor cell viability and prolongs survival of mice with metastatic cancer." International Journal of Cancer 135, no. 7 (2014): 1711–20. doi: 10.1002/ijc.28809.

Poff, A. M., C. Ari, T. N. Seyfried, and D. P. D'Agostino. "The ketogenic diet and hyperbaric oxygen therapy prolong survival in mice with systemic metastatic cancer." PLOS ONE 8, no. 6 (2013): e65522. doi: 10.1371/ journal. pone.0065522.

Puzio-Kuter, A. M. "The role of p53 in metabolic regulation." Genes & Cancer 2, no. 4 (2011): 385–91. doi: 10.1177/1947601911409738.

Racker, E. "Bioenergetics and the problem of tumor growth: an understanding of the mechanism of the generation and control of biological energy may shed light on the problem of tumor growth." American Scientist 60, no. 1 (1972): 56–63.

Safdie, F. M., T. Dorff, D. Quinn, L. Fontana, M. Wei, C. Lee, ... and V. D. Longo. "Fasting and cancer treatment in humans: a case series report." Aging (Albany, NY) 1, no. 12 (2009): 988–1007.

Scheck, A. C., M. G. Abdelwahab, K. E. Fenton, and P. Stafford. "The ketogenic diet for the treatment of glioma: insights from genetic profiling." Epilepsy Research 100, no. 3 (2012): 327–37. doi: 10.1016/j. eplepsyres.2011.09.022.

Schmidt, M., N. Pfetzer, M. Schwab, I. Strauss, and U. Kämmerer. "Effects of a ketogenic diet on the quality of life in 16 patients with advanced cancer: a pilot trial." Nutrition & Metabolism 8, no. 1 (2011): 54. doi: 10.1186/17437075-8-54.

Schwartz, K., H. T. Chang, M. Nikolai, J. Pernicone, S. Rhee, K. Olson, ... and M. Noel. "Treatment of glioma patients with ketogenic diets: report of two cases treated with an IRB-approved energy-restricted ketogenic diet protocol and review of the literature." Cancer & Metabolism 3 (2015): 3. doi: 10.1186/s40170-015-0129-1.

Seyfried, T. Cancer as a Metabolic Disease: On the Origin, Management, and Prevention of Cancer. Hoboken, NJ: John Wiley & Sons, 2012. Seyfried, T. N., R. E. Flores, A. M. Poff, and D. P. D'Agostino. "Cancer as a metabolic disease: implications for novel therapeutics." Carcinogenesis 35, no. 3 (2014): 515–27.

Seyfried, T. N., M. Kiebish, P. Mukherjee, and J. Marsh. "Targeting energy metabolism in brain cancer with calorically restricted ketogenic diets." Epilepsia 49, suppl 8 (2008): 114–6. doi: 10.1111/j.1528-1167.2008.01853.x.

Seyfried, T. N., T. M. Sanderson, M. M. El-Abbadi, R. McGowan, and P. Mukherjee. "Role of glucose and ketone bodies in the metabolic control of experimental brain cancer." British Journal of Cancer 89, no. 7 (2003): 1375–82. doi: 10.1038/sj.bjc.6601269

Seyfried, T. N., and L. M. Shelton. "Cancer as a metabolic disease." Nutrition & Metabolism 7 (2010): 7.

Shelton, L. M., L. C. Huysentruyt, P. Mukherjee, and T. N. Seyfried. "Calorie restriction as an anti-invasive therapy for malignant brain cancer in the VM mouse." ASN Neuro 2, no. 3 (2010): e00038. doi: 10.1042/AN20100002.

Skinner, R., A. Trujillo, X. Ma, and E. A. Beierle. "Ketone bodies inhibit the viability of human neuroblastoma cells." Journal of Pediatric Surgery 44, no. 1 (2009): 212–6. doi: 10.1016/j.jpedsurg.2008.10.042.

Stafford, P., M. G. Abdelwahab, M. C. Preul, J. M. Rho, and A. C. Scheck. "The ketogenic diet reverses gene expression patterns and reduces reactive oxygen species levels when used as an adjuvant therapy for glioma." Nutrition & Metabolism 7 (2010): 74. doi: 10.1186/1743-7075-7-74.

Stratton, M. R., P. J. Campbell, and P. A. Futreal. "The cancer genome." Nature 458 (2009): 719–24. doi: 10.1038/ nature07943.

Tan-Shalaby, J., J. Carrick, K. Edinger, D. Genovese, A. D. Liman, V. A. Passero, and R. Shah. "Modified ketogenic diet in advanced malignancies: final results of a safety and feasibility trial within the Veterans Affairs Healthcare

System." Nutrition & Metabolism 13 (2016): 61.

Tannenbaum, A., and H. Silverstone. "The genesis and growth of tumors." Cancer Research 2 (1942): 468–75.

Thompson, H. J., J. N. McGinley, N. S. Spoelstra, W. Jiang, Z. Zhu, and P. Wolfe. "Effect of dietary energy restriction on vascular density during mammary carcinogenesis." Cancer Research 64, no. 16 (2004): 5643–50.

Tzu, Sun. The Art of War. Veech, R. L. "The therapeutic implications of ketone bodies: the effects of ketone bodies in pathological conditions: ketosis, ketogenic diet, redox states, insulin resistance, and mitochondrial metabolism." Prostaglandins, Leukotrienes and Essential Fatty Acids 70, no. 3 (2004): 309–19.

Warburg, O. "On the origin of cancer cells." Science 123, no. 3191 (1956): 309–14. Woolf, E. C., and A. C. Scheck. "The ketogenic diet for the treatment of malignant glioma." Journal of Lipid Research 56, no. 1 (2015): 5–10. doi: 10.1194/jlr.R046797.

Youm, Y. H., K. Y. Nguyen, R. W. Grant, E. L. Goldberg, M. Bodogai, D. Kim, ... and S. Kang. "The ketone metabolite [beta]-hydroxybutyrate blocks NLRP3 inflammasome-mediated inflammatory disease." Nature Medicine 21, no. 3 (2015): 263–9. doi: 10.1038/nm.3804.

Zahra, A., M. A. Fath, E. Opat, K. A. Mapuskar, S. K. Bhatia, D. C. Ma, ... and K. L. Bodeker. "Consuming a ketogenic diet while receiving radiation and chemotherapy for locally advanced lung cancer and pancreatic cancer: the University of Iowa experience of two phase 1 clinical trials." Radiation Research 187, no. 6 (2017): 743–54. doi: 10.1667/RR14668.

Zhou, W., P. Mukherjee, M. A. Kiebish, W. T. Markis, J. G. Mantis, and T. N. Seyfried. "The calorically restricted ketogenic diet, an effective alternative therapy for malignant brain cancer." Nutrition & Metabolism 4 (2007): 5. doi: 10.1186/1743-7075-4-5.

Zhuang, Y., D. K. Chan, A. B. Haugrud, and W. K. Miskimins. "Mechanisms by which low glucose enhances the cytotoxicity of metformin to cancer cells both in vitro and in vivo." PLOS ONE 9, no. 9 (2014): e108444. doi: 10.1371/journal.pone.0108444.

Zuccoli, G., N. Marcello, A. Pisanello, F. Servadei, S. Vaccaro, P. Mukherjee, and T. N. Seyfried. "Metabolic management of glioblastoma multiforme using standard therapy together with a restricted ketogenic diet: case report." Nutrition & Metabolism 7 (2010): 33. doi: 10.1186/1743-7075-7-33.

第五章 第五節

Agee, J. L. "Effects of a low-carbohydrate ketogenic diet on power lifting performance and body composition." Master's Thesis. Retrieved from JMU Scholarly Commons. Paper 36. (2015).

Bergström, J., L. Hermansen, E. Hultman, and B. Saltin. "Diet, muscle glycogen and physical performance." Acta Physiologica 71, no. 2–3 (1967): 140–50. doi: 10.1111/j.1748-1716.1967.tb03720.x.

Burke, L. M., D. J. Angus, G. R. Cox, N. K. Cummings, M. A. Febbraio, K. Gawthorn, J. A. Hawley, M. Minehan, D. T. Martin, and M. Hargeaves. "Effect of fat adaptation and carbohydrate restoration on metabolism and performance during prolonged cycling." Journal of Applied Physiology 89, no. 9 (2000): 2413–21.

Burke, L. M., J. A. Hawley, D. J. Angus, G. R. Cox, S. A. Clark, N. K. Cummings, B. Desbrow, and M. Hargreaves. "Adaptations to short-term high-fat diet persist despite high carbohydrate availability." Medicine & Science in Sports & Exercise 34, no. 1 (2002): 83–91.

Burke, L. M., J. A. Hawley, E. J. Schabort, A. S. C. Gibson, I. Mujika, and T. D. Noakes. "Carbohydrate loading failed to improve 100-km cycling performance in a placebo-controlled trial." Journal of Applied Physiology 88, no. 4 (2000): 1284–90.

Burke, L. M., M. L. Ross, L. A. Garvican-Lewis, M. Welvaert, I. A. Heikura, S. G. Forbes, J. G. Mirtschin, L. E. Cato, N. Strobel, A. P. Sharma, and J. A. Hawley. "Low carbohydrate, high fat diet impairs exercise economy and negates the performance benefit from intensified training in elite race walkers." Journal of Physiology 23 (2016): 2785–807. doi: 10.1113/JP273230.

Carey, A. L., H. M. Staudacher, N. K. Cummings, N. K. Stept, V. Nikolopoulos, L. M. Burke, and J. A. Hawley. "Effects of fat adaptation and carbohydrate restoration on prolonged endurance exercise." Journal of Applied Physiology 91, no. 1 (2001): 115–22.

Chatterton, S. "The effect of an 8-week low carbohydrate high fat diet on maximal strength performance, body composition and diet acceptability in sub-elite Olympic weightlifters and powerlifters." Doctoral dissertation, Auckland University of Technology. (2015).

Clarke, K., and P. Cox. (2013). U.S. Patent Application No. 14/390,495.

Cox, P. J., T. Kirk, T. Ashmore, K. Willerton, R. Evans, A. Smith, ... and M. T. King. "Nutritional ketosis alters fuel preference and thereby endurance performance in athletes." Cell Metabolism 24, no. 2 (2016): 256–68. doi: 10.1016/j.cmet.2016.07.010.

Escobar, K. A., J. Morales, and T. A. Vandusseldorp. "The effect of a moderately low and high carbohydrate intake on Crossfit performance." International Journal of Exercise Science 9, no. 4 (2016): 460–70.

Fournier, P. A., T. J. Fairchild, L. D. Ferreira, and L. Bräu. "Post-exercise muscle glycogen repletion in the extreme: effect of food absence and active recovery." Journal of Sports Science & Medicine 3, no. 3 (2004): 139.

Goedecke, J. H., C. Christie, G. Wilson, S. C. Dennis, T. D. Noakes, W. G. Hopkins, and E. V. Lambert. "Metabolic adaptations to a high-fat diet in endurance cyclists." Metabolism 48, no. 12 (1999): 1509–17.

Gregory, R. M. "A low-carbohydrate ketogenic diet combined with 6 weeks of CrossFit training improves body composition and performance." Master's thesis. (2016).

Havemann, L. "Nutritional strategies for endurance and ultra-endurance cycling." Doctoral dissertation, University of Cape Town. (2008).

Havemann, L., S. J. West, J. H. Goedecke, I. A. Macdonald, A. St. Clair Gibson, T. D. Noakes, and E. V. Lambert. "Fat adaptation followed by carbohydrate loading compromises high-intensity sprint performance." Journal of Applied Physiology 100, no. 1 (2006): 194–202. doi: 10.1152/ japplphysiol.00813.2005.

Helge, J. W., E. A. Richter, and B. Kiens. "Interaction of training and diet on metabolism and endurance during exercise in man." Journal of Physiology 492, Pt. 1 (1996): 293–306.

Helge, J. W., P. W. Watt, E. A. Richter, M. J. Rennie, and B. Kiens. "Fat utilization during exercise: adaptation to a fat-rich diet increases utilization of plasma fatty acids and very low density lipoproteintriacylglycerol in humans." Journal of Physiology 537, Pt. 3 (2001): 1009– 20. doi: 10.1111/j.1469-7793.2001.01009.x.

Holdsworth, D. A., P. J. Cox, T. Kirk, H. Stradling, S. G. Impey, and K. Clarke. "A ketone ester drink increases postexercise muscle glycogen synthesis in humans." Medicine and Science in Sports and Exercise (2017). doi: 10.1249/MSS.0000000000001292.

Joy, J. M., R. M. Vogel, A. C. Tribby, J. C. Preisendorf, P. H. Falcone, M. M. Mosman, ... and J. R. Moon. "A ketogenic diet's effects on athletic performance in two professional mixed-martial-arts athletes: case reports." Texas Woman's University. Denton, TX. 2016.

Kashiwaya, Y., K. Sato, N. Tsuchiya, S. Thomas, D. A. Fell, R. L. Veech, and J. V. Passonneau. "Control of glucose utilization in working perfused rat heart." Journal of Biological Chemistry 269, no. 41 (1994): 25502–14.

Klement, R. J., T. Frobel, T. Albers, S. Fikenzer, J. Prinzhausen, and U. Kämmerer. "A pilot study on the impact of a self-prescribed ketogenic diet on biochemical parameters and running performance in healthy physically active individuals." Nutrition and Medicine 1, no. 1 (2013): 10.

Lambert, E. V., J. H. Goedecke, C. van Zyl, K. Murphy, J. A. Hawley, S. C. Dennis, and T. D. Noakes. "High-fat diet versus habitual diet prior to carbohydrate loading: effects on exercise metabolism and cycling performance." International Journal of Sport Nutrition and Exercise Metabolism 11, no. 2 (2001): 209–25.

Lambert, E. V., D. P. Speechly, S. C. Dennis, and T. D. Noakes. "Enhanced endurance in trained cyclists during moderate intensity exercise following 2 weeks adaptation to a high fat diet." European Journal of Applied Physiology and Occupational Physiology 69, no. 4 (1994): 287–93.

McKenzie, E., T. Holbrook, K. Williamson, C. Royer, S. Valberg, K. Hinchcliff, ... and M. Davis. "Recovery of muscle glycogen concentrations in sled dogs during prolonged exercise." Medicine and Science in Sports and Exercise 37, no. 8 (2005): 1307–12.

Miller, B. F., J. C. Drake, F. F. Peelor, L. M. Biela, R. Geor, K. Hinchcliff, ... and K. L. Hamilton. "Participation in a 1,000-mile race increases the oxidation of carbohydrate in Alaskan sled dogs." Journal of Applied Physiology 118, no. 12 (2015): 1502–9. doi: 10.1152/japplphysiol.00588.2014.

Murray, A. J., N. S. Knight, M. A. Cole, L. E. Cochlin, E. Carter, K. Tchabanenko, ... and K. Clarke. "Novel ketone diet enhances physical and cognitive performance." FASEB Journal 30, no. 12 (2016): 4021–32. doi: 10.1096/fj.201600773R.

Nair, K. S., S. L. Welle, D. Halliday, and R. G. Campbell. "Effect of betahydroxybutyrate on whole-body leucine kinetics and fractional mixed skeletal muscle protein synthesis in humans." Journal of Clinical Investigation 82, no. 1 (1988): 198–205. doi: 10.1172/JCI113570.

Paoli, A., K. Grimaldi, D. D'Agostino, L. Cenci, T. Moro, A. Bianco, and A. Palma. "Ketogenic diet does not affect strength performance in elite artistic gymnasts." Journal of the International Society of Sports Nutrition 9 (2012): 34. doi: 10.1186/1550-2783-9-34.

Pfeiffer, B., T. Stellingwerff, A. B. Hodgson, R. Randell, K. Pöttgen, P. Res, and A. E. Jeukendrup. "Nutritional intake and gastrointestinal problems during competitive endurance events." Medicine & Science in Sports & Exercise 44, no. 2 (2012): 344–51. doi: 10.1249/MSS.0b013e31822dc809.

Phinney, S. D. "Ketogenic diets and physical performance." Nutrition & Metabolism 1 (2004): 2. doi: 10.1186/1743-7075-1-2.

Phinney, S. D., B. R. Bistrian, W. J. Evans, E. Gervino, and G. L. Blackburn. "The human metabolic response to chronic ketosis without caloric restriction: preservation of submaximal exercise capability with reduced carbohydrate oxidation." Metabolism 32, no. 8 (1983): 769–76

Phinney, S. D., E. S. Horton, E. A. Sims, J. S. Hanson, E. Danforth Jr.,and B. M. LaGrange. "Capacity for moderate exercise in obese subjects after adaptation to a hypocaloric, ketogenic diet." Journal of Clinical Investigation 66, no. 5 (1980): 1152–61.

Rhyu, H., and S. Y. Cho. "The effect of weight loss by ketogenic diet on the body composition, performance-related physical fitness factors and cytokines of Taekwondo athletes." Journal of Exercise Rehabilitation 10, no. 5 (2014): 326–31. doi: 10.12965/jer.140160.

Roberson, P. A., W. C. Kephart, C. Pledge, P. W. Mumford, K. W. Huggins, J. S. Martin, K. C. Young, R. P. Lowery, J. M. Wilson, and M. D. Roberts. "The physiological effects of 12 weeks of ketogenic dieting while crosstraining." (2016). Abstract.

Rodger, S. "Oral ketone supplementation: effect on cognitive function, physiology and exercise performance." Doctoral dissertation, University of Waikato. (2015).

Rowlands, D. S., and W. G. Hopkins. "Effects of high-fat and highcarbohydrate diets on metabolism and performance in cycling." Metabolism 51, no. 6 (2002): 678–90.

Sato, K., Y. Kashiwaya, C. A. Keon, N. Tsuchiya, M. T. King, G. K. Radda, andR. L. Veech. "Insulin, ketone bodies, and mitochondrial energy transduction." FASEB Journal 9, no. 8 (1995): 651–8.

Sherwin, R. S., R. G. Hendler, and P. Felig. "Effect of ketone infusions on amino acid and nitrogen metabolism in man." Journal of Clinical Investigation 55, no. 6 (1975): 1382–90. doi: 10.1172/JCI108057.

Stellingwerff, T., L. L. Spriet, M. J. Watt, N. E. Kimber, M. Hargreaves, J. A. Hawley, and L. M. Burke. "Decreased PDH activation and glycogenolysis during exercise following fat adaptation with carbohydrate restoration." American Journal of Physiology—Endocrinology and Metabolism 290, no. 2 (2006): 380–8. doi: 10.1152/ajpendo.00268.2005.

Vandoorne, T., S. De Smet, M. Ramaekers, R. Van Thienen, K. De Bock, K. Clarke, and P. Hespel. "Intake of a ketone ester drink during recovery from exercise promotes mTORC1 signalling but not glycogen resynthesis in human muscle." Frontiers in Physiology 8 (2017): 310.

Veech, R. L., B. Chance, Y. Kashiwaya, H. A. Lardy, and G. F. Cahill Jr. "Ketone bodies, potential therapeutic uses." IUBMB Life 51, no. 4 (2001): 241–7. doi: 10.1080/152165401753311780.

Volek, J. S., D. J. Freidenreich, C. Saenz, L. J. Kunces, B. C. Creighton, J. M. Bartley, ... and S. D. Phinney. "Metabolic characteristics of keto-adapted ultra-endurance runners." Metabolism 65, no. 3 (2016): 100–10.

Volek, J. S., and S. D. Phinney. The Art and Science of Low Carbohydrate Performance. Miami, FL: Beyond Obesity LLC, 2012.

Volek, J. S., E. E. Quann, and C. E. Forsythe. "Low-carbohydrate diets promote a more favorable body composition than low-fat diets." Strength and Conditioning Journal 32, no. 1 (2010): 42–47. doi: 10.1519/SSC.0b013e3181c16c41.

Wilson, J. M., R. P. Lowery, M. D. Roberts, M. H. Sharp, J. M. Joy, K. A. Shields, ... and D. D'Agostino. "The effects of ketogenic dieting on body composition, strength, power, and hormonal profiles in resistance training males." Journal of Strength & Conditioning Research (2017). doi: 10.1519/JSC.0000000000001935.

Wing, R. R., J. A. Vazquez, and C. M. Ryan. "Cognitive effects of ketogenic weight-reducing diets." International Journal of Obesity and Related Metabolic Disorders 19, no. 11 (1995): 811–6.

Young, C. M., S. S. Scanlan, H. S. Im, and L. Lutwak. "Effect on body composition and other parameters in obese young men of carbohydrate level of reduction diet." American Journal of Clinical Nutrition 24, no. 3 (1971): 290–6.

Zajac, A., S. Poprzsecki, A. Maszczyk, M. Czuba, M. Michalczyk, and G. Zydek. "The effects of a ketogenic diet on exercise metabolism and physical performance in off-road cyclists." Nutrients 6, no. 7 (2014): 2493–508. doi: 10.3390/nu6072493.

第五章 第六節

Ari, C., A. M. Poff, H. E. Held, C. S. Landon, C. R. Goldhagen, N. Mavromates, and D. P. D'Agostino. "Metabolic therapy with Deanna protocol supplementation delays disease progression and extends survival in amyotrophic lateral sclerosis (ALS) mouse model." PLOS ONE 9, no. 7 (2014): e103526. doi: 10.1371/journal.pone.0103526.

Arnold, L. E., E. Hurt, and N. Lofthouse. "Attention-deficit/hyperactivity disorder: dietary and nutritional treatments." Child and Adolescent Psychiatric Clinics of North America 22, no. 3 (2013): 381–402.

Ballenger, J. C., and R. M. Post. "Carbamazepine in manic-depressive illness: a new treatment." American Journal of Psychiatry 137, no. 7 (1980): 782– 90. doi: 10.1176/ajp.137.7.782.

Baxter, L. R., J. M. Schwartz, M. E. Phelps, J. C. Mazziotta, B. H. Guze, C. E. Selin, ... and R. M. Sumida. "Reduction of prefrontal cortex glucose metabolism common to three types of depression." Archives of General Psychiatry 46, no. 3 (1989): 243–50.

Beisswenger, P. J., S. K. Howell, R. M. O'Dell, M. E. Wood, A. D. Touchette, and B. S. Szwergold. "α-Dicarbonyls increase in the postprandial period and reflect the degree of hyperglycemia." Diabetes Care 24, no. 4 (2001): 726–32.

Bergeron, M., J. M. Gidday, A. Y. Yu, G. L. Semenza, D. M. Ferriero, and F. R. Sharp. "Role of hypoxia-inducible factor-1 in hypoxia-induced ischemic tolerance in neonatal rat brain." Annals of Neurology 48, no. 3 (2000): 285–96.

Boden, G., K. Sargrad, C. Homko, M. Mozzoli, andT. P. Stein. "Effect of a lowcarbohydrate diet on appetite, blood glucose levels, and insulin resistance in obese patients with type 2 diabetes." Annals of Internal Medicine 142, no. 6 (2005): 403–11.

Bottini, N., D. De Luca, P. Saccucci, A. Fiumara, M. Elia, M. C. Porfirio, ... and P. Curatolo. "Autism: evidence of association with adenosine deaminase genetic polymorphism." Neurogenetics 3, no. 2 (2001): 111–3.

Bough, K. J., J. Wetherington, B. Hassel, J. F. Pare, J. W. Gawryluk, J. G. Greene, ... and R. J. Dingledine. "Mitochondrial biogenesis in the anticonvulsant mechanism of the ketogenic diet." Annals of Neurology 60, no. 2 (2006): 223–35. doi: 10.1002/ana.20899.

Brambilla, A., S. Mannarino, R. Pretese, S. Gasperini, C. Galimberti, and R. Parini. "Improvement of cardiomyopathy after high-fat diet in two siblings with glycogen storage disease type III." JIMD Reports 17 (2014): 91–95. doi: 10.1007/8904_2014_343.

Brown, A. J. "Low-carb diets, fasting and euphoria: Is there a link between ketosis and γ hydroxybutyrate (GHB)?" Medical Hypotheses 68, no. 2 (2007): 268–71.

Buchsbaum, M. S., T. Someya, J. C. Wu, C. Y. Tang, and W. E. Bunney. "Neuroimaging bipolar illness with positron emission tomography and magnetic resonance imaging." Psychiatric Annals 27, no. 7 (1997): 489– 95. doi: 10.3928/0048-5713-19970701-10.

Busch, V., K. Gempel, A. Hack, K. Müller, M. Vorgerd, H. Lochmüller, and F. A. Baumeister. "Treatment of glycogenosis type V with ketogenic diet." Annals of Neurology 58, no. 2 (2005): 341. doi: 10.1002/ana.20565.

Calkin, C. V., M. Ruzickova, R. Uher, T. Hajek, C. M. Slaney, J. S. Garnham, ... and M. Alda. "Insulin resistance and outcome in bipolar disorder." British Journal of Psychiatry 206, no. 1 (2015): 52–57. doi: 10.1192/bjp.

bp.114.152850.

Castellano, C. A., J. P. Baillargeon, S. Nugent, S. Tremblay, M. Fortier, H. Imbeault, ... and S. C. Cunnane. "Regional brain glucose hypometabolism in young women with polycystic ovary syndrome: possible link to mild insulin resistance." PLOS ONE 10, no. 12 (2015): e0144116. doi: 10.137/ journal.pone.0144116.

Chini, C. C., M. G. Tarragó, and E. N. Chini. "NAD and the aging process: role in life, death and everything in between." Molecular and Cellular Endocrinology (2016; epub ahead of print). doi: 10.1016/j.mce.2016.11.003.

Choi, I. Y., L. Piccio, P. Childress, B. Bollman, A. Ghosh, S. Brandhorst, ... and M. Wei. "Diet mimicking fasting promotes regeneration and reduces autoimmunity and multiple sclerosis symptoms." Cell Reports 15, no. 10 (2016): 2136–46. doi: 10.1016/j.celrep.2016.05.009.

Clark-Taylor, T., and B. E. Clark-Taylor. "Is autism a disorder of fatty acid metabolism? Possible dysfunction of mitochondrial β-oxidation by long chain acyl-CoA dehydrogenase." Medical Hypotheses 62, no. 6 (2004): 970–5. doi: 10.1016/j.mehy.2004.01.011.

Coppola, G., A. Verrotti, E. Ammendola, F. F. Operto, R. della Corte, G. Signoriello, andA. Pascotto. "Ketogenic diet for the treatment of catastrophic epileptic encephalopathies in childhood." European Journal of Paediatric Neurology 14, no. 3 (2010): 229–34. doi: 10.1016/j. ejpn.2009.06.006.

de Graaf, R., R. C. Kessler, J. Fayyad, M.ten Have, J. Alonso, M. Angermeyer, ... and J. M. Haro. "The prevalence and effects of adult attention-deficit/ hyperactivity disorder (ADHD) on the performance of workers: results from the WHO World Mental Health Survey Initiative." Occupational and Environmental Medicine 65, no. 12 (2008): 835–42. doi: 10.1136/ oem.2007.038448.

Deutsch, S. I., M. R. Urbano, S. A. Neumann, J. A. Burket, and E. Katz. "Cholinergic abnormalities in autism: is there a rationale for selective nicotinic agonist interventions?" Clinical Neuropharmacology 33, no. 3 (2010): 114–20. doi: 10.1097/WNF.0b013e3181d6f7ad.

Di Lorenzo, C., G. Coppola, G. Sirianni, G. Di Lorenzo, M. Bracaglia, D. Di Lenola, ... and F. Pierelli. "Migraine improvement during short lasting ketogenesis: a proof-of-concept study." European Journal of Neurology 22, no. 1 (2015): 170–7. doi: 10.1111/ene.12550.

Di Lorenzo, C., A. Currà, G. Sirianni, G. Coppola, M. Bracaglia, A. Cardillo, ... and F. Pierelli. "Diet transiently improves migraine in two twin sisters: possible role of ketogenesis?" Functional Neurology 28, no. 4 (2013): 305–8.

Douris, N., T. Melman, J. M. Pecherer, P. Pissios, J. S. Flier, L. C. Cantley, ... and E. Maratos-Flier. "Adaptive changes in amino acid metabolism permit normal longevity in mice consuming a low-carbohydrate ketogenic diet." Biochimica et Biophysica Acta (BBA)-Molecular Basis of Disease 1852, no. 10 Pt A (2015): 2056–65. doi: 10.1016/j.bbadis.2015.07.009.

Duncan, S. H., A. Belenguer, G. Holtrop, A. M. Johnstone, H. J. Flint, and G. E. Lobley. "Reduced dietary intake of carbohydrates by obese subjects results in decreased concentrations of butyrate and butyrate-producing bacteria in feces." Applied and Environmental Microbiology 73, no. 4 (2007): 1073–8. doi: 10.1128/AEM.02340-06.

Edwards, C., J. Canfield, N. Copes, M. Rehan, D. Lipps, and P. C. Bradshaw. "D-beta-hydroxybutyrate extends lifespan in C. elegans." Aging (Albany, NY) 6, no. 8 (2014): 621–44.

El-Gharbawy, A. H., A. Boney, S. P. Young, and P. S. Kishnani. "Follow-up of a child with pyruvate dehydrogenase deficiency on a less restrictive ketogenic diet." Molecular Genetics and Metabolism 102, no. 2 (2011): 214–5. doi: 10.1016/j.ymgme.2010.11.001.

El-Mallakh, R. S., and M. E. Paskitti. "The ketogenic diet may have moodstabilizing properties." Medical Hypotheses 57, no. 6 (2001): 724–6. doi: 10.1054/mehy.2001.1446.

Elmslie, J. L., J. I. Mann, J. T. Silverstone, and S. E. Romans. "Determinants of overweight and obesity in patients with bipolar disorder." Journal of Clinical Psychiatry 62, no. 6 (2001): 486–91.

Elsabbagh, M., G. Divan, Y. J. Koh, Y. S. Kim, S. Kauchali, C. Marcín, ... and M. T. Yasamy. "Global prevalence of autism and other pervasive developmental disorders." Autism Research 5, no. 3 (2012): 160–79. doi: 10.1002/ aur.239.

Erickson, K. I., R. S. Prakash, M. W. Voss, L. Chaddock, S. Heo, M. McLaren, ... and E. McAuley. "Brain-derived neurotrophic factor is associated with age-related decline in hippocampal volume." Journal of Neuroscience 30, no. 15 (2010): 5368–75.

Evangeliou, A., I. Vlachonikolis, H. Mihailidou, M. Spilioti, A. Skarpalezou, N. Makaronas, ... and S. Sbyrakis. "Application of a ketogenic diet in children with autistic behavior: pilot study." Journal of Child

Neurology 18, no. 2 (2003): 113–8. doi: 10.1177/08830738030180020501.

Falk, R. E., S. D. Cederbaum, J. P. Blass, G. E. Gibson, R. P. Kark, and R. E. Carrel. "Ketonic diet in the management of pyruvate dehydrogenase deficiency." Pediatrics 58, no. 5 (1976): 713–21.

Fontán-Lozano, Á., G. López-Lluch, J. M. Delgado-García, P. Navas, and Á. M. Carrión. "Molecular bases of caloric restriction regulation of neuronal synaptic plasticity." Molecular Neurobiology 38, no. 2 (2008): 167–77.

Frye, R. E. "Metabolic and mitochondrial disorders associated with epilepsy in children with autism spectrum disorder." Epilepsy & Behavior 47 (2015): 147–157. doi: 10.1016/j.yebeh.2014.08.134.

Giulivi, C., Y. F. Zhang, A. Omanska-Klusek, C. Ross-Inta, S. Wong, I. HertzPicciotto, ... and I. N. Pessah. "Mitochondrial Dysfunction in Autism." JAMA: The Journal of the American Medical Association 304, no. 21 (2010): 2389–96. doi: 10.1001/jama.2010.1706.

Greco, T., T. C. Glenn, D. A. Hovda, and M. L. Prins. "Ketogenic diet decreases oxidative stress and improves mitochondrial respiratory complex activity." Journal of Cerebral Blood Flow & Metabolism 36, no. 9 (2016): 1603–13. doi: 10.1177/0271678X15610584.

Haas, R. H., M. A. Rice, D. A. Trauner, T. A. Merritt, J. M. Opitz, andJ. F. Reynolds. "Therapeutic effects of a ketogenic diet in Rett syndrome." American Journal of Medical Genetics 25, suppl 1 (1986): 225–46.

Hanauer, S. B., and W. Sandborn. "Management of Crohn's disease in adults." American Journal of Gastroenterology 96, no. 3 (2001): 635–43. doi: 10.1111/j.1572-0241.2001.3671_c.x.

Harman, D. "Aging: a theory based on free radical and radiation chemistry." Journal of Gerontology 11, no. 3 (1956): 298–300.

Harris, L. W., P. C. Guest, M. T. Wayland, Y. Umrania, D. Krishnamurthy, H. Rahmoune, and S. Bahn. "Schizophrenia: metabolic aspects of aetiology, diagnosis and future treatment strategies." Psychoneuroendocrinology 38, no. 6 (2013): 752–66. doi: 10.1016/j.psyneuen.2012.09.009.

Herbert, M. R.,and J. A. Buckley. "Autism and dietary therapy: case report and review of the literature." Journal of Child Neurology 28, no. 8 (2013): 975–82. doi: 10.1177/0883073813488668.

Hoge, C. W., D. McGurk, J. L. Thomas, A. L. Cox, C. C. Engel, and C. A. Castro. "Mild traumatic brain injury in US soldiers returning from Iraq." New England Journal of Medicine 358, no. 5 (2008): 453–63. doi: 10.1056/NEJMoa072972.

Holland, A. M., W. C. Kephart, P. W. Mumford, C. B. Mobley, R. P. Lowery, J. J. Shake, ... and M. D. Roberts. "Effects of a ketogenic diet on adipose tissue, liver and serum biomarkers in sedentary rats and rats that exercised via resisted voluntary wheel running." American Journal of Physiology: Regulatory, Integrative and Comparative Physiology 311, no. 2 (2016): R337–51. doi: 10.1152/ajpregu.00156.2016.

Hyatt, H. W., W. C. Kephart, A. M. Holland, P. Mumford, C. B. Mobley, R. P. Lowery, ... and A. N. Kavazis. "A ketogenic diet in rodents elicits improved mitochondrial adaptations in response to resistance exercise training compared to an isocaloric Western diet." Frontiers in Physiology 7 (2016): 533. doi: 10.3389/fphys.2016.00533.

Ito, S., H. Oguni, Y. Ito, K. Ishigaki, J. Ohinata, and M. Osawa. "Modified Atkins diet therapy for a case with glucose transporter type 1 deficiency syndrome." Brain and Development 30, no. 3 (2008): 226–8.

Jedele, K. B. "The overlapping spectrum of Rett and Angelman syndromes: A clinical review." Seminars in Pediatric Neurology 14, no. 3 (2007): 108–17. doi: 10.1016/j.spen.2007.07.002.

Jurecka, A., M. Zikanova, E. Jurkiewicz, and A. Tylki-Szyma ska. "Attenuated adenylosuccinate lyase deficiency: a report of one case and a review of the literature." Neuropediatrics 45, no. 01 (2014): 50–55. doi: 10.1055/s0033-1337335.

Kang, H. C., Y. M. Lee, H. D. Kim, J. S. Lee, and A. Slama. "Safe and effective use of the ketogenic diet in children with epilepsy and mitochondrial respiratory chain complex defects." Epilepsia 48, no. 1 (2007): 82–88. doi: 10.1111/j.1528-1167.2006.00906.x.

Karlovi , D., D. Buljan, M. Martinac, and D. Mar inko. "Serum lipid concentrations in Croatian veterans with post-traumatic stress disorder, post-traumatic stress disorder comorbid with major depressive disorder, or major depressive disorder." Journal of Korean Medical Science 19, no. 3 (2004): 431–6. doi: 10.3346/jkms.2004.19.3.431.

Kennedy, A. R., P. Pissios, H. Otu, R. Roberson, B. Xue, K. Asakura, N. Furukawa, ... and E. Maratos-Flier. "A high-fat, ketogenic diet induces a unique metabolic state in mice." American Journal of Physiology Endocrinology and Metabolism 292, no. 6 (2007): E1724–39. doi: 10.1152/ ajpendo.00717.2006.

Kessler, S. K., P. R. Gallagher, R. A. Shellhaas, R. R. Clancy, and A. C. Bergqvist. "Early EEG improvement after ketogenic diet initiation." Epilepsy Research 94, nos. 1–2 (2011): 94–101. doi: 10.1016/j.eplepsyres.2011.01.012.

Kharrazian, D. "Traumatic brain injury and the effect on the brain-gut axis." Alternative Therapies in Health Medicine 21, suppl 3 (2015): 28–32.

Kim, D. Y., J. Hao, R. Liu, G. Turner, F. D. Shi, and J. M. Rho. "Inflammationmediated memory dysfunction and effects of a ketogenic diet in a murine model of multiple sclerosis." PLoS One 7, no. 5 (2012): e35476. doi: 10.1371/journal.pone.0035476.

Kindred, J. H., J. J. Tuulari, M. Bucci, K. K. Kalliokoski, andT. Rudroff. "Walking speed and brain glucose uptake are uncoupled in patients with multiple sclerosis." Frontiers in Human Neuroscience 9 (2015): 84. doi: 10.3389/fnhum.2015.00084.

Klement, R. J. "Mimicking caloric restriction: what about macronutrient manipulation? A response to Meynet and Ricci." Trends in Molecular Medicine 20, no. 9 (2014): 471–2. doi: 10.1016/j.molmed.2014.07.001.

Klepper, J. "Glucose transporter deficiency syndrome (GLUT1 DS) and the ketogenic diet." Epilepsia 49, suppl 8 (2008): 46–49. doi: 10.1111/j.15281167.2008.01833.x.

Klepper, J., H. Scheffer, B. Leiendecker, E. Gertsen, S. Binder, M. Leferink, ... and M. A. Willemsen. "Seizure control and acceptance of the ketogenic diet in GLUT1 deficiency syndrome: a 2-to 5-year follow-up of 15 children enrolled prospectively." Neuropediatrics 36, no. 05 (2005): 302–8. doi: 10.1055/s-2005-872843.

Koroshetz, W. J., B. G. Jenkins, B. R. Rosen, and M. F. Beal. "Energy metabolism defects in Huntington's disease and effects of coenzyme Q10." Annals of Neurology 41, no. 2 (1997): 160–165. doi: 10.1002/ ana.410410206.

Kossoff, E. H., J. Huffman, Z. Turner, and J. Gladstein. "Use of the modified Atkins diet for adolescents with chronic daily headache." Cephalalgia 30, no. 8 (2010): 1014–6. doi: 10.1111/j.1468-2982.2009.02016.x.

Kraft, B. D.,and E. C. Westman. "Schizophrenia, gluten, and low-carbohydrate, ketogenic diets: a case report and review of the literature." Nutrition & Metabolism 6 (2009): 10. doi: 10.1186/1743-7075-6-10.

Leclercq, S., P. Forsythe, and J. Bienenstock. "Posttraumatic stress disorder: does the gut microbiome hold the key?" Canadian Journal of Psychiatry 61, no. 4 (2016): 204. doi: 10.1177/0706743716635535.

Lee, H. H.,and Y. J. Hur. "Glucose transport 1 deficiency presenting as infantile spasms with a mutation identified in exon 9 of SLC2A1." Korean Journal of Pediatrics 59, suppl 1 (2016): S29–31. doi: 10.3345/ kjp.2016.59.11.S29.

Liebhaber, G. M., E. Riemann, and F. A. M. Baumeister. "Ketogenic diet in Rett syndrome." Journal of Child Neurology 18, no. 1 (2003): 74–75. doi: 10.1177/08830738030180011801.

Liepa, G. U., A. Sengupta, and D. Karsies. "Polycystic ovary syndrome (PCOS) and other androgen excess–related conditions: can changes in dietary intake make a difference?" Nutrition in Clinical Practice 23, no. 1 (2008): 63–71.

Lopresti, A. L.,and F. N. Jacka. "Diet and bipolar disorder: a review of its relationship and potential therapeutic mechanisms of action." Journal of Alternative and Complementary Medicine 21, no. 12 (2015): 733–9. doi: 10.1089/acm.2015.0125.

Ma, T. C., J. L. Buescher, B. Oatis, J. A. Funk, A. J. Nash, R. L. Carrier, and K. R. Hoyt. "Metformin therapy in a transgenic mouse model of Huntington's disease." Neuroscience Letters 411, no. 2 (2007): 98–103. doi: 10.1016/j.neulet.2006.10.039.

Maalouf, M., P. G. Sullivan, L. Davis, D. Y. Kim, and J. M. Rho. "Ketones inhibit mitochondrial production of reactive oxygen species production following glutamate excitotoxicity by increasing NADH oxidation." Neuroscience 145, no. 1 (2007): 256–64. doi: 10.1016/j.neuroscience.2006.11.065.

Maggioni, F., M. Margoni, and G. Zanchin. "Ketogenic diet in migraine treatment: a brief but ancient history." Cephalalgia 31, no. 10 (2011): 1150–1. doi: 10.1177/0333102411412089.

Marazziti, D., S. Baroni, P. Picchetti, P. Landi, S. Silvestri, E. Vatteroni, and M. Catena Dell'Osso. "Psychiatric disorders and mitochondrial dysfunctions." European Review for Medical and Pharmacological Sciences 16, no. 2 (2012): 270–5.

Marosi, K., S. W. Kim, K. Moehl, M. Scheibye-Knudsen, A. Cheng, R. Cutler, ... and M. P. Mattson. "3-hydroxybutyrate regulates energy metabolism and induces BDNF expression in cerebral cortical neurons." Journal of Neurochemistry 139, no. 5 (2016): 769–81.

Masino, S. A., M. Kawamura Jr., C. A. Wasser, L. T. Pomeroy, and D. N. Ruskin. "Adenosine, ketogenic diet and epilepsy: the emerging therapeutic relationship between metabolism and brain activity." Current Neuropharmacology 7, no. 3 (2009): 257–68.

Mavropoulos, J. C., W. S. Yancy, J. Hepburn, and E. C. Westman. "The effects of a low-carbohydrate, ketogenic diet on the polycystic ovary syndrome: a pilot study." Nutrition & Metabolism 2 (2005): 35.

Mayorandan, S., U. Meyer, H. Hartmann, and A. M. Das. "Glycogen storage disease type III: modified Atkins diet improves myopathy." Orphanet Journal of Rare Diseases 9 (2014): 196. doi: 10.1186/s13023-014-0196-3.

McPherson, J. D., B. H. Shilton, and D. J. Walton. "Role of fructose in glycation and cross-linking of proteins." Biochemistry 27, no. 6 (1988): 1901–7. doi: 10.1021/bi00406a016.

Millichap, J. G.,and M. M. Yee. "The diet factor in attention-deficit/ hyperactivity disorder." Pediatrics 129, no. 2 (2012): 330–7.

Millichap, J. J., C. V. Stack, and J. G. Millichap. "Frequency of epileptiform discharges in the sleep-deprived electroencephalogram in children evaluated for attention-deficit disorders." Journal of Child Neurology 26, no. 1 (2010): 6–11. doi: 10.1177/0883073810371228.

Moreno, C. L., and C. V. Mobbs. "Epigenetic mechanisms underlying lifespan and age-related effects of dietary restriction and the ketogenic diet." Molecular and Cellular Endocrinology (2016). doi: 10.1016/j. mce.2016.11.013.

Murphy, P., S. Likhodii, K. Nylen, and W. M. Burnham. "The antidepressant properties of the ketogenic diet." Biological Psychiatry 56, no. 12 (2004): 981–3. doi: 10.1016/j.biopsych.2004.09.019.

Murphy, P., and W. M. Burnham. "The ketogenic diet causes a reversible decrease in activity level in Long–Evans rats." Experimental Neurology 201, no. 1 (2006): 84–89. doi: 10.1016/j.expneurol.2006.03.024.

Mychasiuk, R.,and J. M. Rho. "Genetic modifications associated with ketogenic diet treatment in the BTBRT+ Tf/J mouse model of autism spectrum disorder." Autism Research 10, no. 3 (2016): 456–71.

Napoli, E., N. Dueñas, and C. Giulivi. "Potential therapeutic use of the ketogenic diet in autism spectrum disorders." Frontiers in Pediatrics 2 (2014): 69.

Newell, C., M. R. Bomhof, R. A. Reimer, D. S. Hittel, J. M. Rho, and J. Shearer. "Ketogenic diet modifies the gut microbiota in a murine model of autism spectrum disorder." Molecular Autism 7 (2016): 37.

Newman, J. C., and E. Verdin. "Ketone bodies as signaling metabolites." Trends in Endocrinology and Metabolism 25, no. 1 (2014): 42–52.

Nijland, P. G., I. Michailidou, M. E. Witte, M. R. Mizee, S. Pol, A. Reijerkerk, ... and J. van Horssen. "Cellular distribution of glucose and monocarboxylate transporters in human brain white matter and multiple sclerosis lesions." Glia 62, no. 7 (2014): 1125–41. doi: 10.1002/glia.22667.

Noh, H. S., S. S. Kang, D. W. Kim, Y. H. Kim, C. H. Park, J. Y. Han, ... and W. S. Choi. "Ketogenic diet increases calbindin-D28k in the hippocampi of male ICR mice with kainic acid seizures." Epilepsy Research 65, no. 3 (2005): 153–9.

Noh, H. S., Y. S. Kim, H. P. Lee, K. M. Chung, D. W. Kim, S. S. Kang, ... and W. S. Choi. "The protective effect of a ketogenic diet on kainic acid-induced hippocampal cell death in the male ICR mice." Epilepsy Research 53, nos. 1–2 (2003): 119–28.

Norman, S. B., A. J. Means-Christensen, M. G. Craske, C. D. Sherbourne, P. P. Roy-Byrne,and M. B. Stein. "Associations between psychological trauma and physical illness in primary care." Journal of Traumatic Stress 19, no. 4 (2006): 461–70. doi: 10.1002/jts.20129.

Pacheco, A., W. S. Easterling,and M. W. Pryer. "A pilot study of the ketogenic diet in schizophrenia." American Journal of Psychiatry 121, no. 11 (1965): 1110–1. doi: 10.1176/ajp.121.11.1110.

Pascual, J. M., P. Liu, D. Mao, D. I. Kelly, A. Hernandez, M. Sheng, ... and J. Y. Park. "Triheptanoin for glucose transporter type i deficiency (g1d): modulation of human ictogenesis, cerebral metabolic rate, and cognitive indices by a food supplement." JAMA Neurology 71, no. 10 (2014): 1255– 65. doi: 10.1001/jamaneurol.2014.1584.

Pearce, J. M. "Historical descriptions of multiple sclerosis." European Neurology 54, no. 1 (2005): 49–53. doi: 10.1159/000087387.

Peuscher, R., M. E. Dijsselhof, N. G. Abeling, M. Van Rijn, F. J. Van Spronsen, and A. M. Bosch. "The ketogenic diet is well tolerated and can be effective in patients with argininosuccinate lyase deficiency and refractory epilepsy." JIMD Reports 5 (2012): 127–30. doi: 10.1007/8904_2011_115.

Phelps, J. R., S. V. Siemers, and R. S. El-Mallakh. "The ketogenic diet for type II bipolar disorder." Neurocase 19, no. 5 (2013): 423–6. doi: 10.1080/13554794.2012.690421.

Poff, A. M., C. Ari, T. N. Seyfried, and D. P. D'Agostino. "The ketogenic diet and hyperbaric oxygen therapy prolong survival in mice with systemic metastatic cancer." PLOS ONE 8, no. 6 (2013): e65522. doi: 10.1371/ journal. pone.0065522.

Poff, A., S. Kesl, A. Koutnik, N. Ward, C. Ari, J. Deblasi, and D. D'Agostino. "Characterizing the metabolic effects of exogenous ketone supplementation–an alternative or adjuvant to the ketogenic diet." The FASEB Journal 31, suppl 1 (2017): 970–7.

Prantera, C., M. L. Scribano, G. Falasco, A. Andreoli, and C. Luzi. "Ineffectiveness of probiotics in preventing recurrence after curative resection for Crohn's disease: a randomised controlled trial with Lactobacillus GG." Gut 51, no. 3 (2002): 405–9.

Pulsifer, M. B., J. M. Gordon, J. Brandt, E. P. Vining, andJ. M. Freeman. "Effects of ketogenic diet on development and behavior: preliminary report of a prospective study." Developmental Medicine & Child Neurology 43, no. 05 (2001): 301–6. doi: 10.1111/j.1469-8749.2001.tb00209.x.

Rankin, J. W., and A. D. Turpyn. "Low carbohydrate, high fat diet increases C-reactive protein during weight loss." Journal of the American College of Nutrition 26, no. 2 (2007): 163–9.

Regenold, W. T., P. Phatak, M. J. Makley, R. D. Stone, and M. A. Kling. "Cerebrospinal fluid evidence of increased extra-mitochondrial glucose metabolism implicates mitochondrial dysfunction in multiple sclerosis disease progression." Journal of the Neurological Sciences 275, nos. 1–2 (2008): 106–112. doi: 10.1016/j.jns.2008.07.032.

Rhyu, H. S., S. Y. Cho, and H. T. Roh. "The effects of ketogenic diet on oxidative stress and antioxidative capacity markers of Taekwondo athletes." Journal of Exercise Rehabilitation 10, no. 6 (2014): 362–6. doi: 10.12965/jer.140178.

Robinson, R. J., T. Krzywicki, L. Almond, F.al-Azzawi, K. Abrams, S. J. Iqbal, and J. F. Mayberry. "Effect of a low-impact exercise program on bone mineral density in Crohn's disease: a randomized controlled trial." Gastroenterology 115, no. 1 (1998): 36–41.

Roos-Araujo, D., S. Stuart, R. A. Lea, L. M. Haupt, and L. R. Griffiths. "Epigenetics and migraine; complex mitochondrial interactions contributing to disease susceptibility." Gene 543, no. 1 (2014): 1–7. doi: 10.1016/j.gene.2014.04.001.

Ruskin, D. N., J. A. Fortin, S. N. Bisnauth, and S. A. Masino. "Ketogenic diets improve behaviors associated with autism spectrum disorder in a sexspecific manner in the EL mouse." Physiology & Behavior 168 (2017): 138–45. doi: 10.1016/j.physbeh.2016.10.023.

Ruskin, D. N., M. Kawamura Jr., and S. A. Masino. "Reduced pain and inflammation in juvenile and adult rats fed a ketogenic diet." PLoS One 4, no. 12 (2009): e8349. doi: 10.1371/journal.pone.0008349.

Ruskin, D. N., J. L. Ross, M. Kawamura Jr., T. L. Ruiz, J. D. Geiger, and S. A. Masino. "A ketogenic diet delays weight loss and does not impair working memory or motor function in the R6/2 1J mouse model of Huntington's disease." Physiology & Behavior 103, no. 5 (2011): 501–7. doi: 10.1016/j. physbeh.2011.04.001.

Ruskin, D. N., J. Svedova, J. L. Cote, U. Sandau, J. M. Rho, M. Kawamura Jr., ... and S. A. Masino. "Ketogenic diet improves core symptoms of autism in BTBR mice." PLoS One 8, no. 6 (2013): e65021. doi: 10.1371/journal.pone.0065021.

Salminen, A., and K. Kaarniranta. "AMP-activated protein kinase (AMPK) controls the aging process via an integrated signaling network." Ageing Research Reviews 11, no. 2 (2012): 230–41. doi: 10.1016/j.arr.2011.12.005.

Scheibye-Knudsen, M., S. J. Mitchell, E. F. Fang, T. Iyama, T. Ward, J. Wang, ... and A. Mangerich. "A high-fat diet and NAD+ activate Sirt1 to rescue premature aging in cockayne syndrome." Cell Metabolism 20, no. 5 (2014): 840–55. doi: 10.1016/j.cmet.2014.10.005.

Schnabel, T. G. "An experience with a ketogenic dietary in migraine." Annals of Internal Medicine 2, no. 4 (1928): 341–7. doi: 10.7326/0003-4819-2-4-341.

Scholl-Bürgi, S., A. Höller, K. Pichler, M. Michel, E. Haberlandt, and D. Karall. "Ketogenic diets in patients with inherited metabolic disorders." Journal of Inherited Metabolic Disease 38, no. 4 (2015): 765–73.

Schwartz, J. M., L. R. Baxter, J. C. Mazziotta, R. H. Gerner, and M. E. Phelps. "The differential diagnosis of depression: relevance of positron emission tomography studies of cerebral glucose metabolism to the bipolarunipolar dichotomy." JAMA 258, no. 10 (1987): 1368–74.

Shanahan, F. "Crohn's disease." The Lancet 359, no. 9300 (2002): 62–69. doi: 10.1016/S0140-6736(02)07284-7.

Simeone, K. A., S. A. Matthews, J. M. Rho, and T. A. Simeone. "Ketogenic diet treatment increases longevity in Kcna1-null mice, a model of sudden unexpected death in epilepsy." Epilepsia 57, no. 8 (2016): e178–82. doi: 10.1111/epi.13444.

Slade, S. L. "Effect of the ketogenic diet on behavioral symptoms of autism in the poly (IC) mouse model." Senior thesis, Trinity College (2015).

Spence, S. J.,and M. T. Schneider. "The role of epilepsy and epileptiform EEGs in autism spectrum disorders." Pediatric Research 65, no. 6 (2009): 599–606. doi: 10.1203/01.pdr.0000352115.41382.65.

Spilioti, M., A. Evangeliou, D. Tramma, Z. Theodoridou, S. Metaxas, E. Michailidi, ... and K. M. Gibson. "Evidence for treatable inborn errors of metabolism in a cohort of 187 Greek patients with autism spectrum disorder (ASD)." Frontiers in Human Neuroscience 7 (2013): 858. doi: 10.3389/fnhum.2013.00858.

Stafstrom, C. E., andJ. M. Rho. "The ketogenic diet as a treatment paradigm for diverse neurological disorders." Frontiers in Pharmacology 3 (2012): 59. doi: 10.3389/fphar.2012.00059.

Storoni, M., and G. T. Plant. "The therapeutic potential of the ketogenic diet in treating progressive multiple sclerosis." Multiple Sclerosis International (2015). doi: 10.1155/2015/681289.

Strahlman, R. S. "Can ketosis help migraine sufferers? A case report." Headache: The Journal of Head and Face Pain 46, no. 1 (2006): 182. doi: 10.1111/j.1526-4610.2006.00321_5.x.

Sullivan, P. G., N. A. Rippy, K. Dorenbos, R. C. Concepcion, A. K. Agarwal, and J. M. Rho. "The ketogenic diet increases mitochondrial uncoupling protein levels and activity." Annals of Neurology 55, no. 4 (2004): 576–80. doi: 10.1002/ana.20062.

Sussman, D., J. Germann, and M. Henkelman. "Gestational ketogenic diet programs brain structure and susceptibility to depression & anxiety in the adult mouse offspring." Brain and Behavior 5, no. 2 (2015): e00300. doi: 10.1002/brb3.300.

Swoboda, K. J., L. Specht, H. R. Jones, F. Shapiro, S. DiMauro, and M. Korson. "Infantile phosphofructokinase deficiency with arthrogryposis: clinical benefit of a ketogenic diet." Journal of Pediatrics 131, no. 6 (1997): 932–4.

Tóth, C., A. Dabóczi, M. Howard, N. J. Miller, and Z. Clemens. "Crohn's disease successfully treated with the paleolithic ketogenic diet." International Journal of Case Reports and Images (IJCRI) 7, no. 10 (2016): 570–8. doi: 10.5348/ijcri-2016102-CR-10690.

Tregellas, J. R., J. Smucny, K. T. Legget, and K. E. Stevens. "Effects of a ketogenic diet on auditory gating in DBA/2 mice: a proof-of-concept study." Schizophrenia Research 169, no. 1–3 (2015): 351–4. doi: 10.1016/j.schres.2015.09.022.

Urbizu, A., E. Cuenca-León, M. Raspall-Chaure, M. Gratacòs, J. Conill, S. Redecillas, ... and A. Macaya. "Paroxysmal exercise-induced dyskinesia, writer's cramp, migraine with aura and absence epilepsy in twin brothers with a novel SLC2A1 missense mutation." Journal of the Neurological Sciences 295, no. 1–2 (2010): 110–3. doi: 10.1016/j.jns.2010.05.017.

Valayannopoulos, V., F. Bajolle, J. B. Arnoux, S. Dubois, N. Sannier, C. Baussan, ... and P. de Lonlay. "Successful treatment of severe cardiomyopathy in glycogen storage disease type III With D, L-3-hydroxybutyrate, ketogenic and high-protein diet." Pediatric Research 70, no. 6 (2011): 638–41. doi: 10.1203/PDR.0b013e318232154f.

van der Wee, N. J., J. F. van Veen, H. Stevens, I. M. van Vliet, P. P. van Rijk, and H. G. Westenberg. "Increased serotonin and dopamine transporter binding in psychotropic medication–näive patients with generalized social anxiety disorder shown by 123I-β-(4-Iodophenyl)-tropane SPECT." Journal of Nuclear Medicine 49, no. 5 (2008): 757–63. doi: 10.2967/jnumed.107.045518.

Veech, R. L. "The therapeutic implications of ketone bodies: the effects of ketone bodies in pathological conditions: ketosis, ketogenic diet, redox states, insulin resistance, and mitochondrial metabolism." Prostaglandins, Leukotrienes and Essential Fatty Acids 70, no. 3 (2004): 309–19. doi: 10.1016/j.plefa.2003.09.007.

Vorgerd, M.,and J. Zange. "Treatment of glycogenosys type V (McArdle disease) with creatine and ketogenic diet with clinical scores and with 31P-MRS on working leg muscle." Acta Myologica 26, no. 1 (2007): 61–63.

Vos, M. B., J. L. Kaar, J. A. Welsh, L. V. Van Horn, D. I. Feig, C. A. Anderson, ... and R. K. Johnson. "Added sugars and cardiovascular disease risk in children." Circulation 135, no. 15 (2016). doi: 10.1161/CIR.0000000000000439.

Vucic, S., J. D. Rothstein, and M. C. Kiernan. "Advances in treating amyotrophic lateral sclerosis: insights from pathophysiological studies." Trends in Neurosciences 37, no. 8 (2014): 433–42. doi: 10.1016/j.tins.2014.05.006.

Weber, T. A., M. R. Antognetti, and P. W. Stacpoole. "Caveats when considering ketogenic diets for the treatment of pyruvate dehydrogenase complex deficiency." Journal of Pediatrics 138, no. 3 (2001): 390–5. doi: 10.1067/mpd.2001.111817.

Wexler, I. D., S. G. Hemalatha, J. McConnell, N. R. Buist, H. H. Dahl, S. A. Berry, ... and D. S. Kerr. "Outcome of pyruvate dehydrogenase deficiency treated with ketogenic diets: studies in patients with identical mutations." Neurology 49, no. 6 (1997): 1655–61.

Wiedemann, F. R., G. Manfredi, C. Mawrin, M. F. Beal, and E. A. Schon. "Mitochondrial DNA and respiratory chain function in spinal cords of ALS patients." Journal of Neurochemistry 80, no. 4 (2002): 616–25. doi: 10.1046/j.0022-3042.2001.00731.x.

Williams, C. A., D. J. Driscoll, and A. I. Dagli. "Clinical and genetic aspects of Angelman syndrome." Genetics in Medicine 12, no. 7 (2010): 385–95. doi: 10.1097/GIM.0b013e3181def138.

Woolf, E. C., J. L. Johnson, D. M. Lussier, K. S. Brooks, J. N. Blattman, and A. C. Scheck. "The ketogenic diet enhances immunity in a mouse model of malignant glioma." Cancer Research 75, suppl 5 (2015): 1344. doi: 10.1158/1538-7445.AM2015-1344.

Wright, C., and N. L. Simone. "Obesity and tumor growth: inflammation, immunity, and the role of a ketogenic diet." Current Opinion in Clinical Nutrition & Metabolic Care 19, no. 4 (2016): 294–9. doi: 10.1097/MCO.0000000000000286.

Xie, Z., D. Zhang, D. Chung, Z. Tang, H. Huang, L. Dai, ... and Y. Zhao. "Metabolic Regulation of Gene Expression by Histone Lysine β-Hydroxybutyrylation." Molecular Cell 62, no. 2 (2016): 194–206. doi: 10.1016/j.molcel.2016.03.036.

Youm, Y. H., K. Y. Nguyen, R. W. Grant, E. L. Goldberg, M. Bodogai, D. Kim, ...and V. D. Dixit. "The ketone metabolite β-hydroxybutyrate blocks NLRP3 inflammasome-mediated inflammatory disease." Nature Medicine 21, no. 3 (2015): 263–9. doi: 10.1038/nm.3804.

Zhao, W., M. Varghese, P. Vempati, A. Dzhun, A. Cheng, J. Wang, ... and G. M. Pasinetti. "Caprylic triglyceride as a novel therapeutic approach to effectively improve the performance and attenuate the symptoms due to the motor neuron loss in ALS disease." PLoS One 7, no. 11 (2012): e49191. doi: 10.1371/journal.pone.0049191.

Zhao, Z., D. J. Lange, A. Voustianiouk, D. MacGrogan, L. Ho, J. Suh, ... and G. M. Pasinetti. "A ketogenic diet as a potential novel therapeutic intervention in amyotrophic lateral sclerosis." BMC Neuroscience 7 (2006): 29. doi: 10.1186/1471-2202-7-29.

Ziegler, D. R., L. C. Ribeiro, M. Hagenn, I. R. Siqueira, E. Araújo, I. L. Torres, C. Gottfried, ... and C. A. Gonçalves. "Ketogenic diet increases glutathione peroxidase activity in rat hippocampus." Neurochemical Research 28, no. 12 (2003): 1793–7. doi: 10.1023/A:1026107405399.

Zilkha, N., Y. Kuperman, and T. Kimchi. "High-fat diet exacerbates cognitive rigidity and social deficiency in the BTBR mouse model of autism." Neuroscience 345 (2016): 142–54. doi: 10.1016/j. neuroscience.2016.01.070.

https://migraineresearchfoundation.org/about-migraine/migraine-facts/

www.adaa.org/about-adaa/press-room/facts-statistics

www.alsa.org/about-als/facts-you-should-know.html

www.angelman.org/what-is-as/

www.nia.nih.gov/research/publication/global-health-and-aging/living-longer

www.ptsd.va.gov/index.asp

第九章

American Heart Association. "How much sodium should I eat per day?" Accessed December 7, 2016. https://sodiumbreakup.heart.org/how_ much_sodium_should_i_eat.

Bilsborough, S. A., and T. C. Crowe. "Low carbohydrate diets: what are the potential short and long term health implications?" Asia Pacific Journal of Clinical Nutrition 12, no. 4 (2003): 396–404.

Boden, G., X. Chen, J. Rosner, and M. Barton. "Effects of a 48-h fat infusion on insulin secretion and glucose utilization." Diabetes 44, no. 10 (1995): 1239–42.

Bough, K. J., J. Wetherington, B. Hassel, J. F. Pare, J. W. Gawryluk, J. G. Greene, R. Shaw, Y. Smith, J. D. Geiger, and R. J. Dingledine. "Mitochondrial biogenesis in the anticonvulsant mechanism of the ketogenic diet." Annals of Neurology 60, no. 2 (2006): 223–35. doi: 10.1002/ana.20899.

Bueno, N. B., I. S. de Melo, S. L. de Oliveira, and T. da Rocha Ataide. "Verylow-carbohydrate ketogenic diet v. low-fat diet for long-term weight loss: a meta-analysis of randomised controlled trials." British Journal of Nutrition 110, no. 07 (2013): 1178–87. doi: 10.1017/S0007114513000548.

Burke, L. M., D. J. Angus, G. R. Cox, N. K. Cummings, M. A. Febbraio, K. Gawthorn, J. A. Hawley, M. Minehan, D. T. Martin, and M. Hargreaves. "Effect of fat adaptation and carbohydrate restoration on metabolism and performance during prolonged cycling." Journal of Applied Physiology 89, no. 6 (2000): 2413–21.

Cartwright, M. M., W. Hajja, S. Al-Khatib, M. Hazeghazam, D. Sreedhar, R. N. Li, E. Wong-McKinstry, and R. W. Carlson. "Toxigenic and metabolic causes of ketosis and ketoacidotic syndromes." Critical Care Clinics 28, no. 4 (2012): 601–31. doi: 10.1016/j.ccc.2012.07.001.

Civitarese, A. E., M. K. Hesselink, A. P. Russell, E. Ravussin, and P. Schrauwen. "Glucose ingestion during exercise blunts exercise-induced gene expression of skeletal muscle fat oxidative genes." American Journal of Physiology-Endocrinology and Metabolism 289(6) (2005): E1023–29. doi: 10.1152/ajpendo.00193.2005.

Clarke, K., K. Tchabanenko, R. Pawlosky, E. Carter, M. T. King, K. Musa-Veloso, M. Ho, A. Roberts, J. Robertson, T. B. Vanitallie, and R. L. Veech. "Kinetics, safety and tolerability of (R)-3-hydroxybutyl (R)-3-hydroxybutyrate in healthy adult subjects." Regulatory Toxicology and Pharmacology 63, no. 3 (2012): 401–8. doi: 10.1016/j.yrtph.2012.04.008.

Courchesne-Loyer A., M. Fortier, J. Tremblay-Mercier, R. Chouinard-Watkins, M. Roy, S. Nugent, C. A. Castellano, and S. C. Cunnane. "Stimulation of mild, sustained ketonemia by medium-chain triacylglycerols in healthy humans: estimated potential contribution to brain energy metabolism." Nutrition 29, no. 4 (2013): 635–40. doi: 10.1016/j.nut.2012.09.009.

Cunnane S., S. Nugent, M. Roy, A. Courchesne-Loyer, E. Croteau, S. Tremblay, A. Castellano, F. Pifferi, C. Bocti, N. Paquet, H. Begdouri, M. Bentourkia, E. Turcotte, M. Allard, P. Barberger-Gateau, T. Fulop, and S. I. Rapoport. "Brain fuel metabolism, aging, and Alzheimer's disease." Nutrition 27, no. 1 (2011): 3–20. doi: 10.1016/j.nut.2010.07.021.

Evans, M., K. E. Cogan, and B. Egan. "Metabolism of ketone bodies during exercise and training: physiological basis for exogenous supplementation." Journal of Physiology 595, no. 9 (2016): 2857–71. doi: 10.1113/JP273185.

Freeman, J. M., E. H. Kossoff, and A. L. Hartman. "The ketogenic diet: one decade later." Pediatrics 119, no. 3 (2007): 535–43. doi: 10.1542/ peds.2006-2447.

Freeman, J. M., E. P. Vining, D. J. Pillas, P. L. Pyzik, J. C. Casey, and L. M. Kelly. "The efficacy of the ketogenic diet—1998: a prospective evaluation of intervention in 150 children." Pediatrics 102(6) (1998): 1358–63.

García-Cáceres, C., E. Fuente-Martín, J. Argente, and J. A. Chowen. "Emerging role of glial cells in the control of body weight." Molecular Metabolism 1, nos. 1–2 (2012): 37–46. doi: 10.1016/j.molmet.2012.07.001.

Gasior, M., M. A. Rogawski, and A. L. Hartman. "Neuroprotective and diseasemodifying effects of the ketogenic diet." Behavioural Pharmacology 17, nos. 5–6 (2006): 431–9.

Gregory, R. M. "A low-carbohydrate ketogenic diet combined with 6 weeks of CrossFit training improves body composition and performance." Dissertation/Thesis, James Madison University (2016).

Horowitz, J. F., R. Mora-Rodriguez, L. O. Byerley, and E. F. Coyle. "Lipolytic suppression following carbohydrate ingestion limits fat oxidation during exercise." American Journal of Physiology-Endocrinology and Metabolism 273, no. 4, Pt. 1 (1997): E768–75.

Johnston, K. L., M. N. Clifford, and L. M. Morgan. "Coffee acutely modifies gastrointestinal hormone secretion and glucose tolerance in humans: glycemic effects of chlorogenic acid and caffeine." American Journal of Clinical Nutrition 78, no. 4 (2003): 728–33.

Johnstone, A. M., G. W. Horgan, S. D. Murison, D. M. Bremner, and G. E. Lobley. "Effects of a high-protein ketogenic diet on hunger, appetite, and weight loss in obese men feeding ad libitum." American Journal of Clinical Nutrition 87, no. 1 (2008): 44–55.

Kang, H. C., Y. M. Lee, H. D. Kim, J. S. Lee, and A. Slama. "Safe and effective use of the ketogenic diet in children with epilepsy and mitochondrial respiratory chain complex defects." Epilepsia 48, no. 1 (2007): 82–88.

Kesl, S. L., A. M. Poff, N. P. Ward, T. N. Fiorelli, A. Csilla, A. J. Van Putten, J. W. Sherwood, P. Arnold, and D. P. D'Agostino. "Effects of exogenous ketone supplementation on blood ketone, glucose, triglyceride, and lipoprotein levels in Sprague–Dawley rats." Nutrition & Metabolism 13 (2016): 9. doi: 10.1186/s12986-016-0069-y.

Kim, D. W., H. C. Kang, J. C. Park, and H. D. Kim. "Benefits of the nonfasting ketogenic diet compared with the initial fasting ketogenic diet." Pediatrics 114, no. 6 (2004): 1627–30. doi: 10.1542/peds.2004-1001.

King, D. S., G. P. Dalsky, W. E. Clutter, D. A. Young, M. A. Staten, P. E. Cryer, and J. O. Holloszy. "Effects of lack of exercise on insulin secretion and action in trained subjects." American Journal of Physiology-Endocrinology and Metabolism 254, no. 5 (1988): E537–42.

Michalsen, A., B. Hoffmann, S. Moebus, M. Bäcker, J. Langhorst, and G. J. Dobos. "Incorporation of fasting therapy in an integrative medicine ward: evaluation of outcome, safety, and effects on lifestyle adherence in a large prospective cohort study." Journal of Alternative & Complementary Medicine 11, no. 4 (2005): 601–7.

Misell, L. M., N. D. Lagomarcino, V. Schuster, and M. Kern. "Chronic mediumchain triacylglycerol consumption and endurance performance in trained runners." Journal of Sports Medicine and Physical Fitness 41, no. 2 (2001): 210–5.

Musa-Veloso, K., S. S. Likhodii, and S. C. Cunnane. "Breath acetone is a reliable indicator of ketosis in adults consuming ketogenic meals." American Journal of Clinical Nutrition 76, no. 1 (2002): 65–70.

Nielsen, Jörgen V., and Eva A. Joensson. "Low-carbohydrate diet in type 2 diabetes: stable improvement of bodyweight and glycemic control during 44 months follow-up." Nutrition & Metabolism (London) 5 (2008): 14. doi: 10.1186/1743-7075-5-14.

Paoli, A., K. Grimaldi, D. D'Agostino, L. Cenci, T. Moro, A. Bianco, and A. Palma. "Ketogenic diet does not affect strength performance in elite artistic gymnasts." Journal of the International Society of Sports Nutrition 9, no. 1 (2012): 34. doi: 10.1186/1550-2783-9-34.

Paoli, A., A. Bianco, K. A. Grimaldi, A. Lodi, and G. Bosco. "Long term successful weight loss with a combination biphasic ketogenic Mediterranean diet and Mediterranean diet maintenance protocol." Nutrients 5, no. 12 (2013): 5205–17. doi: 10.3390/nu5125205.

Pascoe, D. D., D. L. Costill, W. J. Fink, R. A. Roberts, and J. J. Zachwieja. "Glycogen resynthesis in skeletal muscle following resistive exercise." Medicine and Science in Sports and Exercise 25, no. 3 (1993): 349–54.

Pérez-Guisado, J., A. Muñoz-Serrano, and Á. Alonso-Moraga. "Spanish ketogenic Mediterranean diet: a healthy cardiovascular diet for weight loss." Nutrition Journal 7, no. 1 (2008): 30. doi: 10.1186/1475-2891-7-30.

Phinney, S. D., E. S. Horton, E. A. Sims, J. S. Hanson, E. Danforth Jr., and B. M. Lagrange. "Capacity for moderate exercise in obese subjects after adaptation to a hypocaloric, ketogenic diet." Journal of Clinical Investigation 66, no. 5 (1980): 1152–61. doi: 10.1172/JCI109945.

Rebello, C. J., J. N. Keller, A. G. Liu, W. D. Johnson, and F. L. Greenway. "Pilot feasibility and safety study examining the effect of medium chain triglyceride supplementation in subjects with mild cognitive impairment: A randomized controlled trial." BBA Clinical 3 (2015): 123–5.

Reichard Jr., G. A., O. E. Owen, A. C. Haff, P. Paul, and W. M. Bortz. "Ketonebody production and oxidation in fasting obese humans." Journal of Clinical Investigation 53, no. 2 (1974): 508–15. doi: 10.1172/JCI107584.

Seaton T. B., S. L. Welle, M. K. Warenko, and R. G. Campbell. "Thermic effect of medium-chain and long-chain triglycerides in man." American Journal of Clinical Nutrition 44, no. 5 (1986): 630–4.

Sharman, M. J., W. J. Kraemer, D. M. Love, N. G. Avery, A. L. Gómez, T. P. Scheett, and J. S. Volek. "A ketogenic diet favorably affects serum biomarkers for cardiovascular disease in normal-weight men." Journal of Nutrition 132, no. 7 (2002): 1879–85.

Sharp, M. S., R. P. Lowery, K. A. Shields, C. A. Hollmer, J. R. Lane, J. M. Partl, … and J. M. Wilson. "The 8 week effects of very low carbohydrate dieting vs very low carbohydrate dieting with refeed on body composition." NSCA National Conference, Orlando, FL. (2015).

Sumithran, P., L. A. Prendergast, E. Delbridge, K. Purcell, A. Shulkes, A. Kriketos, et al. "Long-term persistence of hormonal adaptations to weight loss." New England Journal of Medicine 365 (2011): 1597–604. doi: 10.1056/ NEJMoa1105816.

Sumithran, P., L. A. Prendergast, E. Delbridge, K. Purcell, A. Shulkes, A. Kriketos, et al. "Ketosis and appetite-mediating nutrients and hormones after weight loss." European Journal of Clinical Nutrition 67 (2013): 759– 64. doi: 10.1038/ejcn.2013.90.

Suo, C., J. Liao, X. Lu, K. Fang, Y. Hu, L. Chen, … and C. Li. "Efficacy and safety of the ketogenic diet in Chinese children." Seizure 22, no. 3 (2013): 174–8.

Tiwari, S., S. Riazi, and C. A. Ecelbarger. "Insulin's impact on renal sodium transport and blood pressure in health, obesity, and diabetes." American Journal of Physiology-Renal Physiology 293, no. 4 (2007): F974–84.

Traul, K. A., A. Driedger, D. L. Ingle, and D. Nakhasi. "Review of the toxicologic properties of medium-chain triglycerides." Food and Chemical Toxicology 38, no. 1 (2000): 79–98.

Vandenberghe, C., V. St-Pierre, A. Courchesne-Loyer, M. Hennebelle, C. A. Castellano, and S. C. Cunnane. "Caffeine intake increases plasma ketones: an acute metabolic study in humans." Canadian Journal of Physiology and Pharmacology 95, no. 4 (2017): 455–8. doi: 10.1139/cjpp-2016-0338.

Veech, R. L. "The therapeutic implications of ketone bodies: the effects of ketone bodies in pathological conditions: ketosis, ketogenic diet, redox states, insulin resistance, and mitochondrial metabolism." Prostaglandins, Leukotrienes and Essential Fatty Acids 70, no. 3 (2004): 309–19.

Volek, J. S., D. J. Freidenreich, C. Saenz, L. J. Kunces, B. C. Creighton, J. M. Bartley, ... and E. C. Lee. "Metabolic characteristics of keto-adapted ultraendurance runners." Metabolism 65, no. 3 (2016): 100–10.

Volek, J. S., M. J. Sharman, A. L. Gómez, D. A. Judelson, M. R. Rubin, G. Watson, ... and W. J. Kraemer. "Comparison of energy-restricted very lowcarbohydrate and low-fat diets on weight loss and body composition in overweight men and women." Nutrition & Metabolism 1, no. 1 (2004): 13.

Volek, J. S., M. J. Sharman, D. M. Love, N. G. Avery, T. P. Scheett, and W. J. Kraemer. "Body composition and hormonal responses to a carbohydraterestricted diet." Metabolism 51, no. 7 (2002): 864–70.

Wallace, T. M., N. M. Meston, S. G. Gardner, and D. R. Matthews. "The hospital and home use of a 30-second hand-held blood ketone meter: guidelines for clinical practice." Diabetic Medicine 18, no. 8 (2001): 640–5.

Welle, S., U. Lilavivat, and R. G. Campbell. "Thermic effect of feeding in man: increased plasma norepinephrine levels following glucose but not protein or fat consumption." Metabolism 30, no. 10 (1981): 953–8.

Westman, E. C., R. D. Feinman, J. C. Mavropoulos, M. C. Vernon, J. S. Volek, J. A. Wortman, ... and S. D. Phinney. "Low-carbohydrate nutrition and metabolism." American Journal of Clinical Nutrition 86, no. 2 (2007): 276–84.

Westman, E. C., W. S. Yancy, J. C. Mavropoulos, M. Marquart, and J. R. McDuffie. "The effect of a low-carbohydrate, ketogenic diet versus a low-glycemic index diet on glycemic control in type 2 diabetes mellitus." Nutrition & Metabolism 5, no. 1 (2008): 36.

Yancy, W. S., M. K. Olsen, J. R. Guyton, R. P. Bakst, and E. C. Westman. "A low-carbohydrate, ketogenic diet versus a low-fat diet to treat obesity and hyperlipidemia: A randomized, controlled trial." Annals of Internal Medicine 140, no. 10 (2004): 769–77.

Young, C. M., S. S. Scanlan, H. S. Im, and L. Lutwak. "Effect on body composition and other parameters in obese young men of carbohydrate level of reduction diet." American Journal of Clinical Nutrition 24, no. 3 (1971): 290–6.

國家圖書館出版品預行編目（CIP）資料

生酮飲食聖經：實踐篇+食譜篇合訂版 / 雅各·威爾森（Jacob
Wilson）, 萊恩·羅力（Ryan Lowery）合著；郭珍琪譯. -- 二版. --
臺中市：晨星, 2024.04
　　面；　公分. --（健康與飲食；158）
譯自：The ketogenic bible : the authoritative guide to ketosis
ISBN 978-626-320-799-8（平裝）

1.CST: 健康飲食　2.CST: 食譜

411.3　　　　　　　　　　　　　　　　　　113002635

健康與飲食 158	# 生酮飲食聖經： 實踐篇+食譜篇合訂版

作者	雅各·威爾森（Jacob Wilson）& 萊恩·羅力（Ryan Lowery）
譯者	郭珍琪
主編	莊雅琦
執行編輯	劉容瑄、張雅棋
網路編輯	黃嘉儀
封面設計	張雅棋
美術設計	張蘊方

創辦人	陳銘民
發行所	晨星出版有限公司 407 台中市工業區 30 路 1 號 TEL：(04)2359-5820　FAX：(04)2355-0581 行政院新聞局局版台業字第 2500 號
法律顧問	陳思成律師
初版	西元 2018 年 9 月 1 日
二版	西元 2024 年 4 月 15 日

讀者服務專線	TEL：02-23672044 / 04-23595819#212
讀者傳真專線	FAX：02-23635741 / 04-23595493
讀者專用信箱	service @morningstar.com.tw
網路書店	http://www.morningstar.com.tw
郵政劃撥	15060393（知己圖書股份有限公司）

印刷	上好印刷股份有限公司

定價599元
ISBN 978-626-320-799-8

Copyright ©Jacob Wilson and Ryan Lowery, 2017
This edition arranged with
Victory Belt Publishing Inc through Andrew
Nurnberg Associates International Limited

線上簡易版回函
立即火速填寫！